Ethik psychiatrischer Forschung

Hanfried Helmchen

(Hrsg.)

Ethik psychiatrischer Forschung

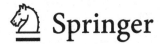 Springer

Herausgeber
Prof. Dr. Hanfried Helmchen
Klinik für Psychiatrie und Psychotherapie, CBF
Charité – Universitätsmedizin Berlin
Eschenallee 3
14050 Berlin

ISBN 978-3-642-35054-2   ISBN 978-3-642-35055-9 (eBook)
DOI 10.1007/978-3-642-35055-9

Die Deutsche Nationalbibliothek verzeichnet diese Publikation in der Deutschen Nationalbibliografie;
detaillierte bibliografische Daten sind im Internet über http://dnb.d-nb.de abrufbar.

SpringerMedizin
© Springer-Verlag Berlin Heidelberg 2013

Planung: Renate Scheddin, Heidelberg
Projektmanagement: Renate Schulz, Heidelberg
Lektorat: Traudel Lampel, Odenthal
Projektkoordination: Barbara Karg, Heidelberg
Umschlaggestaltung: deblik Berlin
Herstellung: Crest Premedia Solutions (P) Ltd., Pune, India

Gedruckt auf säurefreiem und chlorfrei gebleichtem Papier

Springer Medizin ist Teil der Fachverlagsgruppe Springer Science+Business Media
www.springer.com

Vorwort

Dieses Buch wendet sich primär an forschende Psychiater, die ihre Kenntnis der ethischen Grundlagen klinischer Forschung in ihrer Komplexität, wie auch im Detail vertiefen wollen. Darüber hinaus soll es aber auch nichtforschende Psychiater ebenso wie interessierte Laien darüber informieren, wie vielfältig und aufwendig klinische Forschung ist und welche ethischen Fragen dabei zu beantworten sind. Dazu werden vor dem Hintergrund allgemeiner situativer, ethischer und rechtlicher Rahmenbedingungen klinischer Forschung spezifisch psychiatrie-relevante Probleme behandelt. So soll deutlich werden, dass klinisch-psychiatrische Forschung zwar in die allgemeingültige normative Struktur klinischer Forschung eingebettet ist, aber doch spezifisch akzentuierte Probleme wie die der Forschung mit nichteinwilligungsfähigen Patienten zu lösen hat.

Das Buch teilt sich in einen allgemeinen Teil zu den normativen Grundlagen und Rahmenbedingungen psychiatrischer Forschung und einen speziellen Teil, der die ethischen Probleme in ausgewählten Gebieten psychiatrischer Forschung konkret und anschaulich machen soll.

Nach einer Einführung (Kapitel 1) in die Vielfalt und Struktur klinisch-psychiatrischer Forschung und ihre ethischen Implikationen wird das gesellschaftliche Umfeld (Kapitel 2), einerseits der gesellschaftlich bestimmte Bedarf an psychiatrischer Forschung, andererseits der gesellschaftlich geforderte und durch Ethikkommissionen institutionalisierte Schutz der Forschungsteilnehmer, beschrieben. Detailliert wird der herrschende, in gesetzlichen Festlegungen und ethischen Prinzipien konkretisierte normative Kontext erläutert. In Kapitel 3 werden als ethische Grundvoraussetzungen humanmedizinischer Forschung die Bewertung ihres Nutzen-Risiko-Verhältnisses und die Einholung der Einwilligung nach Aufklärung dargestellt; Schwierigkeiten und Grenzen der Ersteren und praktische Probleme der Feststellung der Einwilligungsfähigkeit als Voraussetzung für die Gültigkeit der Letzteren werden diskutiert. Kapitel 4 erläutert die vielfältigen ethischen Implikationen methodischer Vorgaben, deren Einhaltung einerseits zur Spannung mit dem Selbstbestimmungsrecht und/oder dem Wohl des Forschungsteilnehmers führen kann, andererseits aber zwingend ist, da eine wissenschaftlich unzureichend qualifizierte Forschungsintervention per se unethisch ist. Ethische Implikationen des für klinische Prüfungen als Goldstandard angesehenen kontrollierten klinischen Versuches werden am Beispiel placebokontrollierter Studien erläutert. Ebenso werden auch ethische Fragen diskutiert, die für meist außerklinisch durchgeführte, sog. nichtinterventionelle Studien, wie Anwendungsbeobachtungen, epidemiologische Screenings und genetische Untersuchungen, spezifisch sind. Das Kapitel 5 kommt auf die Bedeutung des gesellschaftlichen Umfeldes im Verhältnis zwischen Forschung und Öffentlichkeit zurück, indem es deutlich macht, dass nur durch den vertrauensbildenden Umgang mit Forschungsteilnehmern, auch durch Transparenz von Interessenkonflikten, Vertrauen in der Öffentlichkeit als wichtige Voraussetzung für die Gewinnung von Probanden erhalten wird. Beispielhaft erscheinen Bemühungen, die Spannung zwischen Datenschutz und Forschungserfordernissen (»privacy« versus »access«) zu mildern. Das abschließende Kapitel 6 gibt eine Zusammenfassung und Empfehlungen.

Für die ausgewählten Beispiele im speziellen Teil konnten klinisch forschende Psychiater gewonnen werden, die die Aufgabe hatten, konkrete ethische Probleme aus der Forschungspraxis in ihrem eigenen Hauptforschungsgebiet anschaulich darzustellen (Leider konnte keiner der

Forscher gewonnen werden, die auf dem Gebiet der Psychotherapieforschung zahlreiche Studien publiziert haben.). Sie wurden gebeten, vorzugsweise die Abwägungen und Begründungen für die ethische Vertretbarkeit ihrer Forschungsprojekte und gegebenenfalls die Reaktionen der zuständigen Ethikkommission zu beschreiben. Die Aufgabe wurde recht unterschiedlich gelöst, sodass sich ein vielfältiges Bild der ethischen Implikationen unterschiedlicher psychiatrischer Forschungsgebiete ergibt.

Gemeinsam ist den meisten Beiträgen, dass sie einleitend ihr jeweiliges Forschungsgebiet mit seinen Fragestellungen beschreiben. Dabei wird die ethische Relevanz struktureller Besonderheiten des institutionellen Kontextes deutlich, so besonders am Beispiel der Forschung zur Rehabilitationsmedizin (Kapitel 8) und Schwierigkeiten im Beratungsprozess von Forschungsanträgen durch Ethikkommissionen werden kritisch aufgezeigt[1] (Kapitel 9), wie auch die ethisch relevanten Folgen von Forschungsrichtungen und -ergebnissen am Beispiel der Abhängigkeitserkrankungen (Stigmatisierung, Reproduktionsentscheidungen) reflektiert werden (Kapitel 15).

Speziell werden neu aufkommende ethische Fragen, etwa mit der Anwendung qualitativer Untersuchungsmethoden in der Versorgungsforschung, behandelt (Kapitel 7), das Fehlen einer forschungsrelevanten institutionell-strukturellen Basis in der Rehabilitationsmedizin problematisiert (Kapitel 8), die ethischen Implikationen neuromodulatorischer Verfahren systematisiert und sehr konkret beschrieben (Kapitel 10), die im Hinblick auf die meist nur in internationaler Kooperation zu gewinnenden großen Stichproben sich ergebenden Spezifika der Aufklärung und des Datenschutzes bei genetischen Untersuchungen in der Psychiatrie analysiert (Kapitel 11), die ethische Relevanz von Priorisierungsentscheidungen in der Demenzforschung betont (Kapitel 12), auf spezielle Schwierigkeiten der Erfassung und Bewertung der Einwilligungsfähigkeit von schizophren Kranken aufmerksam gemacht (Kapitel 13) und eine partizipative Sichtweise des Prozesses zur Gewinnung der Einwilligung nach Aufklärung detailliert dargestellt (Kapitel 14). Es ergibt sich ein Bild, das durch die Wahrnehmung ethischer Probleme in der Forschung mit psychisch Kranken und die Bemühung um deren Lösung mittels Entwicklung von Standards charakterisiert ist.

In einem Anhang werden relevante Passagen normativer Texte aus Gesetzen, Deklarationen und Leitlinien zusammengestellt. Mittels der jeweils dazu angegebenen Internet-Adressen sind die Originaltexte leicht zugänglich. Die Literaturangaben zu jedem Beitrag finden sich jeweils am Ende desselben. Ein differenziertes Sachregister und ein Namensverzeichnis soll die Nutzbarkeit des Buches erhöhen.

▪ Dank

Für sehr hilfreiche, konstruktive und kritische Kommentare, Unterlagen und Literaturhinweise danke ich Michael Benedetti, Cornelius Borck, Christian von Dewitz, Elmar Doppelfeld, Hasso Hofmann, Michael Linden, Heiner Raspe, Norman Sartorius, Hans-Walter Schmuhl, Tade Mathias Spranger, Jochen Taupitz, Jan-Henrik Terwey, Claudia Wiesemann, Urban Wiesing.

---

1 Vielleicht nicht zufällig aus England, weil daraus auch Argumente für die im EU-Entwurf einer Verordnung zur klinischen Forschung vorgesehene Abschaffung von Ethikkommissionen abgeleitet werden können (▶ Abschn. 2.3).

Viele anregende Diskussionen verdanke ich den Mitgliedern der interdisziplinären Arbeitsgruppe »Clinical Research in Vulnerable Populations« der Europäischen Akademie zur Erforschung von Folgen wissenschaftlich-technischer Entwicklungen, Bad Neuenahr und der Berlin-Brandenburgischen Akademie der Wissenschaften.

Besonderer Dank gilt allen Autoren, die die zahlreichen Revisionswünsche konstruktiv und zügig aufgegriffen haben und die mit ihren Beiträgen die Forschungspraxis gewiss ethisch sensibilisieren können.

Gedankt sei im Springer-Verlag Frau Renate Scheddin für ihr Engagement und die zügige Annahme sowie Frau Renate Schulz für die Bearbeitung des Manuskripts und nicht zuletzt Frau Traudel Lampel für ihr präzises und sehr hilfreiches Lektorat.

Schließlich danke ich meiner Familie von ganzem Herzen, ohne deren ebenso tatkräftige wie liebevolle Präsenz ich dieses Buch nicht hätte vollenden können.

Hanfried Helmchen
Berlin, im Februar 2013

Inhaltsverzeichnis

Autorenverzeichnis

Bauer, Michael, Prof. Dr. med., Dr. rer. nat.
Klinik für Psychiatrie und Psychotherapie, Uniklinikum Carl Gustav Carus, Technische Universität Dresden
Fetscherstr. 74,
01307 Dresden
Michael.Bauer@
uniklinikum-dresden.de

Becker, Thomas, Prof. Dr. med.
Klinik für Psychiatrie und Psychotherapie II der Universität Ulm, Bezirkskrankenhaus Günzburg
Ludwig-Heilmeyer-Str. 2,
89312 Günzburg
t.becker@uni-ulm.de

Bewernick, Bettina, Dr. phil., Mitglied der Brain Stimulation Group
Klinik für Psychiatrie und Psychotherapie, Universitätsklinikum Bonn
Sigmund-Freud-Str. 25,
53105 Bonn
Bettina.Bewernick@
ukb.uni-bonn.de

Cordes, Joachim, Dr. med.
Klinik und Poliklinik für Psychiatrie und Psychotherapie, LVR-Klinikum Düsseldorf, Kliniken der Heinrich-Heine-Universität Düsseldorf
Bergische Landstr. 2,
40629 Düsseldorf
joachim.cordes@lvr.de

Gaebel, Wolfgang, Prof. Dr. med.
Klinik und Poliklinik für Psychiatrie und Psychotherapie, LVR-Klinikum Düsseldorf, Kliniken der Heinrich-Heine-Universität Düsseldorf
Bergische Landstr. 2,
40629 Düsseldorf
wolfgang.gaebel@uni-duesseldorf.de

Heinz, Andreas, Prof. Dr. med.
Klinik für Psychiatrie und Psychotherapie, CCM, Charité – Universitätsmedizin Berlin
Charité-Platz 1,
10117 Berlin
andreas.heinz@charite.de

Helmchen, Hanfried, Prof. emeritus, Dr. med.
Klinik für Psychiatrie und Psychotherapie, Charité – Universitätsmedizin Berlin
Eschenallee 3,
14050 Berlin
hanfried.helmchen@charite.de

Kilian, Reinhold, Prof. Dr. rer. soc.
Klinik für Psychiatrie und Psychotherapie II der Universität Ulm, Bezirkskrankenhaus Günzburg
Ludwig-Heilmeyer-Str. 2,
89312 Günzburg
reinhold.Kilian@bkh-guenzburg.de

Kösters, Markus, Dr. biol. hum.
Klinik für Psychiatrie und Psychotherapie II der Universität Ulm, Bezirkskrankenhaus Günzburg
Ludwig-Heilmeyer-Str. 2,
89312 Günzburg
markus.koesters@uni-ulm.de

Krumm, Silvia, Dr. phil.
Klinik für Psychiatrie und Psychotherapie II der Universität Ulm, Bezirkskrankenhaus Günzburg
Ludwig-Heilmeyer-Str. 2,
89312 Günzburg
silvia.krumm@bkh-guenzburg.de

Linden, Michael, Prof. Dr. med.
Charité – Universitätsmedizin Berlin und Abteilung für psychische und psychosomatische Erkrankungen, Reha-Zentrum Seehof, Deutsche Rentenversicherung Bund
Lichterfelder Allee 55,
14513 Teltow/Berlin
michael.linden@charite.de

Lowe, Agnes, Dipl.-Psych.
Klinik und Poliklinik für Psychiatrie und Psychotherapie, LVR-Klinikum Düsseldorf, Kliniken der Heinrich-Heine-Universität Düsseldorf
Bergische Landstr. 2,
40629 Düsseldorf
agnes.lowe@lvr.de

Maier, Wolfgang, Prof. Dr. med.
Klinik für Psychiatrie und Psychotherapie
Universitätsklinikum Bonn
Sigmund-Freud-Str. 25,
53105 Bonn
wolfgang.maier@ukb.uni-bonn.de

Müller, Sabine, Dr. phil. Dipl.-Phys.
Klinik für Psychiatrie und Psychotherapie, CCM,
Charité – Universitätsmedizin Berlin
Charité-Platz 1,
10117 Berlin
mueller.sabine@charite.de

Priebe, Stefan, Prof. Dr. med. habil., Dipl.-Psych., FRCPsych
Unit for Social & Community Psychiatry, Barts & The London School of Medicine & Dentistry, Queen Mary University of London, Newham Centre for Mental Health
London E13 8SP,
United Kingdom
s.priebe@qmul.ac.uk

Rapp, Michael, Prof. Dr. med. Dr. phil.
Sozial- und Präventivmedizin Humanwissenschaftliche Fakultät
Universität Potsdam
Am Neuen Palais 10
14469 Potsdam
michael.rapp@uni-potsdam.de

Schläpfer, Thomas, Prof. Dr. med.
Klinik für Psychiatrie und Psychotherapie
Universitätsklinikum Bonn
Sigmund-Freud-Str. 25,
53105 Bonn
schlaepf@jhmi.edu

Severus, Emanuel, Dr. med.
Klinik für Psychiatrie und Psychotherapie, Uniklinikum Carl Gustav Carus, Technische Universität Dresden
Fetscherstr. 74,
01307 Dresden
Emanuel.severus@uniklinikum-dresden.de

Stingelin, Nicola, MBA, MAE, MAS, PhD
Arbeitsgruppe Klinische Ethik, Institut für Bio- und Medizinethik, Fakultät für Psychologie, Division Molekulare Neurowissenschaften, Universität Basel; Member Roche Science & Ethics Advisory Group; Ethics Expert to the European Commission Ethics Unit
Birmannsgasse 8,
4055 Basel,
Schweiz
nicola.stingelin@unibas.ch

Wagner, Michael, Prof. Dr. phil., Dipl.-Psych.
Psychiatrische Klinik der Universität Bonn und Deutsches Zentrum für Neurodegenerative Erkrankungen e. V. (DZNE)
Sigmund-Freud-Str. 25,
53105 Bonn
Michael.Wagner@uni-bonn.de

Wölwer, Wolfgang, Univ.-Prof. Dr. phil., Dipl.-Psych.
Forschungslabor Experimentelle Psychopathologie, Klinik und Poliklinik für Psychiatrie und Psychotherapie, LVR-Klinikum Düsseldorf,
Kliniken der Heinrich-Heine-Universität Düsseldorf
Bergische Landstr. 2,
40629 Düsseldorf
woelwer@uni-duesseldorf.de

Allgemeiner Teil – Normative Grundlagen und Rahmenbedingungen psychiatrischer Forschung

Einführung

Hanfried Helmchen

Ethische Fragen in der Medizin haben in den letzten 4 bis 5 Dekaden entschieden an Bedeutung gewonnen. Gründe sind zum einen die neuen technischen Möglichkeiten der Medizin etwa zur Kontrolle von Beginn und Ende des Lebens, zum anderen die Entwicklung eines öffentlichen Bewusstseins für Bürger- und Menschenrechte. Der medizinische Fortschritt basiert auf der unübersehbaren Zunahme humanmedizinischer Forschung; im Zentrum der normativen Diskussion steht das Selbstbestimmungsrecht des Individuums.

In diesem Kontext wurde und wird gefragt, ob uralte Antworten auf existenzielle Probleme von Gesundheit, Leben und Tod, wie sie etwa im Eid des Hippokrates zusammengestellt wurden, noch richtig sind oder verändert bzw. durch neue Antworten ergänzt werden müssen. Drängende Fragen von Patienten wie Öffentlichkeit, von Versuchspersonen und Forschern eröffneten ein weites Feld differenzierter theoretischer Diskussion, das unter der Bezeichnung »Bioethik« ethische Begründungen der Ziele und Grenzen medizinischen Handelns untersucht – und zu einer Flut kaum mehr überblickbarer Publikationen geführt hat.

Als einige grundlegende Publikationen zur ethischen Dimension humanmedizinischer Forschung seien genannt:
- Levine R (1986) Ethics and regulation of clinical research. Yale University Press, New Haven (CT)
- Maio G (2002) Ethik der Forschung am Menschen. Zur Begründung der Moral in ihrer historischen Bedingtheit. Frommann-Holzboog, Stuttgart
- Heinrichs B (2007) Forschung am Menschen. Elemente einer ethischen Theorie biomedizinischer Humanexperimente. Walter de Gruyter, Berlin
- European Commission's Directorate-General for Research (2010) European textbook on ethics in research. http://www.eurosfaireprdfr/7pc/doc/1292233423_textbook_on_ethics_report_en.pdf (Zugegriffen: 14.12.2012) mit detaillierter Diskussion der ethischen Implikationen zahlreicher instruktiver Fallbeispiele

sowie speziell für die psychiatrische Forschung:
- Green S (2006) Research. In: Green S, Bloch, S (ed.) An anthology of psychiatric ethics. Oxford University Press, Oxford, S. 443–490

und zum kulturgeschichtlichen Kontext:
- Pethes N (2008) Menschenversuche: eine Anthologie. 1750–2000. Suhrkamp, Frankfurt a. M.
- Griesecke B, Krause M, Pethes N, Sabisch K (Hrsg.) (2009) Kulturgeschichte des Menschenversuchs im 20. Jahrhundert. Suhrkamp, Frankfurt a. M.

Besonders ethische Probleme humanmedizinischer Forschung mit ihren umfangreichen praktischen Konsequenzen wurden und werden intensiv und kontrovers diskutiert. So wird u. a. das Verhältnis von individueller Selbstbestimmung und gesellschaftlich definiertem Forschungsbedarf näher bestimmt und Schutzvorkehrungen für Forschungsteilnehmer müssen in Forschungsplänen konkret festgelegt und durch medizinische Ethikkommissionen geprüft werden. Psychiatrisch relevant sind vor allem Fragen der krankheitsbedingten Beeinträchtigung der Selbstbestimmungsfähigkeit, ihrer Feststellung und ihrer Folgen.

Psychische Krankheiten wie Depressionen und Demenzen, Angst- und Abhängigkeitserkrankungen nehmen zu, sodass sie infolge ihrer Häufigkeit, Dauer und Schwere, Verminderung von Lebensqualität und Arbeitsfähigkeit, direkten und indirekten Kosten für die Gesellschaft den Status von Volkskrankheiten erreicht haben. Lösungen für die damit verbundenen Probleme sind trotz aller therapeutischen Fortschritte noch unbefriedigend, sodass Forschung für bessere Lösungen zwingend ist.

Die ethische Reflexion psychiatrischer Forschung stößt auf Probleme, die sich angesichts der komplexen Realität psychischer Krankheitszustände – von ihrer diagnostischen Abgrenzung bis zur Feststellung der Einwilligungsfähigkeit – bei der Anwendung ethischer Prinzipien ergeben, von der Gewinnung der Forschungsteilnehmer über die methodisch einwandfreie Durchführung eines Forschungsprojektes bis zur Umsetzung der Forschungsergebnisse. Deshalb soll einführend das Forschungsfeld skizziert werden.

Psychiater behandeln Menschen, die an psychischen Krankheiten leiden. Sie helfen dem Kranken bei der Bewältigung des Krankseins und durch Behandlung der Krankheit. Wie auch sonst in der Medizin können sie den Kranken umso wirksamer behandeln, je besser sie Entstehung, Manifestation und Verlauf psychischer Krankheiten verstehen und je genauer sie über die Wirksamkeit und Sicherheit ihrer präventiven, kurativen und rehabilitativen Interventionen Bescheid wissen. Dieses Wissen ist nur durch Forschung zu gewinnen. Da die Forschungsergebnisse jedoch meist nur Wahrscheinlichkeitsaussagen zulassen, wird die Sicherheit dieses Wissens nach bestimmten Kriterien –

evidenzbasiert, z. B. nach unabhängiger Replikation oder nach Expertenurteil – beurteilt [14], [16].

Neben den Wunsch von Kranken nach besserer Medizin und das ärztliche Motiv, mit genauerem Wissen Kranke besser behandeln zu können, tritt die gesetzlich (Sozialgesetzbuch, Arzneimittelgesetz) festgeschriebene gesellschaftliche Forderung, nur auf Wirksamkeit und Sicherheit wissenschaftlich geprüfte Mittel anzuwenden und damit die begrenzten Ressourcen optimal einzusetzen. Deshalb dürfen die Krankenkassen nur ärztlich indizierte, wirksame und wirtschaftliche Interventionen bezahlen.

Diese individuell wie gesellschaftlich begründete Forderung nach wissenschaftlich gesichertem Wissen durch Forschung muss mit dem Schutz der Forschungsteilnehmer gegen Risiken und Belastungen in Übereinstimmung gebracht werden. Das ethische Paradoxon der klinischen Forschung verdeutlicht die Problematik: Aus Sicht von Patienten und Angehörigen mag es unethisch erscheinen, einen Patienten als Forschungsprobanden mit einer potenziell unwirksamen oder riskanten Intervention zu belasten, aber aus allgemeiner Sicht und insbesondere der der Zulassungsbehörden ist es ebenso unethisch, Patienten in der täglichen Praxis einer Intervention mit ungeprüfter Wirksamkeit und unbekannten Risiken auszusetzen [7].

Obwohl es sich bei Untersuchungen zur Wirksamkeit und Sicherheit von therapeutischen, diagnostischen, präventiven und rehabilitativen Verfahren um Forschung handelt, deren Ergebnisse auf unmittelbare Anwendung beim Patienten zielen, hat sich herausgestellt, dass die meist in der Klinik unter quasi experimentellen Bedingungen (Auswahl einer möglichst homogenen Probandengruppe nach Einschluss- und Ausschlusskriterien, hoch standardisierte Durchführung) gewonnenen Ergebnisse zu Wirksamkeit und Risiken unter den Bedingungen der Praxis (infolge von interindividuellen Unterschieden zwischen Patienten und zwischen deren Kontexten, Multimorbidität, Multimedikation etc.) oft enttäuschen. Belegt wurde dies durch einen weiteren Forschungstyp, der Behandlungen nach Zulassung in der sogenannten Phase IV untersucht [9] (▶ Abschn. 4.4.1). Zudem hat die Forderung nach Wirtschaftlichkeit medizinischer Maßnahmen dazu geführt, dass die Zulassungsbehörden nicht mehr nur die Wirksamkeit und Sicherheit einer Intervention schlechthin, sondern auch deren Effizienz, d. h. ein akzeptables Verhältnis von Wirksamkeit zu Kosten, belegt haben wollen; dabei sind als Kosten medizinisch unerwünschte Wirkungen ebenso wie finanzielle Belastungen zu verstehen. Solche Effizienzstudien unter den Bedingungen der Praxis werden zunehmend als ebenso wichtig wie reine Wirksamkeitsstudien angesehen. Vor allem aber ist erkannt worden, dass das oft sehr klinikfern, so besonders durch neurowissenschaftliche Forschung, gewonnene Wissen schneller und breiter als bisher in der klinischen Praxis ankommen müsste, um die Versorgung von Patienten zu optimieren; um diesen Bedarf zu befriedigen, entwickelt sich die darauf gerichtete Forschung als Versorgungs- bzw. Translationsforschung [2], [13] (▶ Kap. 7), bisher allerdings eher als Forderung denn als ergebnisreiches Arbeitsfeld. Konkret werden darunter klinische Prüfungen als Erstanwendungen von Ergebnissen der Grundlagenforschung, aber vor allem die Umsetzung von dabei als wirksam gefundenen Interventionen in die Breite der Patientenversorgung verstanden.

Die somit an Wirksamkeit und Sicherheit medizinischer Interventionen orientierte evidenzbasierte Medizin der letzten beiden Dekaden komplettiert die primär ätiopathophysiologisch ausgerichtete humanmedizinische Forschung der letzten beiden Jahrhunderte. Manche Medizinhistoriker denken sogar an einen Paradigmenwechsel [2]. Ein breites Verständnis von klinischer Forschung umfasst daher alle Arten von somatisch-biologischen, psychologischen und sozialen Eingriffen und Maßnahmen bei Patienten, die darauf zielen, neues Wissen über Ursachen und Bedingungen bzw. Risikofaktoren von Entwicklung, Manifestation, Verlauf und Ausgang von Krankheiten, über deren primäre, sekundäre und tertiäre Prävention, ihre Behandlung und Versorgung einschließlich ihrer Rehabilitation und Palliation zu gewinnen. Relevante Beiträge kommen aber auch aus Bereichen, die über die Klinik hinausgehen, wie etwa die humangenetische [15] und die epidemiologische Forschung [11] sowie die Public-health-Forschung [12].

Deutlich ist, dass auch Forschung, deren Ergebnisse auf direkte Anwendung am Patienten zielen, durchaus unterschiedliche Nähe zur Anwendung

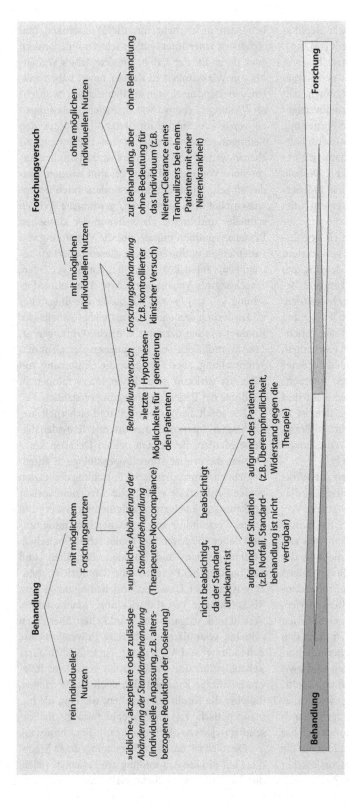

□ **Abb. 1.1**   Typen klinischer Forschung. (Aus Helmchen [20])

hat. Gleichwohl entwickeln die verschiedenen Typen dieser »angewandten« Forschung ihre Fragestellungen aus der klinischen Praxis wie die folgende Abbildung (◨ Abb. 1.1) zur Therapieforschung zeigt.

Aber nicht nur die Grenzen zwischen klinischer Praxis und Forschung sind sehr durchlässig, sondern auch diejenigen zwischen sogenannter angewandter Forschung und Grundlagenforschung.

Klinische Forschung

Von verschiedenen Definitionsversuchen ([5], [6]) sei der für Deutschland wichtige der DFG genannt: die DFG hat 2000 in ihrer Denkschrift »Klinische Forschung« einen weiteren Begriff von klinischer Forschung vertreten, ihn aber gleichwohl »als integrierende Bezeichnung für die methodisch unterschiedlichen, jedoch in der Zielsetzung konvergenten Ansätze der grundlagenorientierten, der krankheitsorientierten und der patientenorientierten Forschung verwendet.« [3]

So hat sich auch die psychiatrische Forschung zu den Grundlagen psychischer Krankheiten und ihrer Behandlung aus der Klinik entwickelt:

Emil Kraepelin (1856–1926), einer der Begründer der wissenschaftlich fundierten Psychiatrie, hat nicht nur die mittels »Zählkarten« dokumentierte systematische Beobachtung der Verläufe psychischer Krankheiten zur Grundlage seines nosologischen Konzepts gemacht, sondern Spezialisten an seine Klinik gezogen, die mit eigenen neuromorphologischen Methoden nach den Ursachen, Entstehungs- und Verlaufsbedingungen psychischer Krankheiten suchten. Mit der Verfeinerung und wachsenden Komplexität dieser Methoden setzte eine methodenorientierte Institutionalisierung ein, die Kraepelin in München zur – heute würde man wohl Outsourcing sagen – Gründung der Deutschen Forschungsanstalt für Psychiatrie neben der Klinik führte. Kraepelin wollte klinische Fragestellungen der Psychiatrie mit den damals zur Verfügung stehenden Forschungsmethoden der Neuropathologie, der Erblichkeitsforschung und der experimentellen Psychologie beantworten. Die 1912 von ihm initiierte und 1917 mit der mäzenati-

schen Spende des amerikanischen Bankiers James Loeb gegründete Forschungsanstalt wurde 1924 an die Kaiser-Wilhelm-Gesellschaft angegliedert, 1954 in deren Nachfolgeorganisation, die Max-Planck-Gesellschaft als **Max-Planck-Institut für Psychiatrie** (Deutsche Forschungsanstalt für Psychiatrie) übernommen und in ein hirnpathologisches Institut mit den zusätzlichen Forschungsgebieten Serologie und Mikrobiologie sowie ein klinisches Institut mit den zusätzlichen Forschungsgebieten Genealogie, Demographie und Biochemie gegliedert, 1962 entsprechend der Eigendynamik der mit rein naturwissenschaftlichen Methoden arbeitenden und damit von der Klinik wegdriftenden weiteren Forschungsgebiete Neurochemie, Neuropharmakologie, Neurophysiologie in ein klinisches und ein theoretisches Teilinstitut gegliedert. Aus Letzterem entstand 1998 das ausschließlich grundlagenwissenschaftlich arbeitende MPI für Neurobiologie, während Ersteres als MPI für Psychiatrie weiterhin Grundlagenforschung, klinische Forschung und Patientenversorgung im Bereich der Psychiatrie verbindet. Erreicht wird diese interdisziplinäre und patientenorientierte Forschungsarbeit durch Arbeitsgruppen, in denen neben Psychiatern und Psychologen Forscher aller naturwissenschaftlichen Disziplinen gemeinsam an der Ursachenklärung und möglichen Therapieentwicklung psychiatrischer Erkrankungen arbeiten [10]. Die Entwicklung zeigt, dass in der Klinik gebildete Forschungsgruppen methodenimmanent zur Institutionalisierung neigen und damit von der Klinik wegstreben: »brain drain« von der patientennahen klinischen Forschung zur patientenfernen Grundlagenforschung.

Noch klinikferner arbeitete das von **Oskar Vogt** (1870–1959) gegründete Hirnforschungsinstitut in Berlin-Buch. Vogt richtete neben seiner nervenärztlichen Berliner Praxis ein tierexperimentelles Labor ein und entwickelte daraus ein 1902 der Universität angegliedertes neurobiologisches Labor. Sein Plan für ein differenziert disziplinär gegliedertes Hirnforschungsinstitut wurde 1914 von der Kaiser-Wilhelm-Gesellschaft aufgegriffen und 1931 mit Mitteln der Krupp-Familie (aus Dank für die erfolgreiche psychotherapeutische Behandlung von Bertha Krupp von Bohlen und Halbach [17], S. 49–51, zit. [18], S. 79) in Buch realisiert (heute

Max-Delbrück-Zentrum für Molekulare Medizin MDC). Dieses damals modernste Hirnforschungsinstitut wurde weltweit Vorbild für weitere Hirnforschungsinstitute, so in Moskau und Washington/Bethesda. Vogt baute das Institut in Berlin-Buch in unmittelbarer Nähe der III. Städtischen Irrenanstalt, um den Patientenbezug seiner Forschung herzustellen [1]. Es betrieb morphologische, biochemische und neurophysiologische Hirnforschung zu den Ursachen psychischer (und neurologischer) Krankheiten. Vogt und seine Frau Cécile (1876–1962) entwickelten aus der feinarchitektonischen Analyse der in Schichten und Areale gegliederten Hirnrinde von verstorbenen psychisch Kranken die Lehre, dass die Nervenzellen bestimmter Hirnareale besonders vulnerabel gegenüber äußeren Einflüssen seien und zu jeweils speziellen Krankheiten disponieren (Pathoklise). Diese Befunde der Grundlagenforschung i. e. S. haben aber bisher noch nicht zu klinisch brauchbaren Ergebnissen geführt. Jedoch kann man diesen Gedanken auch in aktuellen Ansätzen zur Wechselwirkung zwischen molekulargenetisch definierter Disposition und peristatischer Belastung sehen.

Zwischen der hirnmorphologischen Analyse als einem Exponenten der Grundlagenforschung und der Translationsforschung als einem Exponenten angewandter Forschung spannt sich das weite Feld von Forschungsaktivitäten in der Psychiatrie, die mehr oder weniger krankheitsbezogen – wie im erstgenannten Fall – oder patientenbezogen – wie im letztgenannten Fall – sind. Es erscheint müßig, hier nach Abgrenzungen zwischen Grundlagen- und angewandter Forschung zu suchen, denn entscheidend ist allemal die an Klarheit der Fragestellung, Angemessenheit und Stringenz der Methode und überzeugender Analyse der Befunde orientierte Qualität der Forschungsuntersuchung. Will man dennoch aus wissenschaftspolitischen Gründen abgrenzen, dann könnten als Abgrenzungskriterien zwischen beiden Forschungsformen genannt werden:

- Forschungsfragen zu Ursachen und Bedingungskonstellationen psychischer Krankheiten, vor allem solche, die nur tierexperimentell oder nur mit Hilfe von Wissenschaftlern aus nichtpsychiatrischen Disziplinen (z. B. Neurochemiker, Physiologen, Genetiker, Informa-

tiker, Epidemiologen, Neuropsychologen, Soziologen, Philosophen) bearbeitet werden können, gelten eher als Grundlagenforschung, während Forschungsfragen zur Diagnostik oder Behandlung von psychischen Krankheiten, die der Mitarbeit von Patienten bedürfen, eher der angewandten Forschung subsumiert werden könnten.

- Bei Forschung mit Patienten wiederum dürfte eine ätiopathogenetische Forschung eher der Grundlagenforschung zuzurechnen sein, therapeutische bzw. evidenzbasierte Forschung hingegen eher der angewandten Forschung.

- Entsprechend könnte das für die Nutzen-Risiko-Abschätzung ethisch relevante Kriterium von Forschung *ohne* oder *mit* direktem potenziellem Nutzen für den an der Forschung teilnehmenden Patienten als Abgrenzungskriterium genutzt werden.

Bisher wurde zwischen angewandter und Grundlagenforschung vorzugsweise mit Beispielen krankheitsbezogener Forschung differenziert. Spezifisch psychiatrisch aber ist Forschung, die Wissen zum Kranksein des Kranken generiert, zu seiner Verarbeitung der Krankheit, zum Erleben von krankheitsbedingten Störungen der Beziehung zu seiner Umgebung oder der Veränderung seiner Innenwelt wie auch seiner Handlungsfähigkeit. Auch hier könnte psychopathologische Grundlagenforschung, etwa zur begrifflichen Erfassung psychischer Grundphänomene und zum Verständnis ihrer Bedeutung und sozialen Kontextabhängigkeit, zum Einfluss psychischer Störung auf die Wahrnehmung, Willensbildung und Entscheidungsfähigkeit von angewandter Forschung unterschieden werden; Beispiele für Letztere wären auf das individuelle Erleben zentrierte Psychotherapieforschung oder in der forensischen Psychiatrie Forschung zu praktischen Fragen der Erfassung und Beurteilung von Testier- und Verhandlungsfähigkeit sowie zum Risiko der Rückfälligkeit bei psychisch kranken Delinquenten oder Untersuchungen zur Entwicklung und wissenschaftlichen, also evidenzsichernden Prüfung von sozialpsychiatrisch-rehabilitativen Verfahren, die dem psychisch Kranken bei (Wieder-)Gewinnung von Eigenständigkeit und sozialer Teilhabe helfen.

Forschung in der Psychiatrie braucht den Zugang zu psychisch Kranken, basiert auf deren Versorgung und erfordert die Anwendung immer aufwendigerer Methoden. Der skizzierten methodeninhärenten Tendenz zu ständig weiter gehender Spezialisierung und patientenfernerer Institutionalisierung versucht man heute mit interdisziplinär und projektbezogen arbeitenden Forschungsgruppen entgegenzuwirken. Interdisziplinäre Arbeit jedoch benötigt Zeit, die unter den derzeitigen Bedingungen der Versorgungslast für den klinisch tätigen Psychiater kaum ausreichend zu gewinnen ist. Vor allem aber verlangt sie Offenheit für die Fragestellungen und Denkweisen der Forscher anderer Disziplinen. Dies strengt an, da die Unterschiede groß sein können. Denn der klinisch tätige Psychiater hat mit der komplexen und oft nur probabilistisch zu erfassenden Situation jedes einzelnen Patienten zu tun, während der im Labor arbeitende Forscher mit dieser gelegentlich schwer greifbaren Komplexität durch hochgradige Reduktion von möglichen Einflussgrößen umzugehen sucht.

Diese Spannung zwischen idiographischem und nomothetischem Ansatz [19] charakterisiert einen Kreis, in dem am Patienten kasuistisch begründete Forschungsfragen (bed to bench) durch andere, mehr oder weniger patientenfern arbeitende Forscher, auch aus nicht klinisch-psychiatrischen Disziplinen, zu beantworten gesucht werden und das so gewonnene Grundlagenwissen dann idealerweise wieder – meist über mehrere Forschungsschritte – beim Patienten (bench to bed) angewandt werden soll. Grundlagenforscher sollten motiviert sein, klinische Forscher für gemeinsame Projekte zu begeistern – und vice versa.

Im Gegensatz zur reinen Grundlagenforschung im Sinne zweckfreier Gewinnung von Wissen (motiviert durch Neugier, die wissen will) ist Forschung in der Medizin immer angewandte Forschung, indem sie letztlich auf Wissen zielt, das für Patienten nützlich ist (Interesse des an Optimierung seiner Mittel orientierten Arztes, der helfen will). Aber zwischen medizinischer Grundlagenforschung zu Ursachen und Bedingungskonstellationen von Entstehung, Manifestation und Verlauf von Krankheiten einerseits und Forschung zur Optimierung der Behandlung und Versorgung von Kranken andererseits gibt es ein weites Feld. Dabei ist der

Bedarf groß und die Forderung aktuell, patientenorientierte Forschung zur Anwendung des meist patientenferner und grundlagennäher generierten Wissens zu intensivieren.

Klinische Forschung wird somit als Intervention bei Patienten verstanden, die mit wissenschaftlichen Methoden auf überindividuelles Wissen zielt und damit über den individuellen Nutzen für den teilnehmenden Patienten hinausgeht. Solche Forschungsintervention ist ethisch nur vertretbar, wenn

- ihr Nutzen-Risiko-Verhältnis (innerhalb definierter Grenzen) vernünftig und gerechtfertigt und
- die Einwilligung nach Aufklärung (»informed consent«) gültig ist.

Natürlich haben alle Forscher allgemeine Grundsätze der Forschungsethik (Urteilsunabhängigkeit, Transparenz, Allgemeingültigkeit, Kompetenz, Wahrheit) einzuhalten [4] (▶ Kap. 5). Je stärker jedoch die Forschung Patienten einbezieht, umso virulenter werden die in diesem Buch erörterten spezifischen **ethischen Fragen**:

- **Warum wird geforscht?** (Verbesserte Behandlung und Versorgung von Patienten; wissenschaftliche Neugier; gesetzlich als Erfordernis von wissenschaftlich gesichertem Wissen definierter Forschungsbedarf; akademische Reputation; finanzielle Möglichkeiten)
- **Wer forscht?** (Wissenschaftlich engagierte Ärzte; an akademischer Laufbahn interessierte Ärzte; Wissenschaftler zahlreicher anderer biomedizinischer Disziplinen)
- **Wie wird geforscht?** (Mit definierter Methodik; Hypothesenbildung aus klinischen Beobachtungen, konfirmatorische Prüfung klinisch-empirisch oder theoretisch begründeter Hypothesen; Rahmenbedingungen: Ethik, Bürokratie, Finanzierung)
- **Was wird erforscht?** (Krankheitsursachen, -bedingungen/Dispositionen, diagnostische, therapeutische, rehabilitative, palliative Verfahren, Versorgungs- und Public-health-Forschung)
- **Was geschieht mit den Forschungsergebnissen?** (Publikation, Begründung weiterer Forschung, Vermarktung, Patentierung,

Umsetzung in die klinische Praxis und Versorgung)

— **Welche Konfliktfelder gibt es?** (Konflikte zwischen ethischen Prinzipien; Individual- versus Sozialethik; Interessenkonflikte durch dogmatisch-ideologische oder materiell-finanzielle Einflüsse auf ärztliches oder wissenschaftliches Handeln)

— **Wie verbindlich sind normative Texte?** (Gesetze, Verordnungen, Leitlinien, Deklarationen, Empfehlungen)

Diesen Fragen wird in den folgenden Kapiteln nachgegangen und anhand des aktuellen Kenntnisstandes werden Antworten gesucht (Hier nicht behandelt wird die Forschung mit Kindern und mit geistig Behinderten, da sie jeweils große Gebiete mit zwar verwandten, aber doch auch eigenständigen ethischen Fragen sind.).

Literatur

1   Bielka H (1997) Die Medizinisch-Biologischen Institute Berlin-Buch. Beiträge zur Geschichte. Springer, Berlin
2   Bundesärztekammer (2005) Versorgungsforschung. http://www.bundesaerztekammerde/page-asp?his=163289. Zugegriffen: 30.06.12
3   DFG (2000) Klinische Forschung. Denkschrift. http://www.dfgde/download/pdf/dfg_im_profil/reden_stellungnahmen/download/denkschrift_klin_forschung.pdf. Zugegriffen:04.02.13
4   Emanuel E, Wendler D, Grady C (2000) What makes clinical research ethical? JAMA 283: 2701–2711
5   Heinrichs B (2007) Forschung am Menschen. Elemente einer ethischen Theorie biomedizinischer Humanexperimente. Walter de Gruyter, Berlin
6   Helmchen H (2002) Biomedizinische Forschung mit einwilligungsunfähigen Erwachsenen. In: Taupitz J (Hrsg) Das Menschenrechtsübereinkommen zur Biomedizin des Europarates - taugliches Vorbild für eine weltweit geltende Regelung? Springer, Berlin, S 83–115
7   Helmchen H, Müller-Oerlinghausen B (1975) The inherent paradox of clinical trials in psychiatry. J Med Ethics 1: 168–173
8   Helmchen H, Vollmann J (1999) Ethische Fragen in der Psychiatrie. In: Helmchen H, Henn FA, Lauter H, Sartorius N (Hrsg) Psychiatrie der Gegenwart, Bd. 2 Allgemeine Psychiatrie. Springer, Berlin, S 521–577
9   Linden M (1987) Phase IV-Forschung. Antidepressiva in der Nervenarztpraxis. Springer, Berlin
10 Max Planck-Gesellschaft (2011) Max-Planck-Institut für Psychiatrie. http://www.mpipsyklmpgde/institute/history/index.html. Zugegriffen: 04.02.13
11 Meltzer H, Brugha TS (2010) Ethical concerns in carrying out surveys of psychiatric morbidity. In: Helmchen H, Sartorius N (Hrsg) Ethics in Psychiatry. Springer, Dordrecht, S 437–458
12 Nuffield Council on Bioethics (2007) Public health: ethical issues. Nuffield Council on Bioethics, London
13 Petrini C (2010) Ethical issues in translational research. Perspect Biol Med 53: 517–533
14 Porzsolt F, Strauss B (2002) Evidenzbasierte Medizin: Konflikt ist lösbar. Dtsch Ärztebl 99 (12): C583
15 Propping P (2010) Genetics – ethical implications of research, diagnostics and counseling. In: Helmchen H, Sartorius N (Hrsg) Ethics in Psychiatry. Springer, Dordrecht, S 459–485
16 Raspe H (1996) Evidence based medicine: Modischer Unsinn, alter Wein in neuen Schläuchen oder aktuelle Notwendigkeit? Z ärztl Fortbild (ZaeF) 90: 553–562
17 Satzinger H (1998) Die Geschichte der genetisch orientierten Hirnforschung von Cécile und Oskar Vogt (1875–1962, 1870–1959) in der Zeit von 1895 bis ca. 1927. Deutscher Apotheker Verlag, Stuttgart
18 Stahnisch FW (2010) Psychiatrie und Hirnforschung: zu den interstitiellen Übergängen des städtischen Wissenschaftsraums im Labor der Berliner Metropole – Oskar und Cecile Vogt, Korbinian Brodmann, Kurt Goldstein. In: Helmchen H (Hrsg) Psychiater und Zeitgeist. Zur Geschichte der Psychiatrie in Berlin. Pabst Science Publishers, Lengerich, S 76–93
19 Windelband W (1884) Präludien. Aufsätze und Reden zur Einleitung in die Philosophie. Akademische Verlagsbuchhandlung von J. C. B. Mohr, Freiburg/Breisgau, S 325
20 Helmchen H, Vollmann J (1999) Ethische Fragen in der Psychiatrie. In: Helmchen H, Henn FA, Lauter H, Sartorius N (Hrsg) Psychiatrie der Gegenwart, Bd. 2 Allgemeine Psychiatrie. Springer, Berlin, S 537

Gesellschaftlicher Kontext

Hanfried Helmchen

2

2.1 Bedarf an psychiatrischer Forschung

Jede klinische Forschung und damit auch die Forschung mit psychisch Kranken zielt auf wissenschaftlich geprüftes Wissen mit dem Ziel, die Behandlung und Versorgung kranker Menschen zu verbessern – im besten Fall auch die der an der Forschungsuntersuchung teilnehmenden Patienten.

Statt der verbreiteten Formulierung »Forschung *an* Kranken« wird hier die »Forschung *mit* Kranken« vertreten, da ja das individuelle Subjekt zur Teilnahme an Forschung gebeten wird bzw. gewonnen werden und nicht an ihm als einem Objekt geforscht werden soll.

Forschungsbedarf besteht besonders bei Krankheiten, die
- chronisch-progredient und langwierig verlaufen,
- nicht oder nur unbefriedigend behandelbar sind,
- zu schwerwiegenden Minderungen der Lebensqualität der Erkrankten wie auch ihrer Angehörigen führen,
- in beachtlicher Häufigkeit auftreten, und
- erhebliche Kosten verursachen.

Die Tatsache, dass eines oder mehrere dieser Kriterien viele psychische Krankheiten charakterisieren, belegt den erheblichen Forschungsbedarf in der Psychiatrie.

Der wichtige soziale Wert und Nutzen des Zieles, diesen Forschungsbedarf zu decken, wird durch rechtliche Normen belegt, so in Deutschland besonders durch das Sozialgesetzbuch V [19]*[1]. Danach dürfen medizinische Leistungen nur wirksam und wirtschaftlich erbracht werden, und ihr Nutzen muss nach dem jeweiligen Stand der wissenschaftlichen Erkenntnisse vorhanden sein.

Die Erstattung der Kosten medizinischer Interventionen durch die Krankenkassen ist somit grundsätzlich auf Maßnahmen beschränkt, die

---

1   Bedeutung der Literaturziffern, die mit einem Sternchen (*) versehen sind: Die genauen Quellen dieser Texte sind im Literaturverzeichnis unter diesen Literatur-Ziffern zu finden. Die alphabetisch angeordneten Texte befinden sich im Anhang »Gesetzestexte« und können dort nachgelesen werden.

wissenschaftlich begründet und geprüft sind; dabei wird die Aussagekraft wissenschaftlicher Prüfungen zunehmend evidenzbasiert bewertet.

Evidenzbasierte Medizin (EbM) wird als ein Weg zur Anwendung wissenschaftlich gesicherter Erkenntnisse angesehen [75], [79], [89], [90]. Evidenz in der hier gebrauchten Bedeutung meint das Ergebnis systematischer Bewertung von publizierten Ergebnissen wissenschaftlicher Studien, also eine rational überprüfte Form des aktuellen wissenschaftlichen Wissens. Dieses anzuwenden ist Pflicht des akademisch ausgebildeten Arztes, nicht nur aus ethischen Gründen, um dem Wohl des Patienten zu dienen (salus aegroti est suprema lex) und Schaden von ihm fernzuhalten (nil nocere), und auch nicht nur aus forensischen Gründen, wenn in foro die Frage eines Kunstfehlers am »Stand des Wissens (der Wissenschaft, der wissenschaftlichen Erkenntnis)« gemessen wird, sondern auch nach dem geltenden Recht, wenn das Arzneimittelgesetz (AMG) die Zulassung neuer Arzneimittel an die Vorlage beweiskräftiger klinischer Prüfungen bindet, das Psychotherapeutengesetz (Psych TherG) nur wissenschaftlich geprüfte Psychotherapieverfahren anerkennt und die Gesetzliche Krankenversicherung (GKV) dem Arzt die Anwendung nützlicher (und wirtschaftlicher) Verfahren vorschreibt.

Zu betonen ist, dass neben dem wissenschaftlich geprüften Wissen, dessen Evidenz nach definierten Kriterien unterschiedlich stark gesichert ist, in weiten Bereichen ärztlicher Tätigkeit mangels ausreichender wissenschaftlicher Sicherung seiner Wirksamkeit und Sicherheit »nur« tradiertes empirisches Wissen das klinische Handeln bestimmt. »Standard ist, was üblich ist, weil es sich bewährt hat« [69] – wobei die individuelle ärztliche Erfahrung stärkeres Gewicht erhält.

Hierin mag eine ärztliche Quelle der Komplementär- und Alternativmedizin liegen. Deren Hauptgrund ist aber wohl gerade in der umgekehrten Richtung zu sehen, dass nämlich die zunehmende Bedeutung evidenzbasierter Behandlungen und die Standardisierung ihrer Anwendung ebenso wie wachsende finanzielle Begrenzungen den Blick des Therapeuten verengen und die individuellen Besonderheiten und Bedürfnisse des Patienten außer Betracht lassen. Infolgedessen suchen Patienten ihre subjektiven Bedürfnisse auf alternativen Wegen wie Selbstmedikation, Verfahren unbekannter Qualität, Konsultation von nichtärztlichen Behandlern zu befriedigen. Dadurch stellen sich auch dem Psychiater ethische Fragen [34]:
- Respektierung der Würde und Selbstbestimmung des Patienten heißt, ihn ernst zu nehmen. Wo jedoch liegen die Grenzen dabei, die Sichtweise des Patienten einzunehmen, wenn sein Wille mit seinem Wohl in Konflikt ge-

rät, besonders in Fällen, in denen der Patient womöglich der Fähigkeit ermangelt, kompetent über therapeutische Alternativen zu entscheiden?

— Vermeidung von Schaden soll den Patienten von ungeprüften Verfahren mit unbekannten Nebenwirkungen und Risiken abhalten sowie verhindern, dass eine wirksame Behandlung versäumt wird. Wie jedoch soll der Psychiater den Patienten von den Vorteilen des empfohlenen qualitätsgeprüften Verfahrens überzeugen, ohne ihn aus dem medizinischen Versorgungssystem hinaus und in unqualifizierte und ungeprüfte Verfahren hinein zu treiben?

— Im Hinblick auf Gerechtigkeit erscheint es klar, dass Verfahren ungeprüfter Qualität von Krankenkassen nicht bezahlt werden sollten, um ihre begrenzten Ressourcen für die Gesamtheit aller ihrer Mitglieder nicht unnötig zu reduzieren [68]. Ist das aber auch noch dann akzeptabel, wenn keine effizienten Verfahren verfügbar sind, ein vom Patienten gewünschtes alternatives Verfahren jedoch seine Lebensqualität verbessern könnte?

In Deutschland dürfen also Krankenkassen nur medizinische Maßnahmen bezahlen, die wirksam, wirtschaftlich und zweckmäßig sind. Dementsprechend sind die Ärzte verpflichtet, nur indizierte, wirksame und wirtschaftliche Interventionen zu verordnen bzw. durchzuführen. Um die Wirksamkeit nachzuweisen, ist Forschung nötig. Denn dieser Nachweis ist am sichersten durch wissenschaftliche kontrollierte Untersuchungen, eben durch Evidenzbasierung der Interventionen, zu führen und zwar [35]

— ihre **Wirksamkeit (efficacy)** als solche und ihre Sicherheit durch kontrollierte Prüfungen (▶ Abschn. 4.3),

— ihre **Wirksamkeit (effectiveness)** und Sicherheit unter Alltagsbedingungen sowie

— ihre **Effizienz (efficiency)**, d. h. das Verhältnis ihrer Wirksamkeit zu ihren Kosten; dabei werden unter Kosten sowohl medizinisch unerwünschte Wirkungen und Risiken als auch wirtschaftlich finanzielle Belastungen verstanden.

Ob ein bestimmter Forschungsbedarf auch aus der im Grundgesetz (GG), Artikel 2 [17]* festgeschriebenen Verpflichtung des Staates, Gefahren für Leib und Leben seiner Bürger abzuwehren, begründet werden kann [78], erscheint fraglich; daraus abzuleiten ist jedoch, dass der Staat Forschung zur Optimierung medizinischer Interventionen gegen krankheitsbedingte Gesundheitsgefahren ohne zureichende Gründe nicht verhindern darf (Persönliche Mitteilung von J. Taupitz 2012).

Weiterhin wird der Bedarf an wissenschaftlich geprüftem medizinischem Wissen indirekt belegt durch die normativen Regelungen klinischer Forschung, die vorrangig dem Schutz von Personen dienen, welche an der als notwendig angesehenen Forschung teilnehmen: rechtlich verbindliche Hinweise finden sich

— im Völkerrecht wie dem Internationalen Pakt für Menschenrechte (ICCPR-66, Artikel 7) [103]* und in der diesbezüglich gleichlautenden UN-Behindertenrechtskonvention (CRPD-06, Artikel 15) [102]* als Erfordernis der »freiwilligen Zustimmung« zur Teilnahme an medizinischen oder wissenschaftlichen Versuchen,

— differenzierter in nationalen Forschungsgesetzen, z. B. in Frankreich, Dänemark, Holland oder jüngst im Humanforschungsgesetz der Schweiz, die zusammenfassend die Forschung mit Menschen regeln, oder in Spezialgesetzen wie dem Arzneimittelgesetz (AMG) und dem Medizinproduktegesetz (MPG) in Deutschland, deren Vorschriften nur bestimmte Forschungsgebiete betreffen.

Wenn auch die Prinzipien des AMG darüber hinaus in anderen Forschungsgebieten mit Menschen analoge Anwendung finden, so ersetzen Spezialgesetze doch kein allgemeines Forschungsgesetz, denn mit der Entscheidung für ein Spezialgesetz und dem Verzicht auf ein allgemeines Forschungsgesetz hat der Gesetzgeber eben nicht alle Fragen der humanmedizinischen Forschung regeln wollen (Persönliche Mitteilung von J. Taupitz 2012).

— Die Europäische Richtlinie für gute klinische Praxis [25], die z. B. in Deutschland durch den 12. Zusatz zum AMG im Jahre 2004 in ein nationales Gesetz übernommen wurde [16] und zur Zeit verbindlicher als Verordnung novelliert werden soll [3].

Rechtsverbindlich sind allein Gesetze und sie konkretisierende und umsetzende staatliche Verordnungen. Richtlinien sind Handlungsvorschriften mit bindendem Charakter und werden durch Übernahme in Gesetze rechtsverbindlich, während Deklarationen, Leitlinien/Standards, Empfehlungen, Stellungnahmen rechtlich unverbindlich sind [8], auch wenn sie wie die ethischen Normen der Deklaration von Helsinki oder der nationalen Zulassungsbehörden die Vertretbarkeit humanmedizinischer Forschung und ihre Begrenzungen geprägt und auch den Gesetzgeber beeinflusst haben. Dabei ist zu bedenken, dass viele relevante Texte im Rahmen des angelsächsischen Rechtsraumes konzipiert wurden, der nicht notwendig mit dem europäischen Raum identisch ist (Persönliche Mitteilung von E. Doppelfeld 17.01.2012). Somit ist die hier gegebene Auflistung normativer Texte bis zum 12. Zusatz zum AMG rechtlich verbindlich, danach jedoch nicht.

— Richtlinien der internationalen Zulassungsbehörden, in erster Linie der Europäischen Medizin Agentur (EMA) und der US-amerikanischen Food and Drug Administration (FDA), aber auch nationaler Behörden wie des deutschen Bundesinstituts für Arzneimittel und Medizinprodukte (BfArM), des Schweizerischen Heilmittelinstituts Swissmedic oder der schwedischen Medical Products Agency (MPA).

MPA

»The Medical Products Agency (MPA) is the Swedish national authority responsible for regulation and surveillance of the development, manufacturing and marketing of drugs and other medicinal products. Our task is to ensure that both the individual patient and healthcare professionals have access to safe and effective medicinal products and that these are used in a rational and cost-effective manner.« [67]

Zusätzlich beeinflussen die Standards nationaler Institute für Qualitätsbewertung die klinische Prüfung von Arzneimitteln, z. B. das National Institute for Health and Clinical Excellence (NICE) im Vereinigten Königreich oder das Institut für Qualitätssicherung und Wirtschaftlichkeit (IQWIG) in Deutschland.

Die **Deklaration von Helsinki** ist der bisher wichtigste innerärztliche Kodex zur klinischen Forschung, den der Weltärzteverband (WMA) seit 1964 dem jeweils aktuellen Stand der methodischen und ethischen Erkenntnis und praktischer Erfahrungen entsprechend fortschreibt [117]. Unter Bezug darauf hat auch der Council for International Organizations of Medical Sciences (CIOMS) in Zusammenarbeit mit der WHO seit 1983 International Ethical Guidelines for Biomedical Research Involving Human Subjects entwickelt (revidierte letzte Fassung von 2002) [11].

Allerdings könnte die zunehmende Tendenz zur Vergesetzlichung die Bedeutung dieser Deklarationen und Empfehlungen allmählich schwächen: »During the last decade there has been a move from ethical and professional norms towards the adoption of legally binding norms in this field, both internationally and nationally in Europe« [95].

Weiterhin gibt es ethische **Leitlinien auf internationaler und nationaler Ebene,** die sich teilweise nur auf fachgebietsspezifische Besonderheiten konzentrieren, so die Deklarationen des Weltverbandes für Psychiatrie von Hawaii 1977 [118] und von Madrid 1996 [119]* mit ihren Fortschreibungen.

Natürlich sind auch die meisten Kranken an einer bestmöglichen Behandlung und Versorgung interessiert. Viele informieren sich inzwischen in den modernen Medien über Behandlungs- und Heilungsmöglichkeiten ihrer Erkrankung und erhoffen ähnliche Erfolge, wie die Forschung sie bei Infektionskrankheiten, bestimmten Krebsarten oder auch psychischen Erkrankungen erzielt hat. Wenn dieses Wissen und der Wunsch nach optimaler medizinischer Versorgung auch den Forschungsbedarf verstärkt, so wird die Bereitschaft zur eigenen Teilnahme an Forschung jedoch durch Berichte über Zwischenfälle, unangenehme oder fatale Nebenwirkungen einer Forschungsintervention bis hin zu Fehlverhalten von Forschern konterkariert (▶ Kap. 5).

Gründe, psychisch kranke Patienten in Forschung einzubeziehen, sind:
— Auch diese Kranken haben das Recht, an evidenzbasierter Verbesserung von Interventionen gegen ihre Erkrankungen und Behinderungen teilzuhaben, speziell in jenen Fällen, in denen allgemein evidenzbasiertes Wissen auf spezifisch psychiatrische Zustände möglicherweise nicht zutrifft und nicht übertragbar ist [2], [12].
— Besonderer Forschungsbedarf besteht bei bisher vorwiegend nur erfahrungsbegründet behandelten und versorgten, aber stark zunehmenden Zuständen wie apallischen Syndromen, intensivpflegebedürftigen Notfällen oder

Demenzen, Zuständen, die die Einwilligungsfähigkeit der Erkrankten und damit die Voraussetzung für ihre selbstbestimmte Teilnahme an Forschung oft einschränken oder aufheben, gerade auch an solcher Forschung, für die ein Bedarf besteht, wenn sie letztendlich auf die Wiederherstellung der Einwilligungs- und Selbstbestimmungsfähigkeit zielt.

Der demographische Wandel mit einem steilen Anstieg der Zahl alter Menschen und der Häufigkeit besonders der Demenz waren, beginnend in den 80er Jahren des letzten Jahrhunderts, Hauptgründe, die inhärenten ethischen Probleme der Forschung mit diesen vulnerablen Patienten zu diskutieren und Regeln für den Umgang mit diesen Problemen zu entwickeln [37], [44], [56], [59], [60]. Auch heute noch ist die Mehrzahl intensivmedizinischer Interventionen nicht evidenzbasiert [109]. Ausschluss dieser schwer kranken Populationen von Forschung enthält ihnen Behandlungsfortschritte (CIOMS, Guideline 12, equity) [11]* vor und führt zu einem ethisch nicht vertretbaren negativen »Forschungsbias« [114].

Diese Gründe für Forschung leiten sich auch für psychisch Kranke her aus der Befolgung der ethischen Prinzipien
- des **Patientenwohles** (salus aegroti) durch die Entwicklung oder Optimierung medizinischer Interventionen;
- der **Schadensvermeidung** (nil nocere)
  - durch Verdrängung ungeprüfter Maßnahmen, d. h. nichtevidenzbasierter Behandlungen, die Kranke dem Risiko der Verschlechterung ihrer faktisch unbehandelten Krankheit aussetzen;
  - durch wissenschaftlich geprüftes Wissen zu Risiken einer Intervention und damit deren Prävention, d. h. zur Sicherheit einer Intervention;
- der **Verteilungsgerechtigkeit**, wonach
  - Kosten durch die Solidargemeinschaft nur für wirksame medizinische Interventionen zu erstatten sind, da die immerwährende Begrenztheit finanzieller Ressourcen ihre wirtschaftliche Nutzung verlangt

- und dementsprechend Kranke bzw. Gruppen von Kranken mit bestimmten Krankheitszuständen von Forschung zur Wirksamkeit medizinischer Interventionen nicht ausgeschlossen werden sollen.

Fazit

Der Bedarf an humanmedizinischer Forschung ist gesellschaftlich durch den Wunsch nach Optimierung der Behandlung und Versorgung von Kranken sowie durch die Forderung begründet, nur wirksame medizinische Interventionen zu Lasten der Krankenkassen zu verordnen. Dabei gibt es faktische wie ethische Gründe, auch psychisch Kranke einschließlich nichteinwilligungsfähiger Patienten in Forschung einzubeziehen und den gesellschaftlichen Bedarf an wissenschaftlich gesichertem Wissen zur Wirksamkeit und Sicherheit der hier notwendigen humanmedizinischen Interventionen zu decken [36].

Dieser Bedarf an gesellschaftlich geforderter Forschung kann natürlich nur näherungsweise und auch nur dann gedeckt werden, wenn jeder in ein Forschungsprojekt einbezogene Kranke ausreichend gegen Risiken, Belastungen und Unannehmlichkeiten geschützt ist. Ausreichend meint ein mittels ethischer Prinzipien definiertes und gesellschaftlich akzeptiertes Maß. Dies gilt besonders für sogenannte vulnerable Populationen, als welche Bevölkerungsgruppen bezeichnet werden, die aus inneren, z. B. krankheitsbedingten Gründen bzw. Behinderungen, oder äußeren Umständen, z. B. Armut, Gefangenschaft oder inneren wie äußeren Gründen, z. B. Traumatisierung, daran gehindert sind, ihr Recht auf Selbstbestimmung wahrzunehmen (CIOMS, Guideline 13) [11]*. Die Definition von Vulnerabilität und vulnerablen Populationen schwankt in weiten Grenzen. Aber übereinstimmend werden Kinder, Gefangene, psychisch Kranke und vor allem nichteinwilligungsfähige Kranke dazu gerechnet.

Eine Wendung dieser Definition von Vulnerabilität ins Positive als »unbedingte Rettungspflicht mit den bestmöglichen Methoden« bei intensivmedizinpflichtigen (Notfall-)Patienten findet sich in der Literatur nur als Ausnahme [85].

2.2   Schutz von Forschungsteilneh-mern/Probanden

2.2.1   Gesellschaftliche Einstellungen

Es gibt erhebliche gesellschaftliche Vorbehalte gegen die Einbeziehung von psychisch Kranken in Forschung. In der Öffentlichkeit wurde und wird gelegentlich auch heute noch psychisch Kranken generell nicht zugetraut, die Aufklärung über ein Forschungsprojekt zu verstehen und in die Teilnahme selbstbestimmt einwilligen zu können. Die in den 1990er Jahren besonders in Deutschland hoch emotional geführte öffentliche Debatte [14] über Forschung mit psychisch kranken Patienten wurde von Befürchtungen dominiert, dass die menschliche Würde und Selbstbestimmtheit durch Instrumentalisierung [49] nichteinwilligungsfähiger psychisch Kranker für Forschung verletzt werde, also von Menschen, die als vulnerabel angesehen werden, weil sie infolge ihrer eingeschränkten oder aufgehobenen Fähigkeit ihre Rechte nicht selbst verteidigen können.

Gelegentlich wird die nicht autorisierte Nutzung einer Person »Instrumentalisierung« genannt, und zwar in dem Kantschen Sinne, dass »an actor uses a person 'merely as a means' for his own purposes (whether ,egoistic' or ,altruistic'), and the person who by consequence of this action is inhibited to act on its own purposes (,its own ends')«. Jedoch werden dabei die normativen Implikationen und Begrenzungen des Begriffs oft nicht reflektiert [49].

So wurde die Gefahr beschworen, dass diese »Schwächsten der Schwachen« für Fremdinteressen ausgebeutet werden könnten (CIOMS, Guideline 12) [11]*. Richtig ist, dass psychisch Kranke häufiger als Menschen mit körperlichen Krankheiten krankheitsbedingt – nur vorübergehend oder auch dauerhaft – nicht selbstbestimmt handeln können.

Demnach wird die Forderung nach Forschung mit Menschen, wie sie aus dem durch Gesetz und Behörde definierten Forschungsbedarf folgt, insbesondere für psychisch Kranke oft kritisch gesehen, von der Öffentlichkeit oft stärker als von den betroffenen Kranken selbst [90]. Dieses Dilemma wurde als »ethisches Paradoxon der Therapieforschung« formuliert (▶ Kap. 1). Es kann danach als ethisch fragwürdig angesehen werden, eine Person einer kontrollierten klinischen Prüfung zu unterziehen,

aber ethisch kaum weniger fragwürdig ist es, ein ungeprüftes Arzneimittel in die Routineversorgung und in den Markt zu bringen. Denn die Anwendung einer unwirksamen Behandlung schafft nicht nur unnötige Belastungen für den Kranken und Kosten für die Solidargemeinschaft oder gar die Gesellschaft, sondern sie vorenthält dem Kranken bzw. verdrängt womöglich eine wirksame Therapie. Somit ist die wissenschaftliche Feststellung therapeutischer Wirksamkeit ein moralischer Imperativ [116] – zum Wohl und aus Gründen der Gerechtigkeit auch bei psychisch Kranken.

2.2.2   Exkurs: Entwicklung des ethischen Kontextes psychiatrischer Forschung

■ **Anekdotische Experimente in der Antike**
Seit der Antike wurden Versuche mit Menschen berichtet.

Im 1. Kapitel des Buches Daniel der Bibel schlägt Daniel dem Kämmerer Nebukadnezars, der den gebildeten Knaben der gefangenen Juden die gleiche Erziehung wie den babylonischen Edlen zukommen lassen sollte, vor, den jüdischen Knaben statt des Königs Wein und Speise, mit dem sie sich nicht verunreinigen wollten, Wasser und Gemüse zu geben und nach 10 Tagen zu prüfen, ob sie oder die babylonischen Knaben gleichen Alters gesünder seien.

»Aus dem 13. Jahrhundert unserer Zeitrechnung wird berichtet, dass Kaiser Friedrich der II. von Hohenstaufen den Versuch unternahm, die Ursprache der Menschheit zu entdecken. Zu diesem Zwecke ließ er eine Anzahl von Säuglingen zur Aufzucht an Ammen übergeben, die den strengen Befehl hatten, zu ihnen kein einziges Wort zu sprechen. Wenn die Kinder dann alt genug würden, um zu sprechen zu beginnen, würden sie das notwendigerweise in der Ursprache der Menschheit tun... Das Experiment schlug fehl, alle Kinder starben, bevor sie sprachen.« [15]. Das gleiche Experiment schrieb bereits Herodot dem Pharao Psammetich I. (664–610 v. Chr.) zu, bei dem die Kinder allerdings überlebten.

■ **Experimentelles Denken in der Neuzeit**

Mit dem Aufkommen experimentellen Denkens seit dem 16. Jahrhundert begann auch die Medizin das Experiment als Erkenntnismittel zu nutzen (▶ Abschn. 4.3.2). Als Signum einer wissenschaftlich basierten Medizin nahm die Häufigkeit humanexperimenteller Forschung in den letzten 200 Jahren rasch zu. »Der Berliner Psychiater Albert Moll hat für seine 1902 erschienene *Medizinische Ethik* [66] mehr als 600 Veröffentlichungen über Versuche mit Menschen aus den Jahren 1890–1900 gesammelt, die seiner Meinung nach nichttherapeutische Versuche waren. Er schätzt die Zahl der in Wirklichkeit durchgeführten Experimente auf ‚viele Tausend‘.« [115] S. 102. Trotzdem scheint das ärztliche Bewusstsein für die ethische Dimension von Humanversuchen noch nicht sehr entwickelt und verbreitet gewesen zu sein.

■ **Entwicklung des Konzepts der Einwilligung nach Aufklärung**

Zwar wurde die Einwilligung nach Aufklärung in eine medizinische Intervention bereits 1767 in einem britischen Prozess erwähnt (Slater v. Baker und Stapleton): Zwei Ärzte, die die schlecht verheilten Knochen eines Patienten ohne dessen Einwilligung refrakturierten, wurden mit dem Argument verurteilt, »… that it was improper to disunite the callous without consent; this is the usage and law of surgeons … and indeed it is reasonable that a patient should be told what is about to be done to him, that he may take courage and put himself in such a situation as to enable him to undergo the operation.« [27], S. 116

Jedoch hatte dieser Fall – obwohl gelegentlich durch Gerichte im 19. Jahrhundert erwähnt – fast keinen Einfluss auf die juristische Beurteilung ärztlicher Interventionen des folgenden Jahrhunderts [27]. Vielmehr begann eine Kodifizierung ethischer Normen für diesen Bereich erst als Reaktion auf Skandale um medizinische Experimente mit Patienten. So reagierte das preußische Ministerium der Geistlichen, Unterrichts- und Medizinangelegenheiten auf die in der Presse scharf kritisierten Versuche des Direktors der Breslauer Universitätshautklinik Albert Neisser mit der weltweit ersten »Anweisung an die Vorsteher der Kliniken, Polikliniken und sonstigen Krankenanstalten« vom 29.12.1900, die Versuche an Minderjährigen verbot und die Einwilligung des Patienten nach seiner Aufklärung forderte.

Die hier skizzierte Entwicklung speziell des Informed-consent-Konzeptes wurde unter Bezug auf zahlreiche wichtige internationale Quellen detailliert von Vollmann beschrieben [104], [106]. Dort finden sich auch weitergehende Inhaltsbeschreibungen dieser und der folgenden staatlichen Vorschriften und Kodizes.

■ **Fortschritt durch Skandalisierung**

Albert Neisser, der damals anerkannte Entdecker des Gonococcus hatte 1892 bei jungen Prostituierten versucht, durch Injektion des Serums von Syphiliskranken einen Syphilisschutz aufzubauen. Jedoch entwickelten 4 von 8 Frauen eine Syphilis, die Neisser auf das Gewerbe der Frauen zurückführte, während seine öffentlichen Kritiker ihm vorwarfen, 8 (zumal arme) Menschen der Gefahr einer Syphilis ausgesetzt zu haben. In der so erzwungenen Gerichtsverhandlung wurde Neisser zu einer Geldstrafe verurteilt, weil er den Versuch ohne Zustimmung der Patienten gemacht hatte [115].

Der italienische Bakteriologe Giovanni Sanarelli, der vermeintliche Entdecker des Gelbfiebererregers, induzierte 1897 bei 5 Patienten Gelbfieber. William Osler charakterisierte diese Versuche ein Jahr später als »To deliberately inject a poison of known high degree of virulency into a human being, unless you obtain that man's sanction, is not ridiculous, it is criminal.« [22]

Der Wiener Psychiater Julius Wagner v. Jauregg, der sich jahrzehntelang mit der symptomvermindernden Wirkung von Fieber auf psychopathologische Syndrome beschäftigt hatte, kam 1916 angesichts eines mit einer akuten progressiven Paralyse eingelieferten Soldaten und eines gleichzeitig aufgenommenen Kranken mit einer Malaria auf den Einfall, Ersteren mit den rezidivierenden Fieberschüben von Malaria zu behandeln, indem er ihn mit dem Blut des Letzteren infizierte. Seine Bedenken, seine Malaria-geimpften Paralysepatienten könnten andere Patienten infizieren, räumte er dadurch aus, dass er im Klinikgarten gefangene Mücken selbst als Culex-, nicht aber als Anopheles-Mücken identifizierte. Über eine Einwilligung dieser Patienten wurde nichts bekannt. Da von den ersten 14 (allerdings einige davon mit der bösartigen Malaria tropica und nicht der gutartigen Malaria tertiana) geimpften Paralysepatienten 4 Patienten starben, sah ein schwedischer Psychiater dies als kriminelles Vorgehen an und verzögerte als Mitglied des Nobelkomittees die Verleihung des Nobelpreises. Nachdem jedoch die Malariatherapie gegen die damals in psychiatrischen Kliniken häufige und nicht behandelbare progressive Paralyse erfolgreich eingesetzt werden konnte, sich innerhalb weniger Jahre weltweit verbreitete und damit als therapeutischer Durchbruch anerkannt wurde, erhielt ihr Entdecker 1927 dann doch den Nobelpreis, dem ersten für einen Psychiater [107], [108].

Andererseits hat Walter Reed in den USA ebenfalls schon um die vorige Jahrhundertwende bei seinen Gelbfieber-Versuchen eine Einwilligung nach Aufklärung schriftlich eingeholt [81].

1928 trug der Abgeordnete Julius Moses im Reichstag Versuche an sterbenden Kindern im akademischen Krankenhaus Düsseldorf und an gesunden Kindern in der Universitätsklinik Halle vor, aber erst 1930 beschäftigte sich der Reichsgesundheitsrat mit dem Thema [115]. Daraus folgten 1931 »Richtlinien für neuartige Heilbehandlungen und die Vornahme wissenschaftlicher Untersuchungen am Menschen« des Reichsinnenministeriums [80]. Jedoch verhinderte auch diese klare ministerielle Anweisung nicht die grausamen Experimente nationalsozialistischer Ärzte, deretwegen einige von ihnen im Nürnberger Prozess zum Tode verurteilt wurden. Die für diesen Prozess aufgestellten und nach 1947 als Nürnberger Kodex [65] bekannt gewordenen Normen bestätigten die Erfordernis einer freiwilligen und aufgeklärten Einwilligung zu jeder Forschungsteilnahme von Menschen (»Einwilligungsmodell«). Dieser Kodex war insofern ein wesentlicher Fortschritt, als er nicht nur das Prinzip der freiwilligen und aufgeklärten Einwilligung als verbindlich bekräftigte, sondern es durch die weltweite Publizität der Nürnberger Prozesse auch öffentlich machte. Dies war deshalb ein erheblicher Fortschritt, weil die – wie erwähnt – in Deutschland vorausgegangenen Anweisungen die unmenschlichen Versuche nicht verhinderten, wohl nicht zuletzt deswegen, weil sie den deutschen Ärzten weitgehend unbekannt blieben.

Rolf Winau teilte mir mit, dass er keine Hinweise darauf gefunden hat, dass diese Richtlinie den Ärzten bekannt war [82], möglicherweise deswegen, weil in der »Fassung (, die) die Unterschrift des Preußischen Ministers für Volkswohlfahrt und das Datum vom 11.06.1931 (trägt,) der« vom Reichsgesundheitsrat gewünschte und in der Fassung vom 28.02.1931 enthaltene [92] »Passus fehlt, der von den Ärzten forderte, die Kenntnisnahme der Richtlinien durch Unterschrift zu bestätigen« [115]. Inwieweit der 1930/31 großes Aufsehen erregende sog. Calmette-Prozess um das Lübecker Impfunglück [82] doch zur Kenntnisnahme dieser Richtlinie beigetragen haben mag, ist unklar (Persönliche Mitteilung von C. Borck 03.07.2012). Jedenfalls fehlte es an einer Einübung in die darin festgelegten ethischen Prinzipien und an einer Sensibilisierung für die heute bekannten, sozialpsychologisch interpretierten Prozesse des Abrutschens in eine unethische Forschungspraxis [9], [32], [35].

Ähnliche Entwicklungen vollzogen sich auch in anderen Ländern. So lösten in den USA Henry Knowles **Beecher** 1966 mit seiner Publikation *Ethics and clinical research* und das Bekanntwerden des Tuskegee-Experiments 1972 eine breite öffentliche Diskussion aus, die 1974 zur Bildung einer »National Commission for the Protection of Human Subjects of Biomedical and Behavioral Research« (Belmont Report) [70] und 1981 zur »President's Commission for the Study of Ethical Problems in Medicine and Biomedical and Behavioral Research« [76] führte.

Beecher hatte bei einer Analyse von 100 Publikationen des Jahres 1964 in einer führenden wissenschaftlichen Zeitschrift nicht weniger als 12 Beispiele humanmedizinischer Forschung gefunden, die er als unethisch beschrieb. In 22 von 50 weiteren gesammelten und näher analysierten Studien, u. a. auch mit geistig behinderten Kindern, beurteilte er deren ethische Implikationen als diskussionswürdig, fragwürdig oder nicht akzeptabel [6].

Mit dem **Tuskegee-Experiment** (1932–1972) wollten Ärzte der US-Gesundheitsbehörde (PHS) den natürlichen Verlauf der unbehandelten Syphilis bei 399 erkrankten Menschen studieren. Es gilt als Beispiel menschenverachtender Versuchsdurchführung, da die Versuchspersonen – arme analphabetische Afroamerikaner – mit kleinen Vergünstigungen zur Teilnahme verführt und weder über die Diagnose und den Zweck der Untersuchung aufgeklärt, noch wirksam behandelt wurden. Obwohl die Forschungsergebnisse bereits in den 1950er Jahren ausführlich publiziert wurden [62], [73] kam es zu öffentlicher Empörung erst, nachdem Tageszeitungen die Studie 1972 bekannt machten. Sie führte zu Forderungen nach informed consent, Schutzmaßnahmen für vulnerable Personen und Prüfung durch Ethikkommissionen als Voraussetzungen für Forschung mit Menschen. Weniger bekannt wurde, dass ebenfalls Ärzte der US-Gesundheitsbehörde von 1946–1948 in Guatemala Gefangene und Geisteskranke mit Syphilis sogar infizierten, um die Wirksamkeit von Penicillin zu prüfen [83].

Forschung mit nichteinwilligungsfähigen Patienten

Der breite und intensive Fortschritt der medizinischen Wissenschaft nach dem zweiten Weltkrieg brachte Hoffnung auch für Schwerkranke und verstärkte den Bedarf an Forschung, um ihre Behandlung zu verbessern. Mit der Entwicklung einer konsequentialistischen Ethik der Therapieforschung wurde die Forschungsteilnahme auch von nichteinwilligungsfähigen Patienten unter der Bedingung als ethisch vertretbar angesehen, dass sie einen Nutzen davon erwarten konnten und ihre Einwilligung durch diejenige eines gesetzlichen Vertreters oder Betreuers ersetzt wurde. Dieses gegenüber dem ausschließlichen Einwilligungsmodell um die Berücksichtigung des potenziellen Nutzens für den Forschungspatienten erweiterte sog. Nutzenmodell wurde erstmals kodifiziert

- 1964 in der **Deklaration von Helsinki** des Weltärztebundes [117] und später auch in nationalen Gesetzen, so
- 1975 im **deutschen Arzneimittelgesetz** [16].

Die Biomedizinkonvention des Europarates 1997 mit Art. 15 des Zusatzprotokolls 2005 [23]* sowie ihr folgend die Deklaration von Helsinki mit § 27 [117]* öffneten die Möglichkeit von Forschung mit nichteinwilligungsfähigen Patienten unter den Bedingungen, dass

- ein rechtlich autorisierter Vertreter des Patienten eine informierte Einwilligung gegeben hat,
- die Forschung einen direkten Nutzen und nicht mehr als minimale Risiken oder Belastungen für den Patienten erwarten lässt,

- diese Forschung mit rechtlich einwilligungsfähigen Personen nicht durchgeführt werden kann.

Es sei noch einmal betont, dass das Zusatzprotokoll zur Biomedizinkonvention in den Ländern, die dieses internationale Abkommen ratifiziert haben, rechtsverbindlich ist, die Deklaration von Helsinki aber nicht (Persönliche Mitteilung von E. Doppelfeld 17.01.2012), [50].

§ 29 der Helsinki-Deklaration [117]* fügt sogar die Möglichkeit hinzu, Patienten ohne Einwilligung, einschließlich derjenigen von Angehörigen oder einer Patientenverfügung, in eine Forschungsintervention einzuschließen, aber natürlich nur »wenn der körperliche oder psychische Zustand, der die Einholung der informierten Einwilligung verhindert, ein notwendiges Charakteristikum der Forschungspopulation ist«. Allerdings stößt »diese Regelung auf Bedenken, da die Bedingungen für dieses Vorgehen vom Gesetzgeber formuliert werden müssten!« (Persönliche Mitteilung von E. Doppelfeld 17.01.2012)

Das deutsche Arzneimittelgesetz (AMG) [16] schreibt im § 41(3)1* für eine Arzneimittelprüfung mit nichteinwilligungsfähigen Patienten detailliert vor, dass sie sich unmittelbar auf den klinischen Zustand des Forschungsteilnehmers beziehen und mit möglichst wenigen und näher definierten Belastungen und Risiken verbunden sein muss sowie der Nutzen die Risiken überwiegt.

In den 1990er Jahren entwickelten einige Gruppen von Fachleuten [29], [39], [52] im Hinblick auf den Forschungsbedarf insbesondere bei den stark zunehmenden Demenzen spezifische Regeln für Forschung mit nichteinwilligungsfähigen Patienten. Die 1995 publizierten Vorschläge einer Gruppe von Psychiatern und Juristen [39] regten die Stellungnahme der Zentralen Ethikkommission bei der Bundesärztekammer zum »Schutz von nichteinwilligungsfähigen Patienten in der medizinischen Forschung« von 1997 an [122].

Diese Stellungnahme unterschied vier Gruppen von Forschung mit nichteinwilligungsfähigen Patienten:

1. Medizinisch indizierte, aber experimentelle Interventionen mit einem direkten potenziel-

2

len individuellen Nutzen für die teilnehmenden Patienten selbst, d. h. Therapieversuche mit einzelnen Patienten (Heilversuche) oder (kontrollierte) klinische Prüfungen mit einer definierten Gruppe von Patienten.

Nebenbei: Obwohl die derzeitigen Antidementiva nur eine geringe Effizienz haben, werden sie als wirksam genug angesehen, eine Placebokontrolle bei zukünftigen Prüfungen neuer antidementiver Substanzen infrage zu stellen [28].

Beispiel 1
Die Prüfung einer neuen Versuchssubstanz mit antidementiven Wirkungen, von der angenommen wird, dass sie schneller, stärker oder spezifischer Symptome reduziert oder nebenwirkungsärmer ist als die bisher zugelassenen Antidementiva.

2. Forschung mit zumindest zukünftig potenziellem individuellem Nutzen für die teilnehmenden Patienten, d. h. Nutzen für den weiteren Verlauf oder gegen Rückfälle der Erkrankung.

Beispiel 2
Die Entdeckung pathogenetischer Faktoren als Grundlage für die Entwicklung spezifischer Therapien, die bei langem Verlauf der Krankheit noch dem teilnehmenden Patienten selbst helfen können, z. B. die Suche nach spezifischen Immunfaktoren für die Entwicklung einer Impftherapie gegen die Alzheimer Krankheit [42], [43].

3. Forschung mit keinem (oder wenigstens keinem direkten) potenziellen individuellen Nutzen für die teilnehmenden Patienten, wohl aber für andere Patienten mit der gleichen Krankheit oder dem gleichen Alter, d. h. einem sogenannten gruppenspezifischen Nutzen.

Beispiel 3
Pharmakokinetische Untersuchungen bei multimorbiden und multimedizierten Demenzpatienten, um spezifische Veränderungen des Stoffwechsels zu erfassen; die Ergebnisse solcher Untersuchungen sollen die angemessene und sichere Anwendung dieser Arzneimittel vor allem für die Gruppe

zukünftiger multimorbider Demenzpatienten verbessern. Andere Beispiele sind diagnostische MR-, PET-, SPECT-Studien [47], [84] oder genetische Studien [74] bei Patienten mit Alzheimer Krankheit.

4. Forschung mit nichteinwilligungsfähigen Patienten außerhalb dieser definierten Gruppen ist selbstverständlich nicht akzeptabel.

Beispiel 4
Die interventionelle pharmakokinetische Untersuchung eines Arzneimittels, das für die Behandlung dieser nichteinwilligungsfähigen Patienten, z. B. Demenzkranke, irrelevant ist.

Wurde bereits der Schritt der Einbeziehung von nichteinwilligungsfähigen Patienten in Forschung mit direktem potenziellen Nutzen anfänglich kritisch gesehen, so erst recht eine Ausweitung der Forschung auf nichteinwilligungsfähige Patienten, die – wie in den Gruppen 2 und 3 der o. g. Stellungnahme – davon keinen unmittelbaren individuellen Nutzen erwarten können. Der damit verbundenen Hoffnung auf zukünftige Fortschritte in der Behandlung von Kranken mit Krankheitsbildern der in Forschung einbezogenen Kranken, d. h. mit einem wenigstens gruppenspezifischen Nutzen, stand und steht die Befürchtung von Missbrauch solcher Probanden gegenüber. CIOMS hat solchen Missbrauch in Guideline 12 ebenso wie in Guideline 15 besondere Schutzmaßnahmen für Forschung mit nichteinwilligungsfähigen Personen und speziell auch für solche mit nur gruppenspezifischem Nutzen näher beschrieben [11]. Sie sind insgesamt etwas lockerer formuliert als die Folgenden.

Ein Vorschlag der amerikanischen Alzheimer Gesellschaft (1994) war ein Schritt, Forschung mit nichteinwilligungsfähigen Patienten für Entwicklung und Optimierung medizinischer Interventionen für die jeweilige Gruppe von Kranken mit dem gleichen Krankheitsbild zu ermöglichen. Deren »Risikominimierungsmodell« sah die Einbeziehung von Patienten mit Demenz in Forschungsinterventionen auch ohne potenziellen individuellen Nutzen unter der Bedingung als vertretbar an, dass

- ein minimales Risiko nicht überschritten und
- die Einwilligung durch eine entsprechende Vorausverfügung des Patienten oder durch einen Verwandten ersetzt wird.

Im Falle eines mehr als minimalen Risikos wird solche Forschung nur dann als zulässig angesehen, wenn der Patient in einem einwilligungsfähigen Zustand eine explizite und spezifische Einwilligung gegeben hatte und ein Angehöriger zur Verfügung steht, um den Gesundheitszustand und das Verhalten des Patienten während der Durchführung der Forschungsintervention zu überwachen.

Dementsprechend hält auch die Deklaration von Helsinki im § 27 (s. o.) die Einbeziehung von nichteinwilligungsfähigen Patienten in Forschung ohne direkten potenziellen individuellen Nutzen für vertretbar, wenn die Forschung notwendig ist, um die Gesundheit der durch den Patienten repräsentierten Population zu fördern.

Gesetzliche Regelungen wie das (von Deutschland bisher nicht ratifizierte)

- **Menschenrechtsübereinkommen zur Biomedizin des Europarates** (sog. Biomedizinkonvention) von 1997 [24] und auch z. B. die bereits erwähnte deutsche Stellungnahme
- **»Zum Schutz nicht-einwilligungsfähiger Personen in der medizinischen Forschung«** der Zentralen Ethikkommission bei der Bundesärztekammer von 1997 [122]

folgten dieser Linie mit der Festlegung, dass Forschung, die auf einen potenziellen Nutzen nur für Patienten mit der gleichen Krankheit oder der gleichen Altersgruppe, d. h. auf »gruppenspezifischen« Nutzen zielt, also Forschung ohne potenziellen individuellen Nutzen nur als Ausnahme und nur dann ethisch zu rechtfertigen ist, wenn sie nicht nur potenzielle Risiken minimiert, sondern zusätzliche Schutzkriterien (»Schutzkriterienmodell«) berücksichtigt.

Solche Schutzkriterien sind gegeben, »wenn
- das Forschungsprojekt nicht auch an einwilligungsfähigen Personen durchgeführt werden kann,
- das Forschungsprojekt wesentliche Aufschlüsse zur Erkennung, Aufklärung, Vermeidung

oder Behandlung einer Krankheit erwarten lässt,
- das Forschungsprojekt allenfalls minimale Risiken oder Belästigungen erwarten lässt,
- der gesetzliche Vertreter eine wirksame Einwilligung in die Maßnahme erteilt hat, wobei vorausgesetzt ist, dass er aus der Kenntnis der vertretenen Person ausreichende Anhaltspunkte hat, um auf ihre Bereitschaft zur Teilnahme an der Untersuchung schließen zu können,
- ein ablehnendes Verhalten des Betroffenen selbst nicht vorliegt,
- die zuständige Ethikkommission das Forschungsvorhaben zustimmend beurteilt hat.«

Forschung mit nichteinwilligungsfähigen Patienten ohne potenziellen individuellen Nutzen für die betroffenen Patienten bzw. Patientengruppen ist nicht vertretbar (zu offenen Fragen dieser Regeln ▶ Abschn. 3.3).

Die Biomedizinkonvention des Europarates beschäftigt sich mit diesem kontroversen Problem im Artikel 17*, speziell dessen Konditionen im Absatz 2 für Forschung mit nichteinwilligungsfähigen Patienten: »the research has the aim of contributing … to the ultimate attainment of results capable of conferring benefit to the person concerned or to other persons in the same age category or afflicted with the same disease or disorder or having the same condition.« (Diese weite Formulierung schließt Forschung ein, wie sie in den Gruppen 2 und 3 der erwähnten Stellungnahme der Zentralen Ethikkommission definiert wurde.)

Menschenrechtsaktivisten wandten sich strikt gegen die spezifische Regel, dass solche Forschung nicht nur als Forschung mit indirektem potenziellen individuellen Nutzen für die involvierten Patienten selbst zulässig sein kann, sondern – wenn auch unter strengen Begrenzungen und als Ausnahme – so doch auch mit Nutzen nur für andere Patienten
- im gleichen Alter oder
- mit der gleichen Krankheit oder Zustand,

d. h. dem sogenannten gruppenspezifischen Nutzen.

2002 wurden auf einer Anhörung der Enquete-Kommission für »Ethik und Recht in der Medizin« des Deutschen Bundestages die kontroversen Positionen zur Zulässigkeit von Forschung mit nichteinwilligungsfähigen Patienten einmal mehr sehr deutlich [18].

Dabei spielte auch die Befürchtung eine Rolle, dass der absolute Schutz der Unverletzlichkeit von nichteinwilligungsfähigen Patienten durch eine Akzeptanz der gruppenspezifischen Forschung relativiert werden könnte. »For this reason, the actual challenge regarding research on decisionally impaired patients does not lie in the argumentation but in the cautious handling of this understandably sensitive problem area, which has a symbolic connotation.« [63] S. 434

Aber kurz zuvor hatte das Steering Committee für Bioethik des Europarates den Entwurf eines Zusatzprotokolls[2] zur Biomedizinkonvention veröffentlicht, das gruppenspezifische Forschung mit nicht mehr als minimalen Risiken und Belastungen als Ausnahme zulässt. Entsprechend publizierte die Zentrale Ethikkommission 2004 eine Stellungnahme zur »Forschung mit Minderjährigen« [121] und auch die 12. Revision des Deutschen Arzneimittelgesetzes (AMG) [16] akzeptierte die gruppenspezifische Forschung, allerdings nur mit Minderjährigen. 2006 diskutierte der Arbeitskreis Medizinischer Ethik-Kommissionen in der Bundesrepublik Deutschland die europäische Richtlinie zur pharmazeutischen Forschung bei Minderjährigen [53]. Jedoch blieb die Anwendung des Konzepts vom gruppenspezifischen Nutzen für Erwachsene in Deutschland gesetzlich und ethisch abgelehnt. Demnach kann in Deutschland ein Gericht einen Betreuer ausschließlich zum Zwecke der Einwilligung für einen nichteinwilligungsfähigen Kranken in die Teilnahme an einem Forschungsprojekt mit nur gruppenspezifischem Nutzen nicht bestellen, und ein gegebenenfalls bereits vorhandener Betreuer darf in die Teilnahme an einem Forschungsprojekt ohne potenziellen individuellen Nutzen für seinen erwachsenen Betreuten nicht einwilligen.

Sollte sich der deutsche Gesetzgeber zur Ermöglichung auch ausschließlich gruppenspezifischer Forschung mit nichteinwilligungsfähigen erwachsenen Patienten entschließen, müsste der Aufgabenbereich eines reinen Forschungsbetreuers (möglicherweise in einem noch nicht vorhandenen Forschungsgesetz) festgelegt werden.

Die anfänglich sehr erhitzte und emotionale öffentliche Diskussion [14] der Biomedizinkonvention führte dazu, dass Deutschland die Konvention aus der Befürchtung (noch) nicht unterschrieben hat, nationale Standards könnten unterlaufen werden, während Großbritannien die Unterzeichnung der Konvention ebenfalls, aber aus entgegengesetzten Gründen abgelehnt hat, nämlich weil es eine Einschränkung der Forschungsfreiheit befürchtet. In der Zwischenzeit ist die deutsche Diskussion sachlicher und differenzierter geworden, zumal gezeigt wurde, dass einige Standards der Konvention höher als die deutschen sind und strengere andere beibehalten werden können (§ 27 der Biomedizinkonvention [24]* und Artikel 34 des Zusatzprotokolls [23]*, [101]). Allerdings haben dabei nicht allein ethische, sondern auch politische Erwägungen eine Rolle gespielt. Öffentlicher Druck mag die Regierung von der Unterzeichnung der Konvention abgehalten haben. Ein Nachteil davon ist nun aber, dass Deutschland, weil es (noch) keine Signatarmacht ist, das Zusatzprotokoll zum Verbot des menschlichen Klonens nicht unterzeichnen konnte, obwohl es dieses eindeutig befürwortet. Auch läuft Deutschland Gefahr, seine starke Stimme im Entscheidungsprozess für die weitere Entwicklung der Konvention zu verlieren.

Während also in Deutschland gruppenspezifische Forschung ohne potenziellen individuellen Nutzen allenfalls zögernd erwogen wurde, beispielsweise 2006 bei einer Anhörung des Nationalen Ethikrats, übernahmen andere Länder wie die Niederlande die Regeln des § 17, 2 der Biomedizinkonvention [24]* in ihren Dutch Medical Scientific Research on Human Subjects Act [112].

Das 2005 veröffentlichte Zusatzprotokoll zur Biomedizinkonvention [23] beschäftigt sich in Art. 19* mit dringend erforderlicher Forschung bei nichteinwilligungsfähigen **Notfallpatienten** und verlangt die gesetzliche Bestimmung von Schutzkriterien zusätzlich zu den bereits genannten, und von Vorkehrungen für den Fall, dass eine informierte Einwilligung nicht, auch nicht vom gesetzlichen Vertreter, rechtzeitig eingeholt werden kann.

»Gesetzliche Bestimmungen deswegen, weil hier die Menschenwürde berührt wird, die der Staat selbst oder ihm unmittelbar Verantwortliche zu schützen hat. Deklarationen

---

2   das 2005 zur Zeichnung durch die Europäischen Mitgliedsstaaten ausgelegt wurde. Jedoch kann dieses Additional Protocol [26] nur durch jene Staaten gezeichnet werden, die die Konvention selbst unterschrieben haben.

und Stellungnahmen wie die von Helsinki, CIOMS usw. werden weithin als nicht ausreichend angesehen!« (Persönliche Mitteilung von E. Doppelfeld 17.01.2012)

In Deutschland wurden einige Lösungsvorschläge entwickelt und auch praktiziert:

Bereits 2000 wurde im »**Gießener Modell**« vorgeschlagen [31], eine »ethisch gebotene therapeutische Prüfung an Nichteinwilligungsfähigen im Eilfall« jeweils nach Prüfung durch zwei unabhängige Ärzte zu ermöglichen und die Einwilligung des gesetzlichen Vertreters nachträglich (»deferred consent«) einzuholen. Das Verfahren wurde 2006 besonders hinsichtlich der Vertraulichkeit der Patientendaten präzisiert [13], [110].

2007 wurde ein von der Ethikkommission der **Ärztekammer von Rheinland-Pfalz** erarbeiteter Vorschlag für solche Forschung publiziert [85]. Dieser Vorschlag offerierte ein Modell, das auf 15-jähriger erfolgreicher Praxis basierte. Besonders erörtert wurde die Rechtfertigung einer aufgeschobenen (»deferred«) informierten Einwilligung für Forschung mit nichteinwilligungsfähigen Notfallpatienten (ebenso wie im § 29 der Deklaration von Helsinki).

2008 wurde ein in **Heidelberg** praktiziertes Verfahren für die Einbeziehung nichteinwilligungsfähiger Patienten nach akuten Schlaganfällen publiziert [97]. Einwilligungsunfähigkeit und Enge des therapeutischen Zeitfensters »bilden die wesentlichen ethischen, rechtlichen und logistischen Probleme von Schlaganfallakutstudien.« Fehlende Eindeutigkeit des relevanten § 41, Absatz 1, Sätze 2 und 3 AMG [16]* erfordere eine Auslegung: während § 41, Abs. 1 Satz 2 AMG »fordert, dass in einer Notfallsituation die Behandlung (eines an der Zielerkrankung leidenden Patienten) ohne Aufschub erfolgen soll« und auch »ohne Einwilligung durchgeführt werden kann, wenn sie aufgrund der Notfallsituation nicht eingeholt werden kann«, ist nach § 41 Abs. 3 Nr. 2 »bei nichteinwilligungsfähigen Patienten die Einwilligung durch den gesetzlichen Vertreter oder Bevollmächtigten« abzugeben. Um den nichteinwilligungsfähigen Patienten bei Fehlen eines Vertreters den möglichen Vorteil einer Behandlung nicht vorzuenthalten, wurde in Absprache mit dem Vormundschaftsgericht ein Verfahren entwickelt, nach dem der behandelnde Arzt den Einschluss des Patienten in die Studie festlegt und auf einem »vorgefertigten Formular« dokumentiert sowie per Fax eine Eilbetreuung beantragt oder den zuständigen Richter kontaktiert, der »zu entscheiden hat, ob es vertretbar war, fernmündlich dem Einschluss des Patienten in die Studie zuzustimmen. Wurde die Zustimmung erteilt, wurde dies und der Zeitpunkt der Zustimmung schriftlich auf dem vorgefertigten Formular vom Richter festgehalten. Gleichzeitig verfügte der Richter eine Eilbetreuung.« Der Betreuer wurde dann nach § 41 Abs. 3 Nr. 2 um eine Einwilligung nach Aufklärung gebeten. »Der Implementierung dieses … Verfahrens gingen ein schriftlicher Antrag an das Amtsgericht sowie eine persönliche Anhörung der Studienleitung und von Vertretern der Ethikkommission voraus. Dabei wurde den Richtern das Studienvorhaben vorgestellt und das Votum der Ethikkommission mitgeteilt.«

Fazit

Der ethische Kontext klinischer Forschung mit psychisch Kranken hat sich entsprechend der Entwicklung des Behandlungsbedarfs differenziert; je fraglicher der Nutzen für die einbezogenen Patienten ist und je vulnerabler die einbezogenen Patienten sind, umso stärker müssen die Vorkehrungen zu ihrem Schutz sein: Von Forschung ausschließlich mit einwilligenden Personen (»**Einwilligungsmodell**«) zur Forschung auch mit krankheitsbedingt nichteinwilligungsfähigen Patienten, wenn sie einen direkten potenziellen individuellen Nutzen (»**Nutzenmodell**«) erwarten lässt und der gesetzliche Vertreter eingewilligt hat; selbst wenn wegen Eilbedürftigkeit der Behandlung eine substituierte Einwilligung nicht schon bei Einbeziehung eines nichteinwilligungsfähigen Patienten in eine Forschung mit potenziellem individuellen Nutzen vorliegt, erscheint sie zulässig, nachdem in praxi ethisch begründete und rechtlich vertretbare Wege (in Gießen, Mainz, Heidelberg) gefunden wurden, nichteinwilligungsfähige akute Notfallpatienten in dringend notwendige Forschungsprojekte einzubeziehen.

Zudem muss die nach §§ 20 und 21 der Deklaration von Helsinki [117]* und § 40, Abs. 1, Satz 2 AMG [16]* allgemein notwendige ärztliche Vertretbarkeit von Risiken gegenüber dem Nutzen bei Forschung mit nichteinwilligungsfähigen Patienten nach § 41,

Abs. 3, Satz 1 AMG besonders beachtet und die Risiken müssen minimiert werden (»**Risikominimierungsmodell**«). Kontrovers wird Forschung mit nichteinwilligungsfähigen Patienten ohne potenziellen individuellen, aber wenigstens gruppenspezifischem Nutzen diskutiert; sie erscheint ethisch vertretbar nur, wenn nicht mehr als minimale Risiken zu erwarten sind. Trotz weiter entwickelter Schutzkriterien (»**Schutzkriterienmodell**«) ist aber in Deutschland ausschließlich gruppenspezifische Forschung nur mit Kindern rechtlich zulässig, nicht aber mit nichteinwilligungsfähigen Erwachsenen.

»Diese Modelle wurden 2009 bei einer Fortbildungsveranstaltung des Arbeitskreises Medizinischer Ethikkommissionen diskutiert, teils akzeptiert, teils aber auch von hochgestellten Juristen scharf abgelehnt. Es ist weiterhin ein unsicheres Feld, das auch durch Helsinki nicht entschärft wird.« (Persönliche Mitteilung von E. Doppelfeld 17.01.2012)

Insgesamt zeigt die zunehmende Differenzierung von ethisch begründeten Vorschriften und Standards, dass es sich nicht nur um Ergebnisstandards, sondern vor allem um prozedurale Standards der Prüfung handelt.

Angetrieben durch eine so sensibilisierte Öffentlichkeit hat sich im Kontext der ungemein breiten und intensiven Entwicklung medizinischer Forschung und Methodologie seit Beginn des letzten Jahrhunderts und erst recht nach dem 2. Weltkrieg das Bewusstsein für die Notwendigkeit differenzierter ethischer Erwägungen bei patientenbezogener Forschung stark entwickelt. Ethikkommissionen sollen sicherstellen, dass diese Normen praktiziert werden.

2.2.3   Ethikkommissionen (EK)

1973 veranlasste die Deutsche Forschungsgemeinschaft (DFG) die Einrichtung von Ethikkommissionen, die die Forscher von Sonderforschungsbereichen in Ulm und Göttingen in ethischer und rechtlicher Hinsicht beraten sollten. 1975 hat die World Medical Association (WMA) in Tokyo in der ersten Revision der Deklaration von Helsinki das Konzept der Beaufsichtigung von humanmedizinischer Forschung durch ein »unabhängiges

Komitee« eingeführt. Seitdem hat sich eine Vielzahl von Ethikkommissionen zur Beratung und Kontrolle der gesamten klinischen Forschung gebildet. Forschungsethikkommissionen sind jetzt in Deutschland nach landeseigenen Gesetzen an allen medizinischen Fakultäten und den Landes-Ärztekammern institutionalisiert.

Sie entsprechen mit etwas unterschiedlichen Funktionen den »institutional review boards (IRBs)« in englischsprachigen Ländern oder »research ethics committees (RECs)« in der EU. In Deutschland werden sie zunehmend auch als »Medizinische Ethikkommissionen« bezeichnet. Sie sind zu unterscheiden von klinischen Ethikkomitees, die erst in der letzten Dekade entstanden sind, um klinisch Tätige bei ethischen Problemen in der alltäglichen Versorgung von Patienten zu beraten [105]. Daneben gibt es auch private Ethikkommissionen, etwa in großen pharmazeutischen Firmen oder als Dienstleister.

Ethikkommissionen dienen dem vorrangigen Ziel, das Wohl der Versuchsperson zu schützen. Dazu nehmen sie – in der Regel in multidisziplinärer Beratung von schriftlich vorgelegten Forschungsplänen – eine Nutzen-Risiko-Abwägung des Forschungsprojektes vor und prüfen, ob dessen wissenschaftliche Qualität sowie die Aufklärung zur Einwilligung den ethischen und rechtlichen Standards entsprechen und es damit ethisch vertretbar und rechtlich zulässig ist. Damit dienen sie auch dem Schutz des Forschers.

EU-Directive 2001, Article 6(3) (b) »whether the evaluation of the anticipated benefits and risks as required under Article 3(2)(a) is satisfactory and whether the conclusions are justified.« Article 3(2)(a) »A clinical trial may be initiated only if the Ethics Committee and/or the competent authority comes to the conclusion that the anticipated therapeutic and public health benefits justify the risks and may be continued only if compliance with this requirement is permanently monitored.« [25]

Wenn auch die Aufgabe der Ethikkommission manchenorts gesetzlich auf die rechtliche und ethische Prüfung des Forschungsplanes beschränkt ist, z. B. in der Musterberufsordnung der Bundesärztekammer für in Deutschland tätige Ärztinnen und Ärzte 2011 [7]* oder der Satzung der EK der Charité [10]*, so enthält die ethische Prüfung doch implizit die Prüfung auch der wissenschaftlichen Qualität, denn Forschung, die infolge unklarer Fragestellung oder unangemessener Methodik oder fehlender

Praktikabilität (z. B. bei unzureichender Verfügbarkeit von Patienten) o. ä. m. kein aussagekräftiges Resultat erbringen kann, ist per se unethisch, weil sie Forschungsteilnehmer umsonst belastet.

In anderen Ländern ist diese Aufgabe der EK expliziert, z. B. im dänischen Forschungsgesetz »to make sure that the projects meet the required scientific quality level, i. e. they meet the requirements of good scientific standard both in terms of purpose and methodic« (Hybel, S. 493[3]). USA: »A researcher can be sued for ‚malresearch' if research is performed negligently…« (Jost, S. 779). In der Biomedizinkonvention heißt es in § 16 (3) »die zuständige Stelle hat das Forschungsvorhaben gebilligt, nachdem eine unabhängige Prüfung seinen wissenschaftlichen Wert einschließlich der Wichtigkeit des Forschungsziels bestätigt hat und eine interdisziplinäre Prüfung ergeben hat, dass es ethisch vertretbar ist« [24]*. Im Zusatzprotokoll § 7 ähnlich »Research may only be undertaken if the research project has been approved by the competent body after independent examination of its scientific merit, including assessment of the importance of the aim of research, and multidisciplinary review of its ethical acceptability.« [23]* Diesen letztgenannten europäischen Dokumenten folgend heißt es auch in dem 2011 publizierten Guide for Research Ethics Committee Members des Europarates in 5.A.1.1: »RECs' roles before research begins – ethics review of research proposals … The REC must be satisfied about the scientific quality of the research proposal and of its conformity with national law; scientific quality and conformity with law may be assessed by the REC per se or by other competent bodies…« [26]. Ähnlich auch die entsprechende Vorschrift im UK Governance arrangements for research ethics committees (GAFREC) 2011 [20], S. 28: »5.4.2 … (a) A REC need not reconsider the quality of the science, as this is the responsibility of the sponsor and will have been subject to review by one or more experts in the field (known as ‚peer review'). The REC will be satisfied with credible assurances that the research has an identified sponsor and that it takes account of appropriate scientific peer review.«

Jedoch sind die rechtlichen Grundlagen für Zusammensetzung, Beratungsumfang, Beurteilungsmaßstäbe, Verbindlichkeit der Voten, Haftung u. ä. m. von Ethikkommissionen international recht unterschiedlich und gelegentlich nicht sehr klar.

Zur **Zusammensetzung einer EK** heißt es in Brasilien: »Die Interessen der Gesellschaft als solche sollen durch mindestens einen Vertreter gewährleistet werden«. Bei Forschungen mit vulnerablen Gruppen empfiehlt es sich, einen ihrer Vertreter zur Diskussion heranzuziehen (Villela, S. 316). Canada: »Members are representative of both the scientific and non-scientific communities to reflect the interests of the researchers and

society generally in the research that is undertaken« (Bergin, S. 324). Dänemark: »to strengthen the layman element« (Hybel, S. 491).

In manchen Ländern wie z. B. in Dänemark muss jede biomedizinische Forschung einer Ethikkommission vorgelegt werden, unabhängig von der Profession des Forschers und dem Ort der Durchführung und auch unabhängig davon, ob es sich um gesunde oder kranke Probanden oder Patienten handelt. In anderen Ländern müssen nur bestimmte Forschungsprojekte einer Ethikkommission vorgelegt werden, z. B. in jedem Fall Forschung mit Kindern oder einwilligungsunfähigen Erwachsenen oder nur Forschung zu Arzneimitteln, Medizinprodukten und neuen medizinischen Methoden oder nur bestimmte Forschungsprojekte mit Patienten in staatlichen Krankenhäusern oder nur solche, für die staatliche Fördermittel in Anspruch genommen werden.

Ein schon 2001 vorgelegtes **britisches Regelwerk** zu Zweck, Art der zu beurteilenden Forschungsprojekte und Arbeitsweise von Forschungsethikkommissionen wurde 2011 grundlegend überarbeitet und ihre Prinzipien, Voraussetzungen und Standards für das United Kingdom harmonisiert [20].

Von der **EU** wurde ein erster Schritt zur Harmonisierung mit der rechtlich bindenden Directive 2001/20/EC (2001) unternommen, zunächst nur für Arzneimittelprüfungen in den Mitgliedstaaten [25]. Inzwischen hat 2011 eine Arbeitsgruppe des Steering Committee on Bioethics des Europarates (CDBI) unter Beachtung von Stellungnahmen aus seinen 47 Mitgliedstaaten einen »Guide for Research Ethics Committee Members« [26] verabschiedet, der »die ethischen Grundlagen der in den europäischen Instrumenten zur biomedizinischen Forschung niedergelegten Prinzipien beleuchtet und Verfahrensweisen zu deren Umsetzung in nationales Recht aufzeigt.«

Darin finden sich alle aktuellen internationalen rechtlichen Grundlagen der Ethikkommissionen für biomedizinische Forschung, jedoch nur exemplifizierende Hinweise auf nationale gesetzliche Grundlagen. In **Deutschland** sind sie festgelegt, beispielsweise für spezielle Bereiche in

---

3   Alle Seitenzahlen in diesem Absatz beziehen sich auf [103].

2

- Deutscher Bundestag (1976–2004) Arzneimittelgesetz (AMG) (Beispiel: § 40 (1) »zustimmende Bewertung« durch EK) [16]*
- Bundesärztekammer (BÄK) (2011) (Muster-) Berufsordnung für Ärztinnen und Ärzte in Deutschland (Beispiel: § 15 (1) Verpflichtung für forschende Ärzte zur Beratung durch EK) [7]*
- Satzung der Ethikkommission des Landes Berlin (Beispiel: Zusammensetzung der EK) [57]*
- Satzung der Ethikkommission der Medizinischen Fakultät der Charité – Universitätsmedizin Berlin (EKCHAR-04) (Beispiel: § 2 (1) Aufgaben der EK) [10]*

International verbindliche rechtliche Grundlagen finden sich in
- **Biomedizinkonvention** (Beispiel: § 16 wissenschaftliche Qualität) für die Signatarstaaten der Biomedizinkonvention, aber mit Auswirkungen auch auf europäische Staaten, die die Konvention bisher nicht unterzeichnet haben, da der Europäische Gerichtshof, dessen Urteile für alle europäischen Länder wirksam sind, sich an der Biomedizinkonvention orientiert. [24]*
- **Zusatzprotokoll** zur Biomedizinkonvention (concerning biomedical research) (Beispiel: §§ 7 und 8 wissenschaftliche Qualität). [23]*
- EU (2001) **Directive** 2001/20/EC (Beispiel: Pflicht der EU-Länder zur Bildung von EK für Arzneimittelprüfungen). [25]

Diese Gesetze sind zum Teil beeinflusst durch ältere, aber nichtbindende Leitlinien für klinische Forschung von **Fachgesellschaften**, so insbesondere durch
- CIOMS (1982–2002) International Ethical Guidelines for Biomedical Research Involving Human Subjects (Guideline 2, Pflicht zur Bildung von EK) [11]
- World Medical Association (WMA) (1964–2008) Declaration of Helsinki (Beispiel: § 15 Aufgaben der EK) [117]*
- World Psychiatric Association (WPA) (1996–2002) (1996) Declaration of Madrid on Ethical Standards for Psychiatric Practice (Beispiel: § 7 Aufgaben der Forscher und EK) [119]*

Den nach Landesrecht gebildeten EK gehören in unterschiedlichem Umfang Ärzte, Pharmakologen, Biometriker, Juristen, Ethiker, gegebenenfalls auch Studenten, Laien u. a. an, einige Fachgebiete müssen vertreten sein. Insbesondere die Ärzte sollen aus verschiedenen Fachrichtungen kommen, um ein möglichst breites Spektrum medizinischer Kompetenz abdecken zu können, die nötigenfalls durch ad hoc hinzugewonnene Experten erweitert wird.

Die **britische GAFREC** schreibt in 4.2.3 vor: »A REC should contain a mixture of people who reflect the currency of public opinion (‚lay' members), as well as people who have relevant formal qualifications or professional experience that can help the REC understand particular aspects of research proposals (‚expert' members).« [20], S. 20

> »The term ‚professional member' can imply someone whose job is to be a REC member (rather than an unpaid volunteer drawn from the care professions etc.), so ‚expert member' is used instead. For this reason, ‚experts by experience' are counted as lay members.«

Anträge müssen detaillierte Forschungspläne enthalten, eine ethische Bewertung von potenziellen Nutzen und Risiken der Studie, Form und Inhalt der Aufklärung des potenziellen Forschungsteilnehmers sowie den Nachweis einer Probandenversicherung, die mehr als eine Betriebshaftpflicht enthalten muss, da Letztere nur im Falle eines eindeutig durch die Forschungsintervention verursachten Schadens haftet. Der Forschungsteilnehmer muss aber in jedem Fall ohne besondere Bemühungen einen Schaden kompensiert bekommen: Europarat 2011 Guide for Research Ethics Committee Members § 6.C.24, Arrangements for compensation for damage [26]:

> **»** As the Additional Protocol to the Oviedo Convention concerning Biomedical Research makes clear, any research participant who has suffered damage as a result of participating in the research is entitled to fair compensation according to national law. **«**

Da der Forschungsteilnehmer Versicherungsnehmer der für ihn abgeschlossenen Versicherung ist, müsste er auch selbst im Falle eines Schadens einen

Antrag an die Versicherung stellen. Es muss deshalb sichergestellt sein, dass die Versicherung auch dann in Anspruch genommen wird, wenn der Versicherte selbst zu einer Antragstellung nicht in der Lage ist.

Zur rechtlichen Bewertung von Forschungsprojekten gehört auch, Verträge zwischen Sponsoren und klinischen Forschern daraufhin zu prüfen, ob sie mit der Wissenschaftsfreiheit vereinbar sind. Nicht vereinbar sind etwa Klauseln, die dem Forscher das Eigentum der von ihm erhobenen Daten und die Verantwortung für ihre Analyse, Interpretation und Publikation beschränken. Auch sollte geprüft werden, ob die Vergütung von Probanden ebenso wie auch von Forschern angemessen ist.

Stand es anfänglich dem Forscher noch frei, sich durch eine EK beraten zu lassen, so ist er inzwischen durch § 15 (1) der Ärztlichen Musterberufsordnung dazu verpflichtet [7]*.

Auch die Schutz- und Kontrollfunktion von Ethikkommissionen wurde verstärkt [57]*. Hatten die Ethikkommissionen zunächst den Forscher nur beraten und damit die volle Verantwortung für die ethisch einwandfreie Planung und Durchführung eines Forschungsprojektes allein beim Forscher belassen, steigerte der mit der 12. AMG-Novelle 2004 verfügte Wandel von einer reinen Beratungsfunktion zu einer für Forschungen nach AMG § 40 (1) [16]* und MPG behördlichen Prüffunktion mit dem verbindlichen Charakter ihrer Voten die Verantwortlichkeit der Ethikkommissionen – und öffnete ihre Entscheidungen der Überprüfung durch Verwaltungsgerichte. Trotzdem trägt der Forscher für die ethisch einwandfreie Durchführung seines Forschungsprojektes die volle Verantwortung allein, auch wenn er die Voten der EK einzuhalten hat.

Im Guide for Research Ethics Committee Members des Europarates 2011 wird in § 5.A.6 festgehalten, dass die EK gegenüber dem sie berufenden Gremium verantwortlich ist und es durch regelmäßige Berichte über ihre Arbeit, aber zumindest auszugsweise auch die Öffentlichkeit informieren sollte [26]*.

Die allgemeine Empfehlung des Zusatzprotokolls zur Biomedizinkonvention (Artikel 9, Absatz 3), dass die Ethikkommission »shall produce an opinion containing reasons for its conclusion« [23] sollte dahingehend spezifiziert werden, dass diese Gründe nicht nur wie in Deutschland üblich bei negativen Voten, sondern zumindest bei Forschung mit nichteinwilligungsfähigen Patienten auch im Falle positiver Voten mitgeteilt werden.

Zunehmend wird für alle Humanforschungsprojekte empfohlen, dass die Ethikkommission oder – wie im erwähnten Vorschlag aus Rheinland-Pfalz für Forschungsprojekte mit nichteinwilligungsfähigen Notfallpatienten – ein Data Safety Monitoring Board (DSMB) das Projekt unabhängig und kontinuierlich überwachen und gegebenenfalls beenden soll, wenn mehr als minimale Risiken oder Belastungen auftreten oder sich die Überlegenheit eines Prüfarms von miteinander verglichenen Gruppen herausstellt [89]. »Die Zusammensetzung des DSMB sollte von der EK geprüft und akzeptiert bzw. verworfen werden.« (Persönliche Mitteilung von E. Doppelfeld 17.01.2012)

Die Ethikkommission sollte auch sicherstellen, dass die – positiven wie negativen – Ergebnisse der Forschung angemessen publiziert und damit öffentlich zugänglich gemacht werden (▶ Abschn. 5.2). Herausgeber wissenschaftlicher Zeitschriften sollten bedenken, dass das negative Ergebnis einer methodisch einwandfreien Studie genauso wichtig ist wie ein positives Ergebnis, da es Wiederholung und damit unnötige Belastung weiterer Patienten (und die Vergeudung der Arbeitskraft junger Forscher) zu verhindern vermag. Ebenso sollen alle Humanforschungsprojekte in einer öffentlich zugänglichen Datenbank registriert werden [120].

Umfang mit 2 – 600 Anträgen pro Jahr und EK sowie bürokratischer Aufwand der Arbeit in EK nehmen ständig zu. Der dafür erforderliche Personalbedarf wird meist durch Gebühren der Antragsteller finanziert. In Universitätskliniken werden von Antragstellern nichtgesponserter Studien keine oder nur reduzierte Gebühren erhoben.

Inzwischen ist die empirische Erforschung der Arbeitsweise und Ergebnisse von EK in Gang gekommen. Dabei wurden nicht nur Spannungen und Missverständnisse zwischen EK und antragstellenden Forschern [54], sondern vor allem große Unterschiede der Beurteilung konkreter Forschungsprojekte, insbesondere der Nutzen-Risiko-Bewertungen, festgestellt [64], [96]. Reflexion, Transparenz und Regeln für den Umgang mit möglichen – auch nichtfinanziellen – Interessenkonflikten von Mitgliedern der Ethikkommission gibt es bisher kaum [55]. In einem kürzlichen Review aus dem NIH wird Forschung zu folgenden Fragen für notwendig gehalten, »how IRBs accomplish their objectives, what issues they find important, what quality IRB review is, and how effective IRBs are at protecting human research participants« [1] (▶ Abschn. 3.1.3).

Fazit
AMG und MPG verpflichten die für diesen Gesetzen unterliegende Forschung sowie allgemein die Berufsordnung für Ärzte in Deutschland, sich bei Forschungsvorhaben mit Menschen durch eine nach Landesrecht gebildete unabhängige Ethikkommission beraten zu lassen. Diese Ethikkommissionen haben nicht nur zu beraten, sondern auch zu bewerten, ob das Forschungsvorhaben ethisch vertretbar und rechtlich zulässig ist. Ethisch relevant sind dabei vor allem die Nutzen-Risiko-Bewertung, Inhalt und Verfahren der Einwilligung nach Aufklärung und die wissenschaftliche Qualität. Eine Standardisierung im Sinne einer Strukturierung des Bewertungsprozesses ist im Gange. Es bedarf empirischer Prüfung, ob damit eine Steigerung der Effizienz und Qualität der Beratungsergebnisse durch Ethikkommissionen erreicht wird. Jedenfalls erscheinen Ethikkommissionen zum Schutz von Patienten wie Forschern in der klinischen Forschung unverzichtbar [3]. Deshalb wird die im aktuellen Novellierungsentwurf der EU-Direktive 2001 zur klinischen Forschung aus Gründen der Forschungserleichterung vorgesehene Abschaffung der medizinischen Ethikkommissionen in Deutschland abgelehnt, da sie das Schutzniveau für Patienten senken würde [3].

2.2.4   Ethische Normen

Für medizinethische Beurteilungen werden ethische Theorien, Prinzipien und Regeln unterschieden [41].

Ethische Theorien
Es werden zwei Hauptgruppen unterschieden, in der Praxis gelegentlich auch als Gewissensethik

und Verantwortungsethik einander gegenüber gestellt. »Deontologische Theorien beurteilen eine Handlung moralisch danach, ob sie einem anerkannten moralischen Prinzip folgt, gleichgültig, welche Auswirkungen eine solche Handlung hat. Hierzu zählt die auch für die medizinethische Debatte wichtige Ethik Kants, deren zentrales Universalisierbarkeitsprinzip besagt: Kann ich nicht widerspruchsfrei wollen, dass jeder in meiner Situation nach der Norm handelt, nach der mich zu richten ich vorhabe, ist meine Handlungsweise moralisch nicht korrekt. Dieser »kategorische Imperativ« kann in der Praxis zu Situationen führen, die unseren moralischen Intentionen widersprechen. Wenn z. B. die Wahrheit sagen sollen (als das moralisch Gesollte) allgemein anerkannt ist, sind wohltätige Lügen, unabhängig von möglichen Folgen im Einzelfall, nicht erlaubt. So könnte nach deontologischer Auffassung ein Arzt in jedem Fall verpflichtet sein, einen Patienten auch bei ungünstiger Prognose vollständig aufzuklären« [41], S. 527. Oder: Wenn das Wohl des Patienten ärztliche Verpflichtung ist, dürfte der Arzt seinen Patienten den unbekannten Risiken der Prüfung einer neuen Therapie nicht aussetzen. Damit aber würde er womöglich die Verbesserung der Therapie und damit des Wohles sowohl des Patienten selbst wie auch anderer Kranker verhindern (▶ Kap. 1, »Ethisches Paradoxon der Therapieforschung«) [40].

Dagegen beurteilen konsequentialistische Theorien die moralische Qualität von Handlungen nach deren Folgen. Beispiele hierfür sind utilitaristische Ethiktheorien, die überwiegend im angelsächsischen Raum entwickelt wurden. Im Utilitarismus liegt das entscheidende moralische Kriterium darin, ob durch eine Handlung das Wohl aller Betroffenen in optimaler Weise gefördert wird. Während der klassische Utilitarismus als Hedonismus das zu maximierende Wohl als Lust und Glück bzw. Abwesenheit von Schmerz und Unglück definiert, ist für den modernen Präferenzutilitarismus entscheidend, in welchem Maß den Wünschen, Bedürfnissen und Interessen aller von einer Handlung Betroffenen Rechnung getragen wird. In der medizinischen Praxis treten bei der geforderten Gewichtung und Abwägung der verschiedenen beteiligten Interessen jedoch erhebliche Schwierigkeiten auf. Wie können persönliche Interessen quantifiziert und im Kollisionsfall gegeneinander abgewogen werden? Diese Probleme spielen in der aktuellen Ethikdiskussion auch in Forschungsfragen, z. B. der klinischen Forschung, dem Datenschutz, der Embryonenforschung, den Biobanken eine wichtige Rolle.

Ethische Prinzipien

Aus den ethischen Theorien werden ethische Prinzipien abgeleitet, die grundsätzliche Normen für den Gesundheitsbereich bestimmen. Trotz der Unterschiede auf der Theorieebene finden sich in der medizinethischen Diskussion auf der sogenannten mittleren Ebene der Prinzipien viele Übereinstimmungen. So sind die Rechte eines Patienten auf Lebenserhaltung, Selbstbestimmung, Hilfeleistung, körperliche Unversehrtheit, Respekt vor seiner Person, Wahrhaftigkeit und Verschwiegenheit nicht umstritten. Diesen Rechten des Patienten stehen Pflichten des Arztes gegenüber, wie z. B. das Gebot des Wohlergehens des Kranken (»salus aegroti suprema lex«) oder der ärztliche Grundsatz, nicht zu schaden (»nil nocere«). Hinzu kommen die Hilfeleistungspflicht, der Respekt vor der Würde und Selbstbestimmung des Patienten, das Verbot zu töten, die Schweigepflicht, das Gebot zu Fairness, Toleranz und Offenheit [91].

Von verschiedenen Vorschlägen für praxisrelevante medizinethische Prinzipien hat der Vorschlag von Beauchamp und Childress (1994/2008) international am meisten Beachtung gefunden [5]. Er nennt als grundlegende medizinethische Prinzipien Respekt vor der Selbstbestimmung (»autonomy«) des Patienten, Nichtschadensgebot (»nonmaleficence«), Handeln zum Wohl des Kranken (»beneficence«) und Gerechtigkeit (»justice«). Allerdings sind diese Prinzipien in ihrer nackten Form nicht viel mehr als Anhaltspunkte zur Reflexion. Denn »all skeletal moral norms must be embedded in and then interpreted for specific contexts; that is, there must be some means to clothe them with a specific content that develops their meaning, implications, complexity, limits, exceptions, and the like« [4], S. 3. Aber auch die Prinzipien müssen konkret verstanden werden.

Selbstbestimmung und Würde des Menschen

Die Selbstbestimmung des Patienten, zumal wenn er um Teilnahme an einem Forschungsprojekt gebeten wird, hat heute überragende Bedeutung. Sie wird oft als Ausdruck der Würde des Patienten und der Achtung vor ihr gesehen. Aber der Begriff der Menschenwürde ist ebenso vieldeutig wie gewichtig und dadurch in der Praxis auch vage – jedenfalls ergibt sich dieser Eindruck aus den Kommentaren zum Begriff der Menschenwürde im Grundgesetz [38]; so ist auch die die Interpretation des Menschenwürdebegriffs im GG bestimmende, auf Kants Instrumentalisierungsverbot basierende und von Josef Wintrich und Günter Dürig entwickelte »Objektformel« zunehmend kritisiert worden, wird sogar als »Passepartout für subjektive Wertungen aller Art« [21] oder auch als bedeutungslos angesehen [61], [111]. Zwar wird seine grundsätzliche Bedeutung kaum bestritten [94]. Er lässt aber hinsichtlich seines Inhalts und seiner Tragweite sehr unterschiedliche Beschreibungen und Begründungen zu. Seine Inanspruchnahme schwankt zwischen seiner Abwertung als »schöne Verführungs- und Beruhigungsworte« ([72] Nietzsche, zit. n. Roughley, 1995/1996, S. 786) und seiner »radikalen Erweiterung in der Konzeption einer ökologischen Ethik, um Pflichten auch gegenüber der Natur zu begründen« (Jonas [48], S. 245–246); [87]. Hier jedoch soll menschliche Würde nicht als ein abstrakter Wert, sondern nur in einer ihrer spezifischen Bedeutungen im Umgang mit dem Leiden psychisch Kranker verstanden werden, d. h. als Konzept der »inhärenten« Würde.

Das Konzept geht davon aus, dass es eine jedem Menschen innewohnende Seinsverfassung, eine dem Menschen »inhärente« Würde ([88], S. 32) gibt, die ihm mit seinem Menschsein von vornherein gegeben ist, einen ontologischen Status darstellt und keine besonderen Fähigkeiten, Eigenschaften oder Verdienste voraussetzt. Keine Krankheit, Gebrechlichkeit, geistige Behinderung oder Demenz kann an dieser »Mitgift«-Würde ([45], S. 59) irgendetwas ändern. Diese Sichtweise gab es nicht immer. Sie entwickelte sich erst mit der Stoa, einer alt-griechischen Philosophenschule. Diese erkannte, dass jeder Person aufgrund ihres Menschseins und ihrer Teilhabe an der Weltvernunft eine allgemeine Würde zuzusprechen ist [113]. Die christliche Theologie folgte der gleichen Vorstellung, begründete sie aber anders; sie leitete sie aus der Gottesebenbildlichkeit des Menschen ab (Genesis 1,26). Die Würde des Menschen kann aber auch »diesseitig«, säkular (sogar evolutionsbiologisch) darin begründet werden, dass der Mensch als Mitglied der Spezies Mensch einzigartig insofern ist, als er als einziges Lebewesen die Fähigkeit zur Reflexion seiner Endlichkeit hat – mit all ihren Folgen für das Verständnis seiner selbst, seiner Beziehungen zu anderen Menschen und der Moral.

Im 20. Jahrhundert wurde die Menschenwürde zu einem von der Verfassung geschützten Rechtsgut. Wenn diese Würde in Artikel 1 des Grundgesetzes als »unantastbar« bezeichnet wird, so ist damit ein jedem Menschen inhärenter, von seinem Entwicklungsstand und seinen Eigenschaften unabhängiger Status der Person gemeint; dieser verbietet Handlungen oder das Zulassen von Situationen, infolge derer die inhärente Menschenwürde nicht ausreichend geachtet und geschützt wird. Aus dieser Inhärenz der Würde wird mit dem anschließenden Satz »Sie zu achten und zu schützen ist Verpflichtung aller staatlichen Gewalt« eine Forderung begründet und auf die staatliche Gewalt bezogen. Insofern impliziert Würde ein Abwehrrecht gegen staatliche Maßnahmen, die den individuellen Menschen außerhalb oder gegen bestehende Gesetze beeinträchtigen, seelisch erniedrigen oder körperlich gefährden. Damit jedoch nicht begründet ist die heute oft zu hörende Verabsolutierung des Würdeprinzips. Sie führt zudem nicht nur zur inflationären Ausweitung des Würdebegriffs auf alle möglichen nichtstaatlichen menschlichen Interaktionen bis hin zur Tabuisierung von Themen, sondern entwertet ihn auch [46], [71].

Dieses Paradigma von einer jedem Menschen inhärenten Seinswürde wird durch eine andere Sichtweise ergänzt, die man als Konzept der »kontingenten«⁴ Würde bezeichnet hat [88]. Es basiert darauf, dass die Würde des Menschen seit Beginn der Neuzeit mit der Vernunft begründet wird. Kant

verstand unter »Würde« die menschliche Fähigkeit, sich als ein »animal morale« selbstbestimmt nach dem Sitten- und Vernunftgesetz zu richten. Diese vernunftphilosophische Begründung blieb bis heute eine wirksame Grundlage des Würdeverständnisses. »Kontingente« Würde ist kein ontologischer, sondern ein empirischer Sachverhalt. Sie kommt nämlich einer Person nur deshalb zu, weil sie über bestimmte Eigenschaften verfügt, eine bestimmte Leistung erbringt oder eine bestimmte Rolle ausübt. Diese Form der Würde beinhaltet einen Gestaltungsauftrag, da es ja hauptsächlich von den Menschen und ihren Verhaltensweisen abhängt, ob sie sich eine solche, nicht allgemein vorgegebene, sondern individuell aufgegebene Würde aneignen, ob sie sich also der ihnen angeborenen Würde durch ihr Denken und Tun würdig erweisen (»Verantwortungswürde«, [45]). Kontingente Würde kommt einem Menschen am ehesten dadurch zu, dass er sein Leben selbstständig gestaltet [88], vor allem dann, wenn er gesund, körperlich und intellektuell leistungsfähig und unabhängig ist. Im Unterschied zur inhärenten Würde, die unverlierbar ist, kann also die kontingente Würde (erworben werden und auch) jederzeit wieder verloren gehen. Die Gewinnung und Aufrechterhaltung dieser kontingenten Würde ist jedoch nicht nur das Resultat einer Reihe von persönlichen Fähigkeiten, die einen Menschen in höherem oder minderem Maße auszeichnen, sondern hängt auch von inneren und äußeren Faktoren ab, die für die Lebenssituation des Betreffenden von Bedeutung sind [77]. Schwere Schmerzen, körperliche oder geistige Behinderung, Verlust der Selbstkontrolle, Abhängigkeit von fremder Hilfe oder schwerwiegendes Leiden können von einem Menschen als entwürdigend empfunden und auch von seiner Umwelt als schwerwiegende Beeinträchtigung der Menschenwürde angesehen werden. Allerdings kann Ertragen und Bewältigen von Leiden auch zu kontingenter Würde verhelfen.

Dieses letztbeschriebene Verständnis von Würde impliziert am ehesten auch den Begriff der Selbstbestimmung. Denn danach manifestiert sich der Respekt vor der Würde jedes psychisch Kranken darin, seine (noch verbliebenen oder wiedergewonnenen) Fähigkeiten ebenso wie seine Beschränkungen zu erkennen, insbesondere jene der individuellen Fähigkeit zur Einwilligung. Dies ist

---

4   Kontingenz bedeutet philosophisch Zufälligkeit, Möglichsein (im Gegensatz zur Notwendigkeit).

relevant, weil unzutreffende Beurteilungen entweder zu einer ungültigen Einwilligung führen und die Verantwortung für Entscheidungen einem nichteinwilligungsfähigen Patienten aufbürden oder aber gegen einen einwilligungsfähigen Patienten diskriminieren [33]. Die Feststellung der Selbstbestimmungsfähigkeit wiederum ist nicht einfach, weil zum einen klinisch praktikable und valide Instrumente zu ihrer Erfassung noch in Entwicklung begriffen sind, zum anderen aber das Konzept der Selbstbestimmungsfähigkeit verschiedene Dimensionen hat, so besonders zum einen die der rein kognitiven Fähigkeit zur Mittel-Zweck-Beurteilung und zum anderen die der eher intentional-emotionalen Authentizität als Bezugspunkt der Freiwilligkeit einer Entscheidung.

Auch wenn systematisch beide Würdebegriffe auseinanderzuhalten sind und einander sogar auszuschließen scheinen, kann in praxi ihre Verbindung in jenem allgemein anerkannten Bestimmungselement gesehen werden, das sich auf Kants Satz zurückführen lässt, im Verhalten gegen jeden anderen Menschen dem Anspruch an sich selbst (»Selbstschätzung«) zu genügen. Dazu gehört nicht nur, sich selbst im Anderen zu erkennen, sondern auch, die Andersartigkeit des Anderen zu tolerieren. Darüber hinaus ändert sich der Umgang mit dem Anderen, wenn er den Bedürfnissen und Rechten des Anderen Rechnung trägt [58]. Konkret bedeutet dies, sich dem kranken Menschen als Person zuzuwenden, ihn als Individuum ernst zu nehmen, ihm zuzuhören, seine Erfahrungen und Wertvorstellungen [51] zu kennen und zu verstehen suchen – und ihn auch, wenn er all das nicht mehr äußern kann, als Menschen wie sich selbst zu sehen.

Die letzte Feststellung macht das Risiko deutlich, den Kantschen Würdebegriff misszuverstehen, wenn er ausschließlich an die rationale Handlungsfähigkeit bzw. die Selbstbestimmbarkeit des Individuums gebunden wird, um daraus den Besitz von Rechten, z. B. das des Lebensschutzes, zu begründen. Denn so besteht die Gefahr, dass der Begriff der Würde lediglich einen »naturalistischen Fehlschluss« deckt, der eine moralische Pflicht (das Sollen) aus dem konkret vorhandenen Sein ableitet [30], [87]. Somit ist nicht nur die Achtung der

Selbstbestimmung des Patienten dem Respekt vor seiner Würde geschuldet, sondern dieser Respekt verlangt in gleicher Weise den Schutz des nicht (mehr) zur Selbstbestimmung fähigen »vulnerablen« Patienten.

Wohl des Patienten und Nichtschadensgebot

Das Wohl des Patienten meint zum einen objektiv die Wiedergewinnung der Gesundheit, zum anderen subjektiv die Milderung seines Leidens bzw. sein Wohlbefinden. Es kann aus seiner subjektiven Sicht wie auch aus der Sicht von anderen, Angehörigen, Pflegepersonen oder Arzt, beurteilt werden. Die Fremdsicht urteilt »im besten Interesse« des Kranken. Sie kann durchaus mit der Sicht des Kranken in Widerspruch geraten. Letztere aber hat, zumindest wenn sie selbstbestimmt oder aus einer Patientenverfügung bekannt ist, Vorrang vor der Fremdbeurteilung.

Das Wohl des Patienten ist oberstes Gebot des Arztes. Aber viele medizinische Maßnahmen, zumal moderne intensivmedizinische Interventionen oder Langzeitbehandlungen, beeinträchtigen das Wohlbefinden des Patienten oder sogar die Wiedergewinnung von Gesundheit vor allem durch unvermeidbare Nebenwirkungen. Dem Nichtschadensgebot kann deshalb nur dadurch Rechnung getragen werden, dass ein möglicher subjektiver oder objektiver Schaden im Verhältnis zum erhofften Nutzen beurteilt wird. Somit ist eine Nutzen-Schaden-Abwägung mit dem Patienten erforderlich.

Gerechtigkeit

Gerechtigkeit im Kontext klinischer Forschung meint Verschiedenes:

Der Bedarf an medizinisch notwendiger Hilfe kann für alle Mitglieder der Solidargemeinschaft umso eher gedeckt werden, je mehr die ausgabenbedingten Lasten der Solidargemeinschaft auf medizinische Interventionen konzentriert werden, deren Wirksamkeit und Sicherheit wissenschaftlich nachgewiesen wurden; dementsprechend sollten auch alle Mitglieder der Solidargemeinschaft an den Lasten dieses forschungsbegründeten Nutzens beteiligt werden. Näher begründet hat dies der amerikanische Ethiker Emanuel mit dem Gedanken, dass wissenschaftlich geprüftes Wissen ein öffentliches Gut sei [93]; weil alle Menschen an diesem Gut teilnehmen können, sollten sie ermutigt werden, durch ihre Bereitschaft zur Teilnahme an Forschung zu diesem Gut beizutragen. Diese Bereitschaft könnte von allen Ärzten gefördert werden. Insbesondere Psychiater sollten ihre Patienten, nicht zuletzt solche mit drohender Beeinträchtigung ihrer Einwilligungsfähigkeit, mit diesem Gedanken vertraut machen, wenn diese nach Abklingen einer Krankheitsepisode eine Behandlungsvereinbarung über Interventionen im Falle eines zukünftigen Rückfalles (psychiatric advance directives: PADs [98], [99]) treffen wollen, oder bei Patienten mit einer neurodegenerativen Erkrankung und progressivem Verlauf, die im Hinblick auf eine Patientenverfügung beraten werden wollen. Dies kann natürlich nur mit großem Einfühlungsvermögen und bei dem Arzt wohlbekannten Patienten angesprochen werden. Doch sollten Psychiater prüfen, ob in solche Vereinbarungen und Verfügungen Forschungsoptionen eingeschlossen werden könnten.

Gerechtigkeit meint auch, dass es ethisch nicht vertretbar sei, nichteinwilligungsfähigen Patienten die Möglichkeit einer Behandlungsoptimierung durch Forschungsteilnahme vorzuenthalten (CIOMS, Guideline 12, equitiy [11]*), negativer »Forschungsbias« [114]. Allerdings bedarf es dafür besonderer Anstrengungen zum Schutz dieser vulnerablen Personen. So ist nach dem Subsidiaritätsprinzip Forschung mit nichteinwilligungsfähigen Patienten nur als letzte Möglichkeit ethisch vertretbar, wenn die Forschung mit einwilligungsfähigen Patienten nicht möglich ist, wenn sie nur minimale Risiken und Belastungen umfasst (§ 27 Deklaration von Helsinki 2008 [117]*) und wenn der physische oder psychische Zustand, der die Einwilligungsunfähigkeit bedingt, eine notwendige Charakteristik der Forschungspopulation ist (§ 29 Deklaration von Helsinki 2008 [117]*).

Regeln

Aus den allgemein formulierten Prinzipien werden konkrete Regeln abgeleitet, an denen sich der Arzt orientieren soll.

Die Bundesärztekammer differenziert diesen Bereich medizinethischer Regeln formal in Memorandum, Empfehlung/Stellungnahme, Leitlinie/Standard und Richtlinie [8]. Richt-

linien sind Handlungsvorschriften mit bindendem Charakter, Empfehlungen sind unverbindliche Richtlinien. »Standard ist das, was üblich ist, weil es sich bewährt hat.« [69]

In der klinischen Praxis wird der Psychiater mit ethischen Fragen in der Regel durch Einzelfälle konfrontiert (z. B. Soll ich Herrn Meier zum gegenwärtigen Zeitpunkt über seine Diagnose aufklären? oder um seine Teilnahme an einem Forschungsprojekt bitten?). Um sich auf der Ebene des Einzelfalles normativ richtig zu verhalten, orientiert sich der Arzt an Regeln (z. B. selbstbestimmungsfähige Patienten sollen aufgeklärt werden.). Diese Regeln leiten sich wiederum von einem übergeordneten ethischen Prinzip (z. B. Jedermanns Selbstbestimmung soll respektiert werden.) ab, welches seine Letztbegründung in einer ethischen Theorie (z. B. Kantische Philosophie) findet.

2.2.5   Rechtliche Normen

Gesetze zur humanmedizinischen Forschung gibt es in einigen europäischen Ländern, aber nicht in Deutschland. Hier sind rechtliche Normen zur Forschung mit Menschen allgemein aus dem Grundgesetz (GG), Artikel 1 und 2 [17]* und speziell aus dem Arzneimittelgesetz (AMG) §§ 40–42) [16]* und dem Medizinproduktegesetz (MPG) zu entnehmen. Letztere regeln zwar u. a. nur den »Schutz des Menschen bei der klinischen Prüfung« von Arzneimitteln und Medizinprodukten. Die dort festgeschriebenen Regeln und Verfahrensweisen werden aber paradigmatisch auch in anderen Gebieten humanmedizinischer Forschung angewandt.

Das Grundgesetz stellt fest, dass die Würde des Menschen unantastbar ist (S. 29f.). Jedoch fasst dieser Würde-Begriff verschiedene Konzeptionen [38]. Trotz verschiedener Interpretationen des Würdebegriffes (S. 31f.) wird die Selbstbestimmbarkeit übereinstimmend als ein hier besonders relevantes Kriterium dieser Würde angesehen. Sie impliziert die Einwilligung nach Aufklärung. Die Schutzverpflichtung des Staates bedeutet, dass der Staat für notwendigen und erwünschten Erkenntnisgewinn nicht nur kein Opfer von Patienten verlangen kann, sondern sie auch vor Gefährdungen durch Forschungsinterventionen zu schützen hat. Dem dient paradigmatisch vor allem der 6. Abschnitt des AMG »Schutz des Menschen bei der klinischen Prüfung« mit den §§ 40–42 [16]. Die hier festgelegten Kernaussagen sind:

- Die Prüfung des Arzneimittels (Forschungsintervention) muss einen »direkten Nutzen« für den einbezogenen Patienten oder für die Gruppe der Patienten, die an der gleichen Krankheit leiden wie die betroffene Person, erwarten lassen; der erwartete Nutzen muss mögliche Risiken überwiegen.
- Die Person, die für eine klinische Prüfung (Forschungsintervention) gewonnen werden soll, muss einwilligungsfähig sein und kann nach angemessener Aufklärung in die Teilnahme einwilligen oder diese – im Falle einer kranken Person ohne Nachteile für ihre ärztliche Versorgung – ablehnen.

Das folgende Kapitel prüft im Einzelnen, was diese Vorschriften in der Forschungspraxis bedeuten.

Literatur

1 Abbott L, Grady C (2011) A systematic review of the empirical literature evaluating IRBs: what we know and what we still need to learn. J Empir Res Hum Res Ethics 6: 3–19

2 Alexander SJ (2010) As long as it helps somebody: why vulnerable people participate in research. Int J Palliat Nurs 16: 174–179

3 Arbeitskreis Medizinischer Ethikkommissionen (AMEK) (2012) Stellungnahme zum Vorschlag für eine Verordnung des Europäischen Parlaments und des Rates über klinische Prüfungen mit Humanarzneimitteln und zur Aufhebung der Richtlinie 2001/20/EG. http://www.ak-med-ethik-komm.de/documents/StellungnahmeAK_EUVerordnung-MD-VO-InvVO141212.pdf. Zugegriffen: 26.01.13

4 Beauchamp TL (1994) The »four principles« approach. In: Gillon R (Hrsg) Principles of health care ethics. Wiley, Chichester, S 3–10

5 Beauchamp TL, Childress JF (2008) Principles of biomedical ethics. Oxford University Press, New York

6 Beecher HK (1966) Ethics and clinical research. N Engl J Med 274: 1354–1360

7 Bundesärztekammer (2011) Musterberufsordnung für Ärztinnen und Ärzte in Deutschland (BÄK). http://www.bundesaerztekammer.de/page.asp?his=1.100.1143. Zugegriffen: 28.01.13

8 Bundesärztekammer (1998) Verbindlichkeit von Richtlinien, Leitlinien, Empfehlungen und Stellungnahmen (BÄK-98). URL:http://www.bundesaerztekammer.de/page.asp?his=0.7. Zugegriffen: 28.01.13

9 Caplan A (2005) Misusing the Nazi analogy. Science 309: 535

10 Charité (2004) Satzung der Ethikkommission der Medizinischen Fakultät der Charité – Universitätsmedizin Berlin (2004) (EKCHAR-04). http://www.charitede/ethikkommission/docs/Satzung310804.pdf. Zugegriffen: 27.01.13

11 CIOMS (2002) International ethical guidelines for biomedical research involving human subjects (1982/2002) (CIOMS-02). http://www.cioms.ch/publications/layout_guide2002.pdf. Zugegriffen: 27.01.13

12 Cook D, Moore-Cox A, Xavier D, Lauzier F, Roberts I (2008) Randomized trials in vulnerable populations. Clin Trials 5: 61–69

13 Corvinus U (2007) Medizinische Forschung mit nichteinwilligungsfähigen Erwachsenen. Literaturrecherche und Statuserhebung zum Umgang mit Aufklärung, Einwilligung und klinischer Datenverarbeitung. Dissertation, Fachbereich Medizin, Justus-Liebig-Universität, Göttingen

14 Wachter de MAM (1997) The european convention on bioethics. Hastings Center report 27 (1): 13–23

15 Deutsch KW (1986) Sind politische Entscheidungen Experimente mit Menschen? In: Helmchen H, Winau R (Hrsg) Versuche mit Menschen – in Medizin, Humanwissenschaft und Politik. Walter de Gruyter, Berlin, S 280–291

16 Deutscher Bundestag (2004) Arzneimittelgesetz (AMG-04) (1976/2004) inkl. 12. Novelle. http://dip21.bundestag.de/doc/btd/15/023/1502360.pdf. Zugegriffen: 28.01.13

17 Deutscher Bundestag (1949) Grundgesetz für die Bundesrepublik Deutschland (GG) vom 23.05.1949, zuletzt geändert durch Art. 1 G v. 21.07.2010 I 944. http://www.bundestag.de/bundestag/aufgaben/rechtsgrundlagen/grundgesetz/index.html. Zugegriffen: 28.01.13

18 Deutscher Bundestag (2002) Schlußbericht der Enquete-Kommission »Recht und Ethik der modernen Medizin«. Bundestagsdrucksache 14/9020. h http://dipbt.bundestag.de/dip21/btd/14/090/1409020.pdf. Zugegriffen: 28.01.13

19 Deutscher Bundestag (2010) Sozialgesetzbuch (SGB), Fünftes Buch (V), Gesetzliche Krankenversicherung. Zuletzt geändert durch Art. 2 G v. 22.12.2010, I 2309. http://www.juris.de/purl/gesetze/_ges/SGB_5. Zugegriffen: 28.01.13

20 DH Research and Development Directorate (England), National Institute for Social Care and Health Research (Wales), Chief Scientist Office (Scotland), R & D Division Public Health Agency (Northern Ireland) (2011) Governance arrangements for research ethics committees. http://www.dh.gov.uk/prod_consum_dh/groups/dh_digitalassets/@dh/@en/documents/digitalasset/dh_133993.pdf. S 44. Zugegriffen: 27.01.13

21   Dreier H (2004) GG Art. 1. In: Dreier H (Hrsg) Grundge-
      setz – Kommentar. Mohr-Siebeck, Tübingen, S 53
22   Emanuel E (2012) Research on research ethics and the
      assessment of risks. (Vortrag auf dem Experten-Work-
      shop »Analysis of the scientific relevance of research
      projects by research ethics committees« der Schweize-
      rischen Akademie der Medizinischen Wissenschaften
      (SAMW) und dem Institut für Bio- und Medizinethik der
      Universität Basel in Basel am 21.6.2012)
23   Europarat (2005) Additional protocol to the convention
      on human rights and biomedicine, concerning biome-
      dical research (No. 195) (2005) (AD-05). http://www.coe.
      int/t/dg3/healthbioethic/Activities/02_Biomedical_re-
      search_en/195%20Protocole%20recherche%20biomedi-
      cale%20e.pdf. Zugegriffen: 28.01.13
24   Europarat (1997) Convention for the protection of
      human rights and dignity of the human being with
      regard to the application of biology and medicine:
      convention on human rights and biomedicine (No. 164)
      (1997) (CHRB-97). http://conventions.coe.int/Treaty/en/
      Treaties/Html/164.htm. Zugegriffen: 28.01.13
25   Europarat (2001) European guideline for good clinical
      practice (ICH-GCP-Guideline E6) in 1996/Directive
      2001/20/EC. http://www.eortc.be/Services/Doc/clinical-
      EU-directive-04-April-01.pdf. Zugegriffen: 28.01.13
26   Europarat (2011) Guide for research ethics committee
      members (2011) (GREC11). http://www.coeint/t/dg3/he-
      althbioethic/source/INF%282011%29_en.pdf. Zugegrif-
      fen: 04.02.13
27   Faden R, Beauchamp T, King N (1987) A history and theo-
      ry of informed consent. Oxford University Press, Oxford
28   Fisk JD (2007) Ethical considerations for the conduct of
      antidementia trials in Canada. Can J Neurol Sci 34: 32–36
29   Freund G, Heubel F (1997) Forschung mit einwilligungs-
      unfähigen und beschränkt einwilligungsfähigen Perso-
      nen. MedR: 347–350
30   Gutmann T (2010) Würde und Autonomie. Überlegun-
      gen zur Kantischen Tradition. In: Honnefelder L, Sturma
      D (Hrsg) Jahrbuch für Wissenschaft und Ethik. Walter de
      Gruyter, Berlin, S 5–34
31   Habermann E, Lasch H, Gödicke P (2000) Therapeutische
      Prüfung an Nichteinwilligungsfähigen im Eilfall –
      ethisch geboten und rechtlich zulässig? NJW 46:
      3389–3395
32   Haefner H (2010) Comment on E.F. Torrey and R.H. Yol-
      ken: »Psychiatric genocide: Nazi attempts to eradicate
      Schizophrenia« (Schizophr Bull 36/1: 26–32) and R.D.
      Strous: »Psychiatric genocide: reflections and responsi-
      bilities« (Schizophr Bull. Advance access publication on
      February 4, 2010, doi: 10.1093/schbul/sbq003). Schizophr
      Bull 36: 450–454
33   Helmchen H (2007) Antidementiva in allokationsethi-
      scher Perspektive. Dem einzelnen Patienten verpflich-
      tet. Dtsch Ärztebl 104: A2396–A2399
34   Helmchen H (2009) Integration von Standard- und
      Alternativverfahren in der psychiatrischen Therapie. Die
      Psychiatrie 6: 89–93

35   Helmchen H (1998) Research with incompetent patients.
      A current problem in light of German history. Eur Psy-
      chiatry 13 (Suppl. 3): 93s–100s
36   Helmchen H (2001) Therapeutische Wirksamkeit. Wir-
      kungen, Wirksamkeit und Wertigkeit therapeutischer
      Maßnahmen. Nervenarzt 72: 56–60
37   Helmchen H, Kanowski S, Koch HG (1989) Forschung mit
      dementen Kranken: Forschungsbedarf und Einwilli-
      gungsproblematik. Ethik in der Medizin 1: 83–98
38   Helmchen H, Kanowski S, Lauter, H, Neumann EM (2006)
      Ethik in der Altersmedizin. Kohlhammer, Stuttgart
39   Helmchen H, Lauter H (1995) Dürfen Ärzte mit Demenz-
      kranken forschen? Analyse des Problemfeldes For-
      schungsbedarf und Einwilligungsproblematik. Thieme,
      Stuttgart
40   Helmchen H, Müller-Oerlinghausen B (1975) The inhe-
      rent paradox of clinical trials in psychiatry. J Med Ethics
      1: 168–173
41   Helmchen H, Vollmann J (1999) Ethische Fragen in der
      Psychiatrie. In: Helmchen H, Henn FA, Lauter H, Sartori-
      us N (Hrsg) Psychiatrie der Gegenwart, Bd 2 Allgemeine
      Psychiatrie. Springer, Berlin, S 521–577
42   Hock C, Konietzko U, Papassotiropoulos A, Wollmer A,
      Streffer J, von Rotz RC, Davey G, Moritz E, Nitsch RM
      (2002) Generation of antibodies specific for (beta)-amy-
      loid by vaccination of patients with Alzheimer disease.
      Nat Med 8: 1270–1275
43   Hock C, Konietzko U, Streffer JR, Tracy J, Müller-
      Tillmanns B, Lemke U, Henke K, Moritz E, Garcia E,
      Wollmer MA, Umbricht D, de Quervain DJ, Hofmann M,
      Maddalena A, Papassotiropoulos A, Nitsch RM (2003)
      Antibodies against beta-amyloid slow cognitive decline
      in Alzheimer's disease. Neuron 38: 547–554
44   Hodge G, Kendell RE, Langley G (1989) Comments on
      ethics of research with dementia sufferers. Int J Geriatr
      Psychiatry 4 (4): 239–246
45   Höffe O (2002) Medizin ohne Ethik? Suhrkamp, Frankfurt
      am Main
46   Hofmann H (1995) Die versprochene Menschenwürde.
      In: Hofmann H (Hrsg) Verfassungsrechtliche Perspekti-
      ven. Mohr-Siebeck, Tübingen, S 104–126
47   Johnson NA, Jahng GH, Weiner MW, Miller BL, Chui HC,
      Jagust WJ, Gorno-Tempini ML, Schuff N (2005) Pattern
      of cerebral hypoperfusion in Alzheimer disease and
      mild cognitive impairment measured with arterial spin-
      labeling MR imaging: initial experience. Radiology 234:
      851–859
48   Jonas H (1984) Das Prinzip Verantwortung. Versuch einer
      Ethik für eine technologische Zivilisation. Suhrkamp,
      Frankfurt am Main
49   Kamp G (2009) Arguments from instrumentalization.
      Newsletter der Europäischen Akademie Bad Neuenahr
      89: 1–3
50   Kandler H-C (2008) Rechtliche Rahmenbedingungen
      biomedizinischer Forschung am Menschen. Rechtsnatur
      des Forschungsprotokolls und Verhältnis zur Biomedi-
      zinkonvention. Springer, Heidelberg

51 Kenyon GM (1996) Ethical issues in ageing and biography. Ageing Soc 16 (6): 659–675

52 Klinkhammer G (1996) Medizinische Ethik-Kommissionen: Hilfestellung im konkreten Einzelfall. Dtsch Ärztebl 93: C2319

53 Klinkhammer G (2006) Medizinische Ethikkommissionen. Dtsch Ärztebl 103: C1489

54 Klitzman R (2011a) The ethics police? IRBs' views concerning their power. PLoS One 6: e28773

55 Klitzman R (2011b) »Members of the same club« – challenges and decisions faced by US IRBs in identifying and managing conflicts of interest. PLoS One 6(7): e22796

56 Korczyn AD (2007) Drug trials in dementia: challenging ethical dilemmas. Curr Alzheimer Res 4: 468–472

57 Landesamt für Gesundheit und Soziales Berlin (2005) Ethikkommission. http://www.berlin.de/lageso/gesundheit/ethik/index.html. Zugegriffen: 28.01.13

58 Levinas E (1999) Die Spur des Anderen. Untersuchungen zur Phänomenologie und Sozialphilosophie. Alber, Freiburg

59 Levine R (1986) Ethics and regulation of clinical research. Yale University Press, New Haven (CT)

60 Lötjönen S (2006) Medical research on patients with dementia – the role of advance directives in European legal instruments. Eur J Health Law 13: 235–261

61 Macklin R (2003) Dignity is a useless concept. It means no more than respect for persons or their autonomy. BMJ 327: 1419–1420

62 Magnuson HJ, Thomas EW, Olansky S, Kaplan BI, De Mello L, Cutler JC (1956) Inoculation syphilis in human volunteers. Medicine (Baltimore) 35: 33–38

63 Maio G (2010) Ethics of research with decisionally impaired patients. In: Helmchen H, Sartorius, N (Hrsg) Ethics in Psychiatry. Springer, Dordrecht, S 421–436

64 Mello MM, Goodman SN, Faden RR (2012) Ethical considerations in studying drug safety – The Institute of Medicine Report. N Engl J Med 367: 959–964

65 Mitscherlich A, Mielke F (1960) Medizin ohne Menschlichkeit. Dokumente des Nürnberger Ärzteprozesses. Fischer, Frankfurt am Main

66 Moll A (1902) Ärztliche Ethik. Die Pflichten des Arztes in allen Beziehungen seiner Thätigkeit. Enke, Stuttgart

67 MPA (2011) Medical Products Agency (MPA). http://www.lakemedelsverketse/english/overview/About-MPA/. Zugegriffen: 27.01.13

68 Mueller-Oerlinghausen B, Lasek R, Haustein KO, Höffler D (1998) Stellungnahme der Arzneimittelkommission der Deutschen Ärzteschaft: Außerhalb der wissenschaftlichen Medizin stehende Methoden der Arzneitherapie. Dtsch Ärztebl 95: A800–A805

69 Nagels K (2011) Versorgungsforschung. (Vortrag auf dem 4. Internationalen Schlaganfallsymposium der Charité, Berlin am 01.04.11)

70 National Commission for the Protection of Human Subjects of Biomedical and Behavioral Research (1978) The Belmont report. http://videocast.nih.gov/pdf/ohrp_belmont_report.pdf. Zugegriffen: 28.01.13

71 Neumann U (1998) Die Tyrannei der Würde. Argumentationstheoretische Erwägungen zum Menschenwürdeprinzip. ARSP 84: 153–166

72 Nietzsche F (1972) Die Geburt der Tragödie aus dem Geist der Musik. In: F. Nietzsche Werke, III.1. Walter de Gruyter, Berlin

73 Peters JJ, Peers JH, Olansky S, Cutler JC, Gleeson GA (1955) Untreated syphilis in the male Negro; pathologic findings in syphilitic and nonsyphilitic patients. J Chronic Dis 1: 127–148

74 Piccardi M, Congiu D, Squassina A, Manconi F, Putzu PF, Mereu RM, Chillotti C, Del Zompo M (2007) Alzheimer's disease: case-control association study of polymorphisms in ACHE, CHAT, and BCHE genes in a Sardinian sample. Am J Med Genet B Neuropsychiatr Genet 144: 895–899

75 Porzsolt F, Strauss B (2002) Evidenzbasierte Medizin: Konflikt ist lösbar. Dtsch Ärztebl 99: C583

76 President's Commission fort he Study of Ethical Problems in Medicine and Biomedical and Behavioral Research (1981/1983) Protecting human subjects (PCEPR-83). http://bioethics.georgetown.edu/pcbe/reports/past_commissions/Protecting_Human_Subjects.pdf. Zugegriffen: 04.02.13

77 Proulx K, Jacelon C (2004) Dying with dignity: the good patient versus the good death. Am J Hosp Palliat Care 21 (2): 116–120

78 Radau WC (2006) Die Biomedizinkonvention des Europarates. Humanforschung – Transplantationsmedizin – Genetik – Rechtsanalyse und Rechtsvergleich. Springer, Berlin, S 423

79 Raspe H (1996) Evidence based medicine: Modischer Unsinn, alter Wein in neuen Schläuchen oder aktuelle Notwendigkeit? Z ärztl Fortbild (ZaeF) 90: 553–562

80 Reichsministerium des Inneren (1931) Richtlinien für »neuartige Heilbehandlungen und die Vornahme wissenschaftlicher Untersuchungen am Menschen«. Dtsch Med Wochenschr: 509

81 Resnik D (2010) Scientific research and the public trust. Sci Eng Ethics: 1–11

82 Reuland AJ (2004) Menschenversuche in der Weimarer Republik. Books on Demand, Norderstedt

83 Reverby SM (2011) »Normal exposure« and inoculation Syphilis: A PHS »Tuskegee« Doctor in Guatemala, 1946–48. J Policy History 23: 6–28

84 Ridha BH, Tozer DJ, Symms MR, Stockton KC, Lewis EB, Siddique MM, MacManus DG, Rossor MN, Fox NC, Tofts PS (2007) Quantitative magnetization transfer imaging in Alzheimer disease. Radiology 244: 832–837

85 Rittner C (2007) Ein Modell für die Forschung an einwilligungsunfähigen (bewusstlosen) Patienten. MedR 25: 340–344

86 Roberts LW, Hammond KG, Hoop J (2006) An inverse relationship between perceived harm and participation willingness in Schizophrenia research protocols. Am J Psychiatry 163: 2002–2004

87 Roughley N (1995) Würde. In: Mittelstraß J (Hrsg) Enzy-
    klopädie der Philosophie und Wissenschaftstheorie IV.
    Metzler, Stuttgart, S 784–787
88 Rüegger H (2003) Sterben in Würde? Nachdenken über
    ein differenziertes Würdeverständnis. Theologischer
    Verlag Zürch TVZ und NZN Buchverlag, Zürich
89 Sackett DL (2000) The sins of expertness and a proposal
    for redemption. BMJ 320: 1283
90 Sackett DL, Rosenberg WMC, Gray JAM, Haynes RB,
    Richardson WS (1996) Evidence based medicine: what it
    is and what it isn't. BMJ 312: 71–72
91 Sass HM (1989) Ethik in der Medizin. Reclam, Stuttgart
92 Sass HM (1983) Reichsrundschreiben 1931: Pre-Nurem-
    berg German regulations concerning new therapy and
    human experimentation. J Med Philos 8: 99–111
93 Schaefer GO, Emanuel EJ, Wertheimer A (2009) The
    obligation to participate in biomedical research. JAMA
    302: 67–72
94 Schreiber HL, Rosenau H (2004) Rechtliche Grundlagen
    der psychiatrischen Begutachtung. In: Foerster K (Hrsg)
    Psychiatrische Begutachtung. Elsevier, Urban & Fischer,
    München, S 53–137
95 Simonsen S (2009) Acceptable risk and the requirement
    of proportionality in European biomedical research law.
    What does the requirement that biomedical research
    shall not involve risks and burdens disproportionate to
    its potential benefits mean? Dissertation, Norwegian
    University of Science and Technology (NTNU), Trond-
    heim
96 Stark AR, Tyson JE, Hibberd PL (2010) Variation among
    institutional review boards in evaluating the design of a
    multicenter randomized trial. J Perinatol 30: 163–169
97 Steiner T, Walter-Sack I, Taupitz J, Hacke W, Strowitzki T
    (2008) Ethische und juristische Aspekte beim Einschluss
    nicht einwilligungsfähiger Patienten in Akutther-
    apie-Studien: Beispiel einer Arzneimittelstudie zur
    Behandlung intrazerebraler Blutungen – das Heidelber-
    ger Verfahren (Legal and ethic rationales of including
    patients unable to consent into clinical trials). Dtsch
    Med Wochenschr 133: 787–792
98 Swanson JW, Swartz MS, Elbogen EB, Van Dorn RA, Fer-
    ron J, Wagner HR, McCauley BJ, Kim M (2006) Facilitated
    psychiatric advance directives: a randomized trial of
    an intervention to foster advance treatment planning
    among persons with severe mental illness. Am J Psy-
    chiatry 163: 1951
99 Swanson JW, Swartz MS, Elbogen EB, Van Dorn RA, Wag-
    ner HR, Moser LA, Wilder C, Gilbert AR (2008) Psychiatric
    advance directives and reduction of coercive crisis
    interventions. J Ment Health 17: 255–267
100 Taupitz J (2002) Das Menschenrechtsübereinkommen
    zur Biomedizin des Europarates. Springer, Berlin
101 Taupitz J (1998) Einheitlicher Mindestschutz. Dtsch
    Ärztebl 95: A1078–A1079
102 UN (2006) Convention on the rights of persons with
    disabilities (2006) (CRPD-06). http://www.un.org/

    disabilities/convention/conventionfull.shtml. Zugegrif-
    fen: 28.01.13
103 UN (1966) International Covenant on civil and political
    rights (1966) (ICCPR-66). http://www.2ohchrorg/english/
    law/ccpr.htm. Zugegriffen: 28.01.13
104 Vollmann J (2000) Aufklärung und Einwilligung in der
    Psychiatrie. Ein Beitrag zur Ethik in der Medizin. Stein-
    kopff, Darmstadt
105 Vollmann J (2010) Clinical ethics committees and ethics
    consultation in Psychiatry. In: Helmchen H, Sartorius
    N (Hrsg) Ethics in Psychiatry. Springer, Dordrecht,
    S 109–125
106 Vollmann J (2000) Das Informed Consent-Konzept als
    Politikum in der Medizin. Patientenaufklärung und
    Einwilligung aus historischer und medizinethischer
    Perspektive. In: Kettner M (Hrsg) Angewandte Ethik als
    Politikum. Suhrkamp, Frankfurt a. M., S 253–279
107 Wagner-v. Jauregg J (1927) Die Behandlung der progres-
    siven Paralyse mit Malaria. Nobel lecture, December
    13, 1927. http://www.nobelprize.org/nobel_prizes/
    medicine/laureates/1927/wagner-jauregg-lecture.html.
    Zugegriffen: 28.01.13
108 Wagner-v. Jauregg J (1950) Lebenserinnerungen. Sprin-
    ger, Wien
109 Weimann A, Kern BR, Löffler M, Sablotzki A, Thiele F,
    Brunkhorst FM (2013) Der Einschluss von Intensivpa-
    tienten in klinische Studien – ethische, rechtliche und
    organisatorische Probleme aus interdisziplinärer Sicht
    (Inclusion of intensive care patients in clinical studies
    – ethical, legal and organizational problems from an
    interdisciplinary point of view). Medizinische Klinik –
    Intensivmedizin und Notfallmedizin (eingereicht)
110 Weismüller K, Corvinus U, Röhrig R (2006) Patienten-
    informationen und Einwilligungserklärungen für primär
    nicht einwilligungsfähige Patienten. TMF-Projekt Nr.
    V017-03_PEW_Trauma (AG DS), Sichtungsphase – Ein
    Projekt für vernetzte medizinische Forschung im Na-
    men der TMF (Arbeitspapier)
111 Weisstub DN (2002) Honor, dignity, and the framing of
    multiculturalist values. In: Kretzmer D, Klein E (Hrsg) The
    concept of human dignity in human rights discourse.
    Kluwer International Law, The Hague, S 263–294
112 Welie SPK, Berghmans RLP (2006) Inclusion of patients
    with severe mental illness in clinical trials: issues and
    recommendations surrounding informed consent. CNS
    Drugs 20: 67–83
113 Wetz FJ (1998) Die Würde des Menschen ist antastbar.
    Eine Provokation. Klett-Cotta, Stuttgart
114 Wiesemann C (2011) Forschungsbias. (Vortrag auf dem
    4. Internationalen Schlaganfallsymposium der Charité,
    Berlin am 01.04.11)
115 Winau R (1986) Vom kasuistischen Behandlungsversuch
    zum kontrollierten klinischen Versuch. In: Helmchen H,
    Winau R (Hrsg) Versuche mit Menschen – in Medizin,
    Humanwissenschaft und Politik. Walter de Gruyter,
    Berlin, S 83–107

116 Wing J (1981) Ethics and psychiatric research. In: Bloch
     S, Chodoff P (Hrsg) Psychiatric ethics. Oxford University
     Press, Oxford, S 277–294
117 World Medical Association (2008) Declaration of Helsin-
     ki (1964/2008). http://www.wma.net/en/30publications/
     10policies/b3/index.html. Zugegriffen: 28.01.13
118 World Psychiatric Association (1977) Declaration of
     Hawaii. http://www.wpanet.org/detail.php?section_
     id=5&content_id=27. Zugegriffen: 28.01.13
119 World Psychiatric Association (1996) Declaration of Ma-
     drid on ethical standards for psychiatric practice. http://
     wpanet.org/detail.php?section_id=5&content_id=48.
     Zugegriffen: 28.01.13
120 Zarin D, Tse, T (2008) Moving toward transparency of
     clinical trials. Science 319: 340–1342
121 Zentrale Ethikkommission bei der Bundesärztekammer
     (2004) Stellungnahme „Forschung mit Minderjährigen".
     Dtsch Ärztebl 101: A1613–A1617
122 Zentrale Ethikkommission bei der Bundesärztekammer
     (1997) Stellungnahme »Zum Schutz nicht-einwilligungs-
     fähiger Personen in der medizinischen Forschung«.
     Dtsch Ärztebl 94: B811–B812

Ethische Grundvoraussetzungen klinischer Forschung

Hanfried Helmchen

3.1   Nutzen und Risiken

3.1.1   Verhältnis von Nutzen zu Risiken

Eine ethische Grundvoraussetzung klinischer Forschung ist, dass das Verhältnis ihres möglichen Nutzens zu ihren möglichen Risiken für den Forschungsteilnehmer vernünftig und gerechtfertigt sowie mit ihrer für die Heilkunde erwarteten Bedeutung vertretbar ist (AMG, § 40,1 [8]*; Zusatzprotokoll zur Biomedizinkonvention, Art. 6,1–2 [12]*). Mehrere Vorschriften spezifizieren u. a., dass die Risiken angemessen festgestellt wurden und befriedigend behandelt werden können (Deklaration von Helsinki, §§ 20–21 [62]*).

»The wording ‚fair balance' is occasionally used by the European Court of Human Rights when there is a reasonable relationship between legitimate but conflicting interests, typically between the individual and the society at large.« [47]

Ohne diese Voraussetzungen ist eine Forschungsintervention nicht zulässig, selbst wenn einwilligungsfähige Probanden einwilligen, daran teilzunehmen. Das heißt aber nicht, dass nicht auch risikobelastete Interventionen oder solche ohne einen direkten potenziellen individuellen Nutzen ethisch gerechtfertigt sein können, wenn eine einwilligungsfähige Person einwilligt, z. B. in Phase-I-Prüfungen mit gesunden Probanden; allerdings sind dabei die ethischen Probleme, etwa der ausreichenden Aufklärung, nicht gering, werden aber nicht zuletzt infolge des Fehlens von spezifischen Vorschriften oft nicht ausreichend beachtet [4].

Jedoch ist es schwierig, ein akzeptables Nutzen-Risiko-Verhältnis zu finden; oder es wird gar als unmöglich angesehen: »risk-benefit ratios often cannot be calculated, even roughly; and that even if they could, ethical experiments don't need to have favourable risk-benefit ratios« [40], S. 338. Im Schlussbericht der US-amerikanischen Bioethischen Beratungskommission (NBAC) heißt es: »An IRB may approve a research proposal only if it judges that the risks are reasonable in relation to potential benefits. This judgement may be an IRB's single most important and difficult determination, because it ensures that when research participants voluntarily consent to participate in a research study, they are offered a ‚reasonable choice'.«

(zit. [47]). Unglücklicherweise, so der Bericht weiter: »current regulations do not further elaborate how risks and potential benefits are to be assessed, and little additional guidance is available to IRBs.« [61], S. 481. Dabei geht es zunächst um die Abschätzung von Nutzen zu Risiken für das teilnehmende Individuum. Es geht dann aber auch um die Abwägung von diesen individuellen Nutzen und Risiken zu Nutzen und Risiken für die Gesellschaft, vor allem bei Forschungsinterventionen mit mehr als minimalem Risiko und bei nichteinwilligungsfähigen Patienten. Allerdings wird bezweifelt, dass es überhaupt möglich ist, das Verhältnis individuelle gegen gesellschaftliche Nutzen und Risiken anders als qualitativ und persönlich einzuschätzen. Denn es existiert »überhaupt kein operationalisierbares Kriterium für die Entscheidung, dass dieser Nutzen die Stärke jenes Schadens hat. Zudem gibt es keinen Weg, den gesellschaftlichen Nutzen gegen das individuelle Risiko ohne weitere Annahmen zu berechnen« (Persönliche Mitteilung U. Wiesing am 09.04.2011). Deshalb vermeiden Hüppe und Raspe (2011) »eine Übersetzung der gebräuchlichen Wendungen ‚risk/benefit assessment' und ‚risk/benefit analysis' mit dem Begriff der ‚Abwägung' von Chancen und Risiken …, um keine Kommensurabilität der extrem heterogenen Nutzen- und Schadenspotenziale zu suggerieren« [24].

Beispiel 1

Vergleiche den potenziellen gesellschaftlichen Nutzen einer Sequenzierung des menschlichen Genoms für mögliche Ziele therapeutischer Interventionen mit dem (minimalen) potenziellen individuellen Risiko von Forschungsteilnehmern für Diskriminierung und Stigmatisierung durch Missbrauch ihrer individuellen genetischen Daten. Ethisch relevant ist dabei, dass einerseits solche Forschungsinterventionen keinen potenziellen individuellen Nutzen haben und auch die Vertraulichkeit der individuellen genetischen Daten nicht mit absoluter Sicherheit garantiert werden kann [29], es andererseits aber auch nicht sicher ist, dass die modernen Sequenzierungsmethoden die versprochenen Ziele wirklich erreichen.

Beispiel 2

Der individuelle Nutzen einer Erholung von der Krankheit so schnell wie möglich kann mit dem gesellschaftlichen Nutzen des Wissenszuwachses kollidieren, wenn beispielsweise eine Remission verzögert wird, weil der Patient zu einer reinen Placebokontrollgruppe gehört.

In diesen Beispielen wird der Gewinn von verallgemeinerbarem Wissen zum Nutzen für zukünftige Patienten als Mitgliedern der Gesellschaft, d. h. als gesellschaftlicher Nutzen verstanden [10].

Den Begriff »gesellschaftlicher Nutzen« bezieht Raspe viel weitergehend auch auf andere »Benefiziare: Das gesamte explanatorische Wissen der Medizin, die Bevölkerungsgesundheit,... die GKV und ihre finanzielle Stabilität, die Bekräftigung von gesellschaftlicher Solidarität durch altruistisch motivierte Studienteilnahme etc.« (Persönliche Mitteilung H. Raspe, Mail vom 26.06.2012). Das Verhältnis von solchem Nutzen zu Risiken dürfte jedoch noch viel schwieriger zu beurteilen sein als dasjenige zwischen umgrenzten Nutzen und Risiken einer konkreten medizinischen Intervention sowohl für den individuellen Forschungsteilnehmer als auch für die gesellschaftlichen Nutzen und Risiken im eigentlichen Sinn.

Weiterhin besteht eine grundlegende Schwierigkeit darin, dass potenzielle Risiken und ebenso Nutzen nur als Wahrscheinlichkeiten bestimmt werden können, z. B. als »wahrscheinlich«, »möglich«, oder »nicht auszuschließen«. Überdies variieren diese Wahrscheinlichkeiten zwischen Individuen, z. B. im Hinblick auf Alltagsrisiken, oder auch zwischen Ethikkommissionen. Weil zudem zweifelsfreie Kriterien für das Ausmaß von Nutzen und Risiken und ebenso klare Algorithmen für die Einschätzung ihres Verhältnisses zueinander in der Regel nicht vorhanden sind [43], kann die Rechtfertigung des jeweiligen Nutzen-Risiko-Verhältnisses von individuellen Dispositionen (Prägungen oder Vorurteilen) wie auch vom situativ-sozialen Kontext der Beurteiler, z. B. des Arztes, des Patienten, des potenziellen Forschungspatienten, oder der Mitglieder von Ethikkommissionen, beeinflusst werden.

Das bedeutet für Letztere u. a., dass sie vermutlich nicht gegen die guten Sitten bzw. die moralischen Normen ihres sozialen Umfeldes entscheiden werden. Diese Möglichkeit kann die weltweite Gültigkeit grundlegender moralischer Normen wie der Menschenrechte relativieren. Deshalb ist es ein gefährliches Argument, aber es ist (noch) Realität. Die Beurteiler sollten dessen zumindest gewahr sein.

Deshalb sollten Hintergrundeinflüsse auf Vorannahmen reflektiert werden; so könnte ein eher gemeinschafts- oder staatsorientierter Beurteiler (vom Forscher selbst ganz zu schweigen) den gesellschaftlichen Nutzen des erhofften Wissensgewinns höher und mögliche Belastungen des Probanden geringer einschätzen als ein eher liberal-individualistisch eingestellter Beurteiler (oder Behandler). Rid et al. [43] führen 6 Gründe für die Unzuverlässigkeit solcher intuitiver Beurteilungen an, u. a., dass sie die relevanten empirischen Daten nicht systematisch berücksichtigen und dass sie subjektivem Bias unterliegen, z. B. indem sie Risiken von dem Beurteiler vertrauten Interventionen niedriger einstufen als diejenigen von Interventionen, mit denen er nicht vertraut ist und dass deshalb Schätzungen akzeptabler Risiken zwischen Ethikkommissionen in einem weiten Bereich variieren [46].

Wegen dieser Beurteilungsschwierigkeiten tendieren Forschungsethikkommissionen dazu, eingehende Beurteilungen des Nutzen-Risiko-Verhältnisses zu vermeiden und sich eher auf andere Aspekte des Forschungsplans zu konzentrieren, etwa auf den Einwilligungsprozess, wie Simonsen in einer dreijährigen Beobachtungsstudie norwegischer Forschungsethikkommissionen fand [48].

Literatur zum Fehlen von Regeln und zu den Schwierigkeiten der Nutzen-Risiko-Schätzungen von Forschungsprojekten findet sich bei Hüppe und Raspe [25] sowie bei Rid et al. [44].

Da aber Forscher und Ethikkommissionen – um den gesetzlichen Vorschriften Rechnung zu tragen – das Nutzen-Risiko-Verhältnis einer Forschungsintervention bestimmen müssen, sollten sie um der Nachvollziehbarkeit ihrer Beurteilungen willen deren Begründungen mitteilen und gegebenenfalls sagen, »dass bestimmte Risiken nicht akzeptabel sind, und zwar in dem Sinne, dass sie nicht verhandelbar sind« (Persönliche Mitteilung U. Wiesing am 09.04.2011). In jedem Fall ist es Aufgabe des klinischen Forschers, die Bedeutung von Wahrscheinlichkeiten und insbesondere die der Nutzen-Risiko-Abschätzung in einer Weise mitzuteilen, die auch der potenzielle Forschungsteilnehmer verstehen kann. Entscheidungen angesichts der Unsicherheit von nur als Wahrscheinlichkeiten zu berechnenden Risiken werden zwar nach herrschender Überzeugung logisch-statistisch (s. o.), tatsächlich jedoch intuitiv-heuristisch getroffen [18]. Inwieweit solche Kenntnisse zur Psychologie intuitiven Entscheidens hilfreich sind, bedarf zukünftiger Untersuchungen.

Die Beurteilung der Vertretbarkeit des Nutzen-Risiko-Verhältnisses ist besonders wichtig für Forschungsinterventionen mit Patienten, deren Einwilligungsfähigkeit aus Gründen psychischer Krankheit beeinträchtigt ist, weil das Risiko einer Ausbeutung solcher vulnerabler Patienten größer als bei einwilligungsfähigen Patienten sein kann. Auch gehört zu einer sorgfältigen Beurteilung ein Verständnis der Unsicherheiten bei der Feststellung von potenziellen Nutzen und Risiken, die sowohl für die an der Forschungsintervention teilnehmenden Individuen als auch für andere gegenwärtige oder zukünftige Patienten (gesellschaftlicher Nutzen) zu bedenken sind.

Nutzen und Risiken sind also in erster Linie in Bezug auf die an einer Forschungsintervention teilnehmenden Personen zu beurteilen. Insbesondere bei mehr als minimalen Risiken auf individueller Ebene sind Nutzen und Risiken aber auch im Hinblick auf die Gesellschaft zu bedenken.

Um Determinanten dieser Beurteilung zu verdeutlichen, haben Rid et al.[43] kürzlich ein Prozedere zur standardisierten Beurteilung von Schadensrisiken vorgeschlagen, das im Folgenden berücksichtigt wird.

3.1.2   Art, Größe und Wahrscheinlichkeit von Nutzen und Risiken

Die Vergleichbarkeit von Nutzen und Risiken und die Bewertung des Nutzen-Risiko-Verhältnisses setzt eine
- Abgrenzung spezieller Arten,
- Graduierung (oder gar Quantifizierung),
- Schätzung der Eintrittswahrscheinlichkeiten

von Nutzen und Risiken voraus.

Nutzen
Individueller versus gesellschaftlicher Nutzen
- **Gesellschaftlicher** Nutzen psychiatrisch-klinischer Forschung besteht im Gewinn von Wissen zur Verbesserung der Behandlung und Versorgung psychisch Kranker. Grundsätzlich

kann er als dringend erwünscht angesehen werden, da psychische Krankheiten die Häufigkeit von Volkskrankheiten erreichen und der Forschungsbedarf (▶ Abschn. 2.1), d. h. der Umfang des Nichtwissens oder nur erfahrungsbegründeten Wissens gegenüber dem für optimales psychiatrisches Handeln erforderlichen Umfang wissenschaftlich geprüften Wissens, groß ist. Allerdings hängt die Beurteilung im konkreten Fall
- einerseits davon ab, wie wahrscheinlich ein eindeutiger Wissensgewinn ist, also von der Qualität der wissenschaftlichen Methodik,
- andererseits aber auch davon, wie groß die Relevanz des erwarteten Wissensgewinns für das psychiatrische Handeln ist.

Wegen der im Recht der westlich-liberalen Gesellschaften begründeten und auch in der Deklaration von Helsinki, § 6 [62]* ausgedrückten Überzeugung, dass kein Mensch verpflichtet ist, sich für die Gemeinschaft zu opfern, wird die Praxis der klinischen Forschung jedoch weniger von ihrem gesellschaftlichen Nutzen beherrscht, sondern eher vom individuellen Nutzen der an Forschungsinterventionen teilnehmenden Patienten.
- **Individueller** Nutzen umfasst sowohl
  - das eher subjektiv bestimmte Wohl(befinden) im Sinne eines selbst erlebbaren und selbst beurteilbaren Nutzens, als auch
  - das eher intersubjektiv (»objektiv«) beurteilte »beste Interesse« des Kranken als eines von außen, gleichsam objektiv gesehenen, fremd beurteilten Nutzens.

Diese Unterscheidung ist bedeutsam. Denn im Falle eines nichteinwilligungsfähigen Kranken muss sich die durch eine autorisierte Person ersetzte Einwilligung an vorab geäußerten Wünschen, z. B. einer Patientenverfügung, zum Wohl des Kranken, orientieren. Ist dazu nichts bekannt, muss der Vertreter im besten Interesse des Kranken entscheiden [21].

Patienten selbst sehen den Nutzen ihrer Forschungsteilnahme darin,
- eine bessere Behandlung zu erhalten, die wirksamer als vorhandene Standardbehandlungen

ist oder schneller wirkt oder weniger Nebenwirkungen hat,
- altruistischen Gefühlen der Solidarität mit
  anderen ähnlich Kranken Genüge zu tun [45].
  »Most respondents continue to participate in
  the ESPRIT study in hopes of benefiting per-
  sonally. The majority also recognized that by
  participating in ESPRIT they were contributing to helping others; they experienced pride
  regarding this contribution and considered it
  an important reason to continue to participate« [60]. Diese Gemeinschaftsbezogenheit hat
  auch der BGH betont und kann insbesondere
  bei Studien mit gruppenspezifischem Nutzen
  als eine (minimale) solidarische Duldungs-
  pflicht verstanden werden [28].
- Geld oder andere Vorteile zu bekommen [49].

Weitere **motivationale Faktoren** sind,
- mehr über die eigene Krankheit und ihre Ausprägung zu erfahren,
- sich selbstbestimmt zu fühlen,
- der Wunsch, dass andere Menschen ihren psychischen Zustand besser verstehen werden.
- Besonders bei nichteinwilligungsfähigen
  psychisch Kranken ist die Motivation der Pflegenden und Betreuer wichtig; dies wurde für
  Forschungsinterventionen belegt, die auf eine
  Verbesserung der Lebensqualität der Kranken
  und/oder darauf zielen, die Belastungen für
  die Pflegenden zu vermindern [5], [31].

Spezifikationen des Nutzens
Nutzen kann genauer nur durch Bezug auf etwas
bestimmt werden:
- Gesellschaftlicher Nutzen ist auf den Erwerb
  von Wissen bezogen. Dabei spielt die »Wesent-
  lichkeit« des Erkenntnisgewinns gegenüber
  dem bekannten Wissen eine bedeutsame Rolle
  (▶ Abschn. 3.3).
- Individueller Nutzen kann z. B. als Verminderung von Symptomen oder von Leiden oder
  Vermehrung von Lebensqualität festgestellt
  werden.

Schwieriger als klar abgrenzbare und gut erfass-
bare Phänomene wie z. B. Symptome sind Verminderung oder Vermehrung von komplexeren

Sachverhalten wie Leiden oder Lebensqualität zu
operationalisieren; doch wäre eine solche Operationalisierung eine Voraussetzung oder zumindest
Hilfe für die Bestimmung der Größe des Nutzens.
Aber viele der folgenden, den Nutzen (und auch
Schaden) in den Dimensionen von Größe und
Wahrscheinlichkeit spezifizierenden und gradu-
ierenden Begriffe sind – als unbestimmte Rechts-
begriffe (▶ Abschn. 3.3) – nicht klar definiert oder
überhaupt nicht definierbar und deshalb offen für
subjektive Auslegungen.

Solche spezifizierenden **Kriterien für Nutzen**
sind:

»Direkter« und »unmittelbarer« Nutzen Sie werden
synonym gebraucht. Jedoch kann »direkter« Nutzen als ursächliche Wirkung der Intervention [24],
»unmittelbarer« Nutzen hingegen als Wirkung
in engem zeitlichem Zusammenhang verstanden
werden. »Direkt« legt nahe, dass es auch indirek-
te Formen von Nutzen geben mag, wenn z. B. die
Entwicklung einer neuen, dem Forschungsteilnehmer bei langdauernder Erkrankung noch zugute-
kommenden Therapie auf Kenntnis der Ursache
des Krankheitszustandes beruht, die durch eine
Forschungsintervention entdeckt wurde.« The few
existing accounts disagree over how this crucial
concept of ,direct' benefit should be defined. This
disagreement raises concern over whether those
who cannot consent, including children and adults
with severe dementia, are being adequately protected.« It is »suggested that the extant definitions of
direct benefits either provide insufficient protection
for research subjects or pose excessive obstacles to
appropriate research.« [16], S. 60

Therapeutische Forschung Sie wurde als potenziell
nützlich für den an der Forschung teilnehmenden
Patienten »nichttherapeutischer« Forschung ohne
individuellen Nutzen gegenübergestellt. Jedoch
ist diese Unterscheidung problematisch, weil die
Grenze zwischen beiden Forschungstypen bezüglich individuellen Nutzens oft nicht klar ist.« A
therapeutic research study may prove that the experimental intervention is ineffective, in which case
undergoing the experimental condition would be

not beneficial to the subjects. Conversely, a non-therapeutic study may be associated with benefits for the subjects, such as more attention from health care workers etc.«[55], S.62. Sie ist besonders problematisch im Hinblick auf das »therapeutische Missverständnis«, d. h. dass eine Forschungsintervention vom Patienten als eine therapeutische Maßnahme missverstanden wird [54]. Deshalb ist der ethisch eindeutigere Ausdruck Forschung »mit« oder »ohne potenziellen individuellen Nutzen« zu bevorzugen [23].

»Kollateraler« Nutzen Darunter versteht man einen nicht kausal auf die Forschungsintervention, sondern auf andere Aspekte der Studiendurchführung und -teilnahme zurückführbaren Nutzen, z. B. ein »inclusion benefit« durch intensivierte medizinische Überwachung [24].

»Wichtiger« oder »wesentlicher« oder »signifikanter« Nutzen Das sind besonders vage Termini und dementsprechend offen für unterschiedliche Interpretationen. So meint »wesentlich« im Erläuternden Bericht (Nr. 87) zum Zusatzprotokoll der Biomedizinkonvention eine »wesentliche Erweiterung des wissenschaftlichen Verständnisses einer Krankheit« [14]. Die Zirkularität dieser Erläuterung zeigt die Schwierigkeit einer klaren, eindeutigen und praktikablen Definition des Terminus »wesentlich«. Abgesehen von einem inhaltlich weiten Verständnis des Feldes, auf dem »wesentliche« Erkenntnisse gewonnen werden können, also neues Wissen über Ursachen oder Behandlung oder Prävention einer Krankheit, bleibt der Terminus »wesentlich« selbst unklar: Ist es für eine Erkenntnis, um als »wesentlich« gelten zu können, notwendig

- nicht weniger als ein Durchbruch zu sein, also ein Ergebnis, das neuartige Handlungsmöglichkeiten eröffnet?
- ein Durchbruch nur mit einer sofortigen Wirkung oder auch mit einer verzögerten Wirkung zu sein?
- Muss das neue Wissen und – im Hinblick auf formale Kriterien – auf mindestens welchem Niveau evidenzbasiert sein?

Die Unbestimmtheit dieser Begriffe bietet jedoch auch einen notwendigen Spielraum für Auslegungen, da die Neuheit eines Wissensfortschritts und ebenso seine praktische Brauchbarkeit oft schwierig zu beurteilen und nur selten schnell zu erkennen sind.

»Supraindividueller« Nutzen Da es das Ziel von Forschung ist, neue Kenntnisse zu gewinnen, übersteigt jede Forschung mit Menschen einen ausschließlich individuellen Nutzen und ist immer supraindividuell orientiert. Insofern muss in jedem Fall das Ausmaß individuellen Nutzens, d. h. der »Eigennützigkeit«, zum Nutzen für andere, also der »Fremdnützigkeit«, ins Verhältnis gesetzt werden. So ist der potenzielle individuelle Nutzen bei therapeutischen Prüfungen (Gruppe 1 der erwähnten Stellungnahme der Zentralen Ethikkommission: 2.2.2.1) am größten, geringer bei Forschung mit nur zukünftigem Nutzen (Gruppe 2) und allenfalls fraglich bei Forschung mit Nutzen für die Gruppe von Kranken, zu der der Patient nach Alter oder Krankheit gehört. Solche gruppenspezifische Forschung (Gruppe 3) wird von (rein fremdnütziger) Forschung mit Nutzen ausschließlich für andere, aber nicht weiter spezifizierte Gruppen unterschieden (Gruppe 4).

»Gruppenspezifischer« Nutzen Dieser Nutzen als Nutzen für andere besteht im Rahmen klinischer Forschung in verbessertem medizinischen Wissen zur Optimierung von Diagnostik, Therapie oder Versorgung für andere Kranke mit der gleichen Krankheit. Dies kann der einzige Nutzen von Forschungsinterventionen mit nur fraglichem oder keinem potenziellen individuellen Nutzen für die Teilnehmer an einer Forschungsintervention sein, z. B. bei der Validierung eines diagnostischen Verfahrens oder bei der Untersuchung auf mögliche Risiko- oder Bedingungsfaktoren oder auf Ursachen einer Krankheit. Um »vor einem inflationären Gebrauch des Begriffes Gruppennutzen« zu schützen, wurde vorgeschlagen, weitere Nutznießer nicht nur durch die Krankheitsgruppe sowie Alter und Geschlecht zu definieren, sondern auch dadurch, »diese Gruppe mit den Ein- und Ausschlusskriterien der zugrunde liegenden Studien (zu) umreißen.« [24]

- **Graduierung**
- Die »Größe«, »Stärke« oder »Ausprägung« eines wie auch immer definierten Nutzens könnte als »fraglich«, als »erkennbar/schwach«, oder als »eindeutig/stark« graduiert werden.
- »Prospektiver« oder »potenzieller« Nutzen zeigt die Vorwegnahme oder Erwartung eines Nutzens an. Weil es eine Wahrscheinlichkeitsbestimmung ist, sollte er zumindest als »möglich« oder als »wahrscheinlich« graduiert werden.

Risiken

Wenn eine Person an einer notwendigen und gar gesetzlich erforderlichen Forschungsintervention zum Nutzen aller teilnimmt, dann muss sie natürlich gegen Risiken dieser Intervention geschützt werden. Schutznormen beziehen sich auch auf Abstufungen von Risiken. In der Regel umfasst der Begriff Risiko »Schadensrisiken, Belastungen und Unannehmlichkeiten«.

Eine Reihe normativer Regeln schreibt den Inhalt, den Umfang und die Art des Schutzes von Forschungsprobanden gegen Risiken vor, z. B. wichtige Deklarationen wie die des Weltärztebundes (WMA) in Helsinki von 1964 mit den folgenden Revisionen [62], nationale Forschungsgesetze und besonders das erste international bindende Instrument zur biomedizinischen Forschung, die Europäische Biomedizinkonvention von 1997 (Oviedo Konvention) [13] und ihr Zusatzprotokoll zur biomedizinischen Forschung von 2005 [12].

Individuelle versus gesellschaftliche Risiken
- **Individuelle Risiken**
Der Begriff Risiko
- Er umfasst eher »objektive« Gefährdungen des individuellen Probanden, z. B. unerwünschte Begleitwirkungen der Intervention, also etwa sowohl Nebenwirkungen des geprüften Arzneimittels als auch Risiken forschungsbedingter zusätzlicher Blutentnahmen, aber auch Verlängerung des Leidens oder Verschlechterung der Erkrankung wegen der Vorenthaltung einer spezifischen Therapie in einer Placebokontrollgruppe; in einem brei-

teren Verständnis auch Dispositionen für unerwünschte Wirkungen wie etwa (pharmako) genetische oder allergische Dispositionen oder solche, z. B. non-compliance, die zu bestimmten Persönlichkeitseigenschaften wie etwa Unzuverlässigkeit Bezug haben.
- Weiterhin umfasst der Begriff eher »**subjektive« Belastungen und Unannehmlichkeiten**, z. B. durch die methodische Strenge der Forschungsintervention oder befürchtete Risiken wie eine Stigmatisierung besonders bei depressiven oder drogenabhängigen Patienten, die potenzielle Forschungsteilnehmer demotivieren können. Wegen der subjektiven Dimension von Risiken und Nebenwirkungen sollten potenzielle Forschungsteilnehmer auf ihre Empfindlichkeit für physische oder psychische Belastungen, die spezifisch mit der Forschungsintervention verbunden sein könnten, besonders exploriert werden.

So birgt z. B. die Magnetresonanztomographie keine objektivierbaren Risiken, kann aber sehr wohl – etwa bei Patienten mit Klaustrophobie – zu einer subjektiven Belastung werden, die zum Abbruch der Untersuchung führt. Siehe auch Urteil des OLG Brandenburg vom 20. Mai 2010 [37]: Danach ist die Komplikationsrate eines Risikos grundsätzlich ohne Belang für die Frage der Aufklärungspflicht. Bei Risiken, die eingriffsspezifisch sind und für die weitere Lebensführung des Patienten große Bedeutung haben, muss unabhängig von der Eintrittswahrscheinlichkeit aufgeklärt werden.

- **Gesellschaftliche Risiken**
Auch sollten gesellschaftliche Risiken bedacht werden, z. B. wenn Forschungsinterventionen mit erheblichen Risiken behaftet sind oder den normativen Vorschriften nicht genau folgen und deshalb zu Zwischenfällen führen, da dadurch das notwendige Vertrauen der Öffentlichkeit bzw. der potenziellen Forschungsteilnehmer unterminiert wird. Dies kann die Gewinnung von Forschungsteilnehmern in die Länge ziehen oder gar verhindern. Aber auch die Nichtdurchführung eines Forschungsprojektes kann ein gesellschaftliches Risiko darstellen, wenn z. B. das Fehlen von Wissen zwingend beseitigt werden muss, um eine akute Gesundheitsgefahr, etwa infolge einer infektiösen Epidemie, eindämmen und behandeln zu können oder um unwirksame Maßnahmen durch wirksame ersetzen zu können.

3

Spezifikationen von Risiken

Größe, Umfang oder Intensität von Risiken werden durch einen weiten Bereich von Begriffen graduiert[1] wie »ohne Gefahr einer Beeinträchtigung«[2], »minimales Risiko«[3],[4], »geringfügige Steigerung« eines minimalen Risikos, »nicht unerhebliche Risiken«[5], »ernsthaftes Gesundheitsrisiko«, »möglicher irreversibler Schaden«[6], »Risiko, das das Risiko der Krankheit überschreitet«[7] [22].

Rid et al.[43] haben eine über mehrere Expertenbefragungen erfahrungsbelegte siebenstufige Skala von Schäden erstellt und dabei jede Stufe mit konkreten Beispielen zu den Auswirkungen des Schadens sowie seiner Behandelbarkeit und Dauer illustriert.

Absolute obere Risikogrenzen zumindest für psychisch kranke Forschungsteilnehmer sind irreversible Beeinträchtigungen und Tod. Obere Standardgrenzen für Forschung mit nichteinwilligungsfähigen Patienten sind »nicht mehr als minimales Risiko« oder bei Minderjährigen auch noch »geringfüge Steigerung minimalen Risikos« [56].

Nicht mehr als »minimales Risiko« ist ein entscheidendes Grenzkriterium für Forschung mit nichteinwilligungsfähigen Patienten. Jedoch gibt es unterschiedliche Auslegungen von »minimalem Risiko«:

US-Vorschriften erlauben Ethikkommissionen die Genehmigung einer Forschungsintervention mit nichteinwilligungsfähigen Patienten nur, wenn »it poses no more than ,minimal' risk, defined as the risks encountered in daily life or during the performance of routine examinations or tests«[56], S. 467. »In the absence of empirical data, IRB members may assume they are familiar with the risks of daily life and with the risks of routine examinations and tests and rely on their own intuitive judgment to make these assessments. Yet intuitive judgment of risk is subject to systematic errors, highlighting the need for empirical data to guide IRB review and approval of pediatric research…Current data on the risk of mortality in healthy children suggest IRBs are implementing the federal minimal risk standard too cautiously in many cases« [58], S. 826. Andererseits hat diese Unschärfe zur Warnung vor einer **Aufweichung** des Kriteriums »minimales Risiko« geführt [17].

Zudem variieren Standards von minimalem Risiko im Hinblick auf die **Risiken des Alltagslebens** mit dem Alter: Bei Kindern [57]sind sie offensichtlich anders als bei alten Menschen. Wegen dieser Schwierigkeiten wurde vorgeschlagen, den Standard des Alltagslebens fallen zu lassen [41].

Es wurde aber auch versucht, den Standard des Alltagslebens anhand der Häufigkeit von Schäden beim Sport und beim Autofahren zu objektivieren, indem das Schadensrisiko dieser zwei üblichen Alltagstätigkeiten nach Größe und Wahrscheinlichkeit empirisch bestimmt wurde [43].

Mit Blick auf das Kriterium »Routineuntersuchungen« hat sich die Zentrale Ethikkommission bei der Bundesärztekammer zum **Standard des minimalen Risikos** geäußert, dass er z. B. gegeben ist, »bei Entnahmen von Körperflüssigkeiten oder Geweben in kleinen Mengen im Rahmen von diagnostischen Untersuchungen oder Operationen ohne zusätzliche Risiken für den Patienten. Ebenso gehören zu diesem Standard bestimmte körperliche Untersuchungen (z. B. Sonographie, transkutane Gewebemessungen) oder psychologische Untersuchungen (z. B. Interviews mit Fragebögen, Tests, Verhaltensbeobachtungen).« [63]

»Geringfüge Steigerung über das minimale Risiko« Dieser Standard wurde als Grenzkriterium in

---

1   Die Seitenzahlen in den folgenden FN aus[51]:
2   Schweiz (Steffen et al., S. 383): Nichttherapeutische Forschung bei »Urteilsunfähigen ist unzulässig, wenn sie die Gefahr einer Beeinträchtigung bedingt.«
3   Tschechien (Cisarova et al., S. 402): Nicht mehr als minimales Risiko ist definiert als Ausschluss einer dauerhaften Verschlechterung.
4   Deutschland: AMG § 41 (2), 2.d) [65]*: »...allenfalls sehr geringfügige und vorübergehende Beeinträchtigung der Gesundheit ...«
5   Österreich (Kopetzki, S. 236): Für Forschung mit »nicht unerheblichen« Risiken muss der Betreuer die Genehmigung des Gerichts haben. Die Einwilligung eines Betreuers ohne die Befugnis für klinische Studien ist unzulässig.
6   Canada-Northern Territory (Naffine, S. 270): A psychiatric patient can only participate in research if it will not be detrimental to the best interest of that patient«.
7   Denmark (Hybel, S. 493): «As such the Danish Research Law regards risks which go beyond the risks of the disease«.

den USA eingeführt für Forschung mit Kindern. Allerdings bleibt unklar, was »geringfügige Steigerung« bedeutet [59]. Dementsprechend sind andere Staaten dieser Linie nicht gefolgt. Auch hat die Mehrdeutigkeit dieses Kriteriums zu unterschiedlichen Interpretationen durch Ethikkommissionen und zu einem Ruf »for a national consensus on the interpretation of federal regulations« geführt [15].

Forschung ohne potenziellen individuellen Nutzen bei nichteinwilligungsfähigen Personen wird entweder – so nach deutschem Recht – als unzulässig angesehen oder – so nach der Biomedizinkonvention – nur als Ausnahme und begrenzt durch das Kriterium »nicht mehr als minimales Risiko« für ethisch vertretbar gehalten, wenn wenigstens ein gruppenspezifischer Nutzen zu erwarten ist und die Einwilligung des Forschungsteilnehmers durch eine autorisierte Person ersetzt wird.

3.1.3 Graduierungsvorschläge

In den letzten 15 Jahren wurde begonnen, Nutzen und Risiken zu graduieren [52].

So wurde eine Taxonomie von Nutzen und Risiken nach ihrer Ausprägung vorgeschlagen (◻ Tab. 3.1).

Als weitergehende Kategorisierung, die die wesentlichen Beurteilungsvariablen des AMG enthält, wurde Tabelle 3.2 entwickelt (◻ Tab. 3.2).

Vor allem um Kontrolle und Monitoring klinischer Forschung dem Risikoniveau genauer anpassen zu können, wurden jüngst mehrere Vorschläge publiziert. So wurde ein **Modell für die Risikoabschätzung** in die Diskussion um die Revision der EU-Direktive 2001 zur klinischen Forschung eingebracht, das die beiden Dimensionen Schwere und Wahrscheinlichkeit von Gesundheitsschäden für definierte Gefährdungsgruppen (Sponsor und Erfahrung; Produktklasse; Entwicklungsstand: vor oder nach Marktzulassung; wissenschaftliche Neuartigkeit; Patientencharakteristika; Versuchsmethodik) zu bestimmen vorschlägt [20]. Ein risikoadaptiertes Monitoring und Kontrolle klinischer Versuche sieht im deutschen ADAMON-Projekt [2] und im britischen Gemeinschaftsprojekt vom MRC/DH/MHRA [33] 3 Risikoklassen mit unter-

◻ **Tab. 3.1**   Taxonomie von Nutzen und Risiken nach ihrer Ausprägung. (Mod. nach Helmchen, Lauter 1995, S. 47f.[64])

Für das Risiko:

1 Kein oder höchstens minimales Risiko

2 Geringfügige Steigerung des minimalen Risikos

3 Eindeutig mehr als minimales Risiko

4 Risiko mit irreversiblen Folgen

Für den Nutzen:

1 Kein oder allenfalls fraglicher Nutzen

2 Nutzen nur für die Allgemeinheit (Versuch *ohne* potenziellen individuellen Nutzen)

a) Nur durch Ausweitung oder Sicherung vorhandenen Wissens

b) Durch qualitativ neuartiges Wissen

3 Nutzen für die Allgemeinheit und den individuellen Probanden (Versuch *mit* potenziellem individuellen Nutzen)

a) Nur durch quantitative Verbesserung bestehender Standards

b) Durch qualitativ neuartige Therapieverfahren

schiedlicher Intensität der Kontrolle (und des bürokratischen Aufwandes) vor.

Solche Vorschläge sind jedoch bisher kaum mehr als **Konstrukte**, die allenfalls für eine Grobstrukturierung der Bewertung der Vertretbarkeit von Nutzen und Risiken einer Forschungsintervention und vor allem ihres Verhältnisses zueinander brauchbar sein könnten. Inwieweit sie dafür tatsächlich etwas leisten könnten, bedarf der empirischen Validierung.

3.1.4 Empirische Verfahren zur Bewertung des Nutzen-Risiko-Verhältnisses

Eine solche empirische Prüfung einer gegenüber den bisher genannten Vorschlägen noch differenzierteren, dreistufigen Taxonomie wurde ex post mit allen 219 Forschungsanträgen des Jahres 2006 im Universitätsklinikum Lübeck durchgeführt [24]:

■ Tab. 3.2 Kategorisierung von Risiken, die die wesentlichen Beurteilungsvariablen des AMG enthält. (Mit freundl. Genehmigung aus Terwey 2007, Tab. 24, S. 138, [52])

	Risiko	Vulnerabilität	Chance	Wissenschaftliche Qualität GRADE[a]	Evidenz SIGN[b]
A	Kein Risiko	Nicht vulnerabel	Patient	hoch	A
B	Minimales Risiko	Vulnerabel	Gruppenspezifisch	mittel	B
C	Geringe Steigerung über minimales Risiko	Kinder	Wissenschaft kurzfristig	gering	C
D	Mehr als geringe Steigerung über minimales Risiko	Nichteinwilligungsfähig	Wissenschaft langfristig	sehr gering	D

[a]*GRADE* Grading of Recommendations Assessment, Development and Evaluation.
[b]*SIGN* Scottish Intercollegiate Guidelines Network.

» Auf der ersten Analysestufe wurden die identifizierten Konsequenzen nach ihren Auswirkungen (positiv oder negativ) in Nutzenchancen und Schadenrisiken (bezüglich Adressat, Studienbezug, Relevanz, Ausmaß, Eintrittswahrscheinlichkeit, Eintrittsbeginn, Nachhaltigkeit, Evidenzlage) unterteilt. »Die zweite Analysestufe gliedert die Nutzenchancen und Schadenrisiken unter Berücksichtigung der jeweiligen Adressaten bzw. Betroffenen in je drei Teilmengen«: potenzieller Eigennutzen bzw. Eigenschaden; Gruppennutzen bzw. Gruppenschaden; Fremdnutzen bzw. Fremdschaden. »Auf der Analysestufe 3 erfolgt die detaillierte Erfassung der Merkmale einzelner Nutzenchancen bzw. Schadenrisiken« hinsichtlich der unter 1 genannten Kriterien. Anschließend wurde in zwei Bilanzierungsschritten festgestellt, ob »die Gesamtbilanz einen Nettonutzen erbringt«. »Um zu einer abschließenden positiven Gesamtbilanz zu gelangen, wird gefordert, dass ein Nettonutzen ersichtlich wird.« Eine solche »Prozeduralisierung der Analyse von Chancen und Risiken kann die Transparenz vorgenommener Analyse- und Vergleichsprozesse steigern. Die Kommunikation zwischen Forschenden und Ethikkommissionen sowie unter Ethikkommissionsmitgliedern bei strittigen Studienvorhaben wird erleichtert, die Standardi-

sierung und Harmonisierung der Beratungsabläufe der Ethikkommissionen unterstützt. «

Jüngst schließlich wurden die von Experten geschätzten Risiken zweier Forschungsinterventionen, einem Allergietest und einer Leberbiopsie, mit empirisch bestimmten Schadensrisiken von Alltagsaktivitäten verglichen [43]. Im ersten Beispiel liegen Schweregrad und Eintrittswahrscheinlichkeit der Risiken der Allergietestung unter denen vergleichbarer Alltagsaktivitäten (z. B. Sport oder Arbeit), erscheinen also akzeptabel. Die Leberbiopsie als Forschungsintervention hingegen ist zumindest ethisch fragwürdig, da einige ihrer Risiken über vergleichbaren Alltagsaktivitäten liegen.

Dies ist ein beachtlicher Schritt in Richtung auf eine empirische Fundierung der Risikoermittlung. Ob sie sich jedoch durchsetzen wird, ist offen, da sie sehr aufwendig ist.

3.1.5 Kontexteinflüsse

Gewöhnlich wird ein vertretbares oder »angemessenes« Nutzen-Risiko-Verhältnis als ein gerechtfertigtes Verhältnis zwischen Risiken und Nutzen verstanden. Dabei ist zu bedenken, dass die Einschätzung eines Nutzen-Risiko-Verhältnisses als angemessen und gerechtfertigt auch von normativen Werten und Konventionen abhängt.

Beispiel 1

So ist bei Studien mit potenziellem individuellen Nutzen, aber mehr als nur minimalem Risiko, etwa bei Prüfungen neuer Impfverfahren, zu entscheiden, ob das Nutzen-Risiko-Verhältnis bei nicht-einwilligungsfähigen Patienten mit gegenwärtig (noch weitgehend) unbehandelbaren Krankheitszuständen wie fortgeschrittenen Stadien einer AlzheimerKrankheit ethisch vertretbar ist (analog der Argumentation für Krebsbehandlungsversuche mit Patienten im Finalstadium von Karzinomen). Während etwa mancher Angehörige das Risiko einer Belastung des Kranken durch die Forschungsintervention als erheblich ansehen könnte, aber von den Chancen einer Erholung nicht überzeugt ist und für den Kranken eher ein friedliches Ende erhofft, könnten andere Angehörige – in Übereinstimmung mit dem vielleicht zuvor festgelegten oder mutmaßlichen Willen des Kranken – oder auch Mitglieder der Ethikkommission den potenziellen Nutzen einer Abschwächung der Symptomatik oder Lebensverlängerung viel höher als die mögliche Belastung einschätzen.

So bleibt es vorerst weitgehend bei persönlichen Einschätzungen der an der Entscheidung über die ethische Vertretbarkeit eines Forschungsprojektes Beteiligten. Diese Schätzung ist, wie ausgeführt, mit Unsicherheiten belastet und deshalb von Kontexteinflüssen beeinflussbar. Aber »was man nicht objektivieren kann, lässt sich immerhin durch Prozeduralien regeln: Man versucht Schwierigkeiten auf mehrere Schultern zu verteilen, in der Hoffnung, dass die Gesamtheit dieser Urteile zu einem akzeptableren Ergebnis führen möge. Die Grundschwierigkeiten einer Balance zwischen Nutzen und Risiken hat man damit aber nicht gelöst, sondern nur prozedural geregelt.« (Persönliche Mitteilung U. Wiesing am 09.04.2011)

Um diese Kontexteinflüsse zu kontrollieren und zu minimieren, wird ein 3-stufiges Verfahren expliziert:

1. Der Forscher soll begründen, warum er das Verhältnis von möglichen Risiken und Belastungen zum erwarteten Nutzen seiner geplanten Forschung als vertretbar, d. h. als vernünftig und gerechtfertigt, ansieht.

2. Dann hat die zuständige Ethikkommission dieses Verhältnis und die Bewertung des Forschers im Hinblick auf rechtliche und ethische Normen sowie mit (nötigenfalls hinzugezogener) professioneller Expertise zu prüfen und ihre Gründe – zumindest bei Forschung mit nichteinwilligungsfähigen Patienten – nicht nur bei Ablehnung, sondern auch bei Zustimmung zum Forschungsplan und insbesondere zu den ethischen Argumenten des Forschers mitzuteilen.

3. Schließlich muss der potenzielle Forschungsteilnehmer oder sein autorisierter Vertreter die Argumente des institutionell als vertretbar gebilligten Nutzen-Risiko-Verhältnisses der geplanten Forschungsintervention im Hinblick auf seine eigenen Idiosynkrasien, Werte und Interessen bewerten; danach kann er in die Forschungsteilnahme einwilligen, wenn ihm das Nutzen-Risiko-Verhältnis für ihn selbst vertretbar erscheint.

Fazit

Die Nutzen-Risiko-Bewertung einer medizinischen Forschungsintervention ist nur probabilistisch möglich und für Kontexteinflüsse offen, da die Kriterien von Nutzen und Risiken oft nur unzureichend quantitativ definiert sind. Während bei einer medizinischen Standardintervention die Nutzen-Risiko-Bewertung ganz auf das Individuum fokussiert ist, kommt bei einer Forschungsintervention die gesellschaftliche Nutzen-Risiko-Bewertung hinzu. Offen ist dabei die Frage, ob überhaupt und wie individuelle gegen gesellschaftliche Nutzen und Risiken abgewogen werden können, vor allem dann, wenn die Forschungsintervention mehr als minimale Risiken enthält.

Erst in der letzten Dekade wurde begonnen, Determinanten der Nutzen-Risiko-Bewertung in Ethikkommissionen näher zu untersuchen, Bewertungsverfahren [6] zu entwickeln und in einem Rahmen [44] zu systematisieren. Algorithmische Ansätze zur Strukturierung des Bewertungsprozesses sollen die Bewertung standardisieren. Vorerst allerdings wird in der Regel nur eine pragmatische

Prüfung möglich sein, die auf drei Stufen (Forscher, Ethikkommission, potenzieller Forschungsteilnehmer) das Ergebnis der Nutzen-Risiko-Bewertung validieren soll.

3.2   Einwilligung nach Aufklärung (free and informed consent)

Alle medizinischen Interventionen müssen durch Einwilligung des betroffenen Patienten legitimiert werden. Dies ist besonders wichtig für Forschungsinterventionen, weil diese nicht nur auf den Nutzen des Individuums, sondern auch oder sogar nur auf den Nutzen für andere zielen.

Die historische Entwicklung des Informed-consent-Konzeptes wurde unter Bezug auf zahlreiche wichtige Quellen detailliert von Vollmann beschrieben [53], [54](▶ Abschn. 2.2.2).

Zudem kann dem potenziellen Forschungsteilnehmer nicht die Sicherheit einer erprobten Standardintervention angeboten werden (▶ Abschn. 4.3.3).

Deshalb ist die grundlegende Voraussetzung für Forschung mit Menschen ihre freiwillige und gültige Einwilligung nach Aufklärung. Jedoch kann die Freiwilligkeit durch Umstände wie Gefangenschaft, Armut oder persönliche Abhängigkeit und Gewährung von Vorteilen, die Gültigkeit durch unzureichende Information, unzutreffendes Verständnis oder Entscheidungsunfähigkeit beeinträchtigt sein. Die erstgenannten externen Faktoren sind aber eher veränderbar als der letzterwähnte Faktor eingeschränkter oder aufgehobener Einwilligungsfähigkeit, der bevorzugt auf die kognitive Dimension der Einwilligung bezogen ist und durch Schutzmaßnahmen kompensiert werden muss.

Einwilligungsfähigkeit ist ein medizinischer Begriff im Gegensatz zum engeren und anders definierten Rechtsbegriff der Geschäftsfähigkeit (in manchen Ländern wird dementsprechend capacity to consent von competence oder auch legal capacity unterschieden).

Menschen mit solchen Risikofaktoren werden als vulnerable Populationen (▶ Abschn. 2.1) bezeichnet. Psychisch Kranke sind vulnerabel. Ihre spezifische Vulnerabilität besteht darin, dass ihre Einwilligungsfähigkeit gestört oder aufgehoben sein kann. Zudem kann ihre Vulnerabilität verstärkt werden, wenn sie institutionalisiert, persönlich abhängig oder arm sind. Unter solchen Umständen unterliegen sie dem Risiko, ohne entsprechende Autorisierung für einen anderen als ihren eigenen Nutzen benutzt zu werden.

Nach dem zugrunde liegenden Konzept von Einwilligung macht sich der Forschungsteilnehmer mit seiner Einwilligung das Ziel der Forschungsintervention zu eigen. Jedoch ist dieses Konzept mehr oder weniger weit entfernt von der Praxis; Beecher beschrieb dies 1966 so: »consent should be emphasized in all cases for obvious moral and legal reasons, but it would be unrealistic to place much dependence on it…A far more dependable safeguard than consent is the presence of a truly responsible investigator« [1], S. 368. Dies gilt besonders bei nichteinwilligungsfähigen Patienten, z. B. bei Minderjährigen oder psychisch Schwerkranken. Da diese Patienten aber ebenso wie einwilligungsfähige Patienten von Forschung, speziell von erfolgreichen Entwicklungen gegen die psychische Krankheit, die ihre Einwilligungsunfähigkeit bedingt, profitieren und deshalb von Forschung nicht ausgeschlossen, sie also keine »therapeutischen Waisenkinder« [26] werden sollen, benötigen sie Schutzmaßnahmen wie Ersatz ihrer Einwilligung, Zustimmung (»assent«) nach Aufklärung auch des Patienten soweit wie möglich [27], ein Nutzen-Risiko-Verhältnis mit klarem Überwiegen des Nutzens, und »there is additional need for appointed representatives who monitor research and for legal obligations to compensate for any injuries suffered.« [11], S. 15. Es gibt Warnungen davor, dass Ausnahmen von diesen Schutzregeln, insbesondere durch Verzicht auf das Erfordernis der Einwilligung, z. B. bei Forschung mit Notfallpatienten, oder in Fällen mit nur minimalen Risiken [40] wie bei Screening-Programmen für Neugeborene [50] zu weit gehen könnten [18].

Aufklärung des Patienten sollte nicht nur als rechtliche Pflicht, sondern viel mehr als eine Chance verstanden werden, ein vertrauensvolles Arzt-Patienten-Verhältnis zu entwickeln [42]. Das gilt auch für den forschenden Arzt, selbst wenn er dem Forschungsteilnehmer womöglich erstmals beim Aufklärungsgespräch begegnet. Allerdings ist nicht zu verkennen, dass sich das Verhältnis zwischen dem Patienten und dem forschendem Arzt durch

Intention und Kontaktfrequenz von dem des behandelnden Arztes unterscheidet. Die Achtung der Selbstbestimmung des Patienten gebietet es, Wünsche und Befürchtungen des Patienten zu erkunden und ernst zu nehmen sowie ihn in einer Weise aufzuklären, dass er die Information verstehen kann. Dieses Verständnis des Konzeptes von Einwilligung nach Aufklärung ist eingebettet in die sich entwickelnde Beziehung zwischen Patient und Arzt, d. h. sie benötigt Zeit und wird von Kontextfaktoren der Kommunikation beeinflusst [30]. Als vertrauensfördernde Maßnahme erscheint es besonders wichtig, den Forschungsteilnehmer auch im weiteren Verlauf der Studie über jede, vor allem aber über jede neue forschungsbedingte Intervention aufzuklären.

Vor Forschungsinterventionen sollte sich der Forscher vergewissert haben, dass die Einwilligung des Forschungsteilnehmers gültig ist. Um die Gültigkeit festzustellen, sollen bestimmte Standards beachtet werden. Dabei ist wichtig, sich klar zu machen, dass die Einwilligung nach Aufklärung aus zwei Komponenten besteht: der zureichenden Aufklärung ebenso wie der gültigen Einwilligung.

3.2.1 Aufklärung

Wichtige Fragen hinsichtlich der Aufklärung sind die nach dem Worüber und dem Wie.

Antworten auf die erste Frage, worüber aufzuklären ist, lauten, dass der potenzielle Forschungspatient informiert werden muss über folgende Punkte:

- **Art** der Intervention, vor allem, dass sie nicht oder nicht nur eine Intervention zu seinem eigenen Nutzen ist, sondern auch der Gewinnung neuen Wissens für die Behandlung zukünftiger Patienten dient. Wenn der Unterschied zwischen individueller Patientenversorgung zum ausschließlich eigenen Nutzen und der Forschungsintervention dem Patienten nicht klar ist oder sogar verborgen bleibt, kann er Opfer eines »therapeutischen Missverständnisses« (»therapeutic misconception«) werden, das die Gültigkeit seiner Einwilligung infrage stellt (► Abschn. 4.1);

- **Unsicherheiten** der wahrscheinlichkeitsbasierten Informationen zu Nutzen und Risiken und vor allem der Einschätzung des Nutzen-Risiko-Verhältnisses der Forschungsintervention;
- **Verfahren**, spezielle Notwendigkeiten ebenso wie mögliche Risiken, Belastungen und Unannehmlichkeiten der jeweiligen Methodik; gelegentlich ziehen sich Patienten nicht wegen ernsthafter Gefährdungen, sondern »nur« wegen banaler Unannehmlichkeiten wie etwa einer Unterbrechung des Nachtschlafes durch eine Blutentnahme zurück;
- Darüber dass seine **Forschungsteilnahme freiwillig** ist und dass er das Forschungsprojekt jederzeit ohne negative Rückwirkungen für seine Behandlung verlassen kann.

Zu Fragen des Forschungsteilnehmers danach, was nach einem Zwischenfall geschieht, besonders einem, der dazu führt, dass der Patient aus der Studie herausgenommen wird, soll der Patient – abgesehen von Informationen zum weiteren medizinischen Vorgehen – darüber informiert werden, dass für ein solches Ereignis eine spezielle Versicherung für ihn abgeschlossen wurde; oder dass im Falle eines unerwarteten Ereignisses bei einer Doppelblindprüfung alle Versuchsdaten sofort erreichbar sind und geöffnet werden können. Bei einer Aufklärung über die Stellungnahme der Ethikkommission, z. B. im Hinblick auf die Nutzen-Risiko-Abschätzung, sollte darauf geachtet werden, dass sie nicht als autoritative Garantie für Unschädlichkeit missverstanden wird.

Zur Antwort auf die zweite Frage danach, wie der Patient aufzuklären und sein Verständnis zu verbessern sei, soll daran erinnert werden, dass die **Aufklärung in der Sprache des Patienten** und zudem **persönlich** gegeben werden und der Patient die Möglichkeit erhalten soll, die Information zu **bedenken und Fragen zu stellen**; interessanterweise kann die Fähigkeit zum Verstehen trainiert werden, wie Untersuchungen mit schizophren Kranken zeigten [3].

3.2.2 Einwilligung und Einwilligungs-fähigkeit

Wichtige Fragen zur Feststellung der Einwilligungsfähigkeit sind die nach dem Warum und dem Wie.

Zur Frage, warum die Einwilligungsfähigkeit festgestellt werden soll, ist zu bedenken,

- dass sich dies aus der Achtung vor dem Selbstbestimmungsrecht des Patienten, seiner Selbstverantwortung und seiner Kooperationswilligkeit ergibt,
- um einen nichteinwilligungsfähigen Patienten nicht mit einer Verantwortung zu überlasten, die er nicht tragen kann, und ebenso auch, um einen einwilligungsfähigen Patienten nicht zu diskriminieren,
- um die Gültigkeit der Einwilligung zu sichern.

Die Frage, wie die Einwilligungsfähigkeit festzustellen ist, wird damit beantwortet, dass

- der Forschungspatient gefragt wird, was gemacht werden soll (Tatsachenverständnis), warum es gemacht werden soll (vernünftige Begründung) und – als strengster Standard der Einwilligungsfähigkeit – was dies für den individuellen Patienten selbst bedeutet (Würdigung),
- die Fähigkeit des Patienten geprüft wird, ja oder nein zu sagen oder zumindest angemessen zu kooperieren,
- die erzählende Wiedergabe des Patienten beurteilt wird, gegebenenfalls auch in standardisierter Weise mittels Skalen[19], [25], [35], [38].

In den letzten Jahren wurde eine Vielzahl von Instrumenten zur standardisierten Erfassung der Einwilligungsfähigkeit entwickelt. Bisher werden sie jedoch nur begrenzt eingesetzt, weil sie entweder wegen ihres Zeitbedarfs nicht praktikabel sind, ihre Gültigkeit unklar ist oder sie nur einige Dimensionen der Einwilligungsfähigkeit erfassen [9], [34]. Einige sind nicht nur auf das Verständnis der Information, sondern auch auf intentionale und emotionale Einflüsse auf die Einwilligungsfähigkeit fokussiert und auch darauf, Einstellungen von Verwandten und Pflegepersonen und die persönliche Abhängigkeit von ihnen zu erfassen. Jedoch werden Zweifel geäußert, dass alle diese Dimensionen der Einwilligungsfähigkeit in einer einzigen Skala oder überhaupt messend erfasst werden können.

In jedem Fall verlangt die Feststellung der Einwilligungsfähigkeit große Sorgfalt, Umsicht und Verantwortlichkeit. Sie ist schwierig und bedarf der Erfahrung. Zum einen ist die Einwilligungsfähigkeit in der Regel weder plötzlich noch vollständig aufgehoben. Zum anderen muss sie im Hinblick auf einen konkreten Sachverhalt festgestellt werden und hängt von dessen Komplexität und Bedeutung ab. Sie ist also nur graduiert (in Ausprägungsgraden) sowie relational (in Bezug auf) und nur in dieser Hinsicht, nicht aber global als vorhanden oder nicht vorhanden zu bestimmen [53].

Selbst wenn die Einwilligungsfähigkeit eines Forschungspatienten beeinträchtigt ist und seine Einwilligung durch einen autorisierten Vertreter ersetzt wird, soll der Forscher sich bemühen, auch die Zustimmung (»assent«) des Patienten selbst zu erhalten, als Ausdruck seines Respekts für den Patienten und als vertrauensbildende Maßnahme; hingegen muss die Ablehnung auch eines nichteinwilligungsfähigen Patienten in jedem Fall respektiert werden.

Patienten nach Remission von einer Episode psychischer Krankheit und wiedergewonnener Einwilligungsfähigkeit sollten ebenso wie Patienten in einem frühen Stadium einer psychischen Krankheit wie einer progressiven neurodegenerativen Krankheit mit noch erhaltener Einwilligungsfähigkeit ermutigt werden, eine Vorausverfügung zu medizinischen Maßnahmen für Situationen zu treffen, die wie mögliche Rückfälle oder Verschlechterungen im weiteren Verlauf ihrer Krankheit ihre Einwilligungsfähigkeit beeinträchtigen können. Wenn möglich und im Hinblick auf das Werteprofil des Patienten vertretbar, könnte der Patient dabei auch gefragt werden, eine Stellungnahme zu seiner möglichen Forschungsteilnahme in seine Vorausverfügung (advanced research directive [7]) einzufügen [32].

Fazit

Voraussetzung für die Gültigkeit einer Einwilligung ist nicht nur die ausreichende Aufklärung, sondern auch die Einwilligungsfähigkeit des potenziellen Forschungsteilnehmers. Sie festzustellen ist wichtig, um einen nichteinwilligungsfähigen Patienten nicht mit einer Verantwortung zu überlasten, die er nicht tragen kann. Aber sie ist schwierig und bedarf der Erfahrung und Sorgfalt. Denn zum einen ist sie in der Regel weder plötzlich noch vollständig aufgehoben. Zum anderen muss sie im Hinblick auf einen konkreten Sachverhalt festgestellt werden und hängt von dessen Komplexität und Bedeutung ab. Sie ist also nur graduiert (in Ausprägungsgraden) und relational (in Bezug auf) und nur in dieser Hinsicht, nicht aber global als vorhanden oder nicht vorhanden zu bestimmen.

3.3 Exkurs: Unbestimmte Begriffe

Die Bedeutung mancher Ausdrücke in den Schutzkriterien, wie etwa »wesentlicher« Nutzen (▶ Abschn. 3.1.2, »Spezifikationen des Nutzens«) ist randunscharf, unklar oder gar kontrovers. Sie sind meist unbestimmte (Rechts-)Begriffe. Man kann sie unmöglich so explizit formulieren, dass sie sowohl ihre Allgemeingültigkeit behalten und gleichzeitig auch der eindeutigen Erfassung jeder individuellen Situation dienen. Zudem enthalten sie Wertungen, die als regionaler Ausdruck normativer Konventionen schwer veränderbar sind. Überdies lassen internationale Empfehlungen wie die Deklaration von Helsinki oder die rechtlich verbindliche Europäische Biomedizinkonvention Termini auch vage, um internationale Kompromisse zu ermöglichen. Werden schließlich im Hinblick auf die Akzeptanz solcher Texte regionale Interpretationen zugelassen, wird ihr standardisierter internationaler Gebrauch behindert. Selbst die einheitliche Befolgung der Grundregeln der Europäischen Biomedizinkonvention ist nicht sicher, worauf nicht nur die erwähnte Tatsache verweist, dass Deutschland ebenso wie Großbritannien diese Konvention – wenn auch aus gegenteiligen Gründen – nicht unterschrieben haben; vielmehr lässt die Konvention auch über das verpflichtende Minimum hinausgehende Regelungen jedes Signatarstaats zu. Deshalb erscheint zumindest aus Gründen internationaler Vergleichbarkeit eine wechselseitige Annäherung verschiedener Interpretationen notwendig und durch internationale Zusammenarbeit sowie durch konkrete Ankerbeispiele auch möglich.

Beispiel 2

Ein Vergleich der Bewertungsstrategien von 21 Ethikkommissionen in 12 europäischen Ländern für eine deskriptive multinationale Prüfung der Behandlung mit Azetylcholinesterasehemmern bei leichter oder mittelgradig schwerer Alzheimer-Krankheit (ICTUS-Studie) deckte beachtliche Unterschiede auf. Die Bewertung der Studie variierte von der Beurteilung, dass es sich um eine »nicht experimentelle Studie« handele, bis zu der, dass sie eine Phase-IV-Prüfung sei. Die Autoren schlussfolgerten:»...the data suggest that there should be more consensus across the EU about which studies or interventions do and which do not require approval of an ethics committee« [36].

Diese Schlussfolgerung lässt auch erkennen, dass die deutschen Regeln insofern strenger als in anderen EU-Ländern sind, als eine solche Studie ein Votum der zuständigen Ethikkommission zwingend erfordert. Immerhin versucht die EU, Unterschiede in der Interpretation wichtiger Begriffe durch Illustration mit Ankerbeispielen als Interpretationshilfen im Erklärenden Bericht zum Zusatzprotokoll der Biomedizinkonvention zu minimieren, z. B. für minimale Risiken und Belastungen. Artikel 17 des Zusatzprotokolls hält fest, dass minimale Risiken und Belastungen »höchstens einen sehr leichten und vorübergehenden negativen Einfluss auf die Gesundheit der betreffenden Person« haben dürfen [12].

Mit den meisten der im Erklärenden Bericht (Nr. 97) gegebenen Beispiele kann man im Allgemeinen übereinstimmen [14]. Jedoch gibt es zu manchen Beispielen noch eine Diskussion wie etwa dazu, ob eine geringfügige Blutentnahme aus einer peripheren Vene – nicht im Rahmen der Versorgung, sondern als reine Forschungsintervention – mehr als ein minimales Risiko ist. Oder die psychische Belastung einer Magnetresonanztomographie mag bei einem klaustrophoben Patienten deutlich mehr als minimal sein. Dementsprechend hält Artikel 17 des Zusatzprotokolls fest, dass zur Beurteilung der Belastung eines Patienten eine Person seines speziellen Vertrauens hinzugezogen werden soll[12].

Somit wird die Entwicklung dahin gehen, Bedeutung, Inhalt und Grenzen wichtiger, aber unbestimmter Begriffe durch Ankerbeispiele zu illustrieren. Fachgesellschaften wie die Deutsche Gesellschaft für Psychiatrie, Psychotherapie und Nervenheilkunde (DGPPN), Deutsche Gesellschaft für Biologische Psychiatrie (DGBP), Arbeitsgemeinschaft für Neuropsychopharmakologie (AGNP), Deutsche Gesellschaft für Soziale Psychiatrie (DGSP) sollten solche Beispiele sammeln und in die internationale Diskussion einbringen. Die Zukunft muss zeigen, ob und inwieweit es möglich sein wird, praktikable Lösungen zu finden, den Inhalt eines Ausdrucks oder Prinzips zu erhalten und gleichzeitig spezielle nationale oder regionale normative Aspekte zu berücksichtigen.

Fazit

Es ist zu erwarten, dass unbestimmte Begriffe aus normativen Texten nicht verschwinden werden. Aber es ist zu hoffen, dass Fachgesellschaften sie durch Ankerbeispiele konkretisieren, um ihren Auslegungsspielraum zu begrenzen.

Literatur

1   Beecher HK (1966) Ethics and clinical research. N Engl J Med 274: 1354–1360
2   Brosteanu O, Houben P, Ihrig K, Ohmann C, Paulus U, Pfistner B, Schwarz G, Strenge-Hesse A, Zettelmeyer U (2009) Risk analysis and risk adapted on-site monitoring in noncommercial clinical trials. Clin Trials 6: 585–596
3   Carpenter WT, Gold JM, Lahti AC, Queern CA, Conley RR, Bartko JJ, Kovnick J, Appelbaum PS (2000) Decisional capacity for informed consent in schizophrenia research. Arch Gen Psychiatry 57 (6): 533–538
4   Chapman AR (2011) Addressing the ethical challenges of first-in-human trials. J Clinic Res Bioeth 2:113
5   Connell CM, Shaw B, Holmes SB, Forster NL (2001) Caregivers' attitudes toward their family members' participation in Alzheimer disease research: implications for recruitment and retention. Alzheimer Dis Assoc Disord 15: 137–145
6   Curtin F, Schulz P (2011) Assessing the benefit: risk ratio of a drug-randomized and naturalistic evidence. Dialogues Clin Neurosci 13: 183–190
7   Vries de R, Anderson M, Martinson B (2006) Normal misbehavior: scientists talk about the ethics of research. JERHRE 1: 43–50
8   Deutscher Bundestag (2004) Arzneimittelgesetz (AMG-04)(1976/2004) inkl. 12. Novelle. http://dip21.bundestag.de/doc/btd/15/031/1503164.pdf. Zugegriffen: 29.01.13
9   Dunn LB, Nowrangi MA, Palmer BW, Jeste DV, Saks ER (2006) Assessing decisional capacity for clinical research or treatment: a review of instruments. Am J Psychiatry 163: 1323–1334
10   Emanuel E, Wendler D, Grady C (2000) What makes clinical research ethical? JAMA 283: 2701–2711
11   Eriksson S (2012) On the need for improved protections of incapacitated and non-benefitting research subjects. Bioethics 26: 15–21
12   Europarat (2005) Additional protocol to the convention on human rights and biomedicine, concerning biomedical research (No. 195) (2005) (AD-05).http://www.coe.int/t/dg3/healthbioethic/Activities/02_Biomedical_research_en/195%20Protocole%20recherche20biomedicale%20e.pdf. Zugegriffen: 29.01.13
13   Europarat (1997) Convention for the protection of human rights and dignity of the human being with regard to the application of biology and medicine: convention on human rights and biomedicine (No. 164) (1997) (CHRB-97).http://conventions.coe.int/Treaty/en/Treaties/Html/164.htm. Zugegriffen: 29.01.13
14   Europarat (2011) Explanatory report – convention for the protection of human rights and dignity of the human being with regard to the application of biology and medicine: convention on human rights and biomedicine. http://conventions.coe.int/treaty/en/Reports/Html/164.htm. Zugegriffen: 29.01.13
15   Fisher CB, Kornetsky SZ, Prentice ED (2007) Determining risk in pediatric research with no prospect of direct benefit: time for a national consensus on the interpretation of federal regulations. Am J Bioeth 7: 5–10
16   Friedman A, Robbins E, Wendler D (2012) Which benefitsof research participation count as „direct"? Bioethics 26: 60–67
17   Gefenas E (2007) Balancing ethical principles in emergency medicine research. Sci Eng Ethics 13: 281–288
18   Glass KC, Binik A (2008) Rethinking risk in pediatric research. J Law Med Ethics 36: 567–576
19   Gurrera RJ, Karel MJ, Azar AR, Moye J (2007) Agreement between instruments for rating treatment decisional capacity. Am J Geriatr Psychiatry 15: 168–173
20   Hartmann M, Hartmann-Vareilles F (2012) Concepts for the risk-based regulation of clinical research on medicines and medical devices. Drug Information Journal 46: 545–554.http://dij.sagepub.com/content/early/2012/08/08/0092861512453574. Zugegriffen: 29.01.13
21   Heinrichs B (2007) Forschung am Menschen. Elemente einer ethischen Theorie biomedizinischer Humanexperimente. Walter de Gruyter, Berlin
22   Helmchen H (2002) Biomedizinische Forschung mit einwilligungsunfähigen Erwachsenen. In: Taupitz J (Hrsg) Das Menschenrechtsübereinkommen zur Biomedizin des Europarates – taugliches Vorbild für eine weltweit geltende Regelung? Springer, Berlin, S 83–115
23   Helmchen H (1998) Forschung mit nicht-einwilligungsfähigen Patienten. Berlin-Brandenburgische Akademie der Wissenschaften, Berichte und Abhandlungen 5: 9–30

24. Hüppe A, Raspe H (2011) Mehr Nutzen als Schaden? Nutzen- und Schadenpotenziale von Forschungsprojekten einer Medizinischen Fakultät – eine empirische Analyse. Ethik in der Medizin 23:107–121

25 Jeste DV, Palmer BW, Appelbaum PS, Golshan S, Glorioso D, Dunn LB, Kim K, Meeks T, Kraemer HC (2007) A new brief instrument for assessing decisional capacity for clinical research. Arch Gen Psychiatry 64:966–974

26 Knoepffler N (2008) Research: ethical norms for medical research on humans. Bundesgesundheitsblatt Gesundheitsforschung Gesundheitsschutz 51: 880–886

27 Kölch M, Ludolph AG, Plöner PL, Fangerau H, Vitiello B, Fegert JM (2010) Safeguarding children's rights in psychopharmacological research: ethical and legal issues. Curr Pharm Des 16: 2398–2406

28 Magnus D, Merkel R (2007) Normativ-rechtliche Grundlagen der Forschung an Nichteinwilligungsfähigen. In: Boos J, Merkel R, Raspe H, Schöne-Seifert B (Hrsg) Nutzen und Schaden aus klinischer Forschung am Menschen. Abwägung, Equipoise und normative Grundlagen. Deutscher Ärzte-Verlag, Köln

29 Maier W, Wagner M, Stingelin N (2013) Ethische Aspekte der molekulargenetischen Forschung. In: Helmchen H (Hrsg) Ethik psychiatrischer Forschung. Springer, Heidelberg

30 Manson NC, O'Neill O (2007) Rethinking informed consent in bioethics. Cambridge University Press, Cambridge

31 Mastwyk M, Ritchie CW, LoGiudice D, Sullivan KA, Macfarlane S (2002) Carers' impressions of participation in Alzheimer's disease clinical trials: What are their hopes? And is it worth it? Int Psychogeriatr 14: 39–45

32 McCall B (2012) UK announces strategy for regenerative medicine. The Lancet 379:1183

33 MRC, DH, MHRA (2011) Joint Project. Risk-adapted approaches to the management of clinical trials of investigational medicinal products.http://www.mhra.gov.uk/home/groups/l-ctu/documents/websiteresources/con111784.pdf. Zugegriffen: 29.01.13

34 Okai D, Owen G, McGuire H, Singh S, Churchill R, Hotopf M (2007) Mental capacity in psychiatric patients: systematic review. Brit J Psychiatry 191: 291–297

35 Okonkwo O, Griffith HR, Belue K, Lanza S, Zamrini EY, Harrell LE, Brockington JC, Clark D, Raman R, Marson DC (2007) Medical decision-making capacity in patients with mild cognitive impairment. Neurology 69: 1528–1535

36 Olde Rikkert MGM, van der Vorm A, Burns A, Dekkers W, Robert P, Sartorius N, Selmes J, Stoppe G, Vernooij-Dassen M, Waldemar G (2008) Consensus statement on genetic research in Dementia. Am J Alzheimers Dis Other Demen 23: 262–266

37 OLG Brandenburg (2010) Komplikationsrate von Risiken. Colloquio 652011.OLG Brandenburg, Az.: 12 U 196/09 (20.05.10)

38 Palmer BW, Dunn LB, Appelbaum PS, Mudaliar S, Thal L, Henry R, Golshan S, Jeste DV (2005) Assessment of capacity to consent to research among older persons with Schizophrenia, Alzheimer disease, or Diabetes Mellitus: comparison of a 3-item questionnaire with a comprehensive standardized capacity instrument. Arch Gen Psychiatry 62: 726–733

39 Parvizi J, Chakravarty R, Og B, Rodriguez-Paez A (2008) Informed consent: is it always necessary? Injury 39: 651–655

40 Rajczi A (2004) Making risk-benefit assessments of medical research protocols. J Law Med Ethics 32: 338–348

41 Resnik DB (2005) Eliminating the daily risks standard from the definition of minimal risk. J Med Ethics 31: 35–38

42 Resnik DB (2009) Review of rethinking informed consent in bioethics. Studies in Ethics, Law and Technology 3: 1–3

43. Rid A, Emanuel E, Wendler D (2010) Evaluating the risks of clinical research. JAMA 304: 1472–1479

44 Rid A, Wendler D (2011) A framework for risk-benefit evaluations in biomedical research. Kennedy Inst Ethics J 21: 141–179

45 Rosenbaum L (2012) How much would you give to save a dying bird? Patient advocacy and biomedical research. N Engl J Med 367: 1755–1759

46 Shah S, Whittle A, Wilfond B, Gensler G, Wendler D (2004) How do institutional review boards apply the federal risk and benefit standards for pediatric research? JAMA 291: 476–482

47 Simonsen S (2009) Acceptable risk and the requirement of proportionality in european biomedical research law. What does the requirement that biomedical research shall not involve risks and burdens disproportionate to its potential benefits mean? Dissertation, Norwegian University of Science and Technology (NTNU), Trondheim

48 Simonsen S (2012) Acceptable risk in biomedical research. European perspectives. Springer, Dordrecht

49 Sofaer N, Jafarey A, Lei RP, Zhang X, Wikler D (2007) Unconditional compensation: reducing the costs of disagreement about compensation for research subjects. East Mediterr Health J 13: 6–16

50 Tarini BA, Burke W, Scott CR, Wilfond BS (2008) Waiving informed consent in newborn screening research: balancing social value and respect. Am J Med Genet C Semin Med Genet 148C: 23–30

51 Taupitz J (2002) Das Menschenrechtsübereinkommen zur Biomedizin des Europarates. Springer, Berlin

52 Terwey JH (2007) Die Struktur ethisch relevanter Kategorien medizinischer Forschung am Menschen. Dissertation, Universität Göttingen

53 Vollmann J (2000) Einwilligungsfähigkeit als relationales Modell. Klinische Praxis und medizinethische Analyse. Nervenarzt 71: 709–714

54 Vollmann J (2000) »Therapeutische" versus »nicht-therapeutische" Forschung – eine medizinethische plausible Differenzierung? Ethik in der Medizin 12: 65–74

55 Welie SPK, Berghmans RLP (2006) Inclusion of patients with severe mental illness in clinical trials: issues and recommendations surrounding informed consent. CNS Drugs 20(1): 67–83

56 Wendler D (2008) Is it possible to protect pediatric research subjects without blocking appropriate research? J Pediatr 152: 467–470

57 Wendler D (2009) Minimal risk in pediatric research as a function of age. Arch Pediatr Adolesc Med 163: 115–118

58 Wendler D, Belsky L, Thompson KM, Emanuel EJ (2005) Quantifying the federal minimal risk standard: implications for pediatric research without a prospect of direct benefit. JAMA 294: 826–832

59 Wendler D, Emanuel EJ (2005) What is a „minor" increase over minimal risk? J Pediatr 147: 575–578

60 Wendler D, Krohmal B, Eanuel EJ, Grady C, Group E (2008) Why patients continue to participate in clinical research. Arch Intern Med 168: 1294–1299

61 Wendler D, Miller FG (2007) Assessing research risks systematically: the net risks test.J Med Ethics 33: 481–486

62 World Medical Association (2008) Declaration of Helsinki (1964/2008). http://www.wma.net/en/30publications/10policies/b3/index.html. Zugegriffen: 30.01.13

63 Zentrale Ethikkommission bei der Bundesärztekammer (1997) Stellungnahme »Zum Schutz nicht-einwilligungsfähiger Personen in der medizinischen Forschung". Dtsch Ärztebl 94: B811–B812

64 Helmchen H, Lauter H (1995) Dürfen Ärzte mit Demenzkranken forschen? Analyse des Problemfeldes Forschungsbedarf und Einwilligungsproblematik. Thieme, Stuttgart

Ethische Implikationen methodischer Vorgaben

Hanfried Helmchen

4.1 »Forschung« im Verhältnis zu »Versorgung«

Abgesehen von unterschiedlichen Definitionen von Forschung ist es wichtig zu erkennen, dass die Grenze zwischen Forschung und Versorgung verschwimmen kann und dass eine kategoriale Entscheidung Werte impliziert: Die Entscheidung, ein konkretes Vorgehen als Forschung zu definieren, erhöht das Schutzniveau für die teilnehmenden Patienten.

Beispiel: Werden Laborwerte bei einem multimorbiden und multimedizierten Demenzkranken erfasst, um eine unerwartete Verschlechterung als eine mögliche unerwünschte Arzneimittelwechselwirkung zu erkennen, dann ist dies eine ausschließlich dem individuellen Interesse dieses Patienten dienende Versorgungsintervention. Werden solche Laborwerte jedoch bei einer Gruppe dieser Patienten systematisch (z. B. standardisiert, prospektiv) gesammelt, dann kann dies als Forschung mit vorwiegend gruppenspezifischem Nutzen angesehen werden, die ein Votum der Ethikkommission erfordert.

Klinisch wichtiger ist die Fehlwahrnehmung, dass ein Patient Forschung als Versorgung verkennt, d. h. »to confuse the design and conduct of research with personalised medical care« [91], S. 253. Diese Situation wurde mit dem Ausdruck »therapeutic misconception« (TM) [4] belegt. Allerdings ist dieses Konzept in jüngster Zeit in eine kontroverse Diskussion geraten. So wurde behauptet, dass der Ausdruck »TM« die Annahme unterstütze, »that clinical trial participation disadvantages research participants as compared with receiving standard medical care« ([91], S. 253) und ebenso, dass einige seiner neueren Interpretationen »exaggerate the distinction between research and treatment« [71], S. 36. Jedoch wurden solche Vorwürfe durch die Inventoren des Konzepts eindeutig zurückgewiesen: »Our concerns about TM's impact on informed consent do not derive from the belief that research subjects have poorer outcomes than persons receiving ordinary clinical care. Rather, we believe that subjects with TM cannot give an adequate informed consent to research participation, which harms their dignitary interests and their abilities to make meaningful decisions... In the absence of empirical studies on the steps required to dispel TM and the impact of such procedures on subject recruitment,

it is premature to surrender to the belief that TM must be widely tolerated in clinical research« [3], S. 367. Eine Untersuchung dieser letztgenannten Autoren führte zu dem Schluss, dass »subjects often sign consents to participate in clinical trials with only the most modest appreciation of the risks and disadvantages of participation« [76], S. 1689.

Die ethische Konsequenz dieses Risikos ist die Notwendigkeit, sich zu vergewissern, dass Patienten als potenzielle Forschungsteilnehmer verstanden haben, was an den medizinischen Interventionen, die mit ihnen durchgeführt werden sollen, Forschung ist und was ihrer Behandlung und Versorgung dient. Denn hinsichtlich des Forschungsanteils könnte ihre Nutzen-Risiko-Einschätzung anders ausfallen als bezüglich ihrer Behandlung; damit könnten auch ihre Einwilligung oder Ablehnung sowie deren jeweilige Konsequenzen unterschiedlich ausfallen.

4.2 Wissenschaftliche Validität

Forschung muss methodisch einwandfrei durchgeführt werden, denn Forschung, die infolge unbegründeter oder ungeeigneter Fragestellung oder unzureichender Methodik keine gültigen Ergebnisse erbringen kann, ist per se unethisch, weil sie die Forschungsteilnehmer ungerechtfertigt Risiken und Belastungen aussetzt, also umsonst belastet.

4.3 Heilversuch und kontrollierte klinische Prüfungen

4.3.1 Heilversuch

Trotz einer langen und intensiven Diskussion gibt es verschiedene Definitionen des Heilversuches, von der behandlungsnahen Modifikation einer Standardtherapie im konkreten Individualfall bis zur forschungsnahen Wiederholung bei mehreren (3–6) Patienten [55]. Hier wird als Heilversuch – wie im Einführungskapitel ausgeführt – eine Behandlung verstanden, die zum Nutzen des individuellen Patienten von der zugelassenen Indikation abweicht (off label use), entweder als Anpassung an individuelle Besonderheiten, z. B. das Alter oder eine Überempfindlichkeit, oder als unübliche Abänderung der Standardbehandlung, z. B. weil die Standardbehandlung nicht verfügbar ist, oder auch »als letzte Möglichkeit« für einen ansonsten therapieresistenten Patienten, z. B. als Neulandoperation. Ethisch bedeutsam ist dabei eine rechtfertigende Nutzen-Risiko-Abwägung, und vor allem, dass der Patient über den experimentellen Charakter dieser Abweichung vom üblichen Behandlungsstandard aufgeklärt wird und versteht, sodass er begründet einwilligen kann. Ist der Patient nicht einwilligungsfähig, dann ist ganz besonders darauf zu achten, dass sich in das Therapieziel des Nutzens für den Patienten nicht auch fremdnützige Motive unreflektiert einschleichen.

Annemarie Heberlein [53] hat am historischen Beispiel der ersten Hirnoperation mit psychiatrischer Indikation (1888) durch den Psychiater Burckhardt aufgezeigt, wie hinter dem Therapieziel »Besserung der fremdgefährdenden Symptomatik« bei einer therapieresistenten und nichteinwilligungsfähigen Patientin auch fremdnützige Motive wie Erleichterung der Pflege und vor allem ein Erkenntnisinteresse wirksam waren. So kann im individuellen Heilversuch die auch beachtliche Risiken rechtfertigende Ausschließlichkeit des Nutzens einer Intervention für den Patienten durch ein fremdnütziges Erkenntnisinteresse durchlöchert werden. Dies wird bei Wiederholung des Heilversuches mit der gleichen Indikation bei anderen Patienten zunehmend wahrscheinlicher. Dementsprechend geht dann der individuelle Heilversuch in eine klinische Prüfung über, der eine Ethikkommission zugestimmt haben muss, in der Regel nach 3 individuellen Heilversuchen. Um diese unreflektierten Gefahren des individuellen Heilversuches deutlich zu machen, wurde die Kontrolle des bisher nicht EK-pflichtigen, sondern nur der »Kurierfreiheit« des Arztes unterliegenden »individuellen Heilversuches« durch eine EK vorgeschlagen [54].

4.3.2 Exkurs: Historische Entwicklung klinischer Prüfmethodik[1]

Schon das Altertum kannte Experimente zum medizinischen Erkenntnisgewinn, so mit Vivisektionen. Sie wurden zwar durch »erkenntnistheoretische Zwischenrufer« (Beobachtungen seien zu ungenau, keine Übertragbarkeit der Erkenntnisse auf den Menschen etc.) scharf kritisiert, aber

moralische Vorhaltungen spielten offenbar keine Rolle [116].

Wenn sich Galen zu Vivisektionen eher zurückhaltend äußerte, dann meinte er vor allem solche mit menschenähnlichen Primaten wie Rhesusaffen, da deren menschlich erscheinender Gesichtsausdruck bei Schmerzen für ihn kaum erträglich sei. Solche Zurückhaltung zeigte er jedoch nicht bei Vivisektionen von nichtmenschlichen Primaten. So hat er (nach seiner eigenen Beschreibung) mit öffentlicher Vivisektion von Schweinen die Bedeutung des Nervus laryngicus für die Stimmproduktion dadurch demonstriert, dass er diesen Nerv freilegte und mit einer Schlinge unterband. Reagierte das Schwein vorher auf Schläge mit starkem Schreien, so verstummte es nach der Unterbindung und erstaunte die Menschen noch mehr, wenn das Schwein nach Lösung der Unterbindung auf Schläge wieder zu schreien begann. Aber das gehörte wohl mehr zu einer »Kultur des Erstaunens« [116], zu deren Hervorbringung auch die theaterähnliche Inszenierung solcher öffentlicher Vivisektionen (ebenso wie Tieropfer und Gladiatorenkämpfe) gehörte.

Tierversuche als Erkenntnismittel wurden systematisch jedoch erst mit Beginn der Neuzeit entwickelt, als sich die Medizin vom scholastisch-dogmatischen Denken des Mittelalters zu lösen begann und sich seit dem 16. Jahrhundert zunehmend auf die konkrete Anschauung mittels empirischer Untersuchungen stützte.

So hat Andreas Vesalius (1514–1564) die unzutreffende, weil nur aus einzelnen Tierversuchen begründete Vorstellung Galens vom menschlichen Körper durch die (allein zulässige) Sektion der Leichen gehängter Verbrecher überwunden und die Anatomie des Menschen begründet. William Harvey (1578–1657) hat nicht nur den Blutkreislauf im Tierversuch entdeckt, sondern seine Entdeckungen jeweils erst nach Kontrollversuchen akzeptiert. Albrecht von Haller (1708–1777) beschrieb dieses Grundprinzip des physiologisch-experimentellen Arbeitens mit der Feststellung: »Es darf nie ein Versuch oder eine Behandlung nur ein einziges Mal angestellt werden und es läßt sich die Wahrheit niemals anders als aus dem unveränderlichen Erfolg wiederholter Erfahrungen erkennen.« (A. v. Haller 1759)

In die klinische Medizin begannen diese Erkenntnisse und Methoden jedoch erst allmählich einzudringen. So wurde die methodologische Bedeutung der ersten Anwendung einer experimentellen Kontrollbedingung bei einem Versuch mit Menschen von den Zeitgenossen nicht erkannt.

Der englische Schiffsarzt James Lind (1716–1794) führte 1747 nach der Lektüre unzähliger und unbrauchbarer Behandlungsvorschläge gegen Skorbut, der damals häufigsten Krankheit der Seeleute, eine eigene Untersuchung durch: Je

---

1 In diesem Abschnitt stütze ich mich wesentlich auf den Beitrag von Rolf Winau »Vom kasuistischen Behandlungsversuch zum kontrollierten klinischen Versuch« [124].

4

2 von insgesamt 12 etwa gleich schwer an Skorbut erkrankten Seeleuten erhielten zu ihrer üblichen Verpflegung verschiedene Zusätze wie Essig oder Cider oder Pomeranzen und Limonen. Er fand die Pomeranzen und Limonen als »die wirksamsten Mittel wider diese Krankheit«. Dass der Gebrauch von Zitronensaft gegen Skorbut jedoch erst 1795 für die britische Marine angeordnet wurde, zeigt, wie schwer es war, diese auf der Beobachtung und Erhebung von quantitativen Daten beruhende Erkenntnis gegen die noch vorherrschenden pathophysiologischen Spekulationen in der Praxis durchzusetzen [111].

Die Wiederholung von Versuchen, die Änderung der Versuchsanordnung zur Kontrolle von äußeren Einflüssen und Zufällen und schließlich die Untersuchung am Menschen selbst wurden als leitende Prinzipien der experimentellen Pharmakologie im letzten Drittel des 18. Jahrhunderts erkannt.

Johann Friedrich Gmelin (1748–1804) betonte in der ersten zusammenfassenden Darstellung über das Vorgehen bei der Prüfung unbekannter Wirkstoffe 1776, dass neben der Prüfung an Verbrechern der Selbstversuch (»an unserem eigenen Leibe«) stehen müsse. Zehn Jahre später schrieb Georg Friedrich Hildebrandt (1764–1816) »Ohne gehörig und öfters angestellte Versuche am menschlichen Körper lässt sich weder durch analogisches Raisonnement, noch durch Versuche außer dem organisierten Körper, oder an Thieren, etwas mit Gewißheit von der Wirksamkeit eines Dinges im menschlichen Körper behaupten«. 1799 schließlich fasste Johann Christian Reil (1759–1813), der auch das in Deutschland erste psychiatrische Lehrbuch schrieb [101], in seinem »Beitrag zu den Principien einer künftigen Pharmakologie« den Stand der methodologischen Kenntnis zum Humanexperiment zusammen (zit. [124]):

— Der Beobachter muss kritisch und objektiv sein.
— Die Versuchsbedingungen bei Reihenversuchen müssen stets gleich sein.
— Beim klinischen Versuch soll der Zustand der Kranken möglichst gleich sein.
— Die Versuche müssen oft wiederholt werden.
— Die Arznei muss im klinischen Versuch allein, ohne andere Medikamente gegeben werden.
— Die Wirkungen der Arzneimittel müssen speziell und nicht zu allgemein angegeben werden.

— Die Wirkungen der Arzneimittel müssen entweder unmittelbar erkennbar sein oder zumindest eindeutig aus dem Versuch gefolgert werden können.

Aber erst um die Mitte des 19. Jahrhunderts tauchte der Gedanke des systematischen Gruppenvergleichs, d. h. Versuchsbehandlung gegen Standardbehandlung, auf. Dabei wurden trotz einer großen Zahl von Humanexperimenten auch jetzt ethische Fragen kaum thematisiert. Man beließ es bei allgemeinen Hinweisen auf den Wert des menschlichen Lebens und das Verbot von Versuchen ohne strenge Indikation. Immerhin wurden Versuche mit Gefangenen moralisch verurteilt: »Mit Missethätern Versuche anzustellen … gestattet die fortschreitende Humanität der Zeit nicht« (Marx 1827/29, zit. [124], s. Kapitel 1.2b, S. 23f.). Hugo P. F. Schulz (1853–1932) betonte als einer der ersten am Anfang des 20. Jahrhunderts die Notwendigkeit der Freiwilligkeit der Versuchsperson. In den letzten 80 Jahren schließlich wurde mit der Randomisierung, der Blindtechnik und der Placebokontrolle die Methodik der heute als Goldstandard angesehenen kontrollierten klinischen Prüfung entwickelt.

Paul Martini führte 1932 mit seiner »Methodenlehre der therapeutischen Untersuchung« u. a. die Blindtechnik zur Kontrolle subjektiver Einflüsse auf das Versuchsergebnis ein [84]. Henry Knowles Beecher erkannte mit seiner Publikation »The powerful placebo« (1955) die Bedeutung der bis dahin eher geringschätzig beurteilten Placebowirkung als wichtige Möglichkeit zur Kontrolle subjektiver Einflüsse [6], insbesondere der Verblindung auch des behandelnden Arztes bzw. Forschers (doppelter Blindversuch), die im gleichen Jahr auch von Artur Jores propagiert wurde [66]. Zur Kontrolle objektiver Einflüsse wurden Verfahren der Zufallszuteilung zu den Vergleichsgruppen (Randomisierung) entwickelt [46]. Arzneimittelzulassungsbehörden wie die FDA fordern bis heute trotz mancher kritischer Einschränkung [14] den randomisierten kontrollierten klinischen Versuch zum Nachweis der Wirksamkeit einer Behandlung (FDA).

4.3.3 Equipoise

Beim randomisierten klinischen Versuch werden die Studienteilnehmer zufallsgesteuert auf die Indexgruppe mit der zu prüfenden Intervention und die Kontrollgruppe mit der Standardintervention verteilt. Diese Methodik soll die forschungsethisch notwendige Qualität der Forschung sichern, birgt jedoch das Risiko, dass eine der zu vergleichenden Gruppen nicht die arztethisch erforderliche bestmögliche Therapie erhält. Da Equipoise die beiden ethischen Prinzipien miteinander »zu versöhnen« sucht, hat das Equipoise-Kriterium in den 1990er Jahren erhebliche Bedeutung erlangt.

»Equipoise ist erfüllt, wenn« (in der Gruppe der Experten bzw. der scientific community) »eine echte Unsicherheit in Bezug auf die in der RCT untersuchte Frage besteht und auf der Grundlage des bisher verfügbaren Vorwissens alle Studienarme die gleiche Nutzenerwartung für die untersuchten Studienteilnehmer aufweisen (ehrliche Nullhypothese). Zudem sollte jeder Studienteilnehmer entweder mit der besten verfügbaren Standardtherapie versorgt werden oder mit einer Behandlung, die als in klinischer Hinsicht nach bestem Wissen gleichwertig angesehen werden kann (Prinzip der bestmöglichen Behandlung)« (womit das Equipoise-Kriterium als moralische Voraussetzung randomisierter klinischer Prüfungen angesehen wird [118] und es »... erlaubt eine wesentlich genauere Einschätzung des Nutzens medizinischer Forschung als die bisherige allgemeine Nutzen-Risiko-Abwägung.« [81].

Ist also z. B. eine wirksame Therapie vorhanden, dann wird die Index-/Testgruppe mit einer Gruppe verglichen, die mit dieser bereits bekannten und eingeführten Standard-Therapie behandelt wird. Der einzelne Kranke hat dabei sowohl in der Testgruppe mit der neuen Therapie als auch in der Vergleichsgruppe mit der bewährten Therapie (aktive Kontrolle) Chancen und Risiken: in der Testgruppe die Chance einer wirksameren, d. h. schneller oder stärker wirkenden oder nebenwirkungsärmeren Behandlung, aber auch das Risiko einer weniger wirksamen und nebenwirkungsreicheren Therapie. In der Vergleichsgruppe hat der Patient den Vorteil (Nutzen), dass eine bewährte und (oft auch) geprüfte Therapie zur Anwendung kommt, aber das Risiko, dass er eine neue, stärker oder schneller wirksame oder nebenwirkungsärmere Therapie nicht erhält.

Während die Deklaration von Helsinki 1996 in Artikel II.3 noch verlangte, dass in klinischen Studien »every patient ... should be assured of the best proven diagnostic or therapeutic method« formulierte die Revision von 2000 in Artikel 29 etwas weicher »... a new method should be tested against those of the best current prophylactic, diagnostic and therapeutic methods.« [12], [126]

Wenn somit die Chancen von Risiko und Nutzen zwischen der Test- und Vergleichsgruppe in etwa symmetrisch verteilt sind, dann ist die damit gegebene Unsicherheit über den Ausgang als Voraussetzung für die ethische Vertretbarkeit der Prüfung erfüllt. Anderenfalls wäre sie ethisch fragwürdig, da das ethische Prinzip des Gleichgewichts (Equipoise) verletzt würde [26], [28].

Dieses Equipoise-Kriterium wurde in den letzten Jahren mit verschiedenen Argumenten stark kritisiert, kontrovers diskutiert und eingehend analysiert [57]:

Die mit dem Equipoise-Kriterium versuchte Versöhnung des forschungsethischen Prinzips der ehrlichen Nullhypothese mit dem arztethischen Prinzip der bestmöglichen Behandlung stelle eher eine (die therapeutische Fehlwahrnehmung befördernde) Konfusion beider keineswegs bedeutungsgleichen Prinzipien dar; es sei zudem einerseits unvernünftig restriktiv und verhindere gut begründete und notwendige Forschung, werde aber andererseits »seinem eigenen Anspruch, zentrale Prinzipien ärztlicher Ethik bei der Forschung zu verbürgen, nicht gerecht« [57], [89], [90]. Deshalb haben Wendler und Miller (2007) sich auf die forschungsethische Begründung konzentriert und den Net-risk-Test entwickelt, mit dem die ethische Vertretbarkeit von Forschung nur mit dem Netto-Nutzen (ausschließlich schwerer Risiken: »risks of substantial harm, including severe discomfort«) für die Forschungsteilnehmer begründet wird [119]. Veatch verzichtet ganz auf das Equipoise-Kriterium, indem er das Gewicht auf die subjektiv-idiosynkratische rationale Entscheidung des voll informierten und einwilligungsfähigen potenziellen Studienteilnehmers legt [115]. London (2007) hingegen vertritt weiterhin die Notwendigkeit, auch im Forschungskontext dem Forschungsteilnehmer die bestmögliche Behandlung zukommen zu lassen, begründet sie jedoch nicht arztethisch, sondern (in Anlehnung an die Rawls'sche Argumentation) sozialethisch mit dem Schutz von Basisinteressen jedes Menschen: »Therapeutische Maßnahmen sind zur Wahrung der Basisinteressen strikt geboten, nichttherapeutische Maßnahmen werden aufgrund persönlicher Interessen freiwillig gewählt.« [79]. Somit werden bei London »... die moralischen Intuitionen, die der Equipoise zugrunde liegen, in einen größeren sozialethischen Begründungskontext eingeordnet. Die Plausibilität seines Ansatzes ist letztlich daran gebunden, ob die von ihm angeführte Grundgüterkonzeption sozialer Gerechtigkeit eine akzeptable Gerechtigkeitstheorie darstellt oder nicht.« (zit. [57], S. 74). Insgesamt ist in der klinischen Forschung ein Trend zu erkennen vom arztethisch begründeten fürsorglich-paternalistischen Schutz des Forschungsteilnehmers zur stärker selbstbestimmten Teilnahme von Patienten an einer ethisch basierten Ausweitung der Forschung.

4.3.4 Kontrollgruppen, das Placeboproblem

Ethische Probleme mit der Kontrollgruppe in kontrollierten klinischen Studien können am Beispiel placebokontrollierter Prüfungen von Psychopharmaka exemplarisch dargestellt werden. Sie sind am eingehendsten untersucht worden und zu dem Ergebnis gekommen, dass eine Placebokontrolle nur dann ethisch vertretbar ist, wenn für den infrage stehenden behandlungsbedürftigen Krankheitszustand keine Standardtherapie vorhanden ist. Die »Klarstellung« des Weltärztebundes zu Artikel 29 der 5. Revision der Deklaration von Helsinki (Edinburg 2000) [127] hatte jedoch eine sehr kontroverse Diskussion der Frage intensiviert, wie methodisch zwingend und ethisch vertretbar Placebokontrollen bei der Prüfung neuer Arzneimittel sind, wenn eine wirksame Standardtherapie vorhanden ist. Pro- und Kontra-Argumente dieser Diskussion werden hier dargestellt und hinsichtlich Schizophrenien, Depressionen und »minorer« psychischer Störungen konkretisiert. Es wurden Kriterien entwickelt, die eine eigenständige Beurteilung jeder einzelnen Prüfung erleichtern sollen. Solche Kriterien werden zudem als erforderlich angesehen, da normgebende Institutionen wie einerseits die für die Arzneimittelzulassung zuständigen Behörden

FDA und EMA und andererseits europarechtlich relevante Regelungen wie das Zusatzprotokoll zur Biomedizinkonvention des Europarates im Hinblick auf Placebokontrollen nicht übereinstimmen.

Die kontrollierte klinische Prüfung auf Wirksamkeit und Sicherheit eines neuen Arzneimittels

Hypothesen über neue Wirkungen von bekannten Arzneimitteln werden empirisch aus klinischen Beobachtungen und solche über erhoffte Wirkungen neuer Arzneimittel aus Tierversuchen und zunehmend mehr auch theoretisch aus computersimulierten Molekülstrukturen entwickelt.

Oft sind klinische Beobachtungen Zufallsbeobachtungen aufmerksamer Kliniker, wie etwa die der stimmungsaufhellenden Wirkung des Antituberkulotikums Iproniazid, die zur Entwicklung der antidepressiven MAO-Hemmer führte oder bei Anwendung eines bekannten Arzneimittels außerhalb seiner zugelassenen Indikation oder Dosierung, z. B. die neuroleptische Wirkung des Antihypertensivums Reserpin, oder bei Prüfung eines neuartigen Arzneimittels unter anderer Fragestellung, so die antidepressive Wirkung des ursprünglich als Neuroleptikum geprüften Imipramins.

So generierte Hypothesen werden dann in klinischen Versuchen geprüft. Deren methodischer Goldstandard ist trotz kritischer Bedenken [14] derzeit die kontrollierte klinische Prüfung. Dabei werden unbekannte objektive Einflüsse durch die Zufallszuteilung (Randomisierung) der Patienten auf die Index- oder Verum- (auch Test-)Gruppe mit der zu prüfenden Intervention und auf die Kontroll- oder Vergleichsgruppe kontrolliert, subjektive Einflüsse durch Verblindung und/oder die Gabe eines Placebos.

Bei der einfachen Blindtechnik wird der Proband nur darüber aufgeklärt, dass er entweder der Indexgruppe oder der Kontrollgruppe zugeteilt wird, nicht aber darüber, welcher der beiden Gruppen er angehören wird. Bei der Doppelblindtechnik erfährt auch der behandelnde Arzt nicht, welcher Gruppe der Proband angehört. Diese Blindbedingung kann aber dann durchlöchert werden, wenn sich die Wirkungen oder insbesondere Nebenwirkungen der verabreichten Substanzen in beiden Gruppen deutlich unterscheiden. Deshalb soll die Blindtechnik durch die Ex-post-Einschätzung der Gruppenzugehörigkeit durch Probanden wie Ärzte komplettiert werden. Auch muss sichergestellt sein, dass – etwa bei unerwünschten Wirkungen – die Blindheit des Arztes jederzeit durchbrochen werden kann.

Ein Placebo (lat.: ich werde gefallen) ist eine pharmakologische, physikalische oder psychologische Intervention ohne spezifische Wirksamkeit [59]. Aber es hat eine unspezifische und gelegentlich sogar ausgeprägte Wirkung, den Placebo-Effekt. Er ist an die (auch hirnphysiologisch durch Aktivierung des vorderen Cingulums unterlegte [131]) Überzeugung von der Wirksamkeit der Intervention gebunden. Ob bei Anwendung einer spezifisch unwirksamen Intervention in der Kontrollgruppe noch von Placebokontrolle gesprochen werden kann, wenn der Patient über die Möglichkeit aufgeklärt wird, dass er infolge der Randomisierung dieser Kontrollgruppe zugeordnet werden könnte, wird ebenso bezweifelt [9] wie, dass der Placebo-Effekt an Täuschung gebunden ist [25]. Der Placebo-Effekt kann auch mit spezifisch wirksamen Interventionen verbunden sein. Hat das Mittel/Maßnahme eine spezifische Wirkung, die aber für den konkreten Fall irrelevant ist oder durch eine bewusst unterhalb der therapeutischen Schwelle gewählte Dosierung nicht spezifisch wirksam werden kann, spricht man von einem Pseudoplacebo [121]. Die den Placebo-Effekt bedingende Überzeugung kann bei negativem Vorzeichen, z. B. von der Schädlichkeit der Maßnahme, auch unerwünschte (Nocebo-)Wirkungen hervorrufen, z. B. nach Aufklärung über Nebenwirkungen eines Arzneimittels [105]. Zusammengefasst kann ein Patient in der therapeutischen Praxis von einer Placeboanwendung einen in der Regel nur subjektiven Nutzen haben, in erster Linie bei Schmerzzuständen [59].

Methodische Fragen der Placebokontrolle

Die Kontrollgruppe erhält entweder
1. die Standardtherapie allein (»aktive Kontrolle«) oder
2. die Standardtherapie kombiniert mit Placebo (»add-on«) oder
3. nur Placebo.

Ad 1.: Im Falle aktiver Kontrolle wird entweder auf Überlegenheit (superiority) des Prüfmedikaments gegenüber dem Standardarzneimittel oder auf Gleichheit von Prüf- und Standardarzneimittel geprüft, wobei methodisch-statistisch die Prüfung auf Gleichheit (Äquivalenz) von derjenigen auf Nichtunterlegenheit (non-inferiority) zu unterscheiden ist [43]. Prüfung auf Überlegenheit ist die wünschenswerte Strategie, um Patienten nur mit der Prüfung eines neuen Arzneimittels zu belasten, dessen Wirksamkeit deutlich über die der bisherigen Standardtherapie hinauszugehen verspricht

[7], [48], [56]. Das ist umso sinnvoller, je schwächer oder fraglicher wirksam die Standardtherapie ist, die zudem bei dieser Prüfanordnung den Patienten der Kontrollgruppe nicht vorenthalten werden muss. Dagegen ist eine Prüfung auf Gleichheit eines neuen mit einem bekannten Arzneimittel nur bei wissenschaftlich gesichertem Nachweis der Wirksamkeit der Standardtherapie beweiskräftig. Da aber nicht alle empirisch eingeführten Therapien nach aktuellen Kriterien wissenschaftlich auf Wirksamkeit und Sicherheit geprüft sind, ist eine Standardtherapie für Vergleiche nur begrenzt verwertbar. Denn sonst könnte bei Nachweis der Gleichheit des Prüfmedikaments mit einem wenig oder nicht wirksamen Standardmedikament ein ineffektives Arzneimittel zugelassen werden.

Daraus wird abgeleitet, dass die Prüfung eines neuen Arzneimittels mit gleicher Indikation nicht gegen eine Standardtherapie, die nur erfahrungsgeleitet oder nicht überzeugend oder nur in Art und Umfang einer Placebobehandlung wirksam ist, kein sicheres Ergebnis erbringen kann und deshalb placebokontrolliert geprüft werden müsse.

§ 33a der seit dem 01.01.2000 gültigen neuen Fassung des Sozialgesetzbuches V (SGB V) [23] »verlangt als Voraussetzung, daß Arzneimittel zu Lasten der gesetzlichen Krankenversicherung verordnet werden können, den Beleg eines mehr als geringfügigen therapeutischen Nutzens, gemessen am Ausmaß des erzielbaren therapeutischen Effektes... Dieser Beleg der klinischen Relevanz anhand der absoluten Effektstärke setzt den Vergleich gegen Placebo voraus... Der Placebovergleich ... ist notwendig, da eine klinische Wirksamkeitsprüfung nur dann ethisch vertretbar ist, wenn sie sich der nach dem Stand der Wissenschaft optimalen Methodik bedient.« [47]

Ad 2.: Das Add-on-Verfahren ist ein Weg, trotz Placebogabe den Patienten der Kontrollgruppe die Standardtherapie nicht vorzuenthalten; es besteht darin, das Prüfpräparat mit einem Placebo auf der Basis der Standardtherapie in Kontroll- wie Indexgruppe zu vergleichen, also Prüfpräparat oder Placebo der in beiden Gruppen gegebenen Standardtherapie hinzuzufügen. Das Add-on-Verfahren ist allerdings bei möglichen Wechselwirkungen zwischen Standard- und Prüftherapie zwar für die Kombination von Verum und Standard, nicht immer aber auch für das Verum allein aussagekräftig, vor allem dann nicht, wenn Prüf- und Standardme-

4

dikament miteinander interagieren, z. B. wechselseitig kompetitive Wirkungsmechanismen haben.

Ad 3.: Das Verfahren der reinen Placebokontrolle kann zwar die methodisch sichersten Ergebnisse liefern, z. B. nicht nur den Nachweis der Wirksamkeit und/oder Sicherheit eines neuen Arzneimittels, sondern auch deren absolute Effektstärke. Es ist aber auch das ethisch problematischste Verfahren dann, wenn es kranken Probanden eine wirksame Therapie vorenthält.

Um bewerten zu können, welche Prüfstrategie welche Fragestellung am effizientesten zu beantworten vermag und zugleich ethisch vertretbar ist, muss eine Ethikkommission wissen, welche Differenz (Delta) des jeweils zu untersuchenden Effektes (»endpoint«, z. B. Wirksamkeit, unerwünschte Wirkungen, Compliance) zwischen Test- und Standardgruppe mindestens festgestellt werden muss, um als klinisch relevant angenommen werden zu können und weiterhin, wie Fehler der 1. Art, d. h. unzutreffende Ablehnung der Nullhypothese gleicher Wirksamkeit, und solche der 2. Art, d. h. unzutreffende Annahme der Nullhypothese, vermieden werden sollen. Ebenfalls ist für die Bewertung zu wissen wichtig, welche Stichprobengrößen aus diesen Vorgaben als erforderlich errechnet und praktisch realisiert werden sowie nicht zuletzt, mit welcher Standardtherapie in welcher Dosierung die neue Intervention verglichen werden soll.

Das ethische Problem der Placebokontrolle

Der Vergleich der Index-Gruppe mit der Standardtherapie-Gruppe ist ethisch vertretbar, wenn der einzelne Kranke dabei sowohl in der Testgruppe mit der neuen Therapie als auch in der Vergleichsgruppe mit der Standard-Therapie (aktive Kontrolle) gleiche Chancen und Risiken hat: Equipoise (► Abschn. 4.3.3).

Dieser Vergleich kann sowohl auf Gleichheit wie auch auf Überlegenheit durchgeführt werden. Obwohl die Prüfung auf Superiorität die klinisch sinnvollste wäre [48], [49], [56], wird sie in praxi kaum verfolgt oder gar vermieden. Explizit werden dafür vor allem methodische Gründe, z. B. das Erfordernis sehr großer Stichproben mit unnötiger Patientenbelastung angeführt; implizit kommen aber auch ökonomische Überlegungen zum Zuge, da die Risiken eines negativen Ergebnisses bei

Prüfung auf Gleichheit oder Nichtunterlegenheit geringer sind als bei einer Prüfung auf Überlegenheit [49]. Zudem fordern die Zulassungsbehörden in vielen Ländern den Nachweis der Überlegenheit eines Versuchsmedikamentes gegenüber Standardmedikamenten nicht. So verzichtet die europäische Zulassungsbehörde EMA darauf, weil der Nachweis von Überlegenheit die Entwicklung von zwar gleich gut wirksamen, aber besser verträglichen Substanzen nicht erlaube, dies aber ein wichtiger medizinischer Fortschritt sein könne [30].

Ist jedoch keine Therapie mit nachgewiesener Wirksamkeit bekannt, dann würde eine Placebokontrolle dem Prüfpatienten eine wirksame Therapie nicht vorenthalten, sodass eine neue Therapie gegen eine Placebotherapie geprüft werden kann. Diese Position wurde 2001 in einer Pressemitteilung des Weltärztebundes zur 5. Revision der Deklaration von Helsinki noch einmal bestätigt: »The new guideline calls for the prudent use of placebo in research trials, advising that placebo should only be used in cases where there was no proven therapy for the condition under investigation« [127]. Analog ist eine Placebokontrolle ethisch auch vertretbar, wenn

— eine Therapie mit nachgewiesener Wirksamkeit bei einer bestimmten Patientenpopulation nur fraglich wirkt oder unwirksam ist, also bei echter Therapieresistenz,
— eine Therapie bei bestimmten Populationen, z. B. solchen mit spezifischen allergischen oder metabolischen Störungen, besondere Gefahren aufweist,
— eine Therapie wegen eines hohen Risikos schwerwiegender Nebenwirkungen problematisch ist und andere wirksame und verträglichere Therapien nicht vorhanden sind.

Gegenüber diesen ethisch in der Regel unproblematischen Indikationen für eine Placebokontrolle gibt es nun aber Fragestellungen, bei denen trotz des Vorhandenseins einer wirksamen Therapie eine Placebokontrolle als methodisch notwendig angesehen wird und deshalb die Risiken der Vorenthaltung einer wirksamen Therapie durch eine Placebokontrolle gegen die Qualität des Wirksamkeitsnachweises differenzierter abgewogen werden müssen.

Öffentlich heftig als unethisch kritisierte placebokontrollierte Prüfungen einer Prophylaxe der Infektionsübertragung von HIV-infizierten Müttern auf ihre ungeborenen Kinder in Entwicklungsländern [20], [80] und bei schizophrenen Patienten in den USA trotz vorhandener aktiver Standardtherapien [13], [109] brachten diese Diskussion in Gang [44] und führten bereits 2000 zu einer gewissen Öffnung auch in Europa [30], [65], [75], aber erst 2002 zur Note of Clarification, die einer ethischen Rechtfertigung solcher Studien die Tür öffnete – »articulated by the leadership of both the U.S. Office of Human Research Protections and the Food and Drug Administration« [12], [29], [109].

Die 2002 vom Weltärztebund angenommene Note of Clarification der Helsinki-Deklaration hat jedoch für Unklarheit gesorgt. Denn die damit von US-amerikanischer Seite initiierte Abkehr von dem noch ein Jahr zuvor festgehaltenen Prinzip (s. o.) hält Placebokontrollen auch bei Vorhandensein einer wirksamen Therapie unter eng definierten Bedingungen nun doch für ethisch vertretbar.

>> However, at its Council meeting the WMA agreed there were circumstances where a trial might be ethically acceptable even if proven therapy was available. The meeting confirmed these circumstances in a formal note of clarification. These were: where for compelling and scientifically sound methodological reasons its use was necessary to determine the efficacy or safety of a prophylactic, diagnostic or therapeutic method; or where a prophylactic, diagnostic or therapeutic method was being investigated for a minor condition and the patients who received placebo would not be subject to any additional risk of serious or irreversible harm.« [127]. Ähnlich formuliert CIOMS in Guideline 11: »If, however, an effect of using a placebo would be to deprive subjects in the control arm of an established effective intervention, and thereby to expose them to serious harm, particularly if it is irreversible, it would obviously be unethical to use a placebo« [15]. Auch im Zusatzprotokoll zur Biomedizinkonvention wird die Unterlassung einer wirksamen Behandlung an die Bedingung ihrer Vertretbarkeit gebunden. **<<**

Die »Klarstellung« hat zu einer umfassenden, intensiven und kontroversen Debatte zwischen Vertretern einer »placebo orthodoxy« und einer »active control orthodoxy« [31] geführt, die von strikter Ablehnung bis zu vorsichtiger Zustimmung reicht.

Die Harvard-Autoren Michels und Rothman »suggest that the FDA's arguments defending their practice are insufficient to justify medical research that violates the Declaration of Helsinki« [88]. Der deutsche Medizinrechtler Taupitz empfiehlt: »Die deutsche Praxis sollte … der Klarstellung … nicht folgen«, da sie »bedeutet, dass das Risiko eines schweren oder irreversiblen Nachteils dann eingegangen werden darf, wenn zwingende methodische Gründe dies erforderlich machen« [108]. In Art. 23, Nr. 3 des EU-Zusatzprotokolls zur »Biomedizinischen Forschung« [35] wird der Gebrauch von Placebokontrollen nur unter einer der beiden herkömmlichen Bedingungen erlaubt, nämlich dass i) keine wissenschaftlich evaluierte Therapie bekannt ist, oder ii) Aussetzung oder verzögerter Einsatz einer Standardtherapie kein unakzeptables Risiko oder keine unakzeptable Belastung birgt. Janet Darbyshire, director of the Medical Research Council's clinical trials unit in London, sagte: »It is still not very clear, but at least it does clarify that using a trial with a no treatment group, who are taking a placebo, is no longer completely unacceptable.« [41]. Die in dieser Frage tonangebenden amerikanischen Autoren fassen ihre Analyse dahingehend zusammen: »The Helsinki Clarification constitutes an important advance in international approaches to placebo use, requiring protocol-by-protocol judgements on complex issues of clinical research ethics. When operationalized, it provides review boards with a useful methodology for reaching determinations on the appropriateness of placebo controls in particular studies.« [12]. Entsprechend wenden sich die NIH-Autoren Emanuel und Miller gegen absolute Positionen und argumentieren für einen Mittelweg, da »both views discount the ethical and methodological complexities of clinical research. In this essay, we argue that placebo-controlled trials are permissible when proven therapies exist, but only if certain ethical and methodological criteria are met.« [31]

Die wichtigsten Argumente dieser Diskussion werden im folgenden Abschnitt dargestellt.

Argumente Pro und Kontra Placebokontrollen

Da der Einsatz von Placebo bei Forschungsuntersuchungen mit Menschen unter der Voraussetzung als ethisch vertretbar angesehen wird, dass keine wirksame Behandlung existiert und die Probanden davon keinen nachhaltigen Schaden oder ernsthaften Nachteil zu erwarten haben und zudem in diese Kontrollbedingung nach entsprechender umfassender Aufklärung eingewilligt haben, beschränken sich die folgenden Argumente auf die ethisch kontroverse Frage, ob potenziell neue Arzneimittel auch dann gegen Placebo geprüft werden dürfen, wenn wirksame Standardbehandlungen für die infrage stehende Indikation vorhanden sind.

Für die Bewertung dieser Argumente ist von Bedeutung,

- wie wirksam und wie verträglich die Standardtherapie ist, d. h. ob sie überzeugend oder nur marginal über die Placebo-Response-Rate hinaus wirkt,
- ob sie wissenschaftlich eindeutig erwiesen oder nur erfahrungsgeleitet etabliert ist,
- ob sie kausal oder nur symptomatisch wirkt [109],

weiterhin

- wie schwer der Krankheitszustand ist, d. h. ob er lebensgefährlich ist und/oder voranschreitet (womöglich bis zur Chronifizierung oder gar Irreversibilität),
- ob und in welchem Ausmaß er (funktional oder sozial) behindert oder
- ob er (auch spontan) vorübergeht, und schließlich
- wie schädlich die Vorenthaltung einer wirksamen Therapie ist, d. h. wie wahrscheinlich das Risiko von reversiblen oder irreversiblen Schäden oder Nachteilen (z. B. Auftreten von Rezidiven oder Suiziden) ist.

Insgesamt besteht Bedarf an vertiefter ethischer Analyse und empirischer Prüfung sowie Operationalisierung von Nutzen und Risiken bei Anwendung von Placebokontrollen [69], [70] (▶ Abschn. 3.1, »Nutzen-Risiko-Bewertung«).

Pro-Argumente

Der Nachweis von Wirksamkeit und Sicherheit neuer Arzneimittel muss auf dem methodisch sichersten Niveau durchgeführt werden. Denn Prüfungen, die aus methodischen Gründen nicht in der Lage sind, stringente Aussagen über die Wirksamkeit eines neuen Arzneimittels zu erlauben, sind ethisch nicht zu rechtfertigen (Position der Kanadischen Psychiatrischen Gesellschaft [1], [7]). Zu den beweiskräftigsten Methoden zählt in bestimmten Fällen die placebokontrollierte Prüfung. Als ethisch relevante Argumente werden dafür genannt:

- Die übliche Prüfung auf Gleichheit oder Noninferiority von Prüfmedikament und Kontrolle ergebe eindeutigere Ergebnisse, wenn als Kontrolle eine Standardtherapie eingesetzt wird, deren Wirksamkeit mittels Placebo gesichert wurde.
- Sie habe größere statistische Kraft und benötige deshalb geringere Probandenzahlen.
- Dieser Vorteil vermindere nicht nur die Dauer und Kosten der Prüfung, sondern reduziere auch die Zahl der Patienten, die dem Risiko von Nebenwirkungen der neuen Arzneimittels ausgesetzt werden; da placebokontrollierte Prüfungen effizienter seien, würden neue Arzneimittel schneller und zu geringeren Kosten verfügbar. [12], [29], [109]

Deshalb wird die Helsinki Clarification als Fortschritt in der Anwendung von Placebokontrollen angesehen, da sie diese auch bei Vorhandensein wirksamer Therapien nicht mehr kategorisch ausschließe, sondern erstens der Komplexität klinischer Forschung Rechnung trage, indem sie eine Beurteilung der spezifischen Bestimmungen jedes einzelnen Prüfungsplans fordere und zweitens eine Grundlage für die Operationalisierung von Kriterien für einen ethisch vertretbaren Einsatz von Placebos in klinischen Prüfungen liefere. Als Kriterien und Hinweise für ihre Operationalisierung wurden vorgeschlagen [12]:

- Wahrscheinlichkeit eines klinisch signifikanten Vorteils der zu prüfenden Intervention gegenüber vorhandenen Therapien (Equipoise?).
- Vorhandensein zwingender Gründe für den Einsatz von Placebo wie

- dass die Standardmedikation für die Population, aus der die Prüfstichprobe stammt, als nicht wirksam angenommen werden muss,
- dass der zu prüfende Zustand zu erheblichen Intensitätsschwankungen oder Spontanremissionen neigt,
- dass die verwendeten Untersuchungstechniken unvermeidbar ungenau sind,
- dass eine substanzielle Minderung des Expositionsrisikos der experimentellen Intervention möglich ist.
- Auswahl von Probanden, die die Möglichkeit schwerwiegender negativer Konsequenzen minimiert und die die volle Einwilligungsfähigkeit besitzen (Generalisierbarkeit?).
- Umfassende Nutzen-Risiko-Analyse, aus der die Vorteile des Placebo-Einsatzes gegenüber den Risiken für die Probanden hervorgehen. Damit in Übereinstimmung wird eine Placebokontrolle trotz Vorhandenseins einer wirksamen Behandlung auch dann als vertretbar angesehen [1], [7] wenn im Indikationsbereich
  - die Placeboraten hoch, variabel oder nahe den Responseraten wirksamer Therapien liegen, so wie bei Schmerzzuständen mit hoher Placeboresponsivität zu rechnen ist [59].
  - vorhandene Therapien ein hohes Risiko von Nebenwirkungen tragen oder
  - nur gegen einzelne Symptome der Krankheit wirksam sind.

Nebenbei bemerkt zeigen alle diesen Argumenten zugrunde liegenden Befunde, dass Psychopharmaka zwar wirksam sind, aber nicht in der Stärke und Sicherheit, die erforderlich ist. Deshalb ist Forschung zur (Weiter-)Entwicklung von Psychopharmaka mit stärkerer und selektiverer Wirksamkeit und größerer Sicherheit sowie zu neuen Wirkungsmechanismen und Therapieprinzipien notwendig.

Kontra-Argumente

Eine placebobedingte Vorenthaltung einer wirksamen Behandlung verträgt sich nicht mit dem ethischen Primat des Patientenwohls. Eine reine Placebokontrolle ist nur für wenige Fragestellungen unverzichtbar und seltener erforderlich, wenn

die Möglichkeiten der Prüfung auf Superiorität des Prüfmedikaments gegenüber der Standardtherapie und Add-on-Placebokontrollen häufiger genutzt würden [43], wie z. B. bei dem unter 1 genannten Pro-Argument, denn die »Wahrscheinlichkeit« verstößt gegen das eine Prüfung ethisch voraussetzende Gleichgewicht (Equipoise) zwischen Index- und Kontrollbehandlung und der »klinisch signifikante Vorteil« der Indexbehandlung spräche für eine Prüfung auf Superiorität. Selbst bei Patienten mit leichten Erkrankungen und nur sehr geringem Risiko von schweren Gefahren wie Suizidalität oder Rezidiven oder malignem Krankheitsverlauf ist zu bedenken, dass sie den Arzt aufsuchen, um Hilfe gegen ihre Beschwerden zu erhalten. Deshalb dürfte die Rekrutierung von Patienten schwierig sein und für eine ausreichend große Stichprobe lange dauern, wenn

- sie strenge Ein- und Ausschlusskriterien erfüllen sollen,
- ihre objektiven Heilungschancen nicht beeinträchtigt werden,
- sie voll einwilligungsfähig sind und
- sie umfassend darüber aufgeklärt werden, dass es eine wirksame Therapie gibt, deren wenn auch nur passagere Vorenthaltung mit Verlängerung ihres subjektiven Leidens einhergeht, wenn sie dem Kontrollarm zugeordnet werden sollten. [41], [60], [72]

Dies führt dazu, dass

- die allgemeine Repräsentativität von Stichproben für placebokontrollierte Studien geringer ist, da solche Studien von weniger Patienten und – für manche psychiatrische Fragestellungen relevant – möglicherweise vorwiegend von Patienten mit entsprechender Persönlichkeitsstruktur akzeptiert werden.

Empirisch an 296 Studien überprüft fanden sich in placebokontrollierten Studien gegenüber Studien mit aktiven Kontrollen ältere Patienten mit längerer Krankheitsdauer und schwächerer initialer Symptomausprägung signifikant häufiger [92]. Die Ergebnisaussagen sind demnach nicht so eindeutig und können sich auch nur auf die jeweils definierte Subgruppe beziehen.

- hohe Drop-out-Raten – primär infolge Ablehnung [117] und sekundär infolge Unwirksamkeit [82] – in der Placebogruppe [130] die

Studiendauer verlängern und so die Kosten erhöhen und damit den Vorteil kleinerer Stichprobengrößen gegenüber aktiven Kontrollen wieder aufheben können.

Primäre Drop-out-Raten waren für placebokontrollierte Versuche mit 53 % erheblich höher als für aktiv kontrollierte Versuche mit 34 % [117]. In der großen amerikanischen placebokontrollierten Risperidon-Studie beendeten in der Placebogruppe 62 % der Patienten wegen unzureichenden Therapieeffektes die Studie vorzeitig, in der Risperidon-Gruppe 17 % [82].

— hohe Drop-out-Raten in der Placebogruppe auch einen negativen Effekt auf die Bewertung des Prüfmedikaments haben [130].
— die Blindbedingungen durchbrochen werden könnten, vor allem dann, wenn das Prüfmedikament häufigere und spezifische Nebenwirkungen hat [7], [83].
— auch gegen eines der wichtigsten Argumente für Placebokontrollen, die »assay sensitivity«, d. h. die wegen der erheblichen Responsevariabilität notwendige Empfindlichkeit für die Erfassung der Wirksamkeit, argumentiert wurde, dass der Einsatz von Placebo das Problem der großen Responsevariabilität gerade schaffe (118), indem er zu einem Selektionsbias für therapieresistente Patienten mit sehr niedriger Responserate führe [98].

Spezielle Anwendungen: placebokontrollierte Therapieprüfungen

Bisher wurden die Argumente Pro und Kontra Placebo-Anwendung nur im Grundsatz und primär unter Bezug auf die Prüfung neuer kurativer Arzneimittel verdeutlicht. Darüber hinaus ergeben sich jedoch spezielle Fragen zur placebokontrollierten Arzneimittelprüfung bei psychiatrisch wichtigen Krankheitsgruppen. Einige sollen kurz angesprochen werden.

»Minore« psychische Störungen

Wenn auch dem Grundsatz gefolgt werden soll, Placebokontrollen nicht kategorial für bestimmte Krankheitsgruppen, sondern je nach Untersuchungsplan zuzulassen oder auszuschließen, so werden doch bei leichten (und stark subjektiv beeinflussten) Ausprägungen von Depressionen, Dysthymien, Angsterkrankungen ohne größere Beeinträchtigung, Essstörungen, sexuellen Dysfunktionen und Schlafstörungen Placebokontrollen in der Regel für ethisch vertretbar angesehen [7] – immer unter der Voraussetzung einer umfassenden Aufklärung und validen Einwilligung. Dazu können auch Störungen kognitiver Leistungen und des Alltagsverhaltens bei Demenzen gezählt werden, solange nur Therapien mit fraglicher oder geringer Wirksamkeit gegen diese Symptome und gegen die Krankheitsprogredienz vorliegen. Dies kann auch für Krankheiten gelten, für die eine Standardtherapie zwar vorhanden ist, deren Wirksamkeit aber bei minoren Formen nicht evidenzbasiert ist.

Depressionen

Deisenhammer et al. (2003) diskutieren die Argumente für und gegen placebokontrollierte Antidepressiva-Prüfungen und schlagen vor, »das aus der Deklaration von Helsinki vereinzelt herausgelesene Verbot einer Verwendung von Placebo in Antidepressiva-Studien so lange auszusetzen, bis Antidepressiva mit einer klareren Überlegenheit gegenüber Placebo zur Verfügung stehen« [21], S. 243.

Für diese Notwendigkeit wird vor allem eine Metaanalyse von 75 placebokontrollierten Prüfungen von Antidepressiva in den letzten 2 Dekaden angeführt, wonach die Placebo-Response-Rate sehr (von ca. 10 bis 50 %) schwankt, pro Dekade um etwa 7 % zunimmt und depressive Patienten auch auf Placebo in ca. 30 % substanzielle Besserungen zeigen (zit. [21]). Erklärt werden diese Ergebnisse in erster Linie damit, dass zunehmend auch leichtere und reaktive Depressionen in die Prüfungen einbezogen worden seien [5]. Dies würde aber nur eine placebokontrollierte Prüfung von Antidepressiva bei sehr leichten Depressionen begründen können, nicht aber bei ausgeprägten Depressionen, da dagegen mehrere Antidepressiva mit placebokontrolliert nachgewiesener Wirksamkeit eingesetzt werden können [45], also eine ausreichende »historische Evidenz« gegeben ist [40]. Deshalb erscheint bei ausgeprägteren Depressionen die Prüfung neuer Antidepressiva nur auf Überlegenheit gegen aktive Kontrollen oder im placebokontrollierten Add-on-Verfahren oder bei Therapieresistenz auf antidepressive Standardmedikation ethisch vertretbar, auch wenn erstere größere Untersuchungspopulationen erfordern sollten.

Ein gutes Beispiel ist der placebokontrollierte Nachweis einer Verstärkung der antidepressiven Fluoxetin-Wirkung durch die Zugabe von Folsäure [17].

Garattini et al. (2003) fragen gegen das Argument der »Me-too«-Forscher, Alternativen für den Fall der therapeutischen Nonresponse auf Standardantidepressiva zur Verfügung haben zu wollen, »if the aim is to provide another opportunity for a patient who has not responded to a standard treatment why isn't the new drug studied in these resistant or non-responding patients?« [49], S. 1200. Wird aber doch auf Gleichheit mit einem Standardantidepressivum geprüft, dann muss sehr genau auf die angewandten Dosierungen geachtet werden: So hatte Fluoxetin als Prüfpräparat eine Wirksamkeit bei 70 % der Patienten, als Standardtherapie (comparator) gegen ein neues Antidepressivum aber nur von 58 %. Als Grund dafür wurde angesehen, dass Fluoxetin als Prüfmedikament in hohen Dosierungen (> 30 mg/d) bei 43 %, als Standardmedikament in Vergleich jedoch nur bei 13 % der Patienten gegeben wurde [30].

Für die Beurteilung der Ausprägung der Depression ist neben der Vielfalt und Intensität der Symptomatik vor allem der Leidensdruck der Kranken von Bedeutung, vielleicht weniger hingegen die oft angeführte Suizidalität, da mehrere Nachuntersuchungen publizierter Studien zu dem Schluss geführt haben, dass sich die Häufigkeit von Suiziden und Suizidversuchen bei placebobehandelten Patienten nicht von derjenigen unterscheidet, die bei medikamentös antidepressiv behandelten Patienten festgestellt wurde [68], [106]. Allerdings wurde in diesen Studien die Bedeutung der hohen sekundären Ausfallrate von mehr als 50 % in den Placebogruppen nicht berücksichtigt [87]. Vor allem aber wurde gegen diese placebokontrollierten Befunde argumentiert, dass
- wegen der großen Streubreite der Placebo-Response ein Placebo nicht der fixe Referenzpunkt für die erwarteten Wirkungen der Prüfsubstanz sein könne,
- sowohl das Prüfmedikament wie auch die Standardtherapie mit rund 40 % Symptomreduktion über derjenigen der Placebo-Anwen-

dung mit rund 30 % lagen, also die Prüfung auf Gleichheit von Prüf- und Standardtherapie das gleiche Ergebnis, den Nachweis der Wirksamkeit, gehabt hätte,
- die Standardtherapie wirksam war und somit den placebobehandelten depressiven Patienten eine wirksame Therapie vorenthalten wurde, also das ethische Prinzip des Patientenwohls verletzt wurde [87].

Obwohl dies Ex-post-Argumente sind, haben sie Bedeutung, da der Nachweis der Wirksamkeit eines Antidepressivums und damit die Gewinnung einer aktiven Kontrolle bereits mit gut 1 % jener fast 20.000 Patienten erbracht werden konnte, die allein einer der Analysen [68] zugrunde lagen.

Insgesamt hat die vielfältige und intensive Diskussion die methodischen und ethischen Probleme von Antidepressiva-Prüfungen verdeutlicht und präzisiert. Schwarz-Weiß-Positionen werden differenziert, indem einerseits Autoren, die placebokontrollierte Studien zum Wirksamkeitsnachweis von Antidepressiva für notwendig halten, mögliche Gefährdungen durch Ausschluss von Patienten mit schwerer Depression oder Suizidalität zu vermeiden suchen [93] und andererseits placebokritische Autoren nicht jede rein placebokontrollierte Studie für ethisch unvertretbar halten. Entscheidend für die weitere Entwicklung einer effizienten und ethisch vertretbaren kontrollierten klinischen Prüfung ist eine methodisch wie ethisch solide Bewertung jedes einzelnen Studienprotokolls sowie eine faire Praxis der Einholung einer Einwilligung nach voller Aufklärung und schließlich die Publikation der Ergebnisse einschließlich aller für die Beurteilung wichtigen Randbedingungen.

Schizophrenien

Carpenter et al. (2003) sehen einen Bedarf für placebokontrollierte Prüfungen neuer Antipsychotika, weil sie nur partiell wirksam sind und gerade gegen die für einen ungünstigen Verlauf kritischen Merkmale wie kognitive Störungen oder primär negative Symptome nicht oder zumindest nicht gesichert wirken [12]. Auch sind sie mit schwerwiegenden Nebenwirkungen wie Späthyperkinesen, exzessiven Gewichtszunahmen etc. behaftet und Nonresponder sind keineswegs selten. Überdies muss bei einer placebokontrollierten Arzneimittelstudie den Probanden keineswegs jede wirksame Therapie, z. B. psychosoziale Interventionen, vorenthalten werden. Auch könne durch sorgfältiges Monitoring und eine niedrige Schwelle für eine wirksame medikamentöse Intervention das Risiko für die placebobehandelten Patienten vermindert werden. Schließlich seien placebobehandelte schizophrene Patienten durch Rückfälle oder Suizide nicht stärker gefährdet als aktiv antipsychotisch behandelte Patienten.

So konnte schon 1986 die auch heute noch von vielen Klinikern gehegte Befürchtung, dass Rückfälle den Langzeitverlauf schizophrener Erkrankungen verschlechtern, anhand einer Nachuntersuchung von 76 Patienten nach einer placebokontrollierten Fluphenazinprüfung nicht bestätigt werden: Obwohl 66 % der Placebogruppe, aber nur 8 % der Verumgruppe ein Rezidiv erlebten, ergaben sich 7 Jahre nach der Prüfung in keiner der untersuchten klinischen oder sozialen Variablen konsistente oder wichtige Unterschiede [18].

Auch die Suizidhäufigkeit fand sich bei placebobehandelten schizophren Kranken nicht größer als bei neuroleptisch behandelten [67], [107]. Als wichtigstes Argument für placebokontrollierte Studien werden die große Streubreite der Placeboresponse und die gegenüber Studien mit aktiver Kontrolle kleinere Stichprobengröße angeführt. Ob dieses Argument im konkreten Fall aber durchschlagen kann, muss jeweils geprüft werden, da gerade die Kranken mit therapieresistenter Symptomatik (s. o.) vermutlich auch diejenigen sind, deren Einwilligungsfähigkeit am ehesten beeinträchtigt sein dürfte und auch durch entsprechendes Training [11] am wenigsten verbessert werden könnte. Dies wäre mit einer hohen primären Ausfallrate [117] verbunden und könnte die Versuchsdauer erheblich verlängern und damit die Vorteile der Placebokontrolle zunichte machen [130]. Dies ist umso eher anzunehmen, als das einer reinen Placebokontrolle vorausgehende Absetzen einer anscheinend erfolglosen neuroleptischen Medikation zu signifikanter Symptomverschlechterung führt [97]. Hinzu kommt, dass schizophren Kranke bei entsprechender Befragung in mehr als der Hälfte die Teilnahme an einer placebokontrollierten Studie abgelehnt haben [60] und auch nur 30 % prüfungserfahrener europäischer Kliniker eine solche Studie durchführen würden [42]. Dementsprechend ka-

men Fleischhacker et al. 2003 mit einer detaillierten Begründung der Placebo-Kontra-Argumente (s. o.) zu dem Schluss, dass auf placebokontrollierte Prüfungen der Wirksamkeit neuer Antipsychotika verzichtet werden kann, da die publizierte »historische« Evidenz für die antipsychotische Wirksamkeit von klassischen wie atypischen Neuroleptika ausreicht, um neue Antipsychotika gegen vorhandene Antipsychotika auf Non-inferiority zu testen [43].

Fazit

Mit der »Klarstellung« des Artikels 29 der Deklaration von Helsinki durch den Weltärztebund 2002 ist weithin sichtbar das bis dahin gültige Prinzip verlassen worden, Placebokontrollen bei der Prüfung neuer Arzneimittel nur dann für ethisch vertretbar zu halten, wenn keine erprobte Standardtherapie zur Verfügung steht. Diese Entwicklung hat sich auch in der aktuellen Fassung der Deklaration von Helsinki 2008, § 32, niedergeschlagen und entspricht der Praxis der amerikanischen Food and Drug Administration (FDA), für die Zulassung jedes neuen Arzneimittels mindestens 2 placebokontrolliert positive Prüfergebnisse zu verlangen [5]. In ihren Empfehlungen für die forschende Industrie optieren die FDA und ähnlich die Europäischen Zulassungsbehörden EMA und ICH (International Conference on Harmonisation of Technical Requirements for Registration of Pharmaceuticals for Human Use) jedoch viel vorsichtiger nur dann für reine Placebokontrollen, wenn weder eine Behandlung mit geprüfter Wirksamkeit noch ein historischer Beweis für Arzneimittelwirksamkeit aufgrund einer angemessen geplanten und durchgeführten Prüfung vorliegt. Wenn hingegen eine lebensrettende Therapie mit nachgewiesener Wirksamkeit oder eine Therapie vorhanden ist, von der bekannt ist, dass sie irreversible Morbidität verhindern kann, wird eine Placebokontrolle allenfalls im Add-on-Verfahren empfohlen [30], [40], [65].

Diese fragwürdige Diskrepanz zwischen Praxis und Theorie verweist darauf, dass die dem Schutz der Bevölkerung verpflichteten Zulassungsbehörden die wissenschaftliche Eindeutigkeit des Wirksamkeitsnachweises in praxi höher bewerten als die ethischen Prinzipien, die den Arzt primär auf das Wohl des individuellen Kranken verpflichten

[87], [108]; diese Gewichtung widerspricht der Deklaration von Helsinki, wonach »das Wohlergehen der Versuchsperson … Vorrang vor den Interessen der Wissenschaft und Gesellschaft hat«. Dementsprechend stellt das vom Ministerrat des Europarates im Juni 2004 angenommene Zusatzprotokoll zur biomedizinischen Forschung fest (Artikel 23, 3) »the use of placebo is permissible where there are no methods of proven effectiveness, or where withdrawal or withholding of such methods does not present unacceptable risk or burden.« [35]

Somit bleibt es eine Aufgabe vor allem der Ethikkommissionen, Verfahren zur Bewertung der ethischen Fragen zu entwickeln, die von den komplexen Problemen des sicheren Nachweises der Wirksamkeit und Sicherheit neuer Arzneimittel aufgeworfen werden [49]. Dabei kommt es in erster Linie auf die Bewertung an, wie valide die Einwilligung von Patienten ist, die auch über aus dem Aufschub einer wirksamen Standardtherapie sich ergebenden Gefährdungen und Belastungen voll aufgeklärt wurden und wie akzeptabel diese Gefährdungen und Belastungen sind. Dies gilt vor allem, wenn Placebokontrollen bei Krankheitszuständen gefordert werden, die weder lebensbedrohlich noch ohne etablierte Behandlung sind, die also jenem breiten Bereich zugehören, der zwischen der eindeutigen ethischen Vertretbarkeit von Placebokontrollen bei Fehlen einer wirksamen Behandlung und ihrer eindeutigen ethischen Unzulässigkeit bei schweren Krankheiten liegt, für die eine wirksame Behandlung vorhanden ist.

Die für diese ethische Bewertung der Ethikkommissionen wichtigen Argumente wurden vorangehend zusammengestellt und an häufigen psychiatrischen Krankheitszuständen verdeutlicht. Beurteilt werden muss in jedem einzelnen Projekt vor allem, welche Untersuchungsziele (»endpoints«, z. B. Wirksamkeit oder Effektstärke oder Überlegenheit oder Nebenwirkungen oder Lebensqualität) verfolgt werden sollen und mit welchen Prüfverfahren (aktive oder Placebokontrolle, Superioritäts- oder Äquivalenzprüfung) sie am effizientesten erreicht werden können. Die Prüfverfahren müssen in erster Linie mittels systematischer und evidenzbasierter Verfahren verglichen werden, zum einen im Hinblick auf die vorab festgelegte Differenz (Delta) der »endpoints« zwischen Prüf- und Kontrollgruppe, die erforderlich ist, um als klinisch relevant angesehen werden zu können, und zwar sowohl für potenzielle Nutzen als auch Risiken [70], und zum anderen bezüglich der erforderlichen Stichprobengrößen im Hinblick auf die Zahl von Patienten, die dadurch belastet werden, dass sie entweder keine aktive oder eine unwirksame und gegebenenfalls nebenwirkungsreiche Behandlung erhalten.

Detaillierte Angaben zu den statistischen Implikationen der verschiedenen Prüfverfahren und den daraus abzuleitenden Stichprobengrößen finden sich bei [19], [43], [73], [74]. Insbesondere Lavori weist darauf hin, dass die den Placebokontrollen zugrunde liegende Annahme, der verzögerte Beginn der Standardbehandlung habe weder anhaltende noch schädliche Wirkungen, empirisch kaum überprüfbar ist und dass Schlussfolgerungen aus placebokontrollierten Studien oft durch methodische Schwächen wie unzureichende Randomisierung geschwächt werden [73]. Leon et al. versuchen, die Risiken für die Patienten der Placebokontrollgruppe durch verschiedene Methoden, insbesondere dadurch zu vermindern, dass der Kontrollgruppe nur ein Drittel der Patienten zugewiesen wird [74].

Wird jeder einzelne Prüfplan mit einem solchen gewiss aufwendigen Verfahren umfassend und detailliert bewertet, dann könnte es möglich sein, in einzelnen Fällen ein Höchstmaß an Nachweissicherheit mittels einer placebokontrollierten Prüfung zu erreichen, ohne das Wohl des Probandenpatienten schwerwiegend zu beeinträchtigen. Nur wenn im konkreten Fall das Untersuchungsziel unumstritten ist und durch eine Prüfung mit aktiven Kontrollen oder Add-on-Placebokontrollen (oder anderen Methoden wie z. B. einem Dosis-Wirkungsvergleich) keinesfalls, sondern nur mittels einer reinen Placebokontrolle zu erreichen ist, z. B. Wirksamkeitsnachweis eines neuen Therapieprinzips, und weiterhin einem voll aufgeklärten Patienten die Einwilligung wegen überschaubarer und nur geringer Belastungen und Risiken zumutbar erscheint, könnte dieses Verfahren als ethisch vertretbar in Erwägung gezogen werden. Dabei kommt der Prüfung der Einwilligungsfähigkeit bei psychisch Kranken besondere Bedeutung zu. »Ultimately, the best test of the appropriateness of including a placebo arm in a trial design will be whether the patient's consent to participate can be confidently given, and whether the clinician's request for that consent arises from a state of clinical equipoise and of moral equilibrium« [27], S. 573.

Danach kommt eine placebokontrollierte Therapieprüfung am ehesten bei den sogenannten minoren psychischen Störungen infrage, während sie – zumindest in reiner Form – für das Gros schizophrener und depressiver Erkrankungen auch weiterhin ethisch nicht vertretbar sein dürfte.

4.4   Außerklinische Studien

4.4.1   Naturalistische Studien

Naturalistische Studien werden im Gegensatz zu den bisher dargestellten kontrollierten klinischen Studien als nichtinterventionell verstanden, da sie Phänomene in einer Population nur beobachten, beschreibend erfassen und die so gewonnenen Daten analysieren. Sie werden entweder querschnittsmäßig oder prospektiv durchgeführt oder analysieren retrospektiv bereits vorliegende Daten, z. B. routinemäßig dokumentierte Basisdaten. Prototypen sind Kohorten-Studien oder Fall-Kontroll-Studien ebenso wie Screening-Verfahren oder Umfragen.

Ihre wissenschaftliche Begründung liegt in erster Linie in der oft unzureichenden Generalisierbarkeit des Ergebnisses kontrollierter Studien. Denn je stärker dabei die Stichprobe von Forschungsteilnehmern entsprechend strenger Ein- und Ausschlusskriterien ausgewählt wird, umso weniger ist das Ergebnis generalisierbar. Deshalb kann sich das Ergebnis von dem der gleichen Intervention in einer unausgelesenen Stichprobe aus der Alltagspraxis unterscheiden und rechtfertigt zusätzliche Untersuchungen unter naturalistischen Bedingungen.

Ethische Erwägungen und Beurteilungen liegen vor allem für die kontrollierten klinischen Prüfungen vor, weitaus weniger aber für naturalistische Studien. Ein Grund mag darin liegen, dass kontrollierte klinische Studien, die auf Wirksamkeit und Sicherheit eines neuen therapeutischen oder diagnostischen Verfahrens zielen, möglicherweise unbekannte und vielleicht sogar schwerwiegende körperliche Risiken haben, während naturalisti-

sche Studien nicht zu intervenieren, sondern nur zu beobachten scheinen und deshalb angenommen wird, dass sie mit fast keinen Risiken behaftet sind. Jedoch haben naturalistische Studien ebenfalls ethische Implikationen, wenn auch ihr Gewicht anders akzentuiert ist, so eher auf potenziellen psychischen Konsequenzen der Beobachtungsverfahren, der Vertraulichkeit erhobener Daten und der Transparenz von Analyse und Darstellung der Daten bei naturalistischen Studien liegt statt mehr auf potenziellen körperlichen Risiken interventioneller Studien. Deshalb ist hier die informationelle Selbstbestimmung besonders zu beachten.

Während es für kontrollierte Studien klar etablierte Verfahren einschließlich der Pflicht zur Einholung eines Votums der zuständigen Ethikkommission (EK) gibt, werden naturalistische Studien mit einem viel breiteren Arsenal verschiedenster Verfahren durchgeführt. Für viele von ihnen und in manchen Ländern ist das Votum einer EK nicht obligatorisch oder wird bestenfalls nur empfohlen, obwohl die Auswahl von Forschungsteilnehmern sowie die Anwendung von Fragebögen und Interviews Interventionen sind, die in das Leben der Probanden mit möglichen psychischen Folgen eingreifen können.

In der Regel bieten naturalistische Studien keinen individuellen Nutzen, wohl aber enthalten sie mögliche Risiken für die Forschungsteilnehmer, hauptsächlich psychische Belastungen wie Klagen über Stigmatisierung durch

- die Auswahl als potenzieller Teilnehmer, z. B. hinsichtlich der Aufklärung und Einwilligung von Familienmitgliedern bei genetischen Studien,
- die Methode der Beobachtung und Erhebung, z. B. durch Interviews mit intimen Fragen,
- die Vertraulichkeit der Daten, z. B. bei epidemiologischen Studien,
- »Interventionen« bei als »Beobachtungs- oder Verbrauchsstudien« bezeichneten Vermarktungsstudien.

Aber Risiken auch für andere Patienten können sich aus intransparenter und fehlinformierender Nutzung der Daten, insbesondere Daten von Anwendungsbeobachtungen (AWB) im Arzneimittelbereich ergeben.

Die wichtigsten ethischen Beurteilungen betreffen demnach Methode und Inhalt der Aufklärung, die Vertraulichkeit der Daten, die Transparenz der Datenverarbeitung und -darstellung sowie den Umgang mit Zufallsbefunden.

▪ Anwendungsbeobachtungen (AWB)

Bis in die 1990er Jahre hatten AWB, hauptsächlich Studien neu zugelassener Arzneimittel, einen fragwürdigen Ruf, weil sie oft als Vermarktungsinstrument missbraucht wurden: Ärzten wurde Geld angeboten für die Beobachtung der Wirkungen neuer Arzneimittel, die sie verschreiben sollten – meist mit bedeutungslosen Ergebnissen. Jedoch können Beobachtungsstudien ohne solche verzerrenden Einflüsse und mit einer wissenschaftlich fundierten Methodik wertvolles zusätzliches Wissen zu den Ergebnissen kontrollierter klinischer Prüfungen liefern [8], [77]. Ziele solcher Untersuchungen können der Gewinn von Wissen sein über:
- verschiedene Verschreibungsgewohnheiten,
- unerwünschte Arzneimittelwirkungen unter Praxisbedingungen, z. B. Wechselwirkungen mit anderen Arzneimitteln bei multimedizierten chronisch Kranken,
- Behandlungsverläufe.

Nach den aktuellen Empfehlungen des Deutschen Bundesinstituts für Arzneimittel und Medizinprodukte (BfArM) ist eine AWB auf den Arzneimittelbereich beschränkt und ihr nichtinterventioneller Charakter dadurch charakterisiert, dass der Einschluss von Patienten in eine Studie von der vorausgehenden Entscheidung über die Behandlung entsprechend der üblichen ärztlichen Behandlungspraxis getrennt ist. Wissenschaftlich fundierte prospektive Beobachtungsstudien sollen systematische und standardisierte Beobachtungen und ein Programm zur Datenanalyse verwenden, das vor der Datenerhebung festgelegt wurde. AWB sind keine kontrollierten klinischen Studien und der Forscher ist nicht verpflichtet, das Votum einer Ethikkommission einzuholen. Das wird ihm jedoch empfohlen und er ist dazu dann verpflichtet, wenn er Verfahren benutzt, die über die Routineversorgung hinausgehen, z. B. einen spezifischen Fragebogen, und damit den Bereich der AWB verlassen. Ebenso sollten Patienten zusätzlich

aufgeklärt werden, zumindest über die Tatsache, dass sie in eine Forschungsintervention einbezogen werden sollen und dass ihre erhobenen Daten entsprechend den Datenschutzgesetzen vertraulich behandelt werden [10].

Kritisch wurde festgestellt, dass AWB über die vom BfArM genannten Voraussetzungen hinausgehen. Denn sie sind wichtige versorgungsepidemiologische Untersuchungsinstrumente und müssen deshalb den rechtlichen und ethischen Anforderungen entsprechen, die an epidemiologische Untersuchungen gestellt werden. Dementsprechend reicht die bisherige Regulierung der AWB durch das BfArM nicht aus. Denn die darin als Voraussetzung für AWB geforderte Nichtinterventionalität ist oft nicht belegbar, da sie kaum dokumentiert und erst recht nicht als stabiles Verordnungsverhalten bzw. ausbleibende Verordnungsveränderung nach Ende der AWB kontrolliert wird. Zum anderen ist die Transparenz der in der Regel vom industriellen Sponsor durchgeführten statistischen Analysen unzureichend, sodass ihre unabhängige Überprüfung anhand des kompletten Rohdatensatzes ebenso wenig möglich ist wie ihr Weg zur Ergebnisdarstellung. Zum Ausschluss dieser Möglichkeiten zu ethisch fragwürdiger Information ist die bisher durch den Verordnungsgeber als nicht notwendig angesehene Kontrolle von AWB durch die zuständige Ethikkommission oder auch das BfArM selbst zwingend erforderlich [77], [78] – wie dies in Italien 2008 [2] und Spanien 2009 [96] verordnet wurde [52].

▪ Screening-Verfahren

Sie führen fast immer zu unerwarteten Zufallsbefunden. Ein jüngst intensiv diskutiertes Beispiel sind die Zufallsbefunde bei MRT-Untersuchungen. Die zunehmende Breite der Indikationen für Hirnuntersuchungen mit der Magnetresonanztomographie (MRT) bei Gesunden, d. h. symptomfreien Menschen, aus verschiedensten Gründen wie im Rahmen wissenschaftlicher, beruflicher oder klinischer Reihenuntersuchungen oder aus kommerziellen Gründen als Gesundheitscheck zur Selbstvergewisserung guter Gesundheit [62] ergeben in 2 bis 3 % klinisch bedeutsame Zufallsbefunde primär neoplastischer oder vaskulärer Natur [94]. Diese evidenzbasierten Daten provozieren Fragen:

- Wie soll man mit Zufallsbefunden in gespeicherten Daten umgehen?
- Wie sollen individuelle Zufallsbefunde gedeutet werden, die aus einem Normbereich herausfallen, der durch Mittelung von an Gruppen erhobenen MRT-Bildern definiert wurde?
- Wie soll man mit diesen Befunden umgehen gegenüber »study participants, patients and consumers to enable them to navigate through the labyrinth of information about incidental findings in research, clinical care, and the rapidly evolving industry of personalized medicine«? »Information available online to the self-guided user is noisy and unreliable.« »The professional community has the duty to ensure that rational decisions can be made«, besonders weil solche Befunde »might become a part of a person's life. Questions about anticipating and managing such finding must be explicitly and systematically encouraged.« [62]

Bisher bieten weder gesetzliche noch Verwaltungsvorschriften, noch auch Ethikkommissionen klare und konkrete Empfehlungen für Forscher zum Umgang mit solchen Zufallsbefunden [110], [125]; ebenso fehlt für Teilnehmer an solchen Untersuchungen ein Rahmen, in dem sie ihre Erwartungen kontextualisieren können [104]. Es scheint jedoch Übereinstimmung darin zu bestehen, dass vor Reihenuntersuchungen für Forschungszwecke der potenzielle Forschungsteilnehmer über die Möglichkeit von Zufallsbefunden aufgeklärt und gegebenenfalls darüber informiert werden soll. Wir haben es bei eigenen Felduntersuchungen vorgezogen, die Einwilligung des Forschungsteilnehmers dafür zu erhalten, seinen Hausarzt über unerwartete und möglicherweise klinisch relevante Befunde zu informieren, weil der Hausarzt mit seiner Kenntnis des Probanden und dessen Umfeldes besser in der Lage ist, die klinische Bedeutung des Zufallsbefundes zu beurteilen und die Information dem Probanden angemessen zu vermitteln [95]. Das ist besonders wichtig, wenn der Forscher kein Kliniker ist oder keine spezifische Kompetenz hat, z. B. für die Beurteilung funktioneller MRT-Bilder. In solchen Fällen muss eine institutionalisierte Kompetenz verfügbar sein. Wenn der

potenzielle Forschungsteilnehmer die Übermittlung der Information an den Hausarzt ablehnt oder wenn er gar keinen Hausarzt hat, dann muss der potenzielle Forschungsteilnehmer über die Möglichkeit eines unerwarteten Zufallsbefundes mit vielleicht schwerwiegenden Konsequenzen für sein Leben explizit und detailliert aufgeklärt werden, um ihn für eine vernünftige Entscheidung zur Teilnahme an der Untersuchung zu befähigen [61], [63]. Es ist zu erwägen, Patienten, die sich auf ihr Recht auf Nichtwissen berufen, von einer solchen Untersuchung auszuschließen. Wenn ein Zufallsbefund von möglicher klinischer Relevanz entdeckt wurde, soll dem Untersuchungsteilnehmer geraten werden, so schnell wie möglich einen Arzt aufzusuchen.

Eine umfassende Analyse des Umganges mit Zufallsbefunden bei bildgebenden Hirnuntersuchungen hat eine Reihe von Möglichkeiten, Beispielen für Kernfragen und Leitlinien ergeben [64]. Zum Umgang mit anderen Befunden bei Screeninguntersuchungen sei das Beispiel von Suizidalität erwähnt [51].

4.4.2 Genetische Screeninguntersuchungen

Ein frühes Beispiel für ein detailliertes Aufklärungsverfahren vor Untersuchungen, die zu belastenden Befunden führen können, ist das zur Aufklärung vor genetischen Screenings zur Huntington-Krankheit ausgearbeitete Verfahren, das speziell die explizite Aufklärung vor der Testuntersuchung und die psychologische Beratung vor und nach dem Test vorsieht [120]. Es wurde danach für alle genetischen Untersuchungen entwickelt [99] und wird mit der sich schnell ausbreitenden Verfügbarkeit und Erschwinglichkeit genetischer Tests zum gesamten Genom (»Tausend-Dollar-Genom«) noch mehr Bedeutung gewinnen [100]. Die schnelle Entwicklung der Genetik, u. a. zur individualisierten Medizin, führt zu einer Reihe komplexer ethischer Fragen, insbesondere hinsichtlich der Aufklärung nicht nur des Forschungsteilnehmers selbst, sondern womöglich auch von Familienmitgliedern [58] (▶ Kap. 11).

4.4.3 Epidemiologische Studien (»surveys«)

Erhebungen zur psychiatrischen Morbidität in einer Bevölkerung müssen mögliche psychische Risiken berücksichtigen, die mit der Kontaktaufnahme und der Befragung von Teilnehmern oder dem Inhalt von Fragebögen, z. B. intimen Fragen, verbunden sein können. Ebenso zu bedenken ist, wie mit schwierigen Befunden umzugehen ist, etwa mit Bitten um Hilfe, mit illegalem Verhalten oder mit Kindesmissbrauch [86]. Besondere Vorsichtsmaßnahmen müssen getroffen werden, um die Vertraulichkeit zu schützen, d. h. durch Anonymisierung und Sicherung der Daten entsprechend den Datenschutzgesetzen und Richtlinien, z. B. der CIOMS International Ethical Guidelines for Epidemiological Studies [16] und der Europäischen Standards zur Vertraulichkeit im Gesundheitswesen [85].

Die ethischen Implikationen dieser nichtinterventionellen Untersuchungen liegen nicht nur in der auch hier erforderlichen Nutzen-Risiko-Bewertung, sondern spezifisch darin, dass die Erhebungsmethoden trotz ihres primär »beobachtenden« Charakters ebenso wie auch erhobene Untersuchungsbefunde psychische Belastungen für die Teilnehmer mit sich bringen können. So sind auch mögliche Nebenwirkungen psychiatrischer Diagnosen zu bedenken, wenn Änderungen der diagnostischen Schwellen zwischen krank und gesund oder unterschiedliche Erhebungsmethoden zu falsch-positiven Befunden führen können und der Proband den Befund erfährt [103]. Dies stellt differenzierte Anforderungen an die Aufklärung wie auch an den Schutz der Vertraulichkeit und Sicherung der erhobenen Daten.

Deshalb sollten alle außerklinischen nichtinterventionellen Studien einer institutionalisierten Kontrolle unterliegen, besonders auch, um ihre wissenschaftliche Qualität zu sichern und damit die Transparenz der Analyse und Darstellung von Ergebnissen aus Arzneimittelstudien zu verbessern.

4.5 Schutz der Vertraulichkeit personenbezogener Forschungsdaten

Das Prinzip der ärztlichen Schweigepflicht ist bereits im hippokratischen Eid formuliert worden. Denn ohne wirklich ernst genommene Schweigepflicht ist ärztliches Handeln im Kern bedroht, da ohne sie die für eine zutreffende Erkennung der Krankheit und ihrer individuellen Bedingungen sowie die für das Verständnis des Kranken erforderliche Offenheit kaum möglich ist. Sie ist im unausgesprochenen Vertrauen des Patienten begründet, dass der Arzt seine Daten für sich behält. Hinzu kommt in jüngerer Zeit die zunehmende Achtung der Selbstbestimmung des Patienten, der den Umgang mit seinen Daten selbst kontrollieren will und deshalb auch der Einzige ist, der den Arzt von seiner Schweigepflicht entbinden kann. Deshalb ist und bleibt die ärztliche Schweigepflicht ein ethisches Grundprinzip in der Medizin und gilt für alle in der Medizin tätigen Personen. Ihr Schutz findet im modernen Europa in drei Prinzipien Ausdruck:

- Individuen haben ein grundlegendes Recht auf Geheimhaltung und Vertraulichkeit aller Informationen zu ihrer Gesundheit.
- Individuen haben ein Recht, den Zugang zu und die Offenbarung von ihren eigenen Gesundheitsinformationen zu kontrollieren, indem sie die notwendige Einwilligung dazu geben, verweigern oder zurückziehen.
- Bei jeder Offenbarung vertraulicher Gesundheitsinformationen soll medizinisches Personal ihre Notwendigkeit, Verhältnismäßigkeit und damit verbundene Risiken einschließlich konkreter ernsthafter Gefährdungsrisiken bedenken, die sich aus einer Nichtoffenbarung für benennbare Dritte ergeben.

European Standards on Confidentiality and Privacy in Healthcare wurden im EuroSOCAP-Project (QRLT-2002-00771) entwickelt [37]. Sie wurden nach detaillierter Diskussion der Bedürfnisse vulnerabler Patienten verfasst [85].

Dies gilt ganz besonders in einer Zeit, in der sich der Arzt vielfältigen Forderungen auf Auskünfte über seinen Patienten, vom Mitarbeiterteam und weiteren Ärzten über Angehörige und Auszubildende, bis zu Krankenkassen und anderen Behörden, ständig gegenübersieht und in der die Sicherheit der zunehmenden Speicherung individueller Patientendaten, etwa in den Datenbanken von Krankenhäusern und Laboratorien, nicht immer gewährleistet ist; und es gilt besonders für Forschungsdaten und forschungskontrollierende Instanzen (ohne unmittelbaren Bezug zur individuellen Patientenversorgung) sowie erst recht für psychisch Kranke angesichts der weit verbreiteten und stigmatisierenden Skepsis, mit der ihnen begegnet wird; immer noch sind negativ stigmatisierende Begriffe für psychiatrische Institutionen (»Klapse«) und Menschen mit psychischen Störungen weit verbreitet.

Von 250 Begriffen, die englische Schüler für Menschen mit psychischen Störungen benutzten, war keiner positiv, aber 70 % negativ [102]. Dies gilt ebenso wegen der nicht selten besonderen Verletzlichkeit ihrer zwischenmenschlichen Beziehungen; bereits die in die Öffentlichkeit lancierte Information, dass er vorübergehend in ambulanter psychiatrischer Behandlung gewesen sei, kostete 1972 den US-amerikanischen Vizepräsidentschaftskandidaten seine Kandidatur.

Auch über diese Abwägungen soll der potenzielle Forschungsteilnehmer angemessen informiert werden, da letztlich er die Entscheidung über seine Forschungsteilnahme zu treffen hat.

Die Schweigepflicht besteht jedoch nicht nur als ethische Norm, die in allgemeiner Form bestätigt wird durch
- die Allgemeine Erklärung der Menschenrechte 1948 der UN, Artikel 12 [113]*,
- die Allgemeine Deklaration zur Bioethik und Menschenrechten der UNESCO 2005, Artikel 9 [114]*,

sondern wird auch rechtlich durch internationale wie nationale Gesetze geschützt, nämlich durch
- den Internationalen Vertrag über bürgerliche und politische Rechte 1966, Artikel 17 [112]*, der die Allgemeine Erklärung der Menschenrechte völkerrechtlich verbindlich macht.

Während die Vertraulichkeit persönlicher Daten allgemein geschützt wird, u. a. auch durch
- die Europäische Konvention zum Schutz der Menschenrechte und grundlegenden Freiheiten (1950 inkl. späterer Zusätze), Artikel 8 [33]*sowie durch

- die Europäische Charta der Grundrechte (2000), Artikel 8 [32]* und
- die Europäische Konvention zum Schutz von Individuen im Hinblick auf automatische Verarbeitung persönlicher Daten (Nr. 108, 1981), Artikel 7 und 8 [36]*

und diesen Schutz weitergehend und besonders in der
- EU-Richtlinie 95/46/EG »Zum Schutz natürlicher Personen bei der Verarbeitung personenbezogener Daten und zum freien Datenverkehr« (1995) Artikel 8, Absatz 3 und 4 [34]*

forschungsrelevant spezifiziert, wird er in der
- Biomedizinkonvention des Europarates (1997), Artikel 10 und 26 [38]*

speziell auf Gesundheitsdaten und im
- Zusatzprotokoll, Artikel 25 und 26 [35]* auf die Forschung bezogen und ist in allen Ländern, die diese Konvention ratifiziert haben, rechtlich verbindlich. Gleichwohl gewinnt sie auch für andere europäische Länder Bedeutung dadurch, dass der europäische Gerichtshof für Menschenrechte (European Court for Human Rights ECHR) sie auch für Länder berücksichtigt, die die Konvention (noch) nicht ratifiziert haben [85].

Dieser Schutz gilt jedoch nicht absolut, sondern kann bei konkurrierenden Normen vom Arzt durchbrochen werden, vor allem dann, wenn unmittelbare Gefahr für Dritte (oder auch den individuellen Kranken selbst) droht (s. o.). Während die diesbezügliche Vorgehensweise in der kurativen Medizin klar ist, ist es weniger klar, wie mit darauf hinweisenden Daten verfahren werden darf oder soll, die im Rahmen einer Forschungsuntersuchung erhoben werden (▶ Abschn. 4.4.3).

Forschungsrelevant ist die Möglichkeit, den Schutz personenbezogener Daten für medizinische Forschungszwecke einzuschränken, wenn die in der o. g. EU-Richtlinie 1995, Artikel 8, Absatz 3 und 4, beschriebenen Voraussetzungen erfüllt sind [34]. Für Deutschland ist die Handhabung gesundheitsbezogener Daten geregelt durch das

- **Bundesdatenschutzgesetz (1990/2009) (BDSG), § 28,4 [22]***

Das Schutzniveau für die Vertraulichkeit von Gesundheitsdaten (in Krankenhäusern, Versorgungsregistern und Krankenkassen, Forschungsregistern, Biobanken etc.) ist hoch, aber in verschiedenen Ländern unterschiedlich entwickelt, nicht zuletzt in Abhängigkeit von der öffentlichen Meinung [132], [133]. So ist einem EU-Bericht von G. Gaskell 2010 »Europeans and Biotechnology« [50] zu entnehmen, dass im europäischen Vergleich die Deutschen zwar an Forschung interessiert, aber bezüglich der Datensicherheit stärker als andere Bevölkerungen misstrauisch sind. A. Falk (2011) hat auf der Datenbasis des sozio-ökonomischen Panels (SOEP) [123]* die Risikobereitschaft der Deutschen untersucht. Sie streut breit, aber ist doch mehrheitlich geringer als die Sicherheitsbereitschaft, in Deutschland auch geringer als in den USA [39]. Er macht deutlich, wie wenig intuitiv-subjektive Schätzungen von Probabilitäten rational sind und mit tatsächlichen Wahrscheinlichkeiten zu tun haben. Von diesen subjektiven Wahrscheinlichkeiten jedoch hängen konkrete Risikoeinschätzungen und damit die Risikobereitschaft ab. Besonders fällt der Widerspruch zwischen dieser großen Skepsis und ungehemmter Nutzung von sozialen IT-Netzen wie Facebook auf.

Während in Deutschland das Bundesdatenschutzgesetz und Datenschutzgesetze der Länder den Schutz persönlicher Daten allgemein regeln, wurden zu den Problemen des Schutzes von Gesundheitsdaten mehrere Stellungnahmen abgegeben, u. a. von der Zentralen Ethikkommission bei der Bundesärztekammer 1999 [128] und 2003 [129], und zum Schutz von und Umgang mit Forschungsdaten am Beispiel von Biobanken vom Europarat 2006 und vom Deutschen Ethikrat 2010 [24].

»Humanbiobanken sind Sammlungen von Proben menschlicher Körpersubstanzen (z. B. Gewebe, Blut, DNA), die mit personenbezogenen Daten und insbesondere gesundheitsbezogenen Informationen über die Spender elektronisch verknüpft sind. Sie spielen bei der Erforschung der Ursachen und Mechanismen zahlreicher Erkrankungen und ihrer Behandlung eine zentrale Rolle und sind für die biomedizinische Forschung ein unverzichtbares Hilfsmittel. Besondere rechtliche und ethische Herausforderungen ergeben sich aus einer Vielzahl neuer Trends der Biobankenforschung, insbesondere hinsichtlich ihrer quantitativen und qualitativen Ausweitung, der zunehmenden Vernetzung und Internationalisierung sowie der Privatisierung und Kommerzialisierung.« [122]. Zur steigenden Spannung zwischen »privacy« und »access« tragen bei: 1) quantitative Ausweitung der Zahl der Biobanken wie auch der Zahl der Proben; 2) der wachsende Informationsgehalt der Biobanken; 3) die wachsenden Re-Identifizierungsmöglichkeiten; 4) der steigende Grad der Vernetzung; 5) Internationalisierung mit unterschiedlichen Standards der Datensicherung; 6) Trend zur Privatisierung.

Sicherung der Vorratsdatenspeicherung, indem die individuelle Einwilligung durch institutionelle und prozedurale Regelungen ergänzt werden muss. Das 5-Säulen-Konzept des Deutschen Ethikrates [24] sieht vor: 1) Das Biobankgeheimnis muss durch Gesetz geschützt werden, da die bisherigen Regelungen nicht mehr ausreichen (wird aber von der Scientific community abgelehnt); 2) Definition der zulässigen Nutzung; 3) Aufgaben der Ethikkommissionen; 4) Qualitätssicherung; 5) Transparenz durch Biobankenregister und Internetportale.

Diese Stellungnahme wurde auf einer Tagung des Deutschen Ethikrates am 07.04.2011 im Hinblick darauf diskutiert, die Forschung mit Humanbiobanken auf eine gesetzliche Grundlage zu stellen. Die zentrale Empfehlung des Ethikrates, die Spender noch stärker als bisher vor den Risiken einer missbräuchlichen Verwendung ihrer Daten zu schützen und Vertrauen der Öffentlichkeit in den Betrieb von Biobanken zu schaffen sowie gleichzeitig durch eine Lockerung der Zweckbindung der Probennutzung die medizinische Forschung mit Biobankmaterialien zu erleichtern, fand die allgemeine Zustimmung der Referenten und Diskutanten. Umstritten war jedoch, inwieweit inhaltlich und zeitlich begrenzte Sammlungen, z. B. Krankenblattarchive – etwa im Rahmen wissenschaftlicher Qualifikationsarbeiten – auf die gleiche Weise wie große Biobanken zu behandeln seien, und vor allem, ob ein gesetzlich verankertes Biobankgeheimnis erforderlich ist, um einen sachgerechten Ausgleich zwischen den Spender- und den Forscherinteressen zu finden. Praktiker gaben zu bedenken, dass ein Biobankgeheimnis den Spendern und Wissenschaftlern zwar einen höheren Schutz biete, gleichzeitig aber zu einem möglicherweise erhöhten Verwaltungsaufwand für Forschungsprojekte führe und internationale Kooperationen behindere.

Deshalb soll die Einwilligung zur Nutzung individueller Gesundheitsdaten, die im Rahmen eines Forschungsprojektes erhoben werden, möglichst vor deren Erhebung explizit eingeholt und Ablehnung respektiert werden [85]. Ist dies nicht praktikabel, etwa bei bestimmten epidemiologischen Studien und insbesondere anhand von früher erhobenen Daten, dann ist zu prüfen, ob der für die Einholung der Einwilligung notwendige Aufwand unverhältnismäßig groß ist; in Deutschland ist auch dies nur dann möglich, wenn die Daten anonymisiert sind. Ist ein Bezug der Daten zu individuellen Personen nicht mehr möglich, dann ist – wie auch bei Daten von Verstorbenen – die Einholung einer Einwilligung nicht nur unmöglich, sondern diese Daten gelten nicht mehr als personenbezogene Daten und fallen daher auch nicht in den Anwendungsbereich der Datenschutzgesetze. Eine Einwilligung der Patienten ist danach für eine Nutzung der Daten nicht nötig (Persönliche Mitteilung J. Taupitz 2012).

Fazit

Zugang und Nutzung individueller Gesundheitsdaten sind in Deutschland gesetzlich geschützt; sie unterliegen dem informationellen Selbstbestimmungsrecht und damit der Kontrolle des Individuums. Dementsprechend bedarf auch jegliche Nutzung individueller Gesundheitsdaten für Forschungszwecke der Einwilligung der betroffenen Individuen. Die Spannung zwischen »privacy« und »access«, d. h. einerseits dem Recht auf Vertraulichkeit und Sicherheit dieser Daten und andererseits dem großen Bedarf zur Nutzung dieser gespeicherten Daten für Forschungszwecke konnte bisher – wie am Beispiel der Nutzung von Daten aus Biobanken ausgeführt – trotz zahlreicher spezifizierender Regeln noch nicht optimal gelöst werden.

Literatur

1   Addington D, Williams R, Lapierre Y, el-Guebaly N (1997) Placebos in clinical trials of psychotropic medication. Can J Psychiatry 42 (3): 6

2   Agencia Italiana del farmaco (2008) Linee guide per la classficazione e conduzione degli studi osservazionali sui farmaci. Determinazione 20 marzo 2008. AIFA provision of 20 March 2008 (Guideline on classification and conduct of observational clinical studies), zit.: M. Hartmann et al. 2012

3   Appelbaum PS, Lidz CW (2008) Re-evaluating the therapeutic misconception: response to Miller and Joffe. Kennedy Inst Ethics J 16: 367–373

4   Appelbaum PS, Roth LH, Lidz CW (1982) The therapeutic misconception: informed consent in psychiatric research. Internat J Law Psychiatry 5: 319–329

5   Baldwin D, Broich K, Fritze J, Kasper S, Westenberg H, Möller HJ (2003) Placebo-controlled studies in depression: necessary, ethical and feasible. Eur Arch Psychiatry Clin Neurosci 253: 22–28

6   Beecher HK (1955) The powerful placebo. JAMA 159 (17): 1602–1606

7   Benkert O, Maier W (1990) The necessity of placebo application in psychotropic drug trials. Pharmacopsychiat 23: 203–205

8   Benson K, Hartz AJ (2008) A comparison of observational studies and randomized, controlled trials. In: Pimple KD (Hrsg) Research ethics. Ashgate, Aldershot, S 213–221

9   Buchanan WW (2002) Placebo tribulations. Can Med Assoc J 167 (5): 456

10   Bundesministerium für Gesundheit (2011) Bundesinstitut für Arzneimittel und Medizinprodukte (BfArM). http://www.bfarm.de/DE/Home/home_node.html. Zugegriffen: 30.01.13

11   Carpenter WT, Gold JM, Lahti AC, Queern CA, Conley RR, Bartko JJ, Kovnick J, Appelbaum PS (2000) Decisional capacity for informed consent in schizophrenia research. Arch Gen Psychiatry 57 (6): 533–538

12   Carpenter WT Jr., Appelbaum PS, Levine RJ (2003) The declaration of Helsinki and clinical trials: a focus on placebo-controlled trials in Schizophrenia. Am J Psychiatry 160: 356–362

13   Carpenter WT Jr., Schooler NR, Kane JM (1997) The rationale and ethics of medication-free research in schizophrenia. Arch Gen Psychiatry 54 (5): 401–407

14   Cartwright N (2011) A philosopher's view of the long road from RCTs to effectiveness. The Lancet 377: 1400–1401

15   CIOMS (2002) International ethical guidelines for biomedical research involving human subjects (1982/2002) (CIOMS-02). http://www.cioms.ch/publications/layout_guide2002.pdf. Zugegriffen: 30.01.13

16   CIOMS (2009) International ethical guidelines for epidemiological studies. http://www.ufrgs.br/bioetica/cioms2008.pdf. Zugegriffen: 30.01.13

17   Coppen A, Bailey J (2000) Enhancement of the antidepressant action of fluoxetine by folic acid: a randomised, placebo controlled trial. J Affect Disord 60 (2): 121–130

18   Curson DA, Hirsch SR, Platt SD, Bamber RW (1986) Does short term placebo treatment of chronic schizophrenia produce long term harm? Br Med J (Clin Res Ed) 293: 726–728

19   Czobor P, Volavka J (2004) Placebo-controlled phase 3-studies of antipsychotics in schizophrenics. World J Biol Psychiat 5: 14

20   Zulueta de P (2001) Randomised placebo-controlled trials and HIV-infected pregnant women in developing countries. Ethical imperialism or unethical exploitation? Bioethics 15 (4): 289–311

21   Deisenhammer EA, Hinterhuber H (2003) Plazebokontrollierte Antidepressiva-Studien. Überlegungen zur Frage der ethischen Beurteilung. Fortschr Neurol Psychiatr 71: 243–248

22   Deutscher Bundestag (2011) Bundesdatenschutzgesetz (BDSG) (1990/2009). http://www.gesetze-im-internet.de/bundesrecht/bdsg_1990/gesamt.pdf. Zugegriffen: 30.01.13

23 Deutscher Bundestag (2010) Sozialgesetzbuch (SGB), Fünftes Buch (V), Gesetzliche Krankenversicherung. Zuletzt geändert durch Art. 2 G v. 22.12.2010, I 2309. http://www.kzvb.de/index.php?eID=tx_naw-securedl&u=0&file=fileadmin%2Fuser_uplo-ad%2FKZVB%2FRecht_und_Vertraege%2FBlaue_Ver-tragsmappe%2Fpdf%2F2011%2FA_I_SGB_V.pdf&hash=e1759e70c6e7b09b8d991c8872c5f3ec. Zugegriffen: 30.01.13

24 Deutscher Ethikrat (2004/2010) Humanbiobanken für die Forschung. http://www.ethikrat.org/dateien/pdf/stellungnahme-humanbiobanken-fuer-die-forschung.pdf. Zugegriffen: 30.01.13

25 Dinnerstein AJ, Haim J (1970) Modification of placebo effects by means of drugs. J Abnorm Sociol Psychol 75: 308–314

26 Djulbegovic B (2001) Placebo-controlled trials. Ann Intern Med 135 (1): 62–63

27 Editorial C (2002) The better-than-nothing idea: debating the use of placebo controls. CMAJ 166 (5): 573–573

28 Edwards S, Lilford R, Braunholtz D, Jackson J, Hewison J, Thornton J (1998) Ethical issues in the design and conduct of randomised clinical trials. Health Technol Ass 2: 1–132

29 Ellenberg SS, Temple R (2000) Placebo-controlled trials and active-control trials in the evaluation of new treatments. Part 2: practical issues and specific cases. Ann Intern Med 133 (6): 464–470

30 EMA (2011) EMEA/CPMP position statement on the use of placebo in clinical trials with regard to the revised declaration of Helsinki. http://www.ahppi.org.uk/CMS/STORE//EU20Directive/EU_placebo_files/ATTACH-MENTS/EMEAposition.pdf. Zugegriffen: 30.01.13

31 Emanuel EJ, Miller FG (2001) The ethics of placebo-controlled trials – a middle ground. N Engl J Med 345: 915–919

32 Europäische Union (2000) Charter of fundamental rights of the European Union (2000/C 364/01) (CFR-00) http://www.europarl.europa.eu/charter/pdf/text_en.pdf. Zugegriffen: 30.01.13

33 Europäische Union (1950) Convention for the protection of human rights and fundamental freedoms (ECHR-50) (ETS no 005, 1950 as amended). http://www.echr.coe.int/NR/rdonlyres/D5CC24A7-DC13-4318-B457-5C9014916D7A/0/Convention_ENG.pdf. Zugegriffen: 30.01.13

34 Europäische Union (1995) EU-Richtlinie 95/46/EG »Zum Schutz natürlicher Personen bei der Verarbeitung personenbezogener Daten und zum freien Datenverkehr«. http://eur-lex.europa.eu/LexUriServ/LexUriServ.do?uri=CELEX:31995L0046:DE:NOT. Zugegriffen: 30.01.13

35 Europarat (2005) Additional protocol to the convention on human rights and biomedicine, concerning biomedical research (No. 195) (2005) (AD-05). http://www.coe.int/t/dg3/healthbioethic/Activities/02_Biomedical_research_en/195%20Protocole%20recherche%20biomedicale%20e.pdf. Zugegriffen: 30.01.13

36 Europarat (1981) Convention for the protection of individuals with regard to automatic processing of personal data (No. 108) (1981) (CPI-APPD-81). http://conventions.coe.int/Treaty/en/Treaties/Html/108.htm. Zugegriffen: 30.01.13

37 Europarat (2006) European standards on confidentiality and privacy in healthcare among vulnerable patient populations. Zit. nach: McClelland R (2010) Confidentiality. In: Helmchen H, Sartorius N (Hrsg) Ethics in psychiatry. Springer, Dordrecht, S 162

38 Europarat (1997) Übereinkommen zum Schutz der Menschenrechte und der Menschenwürde im Hinblick auf die Anwendung von Biologie und Medizin: Übereinkommen über Menschenrechte und Biomedizin. http://conventions.coe.int/treaty/ger/treaties/html/164.htm. Zugegriffen: 30.01.13

39 Falk A, Dohmen T, Huffman D, Sunde U, Schupp J, Wagner GG (2011) Individual risk attitudes: measurement, determinants and behavioral consequences. JEEA: 3

40 FDA (2001) Guidance for industry: E 10 choice of control group and related issues in clinical trials. http://www.fda.gov/downloads/RegulatoryInformation/Guidances/ucm129460.pdf. Zugegriffen: 30.01.13

41 Ferriman A (2001) World Medical Association clarifies rules on placebo controlled trials. BMJ 323: 825

42 Fleischhacker WW, Burns T (2002) Feasibility of placebo-controlled clinical trials of antipsychotic compounds in Europe. Psychopharmacology (Berl) 162 (1): 82–84

43 Fleischhacker WW, Czobor P, Hummer M, Kemmler G, Kohnen R, Volavka J (2003) Placebo or active control trials of antipsychotic drugs? Arch Gen Psychiatry 60: 458–464

44 Forster HP, Emanuel E, Grady C (2001) The 2000 revision of the declaration of Helsinki: a step forward or more confusion? The Lancet 358: 1449–1453

45 Fournier JC, DeRubeis RJ, Hollon SD, Dimidjian S, Amsterdam JD, Shelton RC, Fawcett J (2010) Antidepressant drug effects and depression severity: a patient-level meta-analysis. JAMA 303: 47–53

46 Friedman LM, Furberg CD, DeMets DL (1999) Fundamentals of clinical trials. Springer, Heidelberg

47 Fritze J, Gastpar M, Möller HJ (2000) Relevanz von Plazebo zur Kontrolle von Fehlerquellen beim Wirksamkeitsnachweis. In: Maier W, Engel RR, Möller HJ (Hrsg) Methodik von Verlaufs- und Therapiestudien in Psychiatrie und Psychotherapie. Hogrefe, Göttingen, S 70–82

48 Garattini S, Bertelé V (2007) Non-inferiority trials are unethical because they disregard patients' interests. Lancet 370: 1875–1877

49 Garattini S, Bertelé V, Bassi LL (2003) How can research ethics committees protect patients better? BMJ 326: 1199–1201

50 Gaskell G et al. (2010) Europeans and biotechnology in 2010. Winds of change? In: European Commission (Hrsg) Directorate-General for Research. http://ec.europa.eu/public_opinion/archives/ebs/ebs_341_winds_en.pdf. Zugegriffen: 30.01.13

51   Gold A, Appelbaum PS, Stanley B (2011) Screening for suicidality in the emergency department: when must researchers act to protect subjects' interests? Arch Suicide Res 15: 140–150

52   Hartmann M, Hartmann-Vareilles F (2012) Concepts for the risk-based regulation of clinical research on medicines and medical devices. Drug Information Journal 46: 545–554

53   Heberlein A (2013) Helfen um jeden Preis? Historisch fundierte Gründe für das Konzept des »kontrollierten individuellen Heilversuchs« für risikoreiche »individuelle Heilversuche« zur Behandlung einwilligungsunfähiger psychisch kranker Menschen. Ethik Med. 25(1):19–31

54   Heinemann T, Heinrichs B (2006) Der »kontrollierte individuelle Heilversuch« als neues Instrument bei der klinischen Erstanwendung risikoreicher Therapieformen – Ethische Analyse einer somatischen Gentherapie für das Wiskott-Aldrich-Syndrom. In: Honnefelder L, Sturma D (Hrsg) Jahrbuch für Wissenschaft und Ethik. Walter de Gruyter, Berlin

55   Heinrichs B (2007) Forschung am Menschen. Elemente einer ethischen Theorie biomedizinischer Humanexperimente. Walter de Gruyter, Berlin

56   Helmchen H (1990) Ethical problems and design of controlled clinical trials. In: Benkert O, Maier W, Rickels K (Hrsg) Methodology of the evaluation of psychotropic drugs. Springer, Berlin, S 82–88

57   Hoffmann M, Schöne-Seifert B (2007) Equipoise – ein Kriterium für die ethische Zulässigkeit klinischer Studien? In: Boos J, Merkel R, Raspe H, Schöne-Seifert B (Hrsg) Nutzen und Schaden aus klinischer Forschung am Menschen. Abwägung, Equipoise und normative Grundlagen. Deutscher Ärzte-Verlag, Köln, S 53–79

58   Hoge SK, Appelbaum PS (2012) Ethics and neuropsychiatric genetics: a review of major issues. Int J Neuropsychopharmacol: 1–11

59   Hrobjartsson A, Gotsche PC (2001) Is the placebo powerless? An analysis of clinical trials comparing placebo with no treatment. N Eng J Med 344 (21): 1594–1602

60   Hummer M, Holzmeister R, Kemmler G, Eder U, Hofer A, Kurzthaler I, Oehl M, Weiss E, Fleischhacker WW (2003) Attitudes of patients with schizophrenia toward placebo-controlled clinical trials. J Clin Psychiatry 64 (3): 277–281

61   Illes J (2010) Empowering brain science with neuroethics. Lancet 376: 1294–1295

62   Illes J, Borgelt E (2009) Brain imaging: incidental findings: in practice and in person. Nat Rev Neurol 5: 643–644

63   Illes J, Chin VN (2008) Bridging philosophical and practical implications of incidental findings in brain research. J Law Med Ethics 36: 298–304

64   Illes J, Kirschen MP, Edwards E, Bandettini P, Cho MK, Ford PJ, Glover GH, Kulynych J, Macklin R, Michael DB, Wolf SM, Grabowski T, Seto B (2008) Practical approaches to incidental findings in brain imaging research. Neurology 70: 384–390

65   International conference on harmonisation of technical requirements for registration of pharmaceuticals for human use (2000) ICH harmonised tripartite guideline: choice of control group and related issues in clinical trials (E 10, 2.1.4). http://www.ich.org/fileadmin/Public_Web_Site/ICH_Products/Guidelines/Efficacy/E10/Step4/E10_Guideline.pdf. Zugegriffen: 30.01.13

66   Jores A (1955) Magie und Zauber in der modernen Medizin. Dtsch Med Wschr 80: 915–920

67   Khan A, Khan SR, Leventhal RM, Brown WA (2001) Symptom reduction and suicide risk among patients treated with placebo in antipsychotic clinical trials: an analysis of the Food and Drug Administration database. Am J Psychiatry 158: 1449–1454

68   Khan A, Warner HA, Brown WA (2000) Symptom reduction and suicide risk in patients treated with placebo in antidepressant clinical trials: an analysis of the Food and Drug Administration database. Arch Gen Psychiatry 57 (4): 311–317

69   Kim SY (2003) Benefits and burdens of placebos in psychiatric research. Psychopharmacology (Berl) 171 (1): 13–18

70   Kim SYH, Holloway RG (2003) Burdens and benefits of placebos in antidepressant clinical trials: a decision and cost-effectiveness analysis. Am J Psychiatry 160: 1272–1276

71   Kimmelman J (2007) The therapeutic misconception at 25: treatment, research, and confusion. Hastings Cent Rep 37: 36–42

72   Kraemer HC (2000) Statistical analysis to settle ethical issues? Arch Gen Psychiatry 57: 327

73   Lavori PW (2000) Placebo control groups in randomized treatment trials: a statistician's perspective. Biol Psychiatry 47 (8): 717–723

74   Leon AC, Solomon DA (2003) Toward rapproachment in the placebo control debate. A calculated compromise of power. Eval Health Prof 26 (4): 404–414

75   Lewis JA, Jonsson B, Kreutz G, Sampaio C, van Zwieten-Boot B (2002) Placebo-controlled trials and the declaration of Helsinki. Lancet 359: 1337–1340

76   Lidz CW, Appelbaum PS, Grisso T, Renaud M (2004) Therapeutic misconception and the appreciation of risks in clinical trials. Int J Law Psychiatry 58: 1689–1697

77   Linden M (1998) Die Beobachtung der Arzneimittelanwendung. Wissenschaftliche Fragestellungen im Rahmen von Anwendungsbeobachtung. In: Hönig R, Eberhardt R, Kori-Lindner C, Langen M (Hrsg) Anwendungsbeobachtung. Qualitätsstandards, praktische Durchführung, Beitrag zur Arzneimittelsicherheit und Nachzulassung. Habrich, Berlin, S 147–166

78   Linden M (1987) Phase IV-Forschung. Antidepressiva in der Nervenarztpraxis. Springer, Berlin

79   London AJ (2007) Clinical equipoise: foundational requirement or fundamental error? In: Steinbock B (Hrsg) The

Oxford handbook of bioethics. Oxford University Press, Oxford, S 571–596

80 Lurie P, Wolfe SM (1997) Unethical trials of interventions to reduce perinatal transmission of the human immunodeficiency virus in developing countries. N Eng J Med 337: 853–856

81 Magnus D, Merkel R (2007) Normativ-rechtliche Grundlagen der Forschung an Nichteinwilligungsfähigen. In: Boos J, Merkel R, Raspe H, Schöne-Seifert B (Hrsg) Nutzen und Schaden aus klinischer Forschung am Menschen. Abwägung, Equipoise und normative Grundlagen. Deutscher Ärzte-Verlag, Köln

82 Marder SR, Meibach RC (1994) Risperidone in the treatment of schizophrenia. Am J Psychiatry 825: 835

83 Margraf J, Ehlers A, Roth WT, Clark DB, Sheikh J, Agras WS, Taylor CB (1991) How »blind« are double-blind studies? J Consult Clin Psychol 59: 184–187

84 Martini P (1932) Methodenlehre der therapeutischen Untersuchung. Springer, Berlin (spätere Auflagen unter dem Titel: Methodenlehre der therapeutisch-klinischen Forschung)

85 McClelland R (2010) Confidentiality. In: Helmchen H, Sartorius N (Hrsg) Ethics in psychiatry. Springer, Dordrecht, S 161–180

86 Meltzer H, Brugha TS (2010) Ethical concerns in carrying out surveys of psychiatric morbidity. In: Helmchen H, Sartorius N (Hrsg) Ethics in psychiatry. Springer, Dordrecht, S 437–458

87 Michels KB (2000) The placebo problem remains. Arch Gen Psychiatry 57: 321–322

88 Michels KB, Rothman KJ (2003) Update on unethical use of placebos in randomised trials. Bioethics 17 (2): 188–204

89 Miller F, Brody, H (2003) A critique of clinical equipoise. Therapeutic misconception in the ethics of clinical trials. Hastings Cent Rep 33: 19–28

90 Miller FG, Brody H (2007) Clinical equipoise and the incoherence of research ethics. J Med Philos 32: 151–165

91 Miller FG, Joffe S (2006) Evaluating the therapeutic misconception. Kennedy Inst Ethics J 16: 353–366

92 Mohr P, Czobor P (2000) Subject selection for the placebo- and comparator-controlled trials of neuroleptics in schizophrenia. J Clin Psychopharmacol 20 (2): 240–245

93 Möller HJ (2004) Therapieresistenz auf Antidepressiva. Nervenarzt 75: 499–515

94 Morris Z (2009) Incidental findings on brain magnetic resonance imaging: systematic review and meta-analysis. BMJ 339: b3016

95 Nuthmann R, Wahl HW (2010) Methodische Aspkte der Erhebungen. In: Lindenberger U, Smith J, Mayer KU, Baltes PB (Hrsg) Die Berliner Altersstudie. Akademie Verlag, Berlin, S 59–87

96 Orden SAS/3470/2009 (2009) Las directrices sobre estudios posautorizacio´n de tipo observacional para medicamentos de uso humano (publication of the guideline on observational postauthorization studies on medicinal products for human use, 16 December 2009).

Zit. nach: Hartmann M, Hartmann-Vareilles F (2012) Concepts for the risk-based regulation of clinical research on medicines and medical devices. Drug Information Journal 46: 545–554

97 Pickar D, Bartko JJ (2003) Effect size of symptom status in withdrawal of typical antipsychotics and subsequent clozapine treatment in patients with treatment-resistant schizophrenia. Am J Psychiatry 160: 1133–1138

98 Porzsolt F, Strauss B (2002) Evidenzbasierte Medizin: Konflikt ist lösbar. Dtsch Ärztebl 99 (12): C583

99 Propping P (2010) Genetics – ethical implications of research, diagnostics and counseling. In: Helmchen H, Sartorius N (Hrsg) Ethics in Psychiatry. Springer, Dordrecht, S 459–485

100 Pyeritz RE (2011) The coming explosion in genetic testing – Is there a duty to recontact? N Engl J Med 365: 1367–1369

101 Reil JC (1803) Rhapsodieen über die Anwendung der psychischen Curmethode bei Geisteszerrüttungen. Curtsche Buchhandlung, Halle

102 Rose D, Thornicroft G, Pinfold V, Kassam A (2007) 250 labels used to stigmatise people with mental illness. BMC Health Serv Res 7: 97

103 Sauer H (1997) Was muss man sich alles gefallen lassen? Muench Med Wochenschr 139: 459

104 Shaw RL, Senior C, Peel E, Cooke R, Donnelly LS (2008) Ethical issues in neuroimaging health research. J Health Psychol 13: 1051–1059

105 Silvestri A, Galetta P, Cerquetani E, Marazzi G, Patrizi R, Fini M, Rosano GMC (2003) Report of erectile dysfunction after therapy with beta-blockers is related to patient knowledge of side effects and is reversed by placebo. Eur Heart J 24: 1928–1932

106 Storosum JG, van Zwieten BJ, van den Brink W, Gersons BPR, Broekmans AW (2001) Suicide risk in placebo-controlled studies of major depression. Arch Gen Psychiatry 158 (8): 1271–1275

107 Storosum JG, van Zwieten BJ, Wohlfarth T, de Haan L, Khan A, van den Brink W (2003) Suicide risk in placebo vs active treatment in placebo-controlled trials for schizophrenia. Arch Gen Psychiatry 60 (4): 365–368

108 Taupitz J (2002) Note of Clarification: Kaum zu verantworten. Dtsch Ärztebl 99 (7): C 311

109 Temple R, Ellenberg SS (2000) Placebo-controlled trials and active-control trials in the evaluation of new treatments, Part 1: Ethical and scientific issues. Ann Intern Med 133: 455–463

110 Tovino SA (2008) Incidental findings: a common law approach. Account Res 15: 242–261

111 Tröhler U (2005) Lind and scurvy: 1747 to 1795. J R Soc Med 98: 519–522

112 UN (1966) International covenant on civil and political rights (1966) (ICCPR-66). http://www2.ohchr.org/english/law/ccpr.htm. Zugegriffen: 30.01.13

113 UN (1948) Universal declaration of human rights 1948. http://www.un.org/en/documents/udhr/index.shtml. Zugegriffen: 30.01.13

114 UNESCO (2005) Universal declaration on bioethics and human rights. http://portal.unesco.org/en/ev.php-URL_ID=31058&URL_DO=DO_TOPIC&URL_SECTION=201. html. Zugegriffen: 30.01.13

115 Veatch RM (2007) The irrelevance of equipoise. J Med Philos 32: 167–183

116 Staden von H (2010) Tierversuche in der antiken Medizin. (Vortrag in der Berlin-Brandenburgischen Akademie der Wissenschaften am 09.06.2010)

117 Wahlbeck K, Tuunainen A, Ahokas A, Leucht S (2001) Dropout rates in randomised antipsychotic drug trials. Psychopharmacol 155: 230–233

118 Weijer C (1999) Placebo-controlled trials in schizophrenia: Are they ethical? Are they necessary? Schizophr Res 35: 211–218

119 Wendler D, Miller FG (2007) Assessing research risks systematically: the net risks test. J Med Ethics 33: 481–486

120 Went L (1990) Ethical issues policy statement on Huntington's disease molecular genetics predictive test. International Huntington Association. World Federation of Neurology. J Med Genetics 27: 34–38

121 Wiesing U (2003) Vom Placebo zum Pseudoplacebo: Der Preis der Aufklärung in der klinischen Praxis. In: Honnefelder L, Streffer C (Hrsg) Jahrbuch für Wissenschaft und Ethik. Walter de Gruyter, Berlin, S 173–183

122 Wikipedia (2011) Biobank

123 Wikipedia (2011) Sozio-ökonomisches Panel

124 Winau R (1986) Vom kasuistischen Behandlungsversuch zum kontrollierten klinischen Versuch. In: Helmchen H, Winau R (Hrsg) Versuche mit Menschen – in Medizin, Humanwissenschaft und Politik. Walter de Gruyter, Berlin, S 83–107

125 Wolf SM, Lawrenz FP, Nelson CA, Kahn JP, Cho MK, Clayton EW, Fletcher JG, Georgieff MK, Hammerschmidt D, Hudson K, Illes J, Kapur V, Keane MA, Koenig BA, LeRoy BS, McFarland EG, Paradise J, Parker LS, Terry SF, Van Ness B, Wilfond BS (2008) Managing incidental findings in human subjects research: analysis and recommendations. J Law Med Ethics 36: 219–248

126 World Medical Association (2000) Declaration of Helsinki 2000/2002. www.wma.net/e/home.html. Zugegriffen: 09.08.06

127 World Medical Association (2001) Pressemitteilung vom 08.10.2001: WMA clarifies its ethical guidance on the use of placebo-controlled trials. http://www.wma. net/en/40news/20archives/2001/2001_05/. Zugegriffen: 30.01.13

128 Zentrale Ethikkommission bei der Bundesärztekammer (1999) Stellungnahme »Zur Verwendung von patientenbezogenen Informationen für die Forschung in der Medizin und im Gesundheitswesen«. Dtsch Ärztebl 96: A3201–3204

129 Zentrale Ethikkommission bei der Bundesärztekammer (2003) Stellungnahme: Die (Weiter-)Verwendung von menschlichen Körpermaterialien für Zwecke medizinischer Forschung. Dtsch Ärztebl 100 (23): A1632

130 Zipursky RB, Darby P (1999) Placebo-controlled studies in schizophrenia – ethical and scientific perspectives: an overview of conference proceedings. Schizophr Res 35: 189–200

131 Zubieta JK, Bueller JA, Jackson LR, Scott DJ, Xu Y, Koeppe RA, Nichols TE, Stohler CS (2005) Placebo effects mediated by endogenous opioid activity on (micro)-opioid receptors. J Neurosci 25: 7754–7762

132 Radau WC (2006) Die Biomedizinkonvention des Europarates. Humanforschung – Transplantationsmedizin – Genetik – Rechtsanalyse und Rechtsvergleich. Springer, Berlin, S 423

133 Oppermann (1983) Einfluss gesellschaftlicher Grundstimmungen auf die biomedizinischen Wissenschaften. Zur Interdependenz zwischen der gesamtgesellschaftlichen Lage und dem Zustand der Wissenschaften. S. 863. Zit. nach: Radau WC (2006) Die Biomedizinkonvention des Europarates. Humanforschung – Transplantationsmedizin – Genetik – Rechtsanalyse und Rechtsvergleich. Springer, Berlin, S 18

Forschung und Öffentlichkeit

Hanfried Helmchen

5.1   Vertrauen der Öffentlichkeit

Trotz des gesellschaftlichen Bedarfs an klinischer Forschung sowie ihres evidenten Nutzens beruhen bis heute medizinische Interventionen oft nicht auf wissenschaftlich geprüfter Evidenz, sondern lediglich auf empirischen Befunden und der Erfahrung des behandelnden Arztes, z. B. in der Multimedikation bei multimorbid chronisch Kranken oder bei therapieresistenten Patienten. Gründe dafür sind unter anderem Schwierigkeiten der wissenschaftlichen Methodik wie auch Unsicherheiten über mögliche Risiken und nicht zuletzt forschungsablehnende Überzeugungen oder Vorurteile bei potenziellen Forschungsteilnehmern.

Beispiele für Schwierigkeiten und ethisch fragwürdige Implikationen der Forschungsmethodik können sein:

- eine methodisch erforderliche Strenge der Auswahlkriterien für eine Stichprobe multimorbider und multimedizierter Patienten (primäre Drop-outs) und bei der Durchführung der Intervention (sekundäre Drop-outs) kann sich praktisch gegen die Gewinnung von Patienten für eine ausreichend große Stichprobe auswirken oder mit dem Wohlbefinden des Patienten in Konflikt geraten; oder
- die Bestimmung des Nutzen-Risiko-Verhältnisses kann bei unklaren Standards und Verfahrensweisen subjektiv beeinflusst werden (▶ Abschn. 3.1) [36], [55], [56], [79].

Ein größerer Faktor auf Seiten des Publikums kann fehlendes Vertrauen sein [64]. Die öffentliche Aufmerksamkeit für andere Ziele klinischer Forschung als der Gewinn von Wissen, z. B. Marktinteressen der Industrie oder persönliche Interessen (unkontrollierte wissenschaftliche Neugier, akademische Karriere, Geld) von Forschern, Voreingenommenheit (z. B. Publikationsbias, selektives Publizieren von Befunden, verzerrte Interpretation der Ergebnisse) oder übermäßiger, auch sogar verdeckter und unzulässiger Einfluss industrieller Sponsoren [18] bis hin zur Formulierung von Leitlinien [11], und erst recht ethisch fragwürdiges Verhalten von Forschern bis hin zu Fälschungen wissenschaftlicher Ergebnisse [28], aber auch schlechte persönliche Erfahrungen mit medizinischen Einrichtungen und Ärzten führt zu skeptischen oder ablehnenden Einstellungen in der Gesellschaft gegen klinische Forschung [38].

Betrug und Fehlverhalten (»fraud and misconduct«) in der Wissenschaft können weit über den einzelnen Forscher hinaus desaströse Wirkungen entfalten: Fehlentscheidungen in der Praxis aufgrund gefälschter oder nicht zutreffender Daten, Demotivierung von Forschern, die Zeit und Geld für die Replikation gefälschter Daten umsonst aufbringen, Existenzgefährdungen einzelner Forscher, Rufschädigungen von Institutionen (mit auch finanziellen Folgen), Vertrauensverlust der Öffentlichkeit bis hin zu Misstrauen gegenüber der Politik, die Entscheidungen auf der Basis wissenschaftlicher Beratung trifft.

Um Forschung auf ein Niveau zu bringen, das solch ethisches Fehlverhalten minimiert, erscheint die systematische Unterweisung der Forscher erforderlich. Möglich war Sensibilisierung für ethisch einwandfreies wissenschaftliches Arbeiten zwar schon immer durch prägende Vorbilder, die jedoch heute, nachdem Forschung zu einem ständig wachsenden Gesellschaftsbereich und essenziellem Wirtschaftsfaktor geworden ist, nicht mehr flächendeckend vorhanden sind. Deshalb wird engmaschige Supervision aller Forschungsabläufe – von der Forschungsidee und dem Forschungsplan über die Durchführung der Forschung bis zur Publikation der Ergebnisse – sowie Einübung der Standards ethischen Verhaltens einschließlich der Qualitätskontrolle von Forschung als notwendig angesehen. Gute wissenschaftliche Praxis (»good scientific practice« GSP) soll zu einer Kultur wissenschaftlichen Arbeitens führen, die für die »normative Struktur von Wissenschaft« [54] durch Transparenz (»communality«), Allgemeingültigkeit (»universality«), ideelle und materielle Unabhängigkeit (»disinterestedness«), prinzipielle und institutionalisierte Skepsis (»organized scepticism«) sensibilisiert und ethisches Fehlverhalten wie betrügerische Herstellung (»fabrication«) oder Fälschung (»falsification«) von wissenschaftlichen Daten oder vielfältige Formen des Plagiierens (»plagiarism«) von Ideen oder Publikationen anderer Forscher weitgehend unmöglich macht.

Die Sicherung solcher Kultur wissenschaftlichen Arbeitens wird durch Leitlinien unterstützt, die führende Forschungsinstitutionen in der letzten Dekade entwickelt haben. So hat die Max-Planck-Gesellschaft (MPG) bereits 1997 Regeln zum Verfahren in Fällen von Verdacht auf wissenschaftliches Fehlverhalten aufgestellt, 2000 fortgeschrieben und 2010 durch eine »Information und Regeln über die verantwortliche Nutzung wissenschaftlicher Freiheit und den Umgang mit wissenschaftlichen Risiken« [53] ergänzt. 1998 hat die Deutsche Forschungsgemeinschaft (DFG) – ausgehend von einem spektakulären Fall von wissenschaftlichem Betrug – »Leitlinien zur Sicherung guter wissenschaftlicher Praxis« [21] durch ethisches Verhalten in der Wissenschaft publiziert. In der Schweiz hat die ETH Zürich 2009 »Richtlinien für Integrität in der Forschung und gute wissenschaftliche Praxis« [26] bekannt gemacht. Führende Forschungsinstitutionen wie die Harvard Medical School mit ihrem Dean for Faculty and Research Integrity [37], das Office of Research Integrity (ORI) des US-amerikanischen Gesundheitsministeriums (DHHS) [75] oder das Committee of Publication Ethics (COPE) [30] arbeiten an konzeptueller Klarheit und begrifflicher Präzision des kompliziert und umfangreich gewordenen Prozesses der Sicherung guter wissenschaftlicher Praxis sowie an der Aufdeckung und Sanktionierung von Fehlverhalten. COPE ist ein Zusammenschluss von Herausgebern und Verlagen wissenschaftlicher Zeitschriften, die sich verpflichtet haben, dem Code of Editors zu folgen; COPE bietet auch Beratung bei Fällen von wissenschaftlichem Fehlverhalten an und unterstützt Forschung zur Publikationsethik. Die letztgenannten Institutionen bieten Trainingskurse und Leitlinien an, wie z. B. zu Interessenkonflikten (»conflicts of interest«), zu »forensischen Werkzeugen« (»forensic tools«) zum Screening von Abbildungen auf Fälschungen in den Biowissenschaften, zum Vermeiden von Plagiieren, Selbst-Plagiieren und fragwürdigen Schreibpraktiken, sie publizieren aber auch, wie z. B. das ORI, Listen von Wissenschaftlern, gegen die wegen wissenschaftlichen Fehlverhaltens Strafen (vorzugsweise Ausschluss von weiteren Förderungsgeldern) verhängt wurden.

Verlust öffentlichen Vertrauens ist ein gesellschaftliches Risiko, das den Gewinn hilfreichen Wissens für die Gesellschaft beeinträchtigt oder gar verhindert. Deshalb besteht weiterer Bedarf an

Schritten gegen unkontrollierte oder zweifelhafte Einflüsse auf die klinische Forschung und ebenso für die umsichtige Versorgung von Patienten, die an Forschung teilnehmen, z. B. damit, ihr Wohlbefinden, Interessen und Wünsche ernst zu nehmen. Dies schließt eine sorgfältige Aufklärung des potenziellen Forschungsteilnehmers nicht nur über den möglichen Nutzen der Forschungsintervention, sondern auch über potenzielle Risiken und Belastungen einschließlich des Nutzen-Risiko-Verhältnisses ein.

Beispiel
Ein Beispiel für vertrauensfördernde Maßnahmen gaben Connell et al. (2001), indem sie aus ihren Interviews mit den Pflegepersonen von Kranken mit Alzheimer Demenz schlossen »to maximize the perceived benefits of research participation, potential participants should have access to regular personal contact with staff, information about health status changes in the care recipient, and the short-term and long-term results of the research studies in which they are participants.« [14], S. 137

Als eine der wichtigsten vertrauensfördernden Maßnahmen wird Transparenz gegenüber allen Beteiligten an einer Forschungsintervention angesehen, d. h. Offenlegung von Interessenkonflikten, die unzulässigen Einfluss auf forschungsbezogene Urteile der Beteiligten nehmen können.

5.2   Interessenkonflikte

Die primäre Verpflichtung des Arztes, zum Wohl und im besten Interesse seines Patienten zu handeln, kann mit sekundären Interessen persönlicher, ideologischer oder finanzieller Art in Konflikt geraten. Entscheidend für die Öffentlichkeit ist dabei der Anschein eines Konfliktes mit fragwürdigen oder unzulässigen Folgen, unabhängig davon, ob er real existiert oder nur möglich ist [50].

Erklärte Interessen der **Industrie** sind die Förderung wissenschaftlichen Erkenntnisfortschrittes und Verbesserung der Krankenbehandlung [72] und dadurch Förderung ihrer tatsächlichen Interessen (die auch erklärt werden, indem sie je nach

Kontext unterschiedlich betont werden): Profitabilität, indem sie

- über sich bestens verkaufende Arzneimittel verfügt, also über entweder höchst wirksame und gleichzeitig höchst sichere Arzneimittel für die häufigsten und schwersten Erkrankungen und/oder eindringlich beworbene Arzneimittel,
- die alltägliche Arbeit des Arztes unterstützt, hauptsächlich mittels medizinischer Informationen,
- mit den besten Ärzten, d. h. klinisch erfolgreichen Forschern und Meinungsführern, zusammenarbeitet,
- wahrgenommen wird als eine Institution, die den Patienten mittels Kompetenz und Innovation seriös dient.

Erklärte Interessen der **Ärzte** sind das Wohl und beste Interesse der Patienten, indem sie

- (unter anderem) die jeweils indizierten, wirksamsten und sichersten Arzneimittel verordnen und/oder
- an der Entwicklung wirksamer und sicherer Arzneimittel mitarbeiten, z. B. in klinischen Prüfungen,
- die eigene Praxis/Klinik wirtschaftlich erfolgreich führen und/oder finanzielle Interessen bei Firmen verfolgen, die sie möglicherweise durch ihre Arbeit, z. B. durch ihre Forschung oder Beratung, beeinflussen [8] oder sie verkaufen selbst Arzneimittel, wie dies in vielen Ländern der Fall ist, z. B. in Japan (Persönliche Mitteilung N. Sartorius 2011),
- akademische Anerkennung durch wissenschaftlichen Erfolg zu erlangen versuchen,
- als Ärzte wahrgenommen werden, die dem besten Interesse jedes einzelnen Patienten mit Kompetenz und persönlichem Engagement dienen und deshalb gesucht sind.

Interessen der **Patienten** sind

- die beste Behandlung zu erhalten,
- ausreichend und zutreffend informiert zu werden,
- in Entscheidungen einbezogen zu werden, d. h. in ihrer Selbstbestimmung respektiert zu werden,
- Egoismus ebenso wie Altruismus.

Nicht zuletzt können diese Interessen durch gesellschaftliche Interessen beeinflusst werden, etwa solche der Regierung oder von Krankenversicherungen oder von Gruppen Betroffener.

Alle diese Interessen sind, jeweils für sich genommen, legitim. Sie bergen jedoch das Potenzial für Konflikte. Solche Konflikte, vor allem zwischen Ärzten bzw. akademischen Institutionen und der Industrie, können die Unabhängigkeit und Objektivität von Ärzten bei der Erzielung gültiger Ergebnisse sowohl in der Forschung als auch in der Praxis der Patientenbehandlung bedrohen – und nicht zuletzt das notwendige Vertrauen von Patienten und Öffentlichkeit untergraben.

Gemeinsames Interesse aller in diesen Beziehungen Handelnden ist, die beste Behandlung, z. B. Arzneimittel, anzubieten oder zu erhalten.

Siehe Stellungnahmen von A. F. Holmer [39], President, Pharmaceutical Research and Manufacturers of America oder von C. Kuebler [47] für die Clinical Research Organisations (CROs). Die erstgenannte Äußerung ist übrigens insofern bedeutsam, als sie akzeptiert, dass Studiendaten nicht das Eigentum nur des Sponsors, sondern auch des Forschers sind. Wichtig ist auch die Beachtung der Tatsache, dass das Wort »beste« von den Handelnden in verschiedenen Kontexten unterschiedlich verstanden wird: am leichtesten anzuwenden, am sichersten im Verhältnis zur Wirksamkeit, am billigsten usw. (Persönliche Mitteilung N. Sartorius 2011)

Dementsprechend »ist die Zusammenarbeit bei der pharmazeutischen Entwicklung oft die wirksame Speerspitze für den Fortschritt von Behandlungen und Patientenversorgung« [16], S. 400.

Related Benefits of Entrepreneurial Activity: public benefits of new technology, economic development – jobs in new business, opportunities for student projects, jobs, incentives for faculty to produce results, allows universities to compete for/retain talent, increased support from industry for research« [61]. »According to the Association of University Technology Managers, corporate licensing of university inventions in 1999 accounted for US $ 40 billion in economic activity in the United States, which, in turn, supports 270.000 private sector jobs. In the fiscal year 1999, the top 10 universities alone received US $ 250 million in product royalties, with total royalties paid to universities of US $ 862 million« [59]. »World wide, pharmaceutical companies spend over US $ 40 billion annually on research and development« [29], [40]; in 2000 the Canadian pharmaceutical industry spends $ 900 million on research and development, i. e. »43% of gross domestic expenditures on research and development in the health field« and »$ 161 million ... in universities and teaching hospitals« which was »over half the amount received from federal sources« [48]. Thus pharmaceutical industry is a strong contributor to scientific development and a job machine. Its relationships with academic research and teaching have become manifold and increase: »over the past two decades, governments have strongly encouraged the commercialisation of discoveries by academics«. [59]

Die Industrie braucht dafür – natürlich auch, weil sie zu klinischen Prüfungen gesetzlich verpflichtet ist (▶ Abschn. 2.1) – den Zugang zu Patienten (und zur Begabung der »besten und hellsten ärztlichen Forscher aus allen klinischen Disziplinen« [47]), und forschende Ärzte brauchen die Industrie, da nur die Industrie über die Mittel verfügt, neue Arzneimittel zu entwickeln. Aber besonders im Hinblick auf die gewaltigen Kosten der Arzneimittelentwicklung, die 2010 auf rund $ 1 Mrd. geschätzt wurden, um ein neues Arzneimittel auf den Markt zu bringen [1], müssen pharmazeutische Firmen auch profitabel sein.

Deshalb können klinisch forschende Ärzte in Interessenkonflikte geraten, wenn Firmen aus ökonomischen Interessen eine (unkontrollierte) Kontrolle über Daten oder Interpretation ihrer gesponsorten Studie ausüben, z. B. indem sie ungünstige Befunde solcher Studien geheim halten, obwohl sie wissen, »dass fehlerhafte oder unredliche Forschung in einen langen und kostspieligen Weg hinab zu Arzneimittelrücknahmen und zu Gerichtsprozessen führt« ([27], S. 733), oder indem sie die Information über Arzneimittel verformen, z. B. durch überzogene Darstellung der Arzneimittelqualität, d. h. der Wirksamkeit, Sicherheit, Indikationen, Wirtschaftlichkeit usw., oder indem sie Ärzte durch verschiedene Arten von Unterstützung umwerben, um sie zu bewegen, bestimmte Arzneimittel nicht evidenz-, sondern sponsorbasiert zu bevorzugen oder indem sie sogar mittels verschiedener Maßnahmen drohen [83].

Beispiele
Eine Klage gegen das Canadian Coordinating Office of Health Technology Assessment mit dem Ziel, einen Statin-Bericht zu unterdrücken [69], Verlust einer akademischen Position – der Fall Healy [69], Rücknahme einer finanziellen Unterstützung (»corporate funding«) des Hastings Center nach

kritischen Beiträgen zur Verschreibungspraxis von Antidepressiva in seiner Hauszeitschrift [42], [48], rechtliche Drohungen wegen der Aufklärung über unerwartete neue Risiken während einer klinischen Prüfung – der Fall Olivieri [35].

In den 1990er Jahren haben amerikanische pharmazeutische Firmen »ca. $ 11 Mrd. jährlich für Werbung und Absatzförderung aufgewendet, davon $ 5 Mrd. für Arztbesucher« [76], [80]. Analysen publizierten empirischen Materials liefern Belege dafür, dass diese Ausgaben das Verschreibungsverhalten oder sogar klinische Praxis-Leitlinien zugunsten der beworbenen Arzneimittel beeinflussen [11], [13], [23], [77].

Ein eindrückliches Beispiel für die Unachtsamkeit gegenüber einer Veränderung der Kultur in Universitätskliniken (»corporate culture«) hat Kassirer mitgeteilt [43]. Vor einigen Jahren hat die holländische Staatsanwaltschaft Ermittlungen gegen 70 Ärzte wegen des Verdachtes der Vorteilsnahme aufgenommen (u. a. kostenlose Teilnahme an einem Auto-Sicherheitstraining für Teilnehmer einer Werbeveranstaltung für ein Arzneimittel des Sponsors) [44]. In Deutschland ergingen im sog. »Herzklappen-Komplex« 60 rechtskräftige Verurteilungen von Ärzten und gegen weitere 183 Ärzte in insgesamt 140 Krankenhäusern wurden Geldbußen über € 1 Mio. verhängt [60]. Jedoch hat die Verschärfung des deutschen Antikorruptionsgesetzes von 1997 auch zu Unsicherheit und mancher Demotivation geführt [12], nicht zuletzt durch weitere Bürokratisierung: In den Forschungs- und Entwicklungsabteilungen der pharmazeutischen Firmen sollen bereits bis zu 40 % der Arbeitszeit auf die Einhaltung aller gesetzlichen Vorschriften entfallen [40].

Neben der vorherrschenden Diskussion über finanzielle Interessenkonflikte von Ärzten, sind aber auch weniger offensichtliche nichtfinanzielle Interessenkonflikte zu beachten [32], [50], [57]. Allerdings sind solche persönlichen oder ideologischen Interessen oft schwerer zu fassen und ihre Grenzen zu nicht kontrollierbaren Bereichen sind offen.

Zugehörigkeit zu bestimmten Denkschulen, z. B. in der psychotherapeutischen Forschung, kann deren Ergebnisse beeinflussen: »A systematic review [49] found that a combination of three measures of researcher's allegiance accounted for 69 % of the effect size of treatment outcome in studies comparing three psychotherapeutic techniques. Interestingly, some mechanisms by which the researcher's allegiance may operate are very similar to those explaining the impact of financial conflicts of interests on the outcome of drug trials: selection of a less effective intervention to compare with the researcher's favoured treatment; unskillful use of the comparison treatment; focusing on data favouring the preferred treatment in study reports; and failure to publish negative data.« [51], S. 91

Obwohl die Interessenkonflikte recht verschiedenartig sind, scheinen dem Umgang mit ihnen aber die gleichen Wirkmechanismen zugrunde zu liegen.

Eine empirische Untersuchung der Diskrepanz zwischen der immunisierenden Selbsteinschätzung von Ärzten, dass ihre Verordnungspraxis durch die ihnen wohl bekannten Marketingabsichten von Pharmareferenten nicht beeinflusst werden und der Ansicht, dass dagegen ihre Kollegen dadurch durchaus beeinflussbar seien, deckte psychologische Mechanismen auf, die mit Festingers Theorie der »kognitiven Dissonanz« erklärt wurden: Die Diskrepanz zwischen der ärztlichen Überzeugung, zum Wohl des Patienten zu handeln und dem Wissen, dass die Pharmareferenten die Verordnung ihrer Arzneimittel induzieren wollen, erzeugt Missbefinden, das besonders stark ist, wenn das Selbstbild des Arztes berührt wird. Deshalb versuchen die Betroffenen, dieses Missbefinden zu reduzieren, indem sie das Thema ignorieren, eigene Verantwortung für den Interessenkonflikt negieren oder mit positiven Effekten, wie dem der weiterbildenden Information über neue Arzneimittel, rationalisieren [10].

Diese psychologischen Mechanismen sind auch bedeutsam für klinische Forscher. Finanzielle und materielle Unterstützung klinischer Forschung durch pharmazeutische oder medizintechnische Firmen kann das ärztliche Urteil und das Arzt-Patienten-Verhältnis direkt bei klinischen Prüfungen oder indirekt durch Einseitigkeit bei der Publikation neuen Wissens, z. B. über Arzneimittel, beeinflussen. Schwierigkeiten bei der umfassenden Aufklärung von Patienten als Forschungsprobanden über Zufallszuteilung, Placebokontrolle und mögliche Risiken – auch solche, die während einer laufenden Prüfung bekannt werden – sowie Probleme bei der Erhebung und Auswertung aller und unverfälschter präklinischer Daten zeigen Bereiche an, in denen Ärzte ihrer primären Verantwortung gegenüber Patienten gewahr sein müssen. Der

ärztliche Forscher muss auch wissen, dass ein Einfluss des Sponsors auf die »Formulierung der Fragen und den Studienplan die Wahrscheinlichkeit positiver Ergebnisse erhöht« [48] und damit seine Objektivität in sehr subtiler Weise beeinträchtigen kann. Besonders bei sogenannten Anwendungsbeobachtungen (▶ Abschn. 4.4.1) müssen Ärzte die wissenschaftliche Begründung solcher Studien und ihr Potenzial, tatsächlich zum medizinischen Fortschritt beizutragen, sorgfältig bedenken, um eine Teilnahme an industriellen Marketingveranstaltungen zu vermeiden [16], [24], [34]. Das Letztere ist umso eher anzunehmen, je weniger eine eindeutige Forschungsfrage und ein entsprechend klares Studiendesign vorliegen und teilnehmende Ärzte allein für die Einbeziehung von Patienten (»finders fee«) bezahlt werden, vor allem auch dann, wenn es sich um eine hohe Pro-Kopf-Vergütung handelt [63]. Um Interessenkonflikte durch Honorierung von Anwendungsbeobachtungen auszuschalten, hat der 114. Deutsche Ärztetag 2011 den § 33 der Musterberufsordnung dahingehend präzisiert, dass die hierfür bestimmte Vergütung der erbrachten Leistung entsprechen muss [6]:

» Soweit Ärztinnen und Ärzte Leistungen für die Hersteller von Arznei- oder Hilfsmitteln oder Medizinprodukten oder die Erbringer von Heilmittelversorgung erbringen (z. B. bei Anwendungsbeobachtungen), muss die hierfür bestimmte Vergütung der erbrachten Leistung entsprechen. Die Verträge über die Zusammenarbeit sind schriftlich abzuschließen und sollen der Ärztekammer vorgelegt werden.« Dazu wurde erläutert: » Beteiligt sich der Arzt demnach an Anwendungsbeobachtungen, die nicht zum Zwecke eines wissenschaftlichen oder billigenswerten unternehmerischen Erkenntnisgewinns, sondern zur Verdeckung unzulässiger Zuwendungen durchgeführt werden, kann darin ein Verstoß gegen § 32 (Unerlaubte Zuweisungen) auch dann liegen, wenn die dem Arzt gewährte Vergütung angesichts des mit seiner Leistung verbundenen Aufwandes als angemessen erscheint. «

Angesichts einer großen Zahl kritischer Berichte über verzerrende industrielle Einflüsse auf wissenschaftliche Publikationen sind die Herausgeber führender medizinischer Fachzeitschriften »besorgt, dass die gegenwärtige intellektuelle Umgebung, in der manche klinische Forschung konzipiert wird, Probanden rekrutiert werden, und Daten analysiert und berichtet (oder nicht berichtet) werden, die kostbare Objektivität bedrohen können.« Sie schlussfolgern, dass »Verträge den Forschern substantielle Mitsprache bei der Studienplanung, Zugang zu den Rohdaten, Verantwortung für die Datenanalyse und -interpretation, sowie das Recht zur Publikation – den Kennzeichen gelehrter Unabhängigkeit und letztlich akademischer Freiheit – einräumen sollten« [17].

Davidoff et al. (2001):
»As CRO's (contract research organisations) and academic medical centres compete head to head for the opportunity to enroll patients in clinical trials, corporate sponsors have been able to dictate the terms of participation in the trial, terms that are not always in the best interests of academic investigators, the study participants or the advancement of science generally. Investigators may have little or no input into trial design, no access to the raw data, and limited participation in data interpretation … the results of the finished trial may be buried rather than published if they are unfavourable to the sponsor's product … There have been a number of recent public examples of such problems [4], [7] and we suspect that many more go unreported. … research sponsored by governmental or other agencies may also fall victim to this form of censorship, especially if the results of such studies appear to contradict current policy … In addition, editors will retain the right to review the study protocol as well as funding contracts for the study before accepting the paper for publication.« [27], S. 786
In einem Bericht zur Gesundheitspolitik schlussfolgerte Bodenheimer (2000):
»An essential ingredient of any solution is increasing the independence of investigators to conduct and publish their research … drug trials should be funded by industry but the design, implementation, data analysis, and publication should be controlled entirely by academic medical centres and investigators.« [5], S. 1543

Auch eine Verzerrung im Gesamt aller Publikationen (»publication bias«) ist zu einem Problem geworden: Die Ergebnisse von mehr als der Hälfte aller klinischen Studien werden nicht publiziert [62], [67], wahrscheinlich häufiger solche mit uneindeutigen oder – noch gefährlicher – negativen Ergebnissen. Deshalb: »negative as well as positive results should be published or otherwise available« [81].

»Failure to publish can lead to unacceptable delays in uncovering harmful therapies. For example, the use of class 1 antiarrhythmics after myocardial infarction received FDA approval in the early 80s, despite the lack of evidence that these drugs reduced mortality. By 1993, evidence had accumulated that they actually increased mortality [73], prompting the first publication of a negative trial conducted 13 years earlier [15]. The increased mortality was originally thought to be a chance finding, but thousands died in the resulting interim before publication.« [58] zit. [41]

Unter den Gründen sind Beschränkungen durch die Industrie ebenso zu finden wie die Überzeugung von Untersuchern, dass ihr Manuskript in einer Fachzeitschrift mit Qualitätskontrolle (Peer review) nicht angenommen worden wäre [78]. Resultieren kann eine schiefe Basis für die Bewertung des Für und Wider einer beabsichtigten klinischen Prüfung. Dies verletzt § 30 der Deklaration von Helsinki [82]* und schlimmer noch, das Recht des Patienten darauf, dass der Studienplan »auf einer wissenschaftlich begründeten Übersicht über das, was wissenschaftlich schon bekannt ist, beruht« [2], d. h. auf einer umfassenden, »glaubwürdigen und relevanten systematischen Übersicht« [52]. Aus diesem Grunde ist die Publikation aller Ergebnisse klinischer Prüfungen eine Verpflichtung klinischer Forscher ebenso wie der Sponsoren, nicht zuletzt deshalb, weil solche »öffentliche Verbreitung die altruistische Motivation der Patienten anerkennt, die sich zur Teilnahme an klinischen Studien bereit finden« [39], »to thank the thousands of participants who have placed themselves at risk by volunteering for clinical trials« [20]. Dementsprechend wird unzureichende Berichterstattung über Forschungsergebnisse als eine Form von wissenschaftlichem und ethischem Fehlverhalten angesehen [2], [8], [9]. Empfohlen wird, dass Ethikkommissionen die Verbreitung von Informationen über alle klinischen Forschungsergebnisse durch geeignete Maßnahmen sicherstellen [74], hauptsächlich dadurch, dass sie »establish the investigator(s) assuming responsibility for results dissemination, scrutinise any sponsor-imposed contractual impediments, and mandate trial registration«, »do continuing review until primary outcome data are reported«, »assess failure to report results as a possible research misconduct« [52]. Das International Committee of Medical Journal Editors (ICMJE) hat 2004 beschlossen, die Einrichtung öffentlich zugänglicher Register aller klinischen Prüfungen dadurch zu fördern, dass Manuskripte über klinische Studien nur noch dann zur Publikation angenommen werden, wenn sie die Voraussetzungen für die Registrierung in einem Register erfüllen [20]. Inzwischen ist die Einrichtung öffentlich (oder privat) finanzierter Zentralregister für alle klinischen Prüfungen mit allerdings noch beschränktem Zugang für die Öffentlichkeit in Gang gekommen, z. B. durch die Initiative der European Science Foundation [31], die britische Initiative ► www.controlled-trials.com, die amerikanischen Register ► www.clinicaltrials.gov oder ► www.centerwatch.com.

Eine Bostoner Informationsfirma beobachtet die »clinical trial industry« und informiert über 80.000 klinische Studien (www.centerwatch.com). Ein in England initiiertes zentrales Register hat bisher mit 9.682 Studienunterlagen nur einen unbekannt kleinen Teil aller weltweit durchgeführten randomisiert kontrollierten klinischen Studien registriert (► www.controlled-trials.com).

Im Zusammenhang mit dem Patentschutz sind Fragen offen: Etwa die nach einer Lösung des Konfliktes zwischen der Freiheit des Forschers zur Publikation aller Daten von Studien, an denen er teilgenommen hat und dem legitimen Interesse der Industrie, ihre Produkte zu schützen. »The right to publish is protected, with at most a 90-day delay allowed for patenting« nach den Regularien des Howard Hughes Medical Institute (HHMI) [8]. Eine andere Frage ist die nach der Unabhängigkeit öffentlich finanzierter Forschungseinrichtungen, wenn »die Regierung für die Ausweitung des Patentschutzes von der Industrie eine Verpflichtung zur Zahlung von 10 % der Verkaufserlöse für Forschung« (in Kanada) verlangt [48].

Das Problem fragwürdigen Einflusses der Industrie auf die akademische Freiheit des klinischen Forschers, unabhängig zu denken und objektiv zu urteilen, wächst infolge der zunehmenden Verflechtung zwischen Industrie und Medizin ([45], S. 2235):

» … profoundly changing relationships with the world of commerce [durch zunehmenden] transfer of academic scientific discoveries into practice. In so doing it has increased the flow of revenues from patenting and licensing activity into research institutions and their faculties, thereby creating a positive feedback loop that drives the interest of both toward a more vigorous commercialisation of their intellectual property, while arguably creating

a new and perhaps dangerous dependency on it. The result has been deepening entanglement of research universities with industry and progressive blurring of the boundaries that once reasonably, albeit not perfectly, demarcated academic interests and values from those of the world of commerce. «

Zu einem Beitrag des New England Journal of Medicine (NEJM) entschied der Herausgeber, nur noch summarisch anzugeben »the author's ties with companies that make antidepressant drugs were so intensive that it would have used too much space to disclose them fully« [2].

»Because the essence of reviews and editorials is selection and interpretation of the literature, the Journal expects that authors of such articles will not have any financial interest in a company (or its competitor) that makes a product discussed in the article.« [25], S. 1901

2000 und 2001 konnten die Herausgeber des NEJM wegen ihrer sehr strikten Forderungen zur Offenlegung finanzieller Interessen von Autoren jedoch nur einen Beitrag zur Arzneimitteltherapie über eine neue Behandlungsform publizieren.

Die genannte Beschränkung beraube somit die Leser der Zeitschrift um »authoritative review articles written … by the best possible authors« und könnte zudem Ärzte dazu verleiten, »that pharmaceutical companies become their chief source of information about new therapies. Therefore, the editors modified the above cited statement by adding the one word ,significant' between ,any' and ,financial'.« [25]

Solche Verschränkung von klinischer Forschung und Industrie wird verstärkt durch den gegenwärtigen Rückgang öffentlicher Finanzierung akademischer Forschungseinrichtungen, der diese Forschungseinrichtungen und ihre Mitarbeiter zwingt, Drittmittel einzuwerben.

Drittmittel vergrößern nicht nur die Forschungsmöglichkeiten und damit auch die Reputation klinischer Forscher, sondern liegen inzwischen auch im Interesse von Institutionen, z. B. Universitätskliniken, indem ein Teilbetrag (»overhead«) der eingeworbenen Drittmittel von der Verwaltung vereinnahmt wird.

Unklare Grenzziehung zwischen der somit erwünschten, sozialadäquaten Drittmitteleinwerbung und dem Bereich strafbarer Korruption war 2003 Thema eines Symposiums der Universität Heidelberg unter dem Titel »Drittmitteleinwerbung – strafbare Dienstpflicht?« Eine Abgrenzung erfolgte dort nach den Kriterien rechtlicher Antikorruptionsvorschriften [71]:

- **Transparenz**, d. h. Meldung aller forschungsbezogenen Verbindungen des klinischen Forschers mit der Industrie institutionsintern an die Verwaltung. Inzwischen scheint dies weitgehend geregelt, indem klinische Forschungsorganisationen diese Verbindungen, besonders die vertraglichen Beziehungen, ausarbeiten oder zumindest prüfen.
- Die Verordnung zur **Good Clinical Practice** (GCP-V) verpflichtet zur Offenlegung der vertraglichen Beziehungen zwischen Sponsor und Leiter der klinischen Prüfung (LKP)/Prüfer. Die Ethikkommissionen prüfen u. a. die Publikationsklauseln in den Verträgen zwischen Sponsor und Forscher. Im Allgemeinen wird nur ein Einsichts- und Kommentierungsrecht akzeptiert (Persönliche Mitteilung E. Doppelfeld 2012).
- **Äquivalenz**, d. h. ein angemessenes Verhältnis zwischen Zuwendung und Leistung, um einen ungebührlichen Vorteil bzw. eine strafbewehrte Vorteilsnahme auszuschließen.
- **Trennung** der Forschung vom Einkauf durch die Institution, z. B. Unabhängigkeit der Drittmittel von der Klinikapotheke.
- **Dokumentation** aller mit der Drittmitteleinwerbung verbundenen Vorgänge, um eventuelle Vorwürfe widerlegen zu können.

Die sich intensivierenden und von Regierungen auch gewünschten Beziehungen zwischen akademischen Institutionen und pharmazeutischen Firmen (»public private partnerships«, Outsourcing, Wissenschaftsparks) sind ein ziemlich unübersichtliches Gebiet, ein »völlig unerkundetes Gelände« [46], in dem explizite Regeln für institutionelle Beziehungen zur Industrie weitgehend fehlen [40], [68].

Obwohl die überwiegende Mehrheit (89 %) biomedizinischer Forschungseinrichtungen in den USA, die 1998 den größten Teil staatlicher NIH-Finanzierung erhielten, zumindest Regeln für die Offenlegung gegenüber der Institution besaßen, hatten »only 19 % … specific prohibitions or limitations of activities related to research or teaching, and 38 % had institutional committees to review conflicts of interest« [33] zit. [19]. Darüber hinaus wird inzwischen auch nach den nur selten berichteten Finanzierungsquellen und Interessenkonflikten der Publikationen gefragt, die Metaanalysen zugrunde liegen [65].

Wachsender Umfang und Intensität dieser Beziehungen sowie die umfangreiche Literatur über fragwürdiges, fehlerhaftes oder nicht akzeptables Verhalten von Individuen wie Institutionen zwingen zu der Frage nach verhaltenssteuernden Normen sowie nach Vorkehrungen, die geeignet sind, diesen Normen in der Lebenswirklichkeit auch Geltung zu verschaffen. Es ist auch die Frage nach dem Verhältnis der für Individuen geltenden allgemeinen ethischen Normen zu den das Verhalten von Institutionen bestimmenden Regeln, wie sie u. a. in der in einer Institution herrschenden Atmosphäre zum Ausdruck kommen: »corporate culture« [66]; »psychological climate in the work setting« [3]; »merging bioethics with corporate interests« [22]. Gemeint sind die Formen, in denen normative Vorgaben in Institutionen individuell-persönliche Interessen (z. B. Mitmenschlichkeit, Wissbegier, Leistungsqualität ebenso wie Anerkennung, Geld, Macht) für die Institution und/oder für die Allgemeinheit produktiv zur Wirksamkeit bringen und gleichzeitig auf ein unschädliches Maß beschränken. Für den ärztlichen Beruf ist die ethische Norm die Verpflichtung des Arztes, zum Wohl und unter Einbeziehung des Willens seiner Patienten sorgfältig und kompetent, d. h. unter gewissenhaftem Einsatz des wissenschaftlich gesicherten Wissens im Lichte der Erfahrung, zu handeln. Es sind die Normen eines freien Berufes, der kein Gewerbe ist. Mit der Ökonomisierung der Institution Medizin gewinnen jedoch Leitideen wie Wettbewerb und Wirtschaftlichkeit an Boden, die gerade an jene individuellen Interessen appellieren, die in Konflikt mit den ethischen Prinzipien des Arztberufes geraten können. Verstößt ein einzelner Arzt dagegen, dann schadet er auch der Institution, z. B. durch Verlust von Vertrauen in *die Ärzte* oder *die Medizin*, Vertrauen, das eine wichtige Voraussetzung ärztlichen Handelns ist; auf dieses Vertrauen der Öffentlichkeit ist Forschung jedoch angewiesen.

Literatur

1   Adams CP, Brantner VV (2010) Spending on new drug development. Health Econ 19: 130–141
2   Angell M (2000) Is academic medicine for sale? (Editorial). N Engl J Med 342 (20): 1516–1518
3   Baltes BB (2001) Psychological climate in the work setting. In: Smelser NJ, Baltes PB (Hrsg) International encyclopedia of the social and behavioral sciences. Elsevier, Amsterdam, S 12355–12359
4   Blumenthal D, Campbell EG, Anderson MS, Causino N, Louis KS (1997) Withholding research results in academic life science. Evidence from a national survey of faculty. JAMA 277 (15): 1224–1228
5   Bodenheimer T (2000) Uneasy alliance. Clinical investigators and the pharmaceutical industry. N Engl J Med 342 (20): 1539–1544
6   Bundesärztekammer (2011) Musterberufsordnung für Ärztinnen und Ärzte in Deutschland (BÄK). http://www.bundesaerztekammer.de/page.asp?his=1.100.1143. Zugegriffen: 02.02.13
7   Campbell EG, Clarridge BR, Gokhale M, Birenbaum L, Hilgartner S, Holtzman NA, Blumenthal D (2003) Data withholding in academic genetics: evidence from a national survey. JAMA 287 (4): 473–480
8   Cech TR, Leonard JS (2001) Science and business: conflicts of interest – moving beyond disclosure. Science 291: 989
9   Chalmers I (2002) Lessons for research ethics committees. Lancet 359: 174–174
10 Chimonas S, Brennan T, Rothman D (2007) Physicians and drug representatives: exploring the dynamics of the relationship. J Gen Intern Med 22: 184–190
11 Choudhry NK, Stelfox HT, Detsky AS (2002) Relationships between authors of clinical practice guidelines and the pharmaceutical industry. JAMA 287 (5): 612–617
12 Clade H (2001) Drittmittelfinanzierung: Strenge Regeln für das Sponsoring. Dtsch Ärztebl 98 (40): C2043–C2044
13 Collier J, Iheanacho I (2002) The pharmaceutical industry as an informant. Lancet 360: 1405–1409
14 Connell CM, Shaw B, Holmes SB, Forster NL (2001) Caregivers' attitudes toward their family members' participation in Alzheimer disease research: implications for recruitment and retention. Alzheimer Dis Assoc Disord 15: 137–145
15 Cowley AJ, Skene A, Stainer K, Hampton JR (1993) The effect of lorcainide on arrhythmias and survival in patients with acute myocardial infarction: an example of publication bias. Int J Cardiol 40 (2): 161–162
16 Coyle SL (2002) Physician–industry relations. Part 1: Individual physicians. Ann Intern Med 136: 396–402
17 Davidoff F, De Angelis CD, Drazen JM, Nicholls MG, Hoey J, Hojgaard L, Horton R, Kotzin S, Nylenna M, Overbeke AJ, Van Der Weyden MB, Wilkes MS (2001) Sponsorhip, autorship and accountability. Ann Intern Med 135: 463–466
18 De Angelis C, Fontanarosa PB (2010) Strengthening the credibility of clinical research. Lancet 376: 234
19 De Angelis CD (2000) Conflict of interest and the public trust. JAMA 284 (17): 2237
20 De Angelis CD, Drazen JM, Frizelle FA, Haug C, Hoey J, Horton R, Kotzin S, Laine C, Marusic A, Overbeke AJ, Schroeder TV, Sox HC, Van Der Weyden MB (2005) Is this clinical trial fully registered? Statement from the International Committee of Medical Journal Editors. Lancet 365: 1827–1829
21 DFG (1998/2011) Sicherung guter wissenschaftlicher Praxis. http://wwwdfgde/en/research_funding/legal_conditions/good_scientific_practice/indexhtml. Zugegriffen: 05.01.12
22 Dhanda RK (2002) Guiding Ikarus – Merging bioethics with corporate interests? Wiley, New York
23 Dieperink ME, Drogemuller L (2001) Effects of industry sponsorship of grand rounds. JAMA 286 (8): 918
24 Dittmann RW, Linden M, Osterheider M, Schaaf B, Ohnmacht U, Weber HJ (1997) Antidepressant drug use: differences between psychiatrists and general practitioners. Results from a drug utilization observation study with Fluoxetin. Pharmacopsychiat 30 (suppl): 28–34
25 Drazen JM, Curfman GD (2002) Financial associations of authors. N Engl J Med 346 (24): 1901–1902
26 E.T.H. Zürich (2011) Richtlinien für Integrität in der Forschung und gute wissenschaftliche Praxis an der ETH Zürich. http://www.rechtssammlung.ethz.ch/pdf/414_Integrit%C3%A4t_Forschung.pdf. Zugegriffen: 02.02.13
27 Editorial (2001) Look, no strings: publishing industry-funded research. CMAJ 165 (6): 733–733
28 Editorial (2012) Promoting research integrity: a new global effort. Lancet 380: 1445
29 Editorial (2002) The controlling interests of research. CMAJ 167 (11): 1221–1221
30 Editors of Medical Journals (2011) Committee on publication ethics (COPE). http://publicationethics.org/about. Zugegriffen: 04.02.13
31 European Science Foundation (2003) Press release on registration of randomised controlled trials. http://www.esf.org/esf_pressarea_page.ph…nt=1&language=o&section=66&newsrelease=60. Zugegriffen: 04.02.13
32 Fava GA (2010) Conflicts of interest. In: Helmchen H, Sartorius N (Hrsg) Ethics in Psychiatry. Springer, Dordrecht, S 55–73
33 Ford ES, Ajani UA, Croft JB, Critchley JA, Labarthe DR, Kottke TE, Giles WH, Capewell S (2007) Explaining the decrease in U.S. deaths from coronary disease, 1980–2000. N Engl J Med 356: 2388–2398

34 Foy R, Parry J, McAvoy B (1998) Clinical trials in primary care: targeted payments for trials might help improve recruitment and quality. BMJ 317 (7167): 1168–1169

35 Gibson E, Baylis F, Lewis S (2002) Dances with the pharmaceutical industry. CMAJ 166 (4): 448–450

36 Gifford F (2010) Pulling the plug on clinical equipoise: a critique of Miller and Weijer. Kennedy Inst Ethics J 17: 203–226

37 Harvard Medical School (2011) Faculty policies on integrity in science. http://hms.harvard.edu/about-hms/integrity-academic-medicine/hms-policy/faculty-policies-integrity-science. Zugegriffen: 02.02.13

38 Helmchen H (2003) Psychiater und pharmazeutische Industrie. Nervenarzt 74: 953–964

39 Holmer AF (2002) Ethics and industry-sponsored research. CMAJ 166 (5): 580

40 Hösch H (2002) Wissenschaftsförderung und pharmazeutische Industrie in Deutschland. Wien Med Wochenschr 152 (9/10): 238–240

41 Jull A, Chalmers I, Rodgers A (2002) Clinical trials in NZ: does anybody know what's going on? New Zealand Med J 115 (1167): 269

42 Kaebnick G (2001) What about the report? Hastings Cent Rep 31 (2): 16–17

43 Kassirer JP (2002) A medical early warning system. CMAJ 166 (9): 1151–1152

44 Koch K (2001) Pharmamarketing: Millionen für die Meinungsbildner. Dtsch Ärztebl 98 (39): C1988–C1989

45 Korn D (2000) Conflicts of interest in biomedical research. JAMA 284 (17): 2234–2237

46 Korn D (2002) Scientific misconduct: the state's role has limits. Nature 420 (6917): 739

47 Kuebler C (2002) Ethics and industry-sponsored research. CMAJ 166 (5): 579–580

48 Lewis S, Baird P, Evans RG, Ghali WA, Wright CJ, Gibson E, Baylis F (2001) Dancing with the porcupine: rules for governing the university-industry relationship. CMAJ 165 (6): 783–785

49 Luborsky L, Diguer L, Seligman DA, Rosenthal R, Krause ED, Johnson S, Halperin G, Bishop M, Berman JS, Schweizer E (1999) The researcher's own therapy allegiance: a »wild card« in comparisons of treatment efficacy. Clin Psychol Sci Prac 6: 106

50 Maj M (2010) Financial and non-financial conflicts of interests in psychiatry. Eur Arch Psychiatry Clin Neurosci 260: 147–151

51 Maj M (2008) Non-financial conflicts of interests in psychiatric research and practice. Br J Psychiatry 193: 91–92

52 Mann H (2002) Research ethics committees and public dissemination of clinical trial results. Lancet 360: 406–408

53 Max-Planck-Gesellschaft (2010) Hinweise und Regeln zum verantwortlichen Umgang mit Forschungsfreiheit und Forschungsrisiken. http://www.mpg.de/200127/Regeln_Forschungsfreiheit.pdf. Zugegriffen: 02.02.13

54 Merton RK (1985) Entwicklung und Wandel von Forschungsinteressen. Suhrkamp, Frankfurt am Main

55 Miller FG, Brody H (2007) Clinical equipoise and the incoherence of research ethics. J Med Philos 32: 151–165

56 Miller PB, Weijer C (2007) Equipoise and the duty of care in clinical research: a philosophical response to our critics. J Med Philos 32: 117–133

57 Möller HJ (2006) Ethical aspects of publishing. World J Biol Psychiatry 7: 66–69

58 Moore T (1995) Deadly medicine: why tens of thousands of heart patients died in America's worst drug disaster. Simon & Schuster, New York

59 Moses H, Perumpanani A, Nicholson J (2002) Collaborating with industry: choices for Australian medicine and universities. Med J Aust 176 (11): 543–546

60 Mühlhausen H (2002) Zielsetzungen und Hintergründe des Antikorruptionsgesetzes. Wien Med Wochenschr 152 (9/10): 241–243

61 Lo B, Field MJ (2009) Conflict of interest in medical research, education, and practice. National Academies Press (US), Washington (DC). http://www.ncbi.nlm.nih.gov/books/NBK22942/. Zugegriffen: 02.02.13

62 Pich J, Carne X, Arnaiz JA, Gomez B, Trilla A, Rodes J (2003) Role of a research ethics committee in follow-up and publication of results. Lancet 361: 1015–1016

63 Rao JN, Cassia LJ (2002) Ethics of undisclosed payments to doctors recruiting patients in clinical trials. BMJ 325 (7354): 36–37

64 Resnik D (2010) Scientific research and the public trust. Sci Eng Ethics: 1–11

65 Roseman M, Milette K, Bero LA, Coyne JC, Lexchin J, Turner EH, Thombs BD (2011) Reporting of conflicts of interest in meta-analyses of trials of pharmacological treatments. JAMA 305: 1008–1017

66 Schein EH (2001) Corporate culture. In: Smelser NJ, Baltes PB (Hrsg) International encyclopedia of the social and behavioral sciences. Elsevier, Amsterdam, S 2788–2792

67 Scherer RW, Langenberg P, von Elm E (2008) Full publication of results initially presented in abstracts (Cochrane Methodology Review). The Cochrane Library. doi: 101002/14651858MR000005pub3. Zugegriffen: 02.02.13

68 Shalala D (2000) Protecting research subjects – What must be done. New Engl J Med 343: 808–810

69 Silversides A (2001) Hospital denies that withdrawal of MD's job offer was related to drug-company funding. CMAJ 164: 1879

70 Skolnick AA (1998) Drug firm suit fails to halt publication of Canadian Health Technology Report. JAMA 280 (8): 683–684

71 Tag B, Tröger J (2003) Drittmitteleinwerbung – strafbare Dienstpflicht? Dtsch Ärztebl 100 (43): A2776–A2780

72 Tenery RM, Jr. (2000) Gifts to physicians from the pharmaceutical industry. JAMA 283 (20): 2655–2658

73 Teo KK, Yusuf S, Furberg CD (1993) Effects of prophylactic antiarrhythmic drug therapy in acute myocardial infarction. An overview of results from randomized controlled trials. JAMA 270 (13): 1589–1595

74 Tonks A (2002) A clinical trials register for Europe. BMJ 325: 1314–1315
75 US-Department of Health and Human Services (2011) Office of research integrity. http://ori.hhs.gov/. Zugegriffen: 02.02.13
76 Wazana A (2000) Gifts to physicians from the pharmaceutical industry: letter. JAMA 283 (20): 2657
77 Wazana A (2000) Physicians and the pharmaceutical industry. Is a gift ever just a gift? JAMA 283 (3): 373–380
78 Weber EJ, Callaham ML, Wears RL, Barton C, Young G (1998) Unpublished research from a medical specialty meeting: Why investigators fail to publish. JAMA 280 (3): 257–259
79 Weijer C, Miller PB (2007) Refuting the net risks test: a response to Wendler and Miller's "Assessing research risks systematically". J Med Ethics 33: 487–490
80 Wolfe SM (1996) Why do American drug companies spend more than $12 billion a year pushing drugs? Is it education or promotion? Characteristics of materials distributed by drug companies: four points of view. J Gen Intern Med 11 (10): 637–639
81 World Medical Association (2000) Declaration of Helsinki 2000/2002. http://www.bundesaerztekammer (Deutsche Übersetzung). Zugegriffen: 04.03.04
82 World Medical Association (2008) Declaration of Helsinki (1964/2008). http://www.wma.net/en/30publications/10policies/b3/index.html. Zugegriffen: 02.02.13
83 Lieb K, Klemperer D, Ludwig WD (2011) Interessenkonflikte in der Medizin. Hintergründe und Lösungsmöglichkeiten. Springer, Heidelberg

Zusammenfassung und Empfehlungen

Hanfried Helmchen

6

- **Das psychiatrische Forschungsfeld**
(► Kap. 1)

Forschung in der Psychiatrie ist Forschung für und mit Patienten. Aber zwischen medizinischer Grundlagenforschung zu Ursachen und Bedingungskonstellationen von Entstehung, Manifestation und Verlauf von Krankheiten einerseits und angewandter Forschung zur Optimierung der Behandlung und Versorgung von Kranken andererseits gibt es ein weites Feld unterschiedlicher Nähe zum Patienten und deren ethischen Implikationen. Dabei ist der Bedarf groß und die Forderung aktuell, patientenorientierte Forschung zur Anwendung des meist patientenferner und grundlagennäher generierten Wissens zu intensivieren. Ethisch relevant ist vor allem, ob Forschung *mit* oder *ohne* potenziellen individuellen Nutzen für die beteiligten Patienten durchgeführt werden soll. Angetrieben wird der aufwendige Forschungsprozess durch den Wunsch von Patienten nach optimierter Behandlung, durch an Optimierung ihrer Mittel orientierte Ärzte, die helfen wollen oder durch die wissenschaftliche Neugier von Ärzten, die wissen wollen und keineswegs zuletzt durch gesetzliche Vorgaben sowie die Industrie.

Klinische Forschung wird als Intervention bei Patienten verstanden, die mit wissenschaftlichen Methoden auf überindividuelles Wissen zielt und damit über den individuellen Nutzen für den teilnehmenden Patienten hinausgeht. Solche Forschungsintervention ist ethisch nur vertretbar, wenn
- ihr Nutzen-Risiko-Verhältnis vernünftig und gerechtfertigt und
- die Einwilligung nach Aufklärung (»freeinformedconsent«) gültig ist.

- **Der Forschungsbedarf**
(► Abschn. 2.1)

Der Bedarf an evidenzbasiertem, d. h. wissenschaftlich gesichertem Wissen ist groß, besonders bei psychischen Krankheiten, die chronisch-progredient und langwierig verlaufen, nicht oder nur unbefriedigend behandelbar sind, zu schwerwiegenden Minderungen der Lebensqualität der Erkrankten wie auch ihrer Angehörigen führen und in beachtlicher Häufigkeit auftreten. Eine Forderung zur Deckung dieses Forschungsbedarfs ergibt sich aus der sozialrechtlichen Pflicht, nur wirksame und wirtschaftliche Interventionen anzuwenden und indirekt aus dem Arzneimittelgesetz, das genaue Regeln zum Schutz von Teilnehmern der unverzichtbaren Forschung festgelegt hat.

Dieser Bedarf an gesellschaftlich geforderter Forschung kann näherungsweise nur gedeckt werden, wenn jeder in ein Forschungsprojekt einbezogene Kranke ausreichend gegen Risiken, Belastungen und Unannehmlichkeiten geschützt ist. Ausreichend meint ein mittels ethischer Prinzipien definiertes und gesellschaftlich akzeptiertes Maß. Dies gilt besonders für sogenannte vulnerable Populationen, als welche psychisch Kranke und vor allem nichteinwilligungsfähige Patienten angesehen werden.

- **Der normative Kontext**
(► Abschn. 2.2)

Die ethischen Implikationen klinischer Forschung mit psychisch Kranken haben sich entsprechend der Entwicklung des Behandlungsbedarfs differenziert: Von Forschung ausschließlich mit einwilligenden Personen (Einwilligungsmodell) zur Forschung auch mit krankheitsbedingt nichteinwilligungsfähigen Patienten, wenn sie einen direkten potenziellen individuellen Nutzen (Nutzenmodell) erwarten lässt und der gesetzliche Vertreter eingewilligt hat; um nichteinwilligungsfähige akute Notfallpatienten in dringend notwendige Forschungsprojekte auch ohne sofortigen Einwilligungsersatz einbeziehen zu können, sind ethisch begründete und rechtlich vertretbare Wege gefunden worden. Zudem müssen mögliche Risiken bei Forschung mit nichteinwilligungsfähigen Patienten minimiert werden (Risikominimierungsmodell). Kontrovers wird Forschung mit nichteinwilligungsfähigen Patienten ohne potenziellen individuellen, aber wenigstens gruppenspezifischen Nutzen diskutiert; denn je fraglicher der Nutzen für die einbezogenen Patienten ist und je vulnerabler sie sind, umso stärker müssen die Vorkehrungen zu ihrem Schutz sein. Solche Forschung erscheint ethisch vertretbar nur, wenn nicht mehr als minimale Risiken zu erwarten sind. Trotz weiter entwickelter Schutzkriterien (Schutzkriterienmodell) ist aber in Deutschland ausschließlich gruppenspezifische Forschung nur mit Kindern rechtlich zulässig, nicht aber mit nichteinwilligungsfähigen Erwachsenen.

- **Ethikkommissionen**

(▶ Abschn. 2.2.3)

Die Berufsordnung verpflichtet Ärzte in Deutschland, sich bei Forschungsvorhaben mit Menschen durch eine zum Schutz der Forschungsteilnehmer nach Landesrecht gebildete unabhängige Ethikkommission beraten zu lassen. Diese medizinischen Ethikkommissionen haben nicht nur zu beraten, sondern auch zu bewerten, ob das Forschungsvorhaben ethisch vertretbar und rechtlich zulässig ist. Ethisch relevant sind dabei vor allem die Nutzen-Risiko-Bewertung, Inhalt und Verfahren der Einwilligung nach Aufklärung und die wissenschaftliche Qualität. Eine Standardisierung im Sinne einer Strukturierung des Bewertungsprozesses ist im Gange, und ebenso sind Untersuchungen zur Effizienz der Ethikkommissionen angelaufen.

- **Die Reichweite von Normen**

(▶ Abschn. 2.2.4, 2.2.5)

Der normative Kontext psychiatrischer Forschung konkretisiert sich einerseits in ethischen Prinzipien und Regeln zahlreicher Deklarationen, Leitlinien, Stellungnahmen usw., andererseits in gesetzlichen Vorschriften. Rechtsverbindlich sind allein Gesetze und sie konkretisierende und umsetzende staatliche Verordnungen. Richtlinien sind Handlungsvorschriften mit bindendem Charakter und werden durch Übernahme in Gesetze rechtsverbindlich, während Deklarationen, Leitlinien/Standards, Empfehlungen, Stellungnahmen rechtlich unverbindlich sind, auch wenn sie wie die ethischen Normen der Deklaration von Helsinki oder der nationalen Zulassungsbehörden die Vertretbarkeit humanmedizinischer Forschung und ihre Begrenzungen geprägt und auch den Gesetzgeber beeinflusst haben. Dabei ist zu bedenken, dass viele relevante Texte im Rahmen des angelsächsischen Rechtsraumes konzipiert wurden, der nicht notwendig mit dem europäischen Raum identisch ist.

- **Die Nutzen-Risiko-Bewertung**

(▶ Abschn. 3.1)

Die Nutzen-Risiko-Bewertung eines Forschungsprojektes ist nur probabilistisch möglich und für Kontexteinflüsse offen, da die Kriterien von Nutzen und Risiken oft nur unzureichend quan-titativ definiert sind. Offen ist auch die Frage, ob überhaupt und wie individuelle gegen gesellschaftliche Nutzen und Risiken abgewogen werden können. Algorithmische Ansätze zur Strukturierung des Bewertungsprozesses sollen die Bewertung standardisieren, und eine vorerst nur mögliche pragmatische Prüfung auf drei Stufen (Forscher, Ethikkommission, Patient) soll das Ergebnis der Nutzen-Risiko-Bewertung validieren.

- **Feststellung der Einwilligungsfähigkeit**

(▶ Abschn. 3.2)

Voraussetzung für die Gültigkeit einer Einwilligung ist nicht nur eine ausreichende Aufklärung, sondern auch die Einwilligungsfähigkeit des potenziellen Forschungsteilnehmers. Sie festzustellen ist wichtig, um einen nichteinwilligungsfähigen Patienten nicht mit einer Verantwortung zu überlasten, die er nicht tragen kann. Aber sie ist schwierig und bedarf der Erfahrung und Sorgfalt. Denn zum einen ist sie in der Regel weder plötzlich noch vollständig aufgehoben. Zum anderen muss sie im Hinblick auf einen konkreten Sachverhalt festgestellt werden und hängt von dessen Komplexität und Bedeutung ab. Sie ist also nur graduiert (in Ausprägungsgraden) und relational (in Bezug auf) und nur in dieser Hinsicht, nicht aber global als vorhanden oder nicht vorhanden zu bestimmen.

- **Unbestimmte Begriffe**

(▶ Abschn. 3.3)

Es ist zu erwarten, dass unbestimmte Begriffe aus normativen Texten nicht verschwinden werden. Aber es ist zu hoffen, dass Fachgesellschaften sie durch Ankerbeispiele konkretisieren, um ihren Auslegungsspielraum zu begrenzen.

- **Therapeutische Fehlwahrnehmung**

(▶ Abschn. 4.1)

Die Forschungsintervention muss bei der Aufklärung des Patienten eindeutig von seiner Behandlung und Versorgung getrennt werden, um eine »therapeutische Fehlwahrnehmung« zu vermeiden, d. h. dass der Patient die Forschungsintervention nicht als Standardmaßnahme verkennt. Anderenfalls dürfte die Gültigkeit der Einwilligung infrage stehen.

■ Wissenschaftliche Validität
(► Abschn. 4.2)

Die wissenschaftliche Validität des Forschungsprojektes muss durch eindeutige Fragestellung, angemessene Methodik und transparente Analyse der Befunde gesichert sein. Anderenfalls belastet es die Forschungsteilnehmer umsonst, ist also unethisch.

■ Heilversuch, kontrollierter klinischer Versuch, placebokontrollierter Versuch
(► Abschn. 4.3)

Die historische Entwicklung vom individuellen Heilversuch zum kontrollierten klinischen Versuch spiegelt sich in der aktuellen Frage, ab welcher Zahl von Wiederholungen eines individuellen Heilversuches ein Forschungsversuch beginnt. Voraussetzung für die ethische Vertretbarkeit einer kontrollierten klinischen Forschungsintervention ist, dass die Wahrscheinlichkeit von Nutzen und Risiken zwischen Testgruppe und Standardgruppe gleich ist (Equipoise). Detailliert wird dieses Problem anhand der vielfältigen ethischen Fragen zu placebokontrollierten klinischen Prüfungen analysiert.

■ Nichtinterventionelle Studien
(► Abschn. 4.4)

Die ethischen Implikationen der sog. nichtinterventionellen, meist außerklinisch durchgeführten Anwendungsbeobachtungen, Screenings für Forschungszwecke, epidemiologischen Studien und genetischen Untersuchungen liegen nicht nur in der auch hier erforderlichen Nutzen-Risiko-Bewertung, sondern spezifisch darin, dass die Erhebungsmethoden trotz ihres primär »beobachtenden« Charakters, ebenso wie auch erhobene Untersuchungsbefunde psychische Belastungen für die Teilnehmer mit sich bringen können. Dies stellt differenzierte Anforderungen an die Aufklärung wie auch an den Schutz der Vertraulichkeit und Sicherung der erhobenen Daten.

■ Vertraulichkeit von Forschungsdaten
(► Abschn. 4.5)

Zugang zu und Nutzung individueller Gesundheitsdaten sind in Deutschland gesetzlich geschützt; sie unterliegen dem informationellen Selbstbestimmungsrecht und damit der Kontrolle des Individuums. Dementsprechend bedarf auch jegliche Nutzung individueller Gesundheitsdaten für Forschungszwecke der Einwilligung der betroffenen Individuen. Die Spannung zwischen »privacy« und »access«, d. h. einerseits dem Recht auf Vertraulichkeit und Sicherheit dieser Daten und andererseits dem großen Bedarf zur Nutzung dieser gespeicherten Daten für Forschungszwecke konnte bisher – wie am Beispiel der Nutzung von Daten aus Biobanken ausgeführt – trotz zahlreicher spezifizierender Regeln noch nicht optimal gelöst werden.

■ Forschung und Öffentlichkeit
(► Kap. 5)

Forschungsbereitschaft in der Öffentlichkeit ist zu fördern durch:

- Verhinderung unzulässiger (finanzieller wie ideologischer oder persönlicher) Einflüsse auf die Unabhängigkeit des Forschers mittels klarer Verhaltensregeln, insbesondere durch dokumentierte Transparenz und Äquivalenz von Leistung und Gegenleistung in der unverzichtbaren Zusammenarbeit mit der Industrie;
- klare Information über mögliche Interessenkonflikte aller am Forschungsprozess Beteiligten, um Verdächtigungen den Boden zu entziehen; aber ebenso deutlich ist tatsächliches Fehlverhalten klinischer Forscher wie auch von Sponsoren zu sanktionieren;
- klinische Forschung, die mit klarer Fragestellung und angemessener Methodik zu eindeutigen Ergebnissen führen kann und im Kontext der gegebenen Umstände praktikabel sein muss, da nur wissenschaftlich qualifizierte klinische Forschung ethisch vertretbar (und rechtlich zulässig) ist;
- klinische Forschung, die durch vertieftes Verständnis von Vulnerabilität ausgezeichnet ist: Forschende Psychiater müssen ihr Wissen um die Verletzlichkeit von Kranken bei der Beurteilung der Einwilligungsfähigkeit von Patienten als potenziellen Forschungsteilnehmern differenziert und explizit einsetzen;
- öffentlich zugängliche Publikation aller Forschungsergebnisse;

– Anerkennung von forschungsbasiertem Wissen als öffentliches Gut: Mitglieder der Gesellschaft sollen erkennen, dass sie aus Gründen der Solidarität und Gerechtigkeit medizinische Forschung, u. a. durch Teilnahme an Forschungsprojekten, unterstützen sollen, da so gewonnenes Wissen auch ihnen zugutekommen kann.

Spezieller Teil – Ethische Probleme in ausgewählten Gebieten psychiatrischer Forschung

Ethische Implikationen der psychiatrischen Versorgungsforschung

Thomas Becker, Reinhold Kilian, Markus Kösters und Silvia Krumm

7.1   Das Forschungsfeld

Die psychiatrische Versorgungsforschung beschäftigt sich mit den Konzepten sowie Praxis- und Implementierungsfragen bei der Behandlung und Versorgung von Menschen mit psychischen Erkrankungen; sie zielt weiterhin auf das Verstehen der Lebenssituation von Menschen mit psychischen Störungen. Zum Forschungsgegenstand gehören neben den Strukturen und Prozessen der psychiatrischen Versorgung einschließlich der Effektivität von Versorgungsleistungen auch die individuellen Lebensbedingungen und Hilfebedarfe von Menschen mit psychischen Erkrankungen sowie die sozialen Rahmenbedingungen, die die Lebens- und Versorgungssituation (mit) prägen. Die Versorgungsforschung ist demnach eng mit der psychiatrischen Versorgungspraxis verknüpft, das heißt mit der Organisation und Erbringung stationärer, ambulanter und gemeindepsychiatrischer Hilfsangebote einschließlich der Funktionen Wohnen, Teilhabe am Arbeitsleben und soziale Integration.

Der **Praxisbezug** der psychiatrischen Versorgungsforschung leitet sich zum einen aus den Zielen und Aufgaben der allgemeinen Versorgungsforschung als Teil der Gesundheitsforschung ab, die sich der wissenschaftlichen Begleitung und Evaluation sowie der Entwicklung neuer Versorgungskonzepte widmet. Die Versorgungsforschung ist daher auch maßgeblich an der Reform des medizinischen bzw. des Gesundheitssystems beteiligt [3]. Das Bundesministerium für Bildung und Forschung (BMBF) ordnet die Versorgungsforschung ein als »Mittler zwischen klinischer Forschung und Versorgungsalltag« [5]. Zum anderen ist der ausgeprägte Praxisbezug gerade auch für die psychiatrische Versorgungsforschung charakteristisch. Die psychiatrische Versorgungspraxis war und ist bis heute neben ihrer medizinischen Aufgabenstellung in besonderer Weise mit sozialen/sozialpolitischen und damit immer auch wertbesetzten Zielen verbunden.

Dies zeigt schon ein kurzer Blick in die **Psychiatriegeschichte**: Einrichtungen für psychisch Kranke waren bis in das 18. Jahrhundert nicht oder nur unzureichend von den allgemeinen Einrichtungen für Arme sowie für nichtsesshafte, unangepasste und anderweitig randständige Menschen abgetrennt. Im Zeitalter der Aufklärung waren es der einsetzende bürgerliche Reformwille, Maßnahmen der Sozialpolitik sowie die Herausbildung einer universitären Psychiatrie, die als zentrale gesellschaftliche Bedingungen für die Entwicklung moderner Behandlungs- und Versorgungskonzepte wirkten [24]. Als Meilensteine einer an humanistischen Werten orientierten Behandlung gelten die institutionellen Reformen durch Philippe Pinel (Frankreich), die moralische Behandlung des York Retreat (Samuel Tuke) und der Non-restraint-Ansatz des Hanwell Asylum (John Conolly) in England sowie für den deutschen Raum die Einrichtung der Reformanstalt Illenau (Achern) durch Christian Roller in Baden sowie die Begründung des Konzepts der Stadtasyle durch Wilhelm Griesinger (Berlin). So sehr sich diese Konzepte auch unterschieden – einige standen in Konkurrenz zueinander, so haben sie doch alle zur Herausbildung eines modernen psychiatrischen Versorgungssystems beigetragen. Manche ihrer Kernprinzipien lassen sich bis heute in den Konzepten zur Gestaltung psychiatrischer Versorgungssysteme identifizieren. Die genannten **Reformkonzepte** zur Versorgungsgestaltung waren eng an sozialpolitische Entwicklungen gekoppelt. So war beispielsweise die Entwicklung der sogenannten offenen Fürsorge (Erlanger Modell, Gelsenkirchener Modell) nicht von der allgemeinen sozialpolitischen Entwicklung in der ausgehenden Weimarer Republik und im nationalsozialistischen Deutschland abzutrennen. Auch die modernen psychiatrischen Versorgungskonzepte – insbesondere in Form der De-Hospitalisierung bzw. der Gemeindepsychiatrie – entwickelten sich in der Bundesrepublik der 1970er Jahre auf der Grundlage einer parteiübergreifenden parlamentarischen Initiative in Form der **Psychiatrie-Enquete** des Deutschen Bundestags.

Die (reformierende) Gestaltung des Versorgungssystems fußt in gesellschaftlichen, sozial- und gesundheitspolitischen Debatten und ist daher immer mit gesellschaftlichen **Wertorientierungen** und Wertentscheidungen verbunden. Der Empowerment- und der Recovery-Ansatz, denen gegenwärtig eine große Bedeutung in Konzepten zur Versorgungsgestaltung zukommt, weisen enge Bezüge zu einem breiteren kulturell-gesellschaftlichen Autonomiekonzept auf. Die auf struktureller

Ebene anzusiedelnden (sozial)psychiatrischen Reformbewegungen verweisen in ihren Forderungen nach einer Gleichstellung psychisch Kranker auf das **Gerechtigkeitsprinzip**. Thornicroft und Tansella (1999) messen ethischen Grundsätzen wesentliche Bedeutung für die Gestaltung und Alltagspraxis der Versorgung psychisch Kranker bei. Zum einen, so die Autoren, werden durch die Orientierung an ethischen Grundsätzen wichtige Wertvorstellungen im lokalen Kontext und in der Alltagsarbeit befestigt, was wiederum dazu führt, dass die Aufmerksamkeit der Mitarbeiter auf wesentliche Werte gelenkt wird. Diese Werteorientierung bildet einen Rahmen für akzeptables Verhalten der Mitarbeiter und erlaubt es den Patienten/Nutzern psychiatrischer Behandlungsangebote, sich auf diese Werte zu berufen, wenn sie Kritik am Behandlungsalltag üben. Zu beachten ist dabei allerdings, dass solche Werte-Statements als stets in Entwicklung befindliche Dokumente psychiatrisch-psychotherapeutischer Arbeit anzusehen und im Hinblick auf sich ändernde Versorgungsbedingungen kontinuierlich zu überprüfen sind. Neben den zentralen ethischen Prinzipien von Autonomie und Gerechtigkeit definieren die Autoren als weitere ethische Prinzipien der psychiatrischen Versorgung die Kontinuität der Behandlung, Wirksamkeit/Nutzen sowie Zugänglichkeit und Vollständigkeit der Angebote, Verantwortlichkeit, Koordination und Effizienz [29].

Die meisten der von Thornicroft und Tansella (1999) genannten ethischen Prinzipien der psychiatrischen Versorgung finden sich in den zentralen Fragestellungen der Versorgungsforschung und Evaluationsforschung, z. B. bei den Outcome-Kriterien wieder. Dem **Autonomieprinzip** kommt dabei eine besondere Beachtung zu. Dabei geht es um die subjektive Sicht der Betroffenen hinsichtlich der von ihnen gewünschten Lebensformen und Behandlungsmaßnahmen. Bruce und Paxton (2002) ordnen das Patientenautonomieprinzip als eines der zentralen ethischen Prinzipien ein, an dem sich die **Qualität** der psychiatrischen Versorgung messen lässt [4]. Diese Erwartungen fließen durch die Forderung nach einer Einbeziehung von Nutzern in die psychiatrische Versorgungsforschung ein. Dies wirft weitere ethische Fragen auf wie z. B. jene der Interessengebundenheit der in die Forschung einbezogenen Nutzer oder (implizite) Rollen-

konflikte von professionell und nichtprofessionell Forschenden [13]. Demgegenüber spielen ethische Aspekte auch dort eine Rolle, wo die Gestaltungsmöglichkeiten wesentlich durch ökonomische Restriktionen bedingt und in Überlegungen zur Kosteneffektivität und Effizienz überführt werden.

In dem Maße, in dem die psychiatrische Versorgung in gesellschaftlichen Wertvorstellungen wurzelt, erfolgen auch die Entwicklung wissenschaftlicher Themenstellungen und die Generierung spezifischer Fragen psychiatrischer Versorgungsforschung nicht im norm- und wertfreien Raum. Psychiatrische Versorgungsforschung bewegt sich in einem Feld, das durch die beiden Ansprüche auf Patientenorientierung (**Empowerment**, Autonomie) einerseits und Marktorientierung (**Effizienz**, Nützlichkeit) andererseits markiert ist. Diese bilden die Eckpunkte des vom BMBF formulierten Verständnisses von Versorgungsforschung [5]:

» Der Anspruch, jedem Menschen eine bestmögliche und sichere Therapie zu ermöglichen, bleibt von zentraler Bedeutung für die Gesundheitsversorgung. Gleichzeitig steigt der Druck, auch im Gesundheitssystem Kosten zu begrenzen. Gute Gesundheitsversorgung und wirtschaftliche Überlegungen müssen miteinander in Einklang gebracht werden. Die Bundesregierung fördert den Aufbau einer leistungsstarken deutschen Versorgungsforschung und Gesundheitsökonomie und stellt dabei Patientenorientierung und Patientensicherheit in den Mittelpunkt. «

Die Berücksichtigung beider Ansprüche spielt in der Beurteilung der Förderwürdigkeit von Forschungsprojekten eine Rolle, die im Rahmen der psychiatrischen Versorgungsforschung vom Bundesministerium (auch im Verbund mit Interessenverbänden wie z. B. den Spitzenverbänden der gesetzlichen Krankenversicherung) unterstützt werden. Ethische Fragen ergeben sich vor dem Hintergrund vielfältiger, teils konträrer Interessen in der Versorgungsgestaltung, die die Perspektiven

- der Nutzer der Dienste, d. h. der Psychiatrie-Erfahrenen oder Patienten,
- der Angehörigen psychisch Kranker,
- der Professionellen (Psychiater und andere Heilberufe) sowie

— der Planer/des Managements in Gesundheitswesen und Psychiatrie-Einrichtungen umfassen.

Um der Komplexität der psychiatrischen Versorgungsgestaltung Rechnung zu tragen, bedient sich die psychiatrische Versorgungsforschung vielfältiger Methoden, angefangen von Metaanalysen über klinische Studien sowie Prozess-Outcome- und Effektivitätsstudien bis hin zu qualitativen Ansätzen. Da eine einzelne Betrachtung aller zur Verfügung stehenden Methoden der psychiatrischen Versorgungsforschung im gegebenen Rahmen nicht realisierbar ist, konzentrieren wir uns im Folgenden auf die Bereiche von Metaanalysen (▶ Abschn. 7.2), gesundheitsökonomischer Forschung (▶ Abschn. 7.3) sowie qualitativer Versorgungsforschung (▶ Abschn. 7.4). Methodisch sind damit Fragen der **Evidenz** (Metaanalysen) und der **Subjektivität** (qualitative Forschung) sowie der Effektivität (gesundheitsökonomische Studien) angesprochen.

7.2 Ethische Aspekte von Metaanalysen

Dem Arbeitskreis »Versorgungsforschung« beim Wissenschaftlichen Beirat zufolge zählen Metaanalysen und systematische Reviews uneingeschränkt zur Versorgungsforschung, sofern diese die Wirksamkeit unter Alltagsbedingungen (»**effectiveness**«) untersuchen [1], wohingegen diese nicht zur Versorgungsforschung gehören, sofern sie die »efficacy« (Wirksamkeit unter Idealbedingungen, z. B. in randomisierten Studien RCT) untersuchen [8]. Unabhängig von dieser Unterscheidung wird systematischen Übersichtsarbeiten und Metaanalysen in der Regel eine hohe Evidenzgüte bescheinigt. Da sie ein wichtiger Bestandteil evidenzbasierter Leitlinien geworden sind, haben sie auch Einfluss auf den Versorgungsalltag.

Ethische Fragen sind in Verbindung mit systematischen Reviews und Metaanalysen bisher nur stiefmütterlich behandelt worden. Dies ist vermutlich darin begründet, dass systematische Überblicksarbeiten und Metaanalysen als ethisch unproblematisch gelten, da sie üblicherweise auf aggregierte und nichtpersonenbezogene Daten zurückgreifen. Das Votum einer Ethikkommission für die Durchführung und die Publikation [7] einer solchen Arbeit ist in der Regel nicht notwendig. Dennoch ergeben sich ethische Fragen sowohl hinsichtlich der Durchführung als auch der Konsequenzen systematischer Reviews. Durch die enge Verbindung von **evidenzbasierter Medizin** (EbM), RCT, systematischen Reviews, Metaanalysen und Health-technology-Assessment- (HTA-)Berichten können die meisten ethischen Fragen in Bezug auf die Konsequenzen von systematischen Reviews/ Metaanalysen auch in einem allgemeineren Kontext diskutiert werden.

Nach Vineis (2005) besteht die EbM (a) aus systematischer Evidenzsynthese und (b) darin, Behandlungsempfehlungen aus der vorhandenen Evidenz abzuleiten. Da individuelle und allgemeine Behandlungsempfehlungen aber nicht ausschließlich auf wissenschaftlicher Evidenz beruhen und z. B. Erfahrungen, Werte und Normen einbeziehen, können beide Elemente nur lose miteinander verknüpft sein: Starke Evidenz kann daher, z. B. aufgrund von Patientenpräferenz oder mangelnder Praktikabilität, zu einer schwachen Empfehlung führen.

Die Unterscheidung zwischen Evidenz und Empfehlung ist unter anderem darauf zurückzuführen, dass Evidenz im Wesentlichen für Populationen und nicht für Individuen vorliegt. Die vorliegende Evidenz kann also unter Umständen für die individuelle Behandlung nicht anwendbar oder hilfreich sein. Rothwell [21] macht in einer Modellrechnung deutlich, dass im ungünstigsten Fall nur einer von 1.000 behandlungsbedürftigen Patienten in eine RCT eingeschlossen würde. Suizidale depressive Patienten werden zum Beispiel regelhaft aus Wirksamkeitsuntersuchungen von Antidepressiva und damit auch aus den Metaanalysen ausgeschlossen [11]. Allerdings haben etwa 60 bis 70 % der Patienten während einer akuten Depression Suizidgedanken [18], sodass die Übertragbarkeit von Studienergebnissen auf die alltägliche Behandlung möglicherweise nicht gegeben ist.

Hinzu kommt, dass für bestimmte (z. B. pharmakologische) Therapien aus forschungspraktischen oder interessengeleiteten Gründen mehr und qualitativ hochwertigere Evidenz vorliegt als für andere (z. B. psychosoziale) Therapien [32].

Letzteres stellt auch in der Versorgungsforschung ein ungelöstes Problem dar. Entscheidungen über den Einsatz, die Erstattungsfähigkeit oder die Rationalisierung von Therapien sind aufgrund einer solchen unvollständigen oder ungleich verteilten Evidenz aus ethischer Sicht problematisch. In diesem Zusammenhang ist auch auf das Problem hinzuweisen, dass Autoren von Studien, die die Wirksamkeit nichtmedikamentöser Interventionen untersuchen, ihre **Interessenkonflikte** bislang nicht in der Weise offen legen, wie dies im Bereich der pharmakologischen Studien üblich geworden ist [2].

Für die Durchführung von systematischen Reviews nennen Vergnes et al. [31] vor allem zwei ethische Probleme: den Einschluss von **unethischen Studien** und die möglicherweise fehlende **Einverständniserklärung** bei Metaanalysen von **individuellen Patientendaten** (IPD). Die Verwendung von Daten aus unethischen Studien in Sekundäranalysen wurde vor allem im Zusammenhang mit Daten diskutiert, die während der Nazizeit in Konzentrationslagern gewonnen wurden [20]. Aufgrund der hohen Maßstäbe, die heute an die Forschung am/ mit Menschen angelegt werden, dürfte das Problem des Einbezugs unethischer Studien derzeit eher von untergeordneter Bedeutung sein [31]. Allerdings ist dies auch nicht völlig auszuschließen, wenn z. B. auf den Webseiten o. ä. einschlägiger Institute oder im direkten Kontakt mit einschlägigen Autoren nach studienbezogenen, aber nicht nach peer-review-publizierten Daten gesucht wird, wie es z. B. von der **Cochrane Collaboration** empfohlen wird [16]. Klarheit könnte wohl nur die Verpflichtung schaffen, ethische Aspekte einer Studie analog zur Studienqualität systematisch zu erfassen.

Ethische Standards verändern sich über die Zeit und unterscheiden sich zwischen Kulturen, darüber hinaus gibt es Unterschiede in der Studiendurchführung und der Berichtsqualität. Ein kürzlich durchgeführter systematischer Review chinesischer Venlafaxinstudien zeigte beispielsweise, dass die Berichtsqualität hinsichtlich ethischer Aspekte mangelhaft war. Lediglich 4 der 25 eingeschlossenen Studien berichteten, dass die Teilnahme der Patienten freiwillig war [12]. Vergnes et al. [31] weisen zudem auf die Gefahr hin, dass systematische Reviews in ihrem Bestreben nach einer voll-

ständigen Erfassung aller (d. h. auch unpublizierter und nicht begutachteter) Studien, einen indirekten Weg darstellen können, unethische Forschung zu publizieren. Die Diskussion um eine systematische Erfassung ethischer Aspekte in systematischen Reviews hat in jüngerer Zeit etwas mehr Aufmerksamkeit erfahren, ein Konsens wurde jedoch bisher nicht erreicht [31], [36].

Klassische Metaanalysen fassen Daten z. B. zur Wirksamkeit einer Therapie zusammen, wie sie von den Autoren individueller RCTs berichtet wurden. In jüngerer Zeit werden jedoch zunehmend Metaanalysen gefordert, die individuelle Patientendaten aus verschiedenen Studien zusammenfassen. Dieser Ansatz hat einige methodische Vorteile (z. B. hinsichtlich einer besseren Standardisierung von Ansprechraten, der Kontrolle von Einflussfaktoren etc.) [27], birgt aber ein ethisches Problem, wenn die Fragestellung des Reviews von der ursprünglichen Fragestellung der Studie abweicht und somit das informierte Einverständnis der Studienteilnehmer nicht vorliegt, da sie nicht über das Studienziel aufgeklärt sind [31]. Aufgrund der Probleme der Beschaffung der individuellen Patientendaten werden IPD-Metaanalysen allerdings selten durchgeführt.

7.3 Ethische Aspekte gesundheitsökonomischer Forschung

Ebenso wie für die übrigen, in diesem Kapitel behandelten Forschungsrichtungen ergeben sich ethische Fragen im Rahmen gesundheitsökonomischer Studien nicht in erster Linie aus unmittelbar mit der Studiendurchführung verbundenen Risiken für die Untersuchungsteilnehmer, sondern aus potenziellen Nachteilen, die diesen aus der Verwendung der gewonnenen Studienergebnisse entstehen könnten [22], [37].

Gesundheitsökonomische Untersuchungen haben das Ziel, den **Nutzen** medizinischer Leistungen gegen deren **Kosten** abzuwägen und dadurch eine wissenschaftliche Grundlage für eine adäquate Allokation von Ressourcen im Gesundheitswesen und damit für eine **Priorisierung** von Gesundheitsleistungen zu liefern [10]. Ausgangspunkt dieser Aufgabenstellung ist die grundsätzliche Knappheit gesellschaftlicher Ressourcen und die damit verbundene Notwendigkeit einer effizienten Ressourcenverwendung. Die Sonderstellung gesundheitsökonomischer im Vergleich zu allgemeinen ökonomischen Analysen ergibt sich daraus, dass in marktwirtschaftlich organisierten Volkswirtschaften die Allokation gesellschaftlicher Ressourcen grundsätzlich über das Prinzip von Angebot und Nachfrage gesteuert wird [23]. Zumindest in der Mehrzahl europäischer Gesellschaften besteht jedoch ein allgemeiner Konsens darüber, dass marktwirtschaftliche Mechanismen keine ausreichende Grundlage für eine adäquate **Ressourcenallokation** im Gesundheitswesen bieten. Grund dieser Einschätzung ist die existenzielle Bedeutung von Gesundheit für jeden einzelnen Menschen sowie für den gesellschaftlichen Wohlstand und die prinzipielle Unbegrenztheit des Bedarfs an Gesundheitsleistungen. Der existenziellen Bedeutung von Gesundheit wird in der **UN-Menschenrechtskonvention** dadurch Rechnung getragen, dass im Artikel 25 das Recht auf Gesundheitsversorgung als universelles menschliches Grundrecht definiert und damit als grundsätzliche Aufgabe staatlichen Handelns festgelegt ist [30]. Aus dieser grundsätzlichen Verpflichtung zur Bereitstellung von Ressourcen für die Erbringung von Gesundheitsleistungen ergeben sich jedoch keine Richtlinien zur Form der Erbringung, zum Umfang und zur Verteilung dieser Ressourcen. In den meisten europäischen Gesellschaften erfolgt die Ressourcenerbringung für Gesundheitsleistungen entweder über **steuerbasierte** oder über **versicherungsbasierte Verteilungssysteme** bzw. über Mischformen, teilweise in Kombination mit privaten Finanzierungsformen. Die Verteilung der Ressourcen wird überwiegend auf gesetzlicher Grundlage geregelt. Gesundheitsökonomischen Analysen kommt in diesen Systemen bisher allenfalls eine beratende Funktion zu, wobei der Einfluss einschlägiger Analyseergebnisse auf Allokationsentscheidungen sehr unterschiedlich ist. Da sich der Nutzen von Gesundheitsleistungen nicht über marktwirtschaftliche Mechanismen bestimmen lässt, besteht das zentrale Problem gesundheitsökonomischer Analysen darin, Alternativen der Nutzenbestimmung zu entwickeln. Hierbei ergibt sich die Frage, wie der Nutzen von Gesundheitsleistungen definiert und gemessen werden kann und aus welcher Perspektive diese Festlegungen getroffen werden. Hinsichtlich der Nutzendefinition besteht die Schwierigkeit vor allem darin, ein Kriterium zu finden, welches die Ergebnisse aller von möglichen Allokationsentscheidungen betroffenen Gesundheitsleistungen vergleichbar macht. Mit dem Konzept der **qualitätsadjustierten Lebensjahre (QALYs)** bzw. mit verwandten Konzepten wie dem **der beeinträchtigungsadjustierten Lebensjahre (DALYs)** wurde versucht, die beiden zentralen Ziele der Gesundheitsversorgung, die Lebenserhaltung und die Erhaltung der Lebensqualität zu verknüpfen, indem der Gewinn von Lebensjahren bei vollständiger Gesundheit bzw. die Vermeidung des Verlustes von Lebensjahren in vollständiger Gesundheit als Zielkriterien definiert wurden [22].

Ethische Probleme ergeben sich für diese Nutzenkriterien primär im Hinblick auf die Frage, wie und aus welcher Perspektive die Bewertung der **Lebensqualität** vorgenommen wird. Die derzeit in der Gesundheitsökonomie vorherrschende Methode der nutzentheoretisch fundierten Messung von Lebensqualität basiert einerseits auf der im 17. und 18. Jahrhundert in England entstandenen staatsphilosophischen Perspektive des **Utilitarismus**; diese wiederum beinhaltet eine ontologische Verortung des Lebensqualitätsbegriffs im Hedonismus. Nach der auf Epikur zurückgehenden hedonistischen Perspektive ergibt sich Lebensqualität aus dem Gewinn von Lust und der Vermeidung von Leid [9] (▶ Abschn. 2.2.4). Nach der utilitaristischen Staatsphilosophie besteht die primäre Aufgabe staatlichen Handelns darin, das größte Maß an Lebensqualität für die größte Zahl der Mitglieder des Staatswesens zu erreichen. Übertragen auf die Gesundheitsversorgung als Teil des staatlichen Wohlfahrtssystems gilt dieses Ziel analog. In Verbindung mit einem hedonistisch definierten Lebensqualitätsbegriff lässt sich dieses Zielkriterium der Maximierung der gesellschaftlichen Lebensqualität theoretisch nur über die Summierung der individuellen Lebensqualität aller Mitglieder des Staatswesens bestimmen. Das ethische Dilemma, das sich aus dieser Messmethode ergibt, besteht darin, dass zwar die Lebensqualität jedes Einzelnen in die Gesamtberechnung eingeht, dass aber immer die Möglichkeit besteht, dass die Summe der

Lebensqualität aller auf Kosten der Lebensqualität einzelner erhöht werden könnte [37].

In extremer Form lässt sich dieses Dilemma am Beispiel der **Euthanasiepolitik** während der Zeit des **Nationalsozialismus** verdeutlichen. Unter einer utilitaristisch begründeten Berufung auf das Gemeinwohl wurden hier alle den Schutz des individuellen Lebens betreffenden ethischen Normen außer Kraft gesetzt. Moderne Gesundheitsökonomen können hier zwar mit Recht einwenden, dass die Rechtfertigung der Massentötung sogenannten unwerten Lebens nur dadurch möglich war, dass die Beurteilung des »Lebensunwertes« der betroffenen Menschen von einigen wenigen Erfüllungsgehilfen eines demokratisch nicht legitimierten Terrorregimes durchgeführt wurde. Auch in der Gegenwart ergibt sich jedoch das Problem der Bewertung von Lebensqualität und damit die grundsätzliche Möglichkeit, dass diese Bewertung zu dem Ergebnis kommen kann, dass ein menschliches Leben unter bestimmten Umständen keine messbare Qualität aufweist.

Bezüglich der Messung der Lebensqualität vertritt die Mehrzahl der gesundheitsökonomischen Experten die Perspektive, dass diese auf der Grundlage des nutzentheoretischen Konzeptes nach von Neumann und Morgenstern [35] erfolgen müsse. Nach diesem Konzept lässt sich der individuelle Nutzen eines Gutes nur über die Beobachtung von **Entscheidungspräferenzen** bestimmen. Aus diesem Grund erfolgt die Messung der Lebensqualität im Rahmen gesundheitsökonomischer Analysen in der Regel über Verfahren, in denen Personen in hypothetischen Entscheidungssituationen ihre Präferenz für bestimmte Gesundheitszustände gegen das Risiko eines vorzeitigen Todes abwägen sollen. Dabei erfolgt die Erfassung der der Lebensqualitätsmessung zugrunde liegenden Gesundheitszustände üblicherweise getrennt voneinander und durch unterschiedliche Personen. Das heißt, um die Lebensqualität einer spezifischen Patientengruppe im Rahmen einer gesundheitsökonomischen Studie zu erfassen, wird zunächst die subjektive Einschätzung des Gesundheitszustandes jedes Untersuchungsteilnehmers erfasst. In seltenen Fällen zeitgleich, üblicherweise jedoch zeitlich unabhängig erfolgt eine präferenzbasierte Bewertung definierter Gesundheitszustände im Hinblick darauf, wie stark

sie die Lebensqualität eines Menschen beeinträchtigen. Zur Bestimmung der Lebensqualität werden über mathematische Algorithmen Gesundheitszustände und präferenzbasierte Bewertungen miteinander verknüpft. Die utilitaristische Logik hinter diesem komplizierten Verfahren besteht darin, dass eine präferenzbasierte Lebensqualitätsmessung nur dann eine legitime Grundlage von Entscheidungen über die Allokation gesellschaftlicher Ressourcen bilden kann, wenn die Präferenzen aller (oder zumindest einer repräsentativen Auswahl) an der Generierung dieser Ressourcen beteiligten Mitglieder einer Volkswirtschaft berücksichtigt werden [37].

Das ethische Problem dieser Vorgehensweise besteht einerseits darin, dass sie wie alle mittelwertbasierten Verfahren Individuen umso schlechter repräsentiert, je weiter sich deren **individuelle Präferenzen** von den **Mehrheitspräferenzen** unterscheiden [37]. Geht man z. B. davon aus, dass eine Mehrheit von Patienten mit psychotischen Symptomen unter diesen Symptomen leiden und deshalb bereit sind, die Nebenwirkungen einer antipsychotischen Pharmakotherapie, wie z. B. eine starke Gewichtszunahme, in Kauf zu nehmen, so ist ebenso bekannt, dass zumindest einige Patienten die psychotische Symptomatik eher als wenig belastend, neutral oder sogar positiv erleben und deshalb durch eine Pharmakotherapie mit den entsprechenden Nebenwirkungen in ihrer Lebensqualität eher beeinträchtigt würden. Kommt eine gesundheitsökonomische Untersuchung nun zu dem Ergebnis, dass eine Pharmakotherapie in Relation zu ihren Kosten durchschnittlich zu einer stärkeren Verbesserung der Lebensqualität führt als z. B. eine Soteria-Behandlung (teambasiertes Behandlungssetting mit Betonung der Beziehungsarbeit, Krisenbewältigung bei weitgehender Vermeidung pharmakotherapeutischer Interventionen), so könnte dies zur Folge habe, dass die Soteria-Behandlung für Schizophrenie-Erkrankte nicht mehr finanziert wird, obwohl sie für einige Patienten mit einer größeren Verbesserung der Lebensqualität verbunden wäre.

Andererseits können sich ethische Probleme auch daraus ergeben, dass die **Repräsentativität** der präferenzbasierten Lebensqualitätsbewertungen nicht so sichergestellt wird, dass auch die Bewertungen der jeweils gesundheitlich beeinträchtigten Menschen in ausreichendem Maße berück-sichtigt werden [37]. So zeigen beispielsweise ver-gleichende Untersuchungen zur präferenzbasierten Bewertung der Lebensqualität bei psychischen Erkrankungen, dass gesunde Menschen die jewei-ligen Gesundheitszustände anders gewichten und insgesamt eher schlechter bewerten als Menschen, die von der Erkrankung betroffen sind [15], [26], [28]. Hieraus könnte sich die Konsequenz ergeben, dass die durch eine bestimmte Behandlungsmetho-de erreichte Veränderung von Gesundheitszustän-den aus der Patientenperspektive zu einer größeren oder geringeren Verbesserung der Lebensqualität und damit zu einer ungünstigeren oder günstigeren Kosten-Nutzenrelation führen würde, als aus der Perspektive Nichtbetroffener.

Ein Patient mit einer psychischen oder jeder an-deren Erkrankung setzt sich mit der Teilnahme an einer gesundheitsökonomischen Studie also grund-sätzlich dem Risiko aus, dass die Ergebnisse dieser Studie zu Allokationsentscheidungen führen, die entweder seine individuellen Interessen oder seine Interessen als Mitglied einer spezifischen Patien-ten- oder Betroffenengruppe verletzen. Zwar wer-den beide Risiken gegenwärtig dadurch begrenzt, dass (a) zumindest in Deutschland die Ergebnisse gesundheitsökonomischer Analysen keinen un-mittelbaren Einfluss auf Allokationsentscheidun-gen haben und dass (b) nicht zuletzt basierend auf historischen Erfahrungen die individuellen **Patien-tenrechte** und die **Therapiefreiheit** gegenüber dem Gemeinwohl eine hohe gesellschaftliche und normative Wertschätzung genießen. Nichtsdesto-weniger erscheint es notwendig, darüber nachzu-denken, wie potenzielle Untersuchungteilnehmer über die dargestellten mittelbaren Risiken aufzu-klären sind, denen sie sich durch die Teilnahme an gesundheitsökonomischen Untersuchungen aus-setzen.

7.4   Ethische Aspekte qualitativer Verfahren

Obwohl qualitative Verfahren in den **Sozial-wissenschaften** seit Langem zu den etablierten Forschungsmethoden zählen, werden sie in der (psychiatrischen) Versorgungsforschung erst in

jüngerer Zeit verstärkt angewendet. Diese Ent-wicklung ist vor allem dem gestiegenen Interesse an der Perspektive der Nutzer vorhandener An-gebote sowie der Einsicht geschuldet, dass stan-dardisierte Erhebungen nur einen beschränkten Beitrag zur Erfassung der subjektiven Sichtweise auf einzelne Versorgungsaspekte und insbesonde-re der Schwachstellen spezifischer Versorgungs- und Behandlungsangebote leisten. Der Nutzen qualitativer Verfahren für die psychiatrische Ver-sorgungsforschung liegt sowohl im Bereich einer eher praxisorientierten **Inanspruchnahme- und Bedarfsforschung** wie auch in einer eher grund-lagenorientierten Forschung etwa zu **Krankheits-konzepten oder -bewältigung**. Das Bundesminis-terium für Bildung und Forschung fördert seit eini-gen Jahren gezielt qualitative Verfahren und betont dabei deren Bedeutung für die Beschreibung und Analyse des Versorgungsgeschehens und der Ver-sorgungsstrukturen [6]. Das Deutsche Netzwerk Versorgungsforschung hat es sich im Rahmen einer im Jahr 2008 gegründeten Arbeitsgruppe zum Ziel gesetzt, »das Wissen um qualitative Methoden in der Versorgungsforschung zu fördern, ihre Poten-ziale zu verdeutlichen und ihren Einsatz in der Ver-sorgungsforschung zu fördern« [19].

Qualitative Verfahren weisen ein breites Spekt-rum auf und reichen von wenigen, offenen Zusatz-fragen im Rahmen einer Fragebogenerhebung über teilstandardisierte Leitfadeninterviews bis hin zu weitestgehend offenen, z. B. narrativen Verfahren. Die erst seit Kurzem und eher noch vereinzelt er-folgende Anwendung qualitativer Verfahren in der psychiatrischen Versorgungsforschung konfron-tiert die Forschenden neben methodischen auch mit ethischen Herausforderungen, die bereits in der Phase der Beantragung eines Ethikvotums für eine qualitative Studie auftreten können. Die für einen positiven Ethikantrag zugrunde gelegten Kriterien sind häufig an den Methoden einer klinischen Stu-die mit quantitativen Methoden ausgerichtet, die sich nur bedingt an die Erfordernisse qualitativer Studien anpassen lassen. Qualitatives **Methoden-wissen** ist bei den Mitgliedern der Ethikkommis-sion (noch) wenig verbreitet und kann in der Be-urteilung der Angemessenheit der verwendeten Methodik zu Schwierigkeiten führen (▶ Kap. 9). Im qualitativen Forschungsprozess selbst lassen sich die ethischen Probleme aus den die qualitative Methodik auszeichnenden Prinzipien der **Subjektivität**, der **Offenheit** und der **Reflexivität** ableiten.

7.4.1　Anonymisierung

Während sich die Qualität standardisierter Verfahren u. a. anhand einer möglichst großen Fallzahl bemisst, zeichnen sich qualitative Verfahren durch die Subjektivität der Daten und eine darauf ausgerichtete Tiefe der Analyse aus, die sich unter Umständen auf einige wenige Interviews bis hin zu Einzelfällen beschränkt. Die Erzählung spezifischer biografischer Erfahrungen und/oder Erlebnisse ist wesentliches Element der **individuellen Sinnkonstruktion** und kann damit als empirische Datenbasis von erheblicher Bedeutung für den Nachvollzug der Hypothesenformulierung sein. Die sich hieraus ergebenden Anforderungen für qualitativ Forschende zum Schutz der Identität von Studienteilnehmern durch Anonymisierung bzw. Pseudonymisierung gleichen jenen, die auch für Publikationen von (medizinischen/psychotherapeutischen) Kasuistiken gelten. Dementsprechend haben wir im Rahmen einer durch die DFG geförderten, qualitativen Studie »Familienplanung junger Frauen mit schweren psychischen Erkrankungen zwischen individueller Verantwortung und sozialer Stigmatisierung« im Ethikantrag dargelegt, »dass jedwede Aussage, die einen Rückschluss auf die betreffende Person geben könnte, anonymisiert wird, z. B. Name, Beruf, Alter, Orte oder spezifische Ereignisse«. Tatsächlich ist aufgrund der detailliert vorliegenden Informationen zu den Lebensumständen eine Bestimmbarkeit der **Identität der Studienteilnehmer** nicht mit aller Sicherheit auszuschließen und muss gegen das wissenschaftliche Interesse der Publizierenden abgewogen werden [34]. Das Ideal einer absoluten Anonymisierung im Rahmen qualitativer Studien ist ebenso wenig erreichbar wie im Rahmen quantitativ verfahrender Studien. Während statistische Datensätze durch die Anhäufung personenbezogener Einzeldaten die prinzipielle Möglichkeit einer nachträglichen Bestimmbarkeit der Person beinhalten [17], zeichnen sich qualitative Daten durch eine Einzigartigkeit aus, die ein Erkennen der dahinter stehenden Person nicht vollständig auszuschließen vermag. Entsprechend den Regeln zum Schutz der individuellen Patientendaten, wie sie etwa vom International Committee of Medical Journal Editors für die Publikation von Kasuistiken empfohlen werden [33], sind die zur Publikation bestimmten Daten daher in besonders sorgfältiger Weise hinsichtlich ihrer weitestgehenden Anonymität zu prüfen. In der oben genannten Studie wurde auf eine vollständige Darstellung des biografischen Verlaufs aus Datenschutzgründen verzichtet. Dabei wurde von Fall zu Fall entschieden, ob und in welcher Form **biografische Daten** dargestellt bzw. verfremdet werden – und zwar nicht nur hinsichtlich Geburtsjahr, Geschlecht, Anzahl der Geschwister oder des (eigenen, elterlichen) Berufs, sondern auch hinsichtlich zentraler Lebensereignisse wie z. B. biografischer Krisenerfahrungen [14].

7.4.2　Nichtschadensprinzip und Aufklärung

Qualitative Daten werden im Auswertungsprozess einer Form der Analyse unterzogen, die sich neben dem subjektiv gemeinten Sinn insbesondere auch jenen **Sinnkonstruktionen** zuwendet, die den Erzählenden nicht unmittelbar bewusst sein müssen. Ein z. B. in Form einer Fallstrukturhypothese vorliegendes Analyseergebnis stellt eine – wenn auch empirisch belegte – Interpretation dar, die von den Studienteilnehmern nicht unbedingt geteilt wird. Aus der Tatsache, dass eine teilnehmende Person – ob explizit gewünscht oder zufällig – mit einem Analyseergebnis konfrontiert werden kann, können sich nachteilige Konsequenzen in Form psychischer Belastungen ergeben, die mit dem Nichtschadensprinzip kollidieren können. Erschwerend kommt die Frage hinzu, in welcher Form die sich hieraus ergebenden, potenziellen Probleme im Rahmen der Aufklärung vor **Einwilligungserklärungen** in verständlicher Weise darzulegen sind, ohne übertriebene Befürchtungen bei den potenziellen Studienteilnehmern zu schüren.

7.4.3　Beziehung Interviewer – Studienteilnehmer

Qualitative Forschung misst der Interaktion zwischen Forschenden und Beforschten eine herausgehobene Bedeutung bei. Die Beziehung zwischen

Interviewer und Studienteilnehmer kann durch Macht- oder Konkurrenzbeziehungen beeinflusst sein, insbesondere dann, wenn eine therapeutische Beziehung besteht oder die Forschenden ihrerseits in Kontakt mit den therapeutisch Tätigen stehen. In der oben genannten Studie »Familienplanung« haben wir über die geforderten Angaben im Ethikantrag hinaus auf die unabhängige Rolle der Forschenden hingewiesen.

Während in den durch die Ethikkommission vorgegebenen Schemata zur Darstellung von Forschungsprojekten lediglich die ärztlichen Beziehungen zwischen Untersucher und Patient darzulegen sind, haben wir diesen Aspekt im Vorgespräch mit den Teilnehmerinnen der Studie dergestalt erweitert, dass wir auch die Beziehungen zwischen Forscherin und allen an der psychiatrischen Behandlung beteiligten Personen dargelegt haben. Explizit wurde darauf hingewiesen, dass die an der psychiatrischen Behandlung beteiligten Personen zu keinem Zeitpunkt und unter keinen Umständen Zugang zu dem erhobenen Datenmaterial erhalten.

Das **Reflexivitätsprinzip** qualitativer Verfahren erfordert darüber hinaus eine Auseinandersetzung mit eigenen (wertbesetzten) Vorannahmen, die eng mit dem persönlichen Erfahrungsbereich verknüpft sein können und daher eine Offenlegung erschweren.

7.4.4 Belastung von Studienteilnehmern

Insbesondere narrative Verfahren beinhalten die Möglichkeit, dass Studienteilnehmer aufgrund von »Erzählzwängen« [25] auf belastende Themen wie z. B. Gewalterfahrungen zu sprechen kommen, ohne dass dies zu Beginn des Interviews intendiert war. Dies kann zu einer psychischen Belastung der Studienteilnehmer führen, die durch die Forschenden aufzufangen ist (z. B. in Form der Vermittlung an eine Beratungsstelle). Darüber hinaus könnte hilfreich sein, Studienteilnehmer auf diese Möglichkeit hinzuweisen und gemeinsam entsprechende Vereinbarungen zum Umgang zu treffen, wie dies auch im Vorfeld einer (analytischen) Psychotherapie geschieht.

Fazit

Im vorliegenden Kapitel wurde der Frage nachgegangen, ob und in welcher Weise ethische Aspekte in der psychiatrischen Versorgungsforschung eine Rolle spielen. Dabei konnten sowohl allgemeine Aspekte identifiziert werden, die für den gesamten Bereich der Versorgungsforschung gelten wie auch solche, die im Rahmen einzelner Methoden der psychiatrischen Versorgungsforschung relevant sind. Aufgrund der engen Verbindung zwischen psychiatrischer Versorgungsforschung und Versorgungspraxis fließen gesellschaftliche Wertvorstellungen über (sozial)politische Rahmenbedingungen in die psychiatrisch-psychotherapeutische Versorgung und somit in die Themen- und Fragestellungen psychiatrischer Versorgungsforschung ein. In Bezug auf die exemplarischen Felder der Metaanalysen, der gesundheitsökonomischen Studien und der qualitativen Forschung als Teilbereiche der psychiatrischen Versorgungsforschung wurden folgende Themen identifiziert:

- In der **Metaanalysenforschung** fanden ethische Themen bislang wenig Berücksichtigung. Offene Fragen finden sich bei der informierten Einwilligung bei aggregierten Analysen individueller Patientendaten, bei der Berücksichtigung des klinischen Konsenses in der Erarbeitung von Leitlinien-Empfehlungen sowie bei der Bewertung von Studienqualität und externer Validität.

- In der **gesundheitsökonomischen Forschung** geht es um das ethische Prinzip der Gerechtigkeit bei Priorisierungsentscheidungen, die Knappheit von Gesundheitsressourcen, um Fragen der angemessenen Ressourcenallokation, die Grenzen marktwirtschaftlicher Mechanismen bei Allokationsentscheidungen in der Gesundheitsversorgung, um Fragen der Nutzenmessung, die utilitaristische Perspektive, um die Messung von Entscheidungspräferenzen, die Repräsentativität präferenzbasierter Lebensqualitätsbewertungen sowie um das Risiko (für potenzielle Studienteilnehmer), dass Allokationsentscheidungen auf der Grundlage gesundheitsökonomischer Studienergebnisse den Interessen eines Individuums oder einer Gruppe entgegenstehen können.

In der **qualitativen Forschung** können ethische Probleme im Zusammenhang mit der teils ausgeprägten Subjektivität der Daten entstehen. Ferner wirft der Umgang mit Sinnkonstruktionen, mit Macht- oder Konkurrenzbeziehungen sowie mit Konfliktsituationen zwischen Vertraulichkeit und Schadensabwendung in ethischer Hinsicht Fragen auf.

Der vorstehende, kurze und exemplarische Blick in übergeordnete und einige spezielle ethische Aspekte der psychiatrischen Versorgungsforschung weist darauf hin, dass die Berücksichtigung ethischer Aspekte in diesem Forschungsgebiet Lücken aufweist. Die entsprechenden Fragen sind zum Teil noch nicht aufgeworfen und diskutiert worden. In der Literatur zur Gestaltung psychiatrischer Versorgungssysteme werden ethische Aspekte hingegen bereits gründlicher diskutiert [29]. Dass die Versorgungsforschung in ihrer methodischen und inhaltlichen Ausrichtung im Fluss ist, begünstigt einen frühzeitigen Einbezug ethischer Aspekte in dieses Forschungsfeld. Die Psychiatrie und die psychiatrische Forschung sind sich vor dem Hintergrund der Geschichte einer besonderen Verantwortung in ethischer Hinsicht bewusst, was sich günstig auf das Erkennen von und einen sensiblen Umgang mit ethischen Problemen in der psychiatrischen Versorgungsforschung auswirken kann.

Literatur

1 Arbeitskreis Versorgungsforschung beim Wissenschaftlichen Beirat der Bundesärztekammer (2004) Definition und Abgrenzung der Versorgungsforschung. http://www.bundesaerztekammer.de/downloads/Definition.pdf. Zugegriffen: 01.10.12
2 AWMF (2010) Empfehlungen der AWMF zum Umgang mit Interessenkonflikten bei Fachgesellschaften. http://www.awmf.org/medizin-versorgung/stellungnahmen/umgang-mit-interessenkonflikten.html. Zugegriffen: 01.10.12
3 Bormann C (2007) Theoretische Aspekte und Ansatzpunkte der Versorgungsforschung. In: Janßen C, Borgetto B, Heller G (Hrsg) Medizinsoziologische Versorgungsforschung. Theoretische Ansätze, Methoden, Instrumente und empirische Befunde. Juventa, Weinheim, S 13–24
4 Bruce S, Paxton R (2002) Ethical principals for evaluating mental health services: a critical examination. J Ment Health 11: 267–279
5 Bundesministerium für Bildung und Forschung (2010) Rahmenprogramm Gesundheitsforschung der Bundesregierung. Bonn/Berlin
6 Bundesministeriums für Bildung und Forschung (2012) Bekanntmachung des Bundesministeriums für Bildung und Forschung von Richtlinien zur Förderung von Studien in der Versorgungsforschung. http://www.bmbf.de/foerderungen/19976.php. Zugegriffen: 01.10.12
7 Eccles MP, Weijer C, Mittman B (2011) Requirements for ethics committee review for studies submitted to implementation science. Implement Sci 6: 32
8 Helmchen H (2001) Therapeutische Wirksamkeit. Wirkungen, Wirksamkeit und Wertigkeit therapeutischer Maßnahmen. Nervenarzt 72: 56–60
9 Henderson LW, Knight T (2012) Integrating the hedonic and eudaimonic perspectives to more comprehensively understand wellbeing and pathways to wellbeing. International Journal of Wellbeing 2: 221
10 Icks A, Chernyak N, Bestehorn K, Bruggenjurgen B, Bruns J, Damm O, Dintsios CM, Dreinhofer K, Gandjour A, Gerber A, Greiner W, Hermanek P, Hessel F, Heymann R, Huppertz E, Jacke C, Kachele H, Kilian R, Klingenberger D, Kolominsky-Rabas P, Kramer H, Krauth C, Lungen M, Neumann T, Porzsolt F, Prenzler A, Pueschner F, Riedel R, Ruther A, Salize HJ, Scharnetzky E, Schwerd W, Selbmann HK, Siebert H, Stengel D, Stock S, Voller H, Wasem J, Schrappe M (2010) Methods of health economic evaluation for health services research. Gesundheitswesen 72: 917–933
11 Khan A, Khan S, Kolts R, Brown WA (2003) Suicide rates in clinical trials of SSRIs, other antidepressants, and placebo: analysis of FDA reports. Am J Psychiatry 160: 790–792
12 Koesters M, Zhang Y, Ma YC, Weinmann S, Becker T, Jin WD (2011) What can we learn from Chinese randomized controlled trials? A systematic review and meta-analysis of Chinese venlafaxine studies. J Clin Psychopharmacol 31: 194–200
13 Krumm S, Becker T (2006) Der Einbezug von Nutzern psychiatrischer Angebote in die psychiatrische Versorgungsforschung. Psychiatr Prax 33: 59–66
14 Krumm S (2010) Biografie und Kinderwunsch bei Frauen mit schweren psychischen Erkrankungen. Eine soziologische und sozialpsychiatrische Untersuchung. Psychiatrie Verlag, Bonn
15 Lee TT, Ziegler JK, Sommi R, Sugar C, Mahmoud R, Lenert LA (2000) Comparison of preferences for health outcomes in schizophrenia among stakeholder groups. J Psychiatr Res 34: 201–210
16 Lefebvre C, Manheimer E, Glanville J (2008) Chapter 6: Searching for studies. In: Higgins JPT, Green S (Hrsg) Cochrane handbook for systematic reviews of interventions, Version 5.0.0 (updated February 2008). The

Cochrane Collaboration. www.cochrane-handbook. org. Zugegriffen: 16.01.13

17 Metschke R, Wellbrock R (2002) Datenschutz in Wissenschaft und Forschung. Materialien zum Datenschutz Nr. 28. http://www.datenschutz-berlin.de/attachments/47/Materialien28.pdf?1166527077. Zugegriffen: 01.10.12

18 Möller HJ (2003) Suicide, suicidality and suicide prevention in affective disorders. Acta Psychiatr Scand (Suppl.): 73–80

19 Pfaff H, Neugebauer E, Glaeske G (2011) 5 Jahre Deutsches Netzwerk Versorgungsforschung e.V. 2006 – 2011. Entwicklung und Ausblick. Köln

20 Post SG (1991) The echo of Nuremberg: Nazi data and ethics. J Med Ethics 17: 42–44

21 Rothwell PM (2005) External validity of randomised controlled trials: »to whom do the results of this trial apply?«. Lancet 365: 82–93

22 Salize HJ, Kilian R (2010) Gesundheitsökonomie in der Psychiatrie. Konzepte, Methoden, Analysen. Kohlhammer, Stuttgart

23 Schöffski O, Glaser P, Graf von der Schulenburg M (1998) Gesundheitsökonomische Evaluationen. Grundlagen und Standortbestimmungen. Springer, Berlin

24 Schott H, Tölle R (2006) Geschichte der Psychiatrie. Krankheitslehren, Irrwege, Behandlungsformen. Beck, München

25 Schütze F (1987) Das narrative Interview in Interaktionsfeldstudien. Fernuniversität Hagen, Hagen

26 Shumway M (2003) Preference weights for cost-outcome analyses of schizophrenia treatments: Comparison of four stakeholder groups. Schizophr Bull 29: 257–266

27 Sutton AJ, Higgins JP (2008) Recent developments in meta-analysis. Stat Med 27: 625–650

28 Swartz MS, Swanson JA, Wagner HR, Hannon MJ, Burns BJ, Shumway M (2003) Assessment of four stakeholder groups' preferences concerning outpatient commitment for persons with schizophrenia. Am J Psychiatry 160: 1139–1146

29 Thornicroft G, Tansella M (1999) The Mental Health Matrix. A manual to improve services. Cambridge University Press, Cambridge

30 United Nations (1948) The Universal Declaration of Human Rights. http://www.un.org/en/documents/udhr/index.shtml. Zugegriffen: 09.10.12

31 Vergnes JN, Marchal-Sixou C, Nabet C, Maret D, Hamel O (2010) Ethics in systematic reviews. J Med Ethics 36: 771–774

32 Vineis P (2005) The tension between ethics and evidence-based medicine. In: Viafora C (Hrsg) Clinical bioethics: a search for the foundations. Springer, Dordrecht, S 131–137

33 Vollmann J (1996) »Informed consent« des Patienten zur Publikation von Kasuistiken. Nervenarzt 67: 422–426

34 Vollmann J, Helmchen H (1996) Publishing information about patients. Obtaining consent to publication may be unethical in some cases. BMJ 312: 578

35 Neumann von J, Morgenstern O (1953) Theory of games and economic behavior. Princeton University Press, Princeton

36 Weingarten MA, Paul M, Leibovici L (2004) Assessing ethics of trials in systematic reviews. BMJ 328: 1013–1014

37 Williams A (1996) QALYS and ethics: a health economist's perspective. Soc Sci Med 43: 1795–1804

7

Ethische Aspekte der Forschung in Rehabilitationskliniken für psychische und psychosomatische Störungen

Michael Linden

8.1 Rehabilitation, medizinische Rehabilitation und Rehabilitationskliniken

Bevor auf ethische Aspekte der Forschung in Rehabilitationskliniken eingegangen werden kann, muss zunächst eine kurze Definition und Beschreibung dieses Versorgungsbereichs gegeben werden, als Voraussetzung für ein Verständnis der besonderen Problemlagen. Eine juristische Definition wie auch inhaltliche Ausdifferenzierung von »Rehabilitation« findet sich im Sozialgesetzbuch IX [1]. Rehabilitation wendet sich nach § 2 SGB IX an Menschen die »behindert« sind, d. h. deren »körperliche Funktion, geistige Fähigkeit oder seelische Gesundheit mit hoher Wahrscheinlichkeit länger als sechs Monate von dem für das Lebensalter typischen Zustand abweichen« und deren »Teilhabe am Leben in der Gesellschaft« dadurch beeinträchtigt ist. Unter »Behinderung« werden nach § 26 SGB IX explizit auch chronische Erkrankungen gefasst. Zur Rehabilitation gehören nach § 5 SGB IX zum einen »unterhaltssichernde Leistungen«, »Leistungen zur Teilhabe am Leben in der Gemeinschaft« oder »Leistungen zur Teilhabe am Arbeitsleben« und andererseits auch die **»medizinische Rehabilitation«**. Letztere wird im § 26 SGB IX definiert als Primär- und Sekundärprävention, Therapie, Palliativbehandlung und Kompensation chronischer Erkrankungen und umfasst u. a. die ärztliche Behandlung, Psychotherapie, Arzneimitteltherapie, Heil- und Hilfsmittel, Patientenedukation u. v. m.

Rehabilitation als Ganzes, wie auch die medizinische Rehabilitation im Engeren, ist eine Komplexleistung unter Einbindung vieler Akteure und Berufsgruppen und insbesondere auch unter Mitwirkung der Betroffenen. Sie ist eine Leistung aller Sozialversicherungen. Die medizinische Rehabilitation wird durchgeführt in vollstationären und ganztags ambulanten, d. h. teilstationären Einrichtungen, aber auch in ambulanter Form z. B. in Rehaeinrichtungen für Abhängigkeitserkrankungen, als »Curriculum Hannover« oder im Sinne von Disease-Management-Programmen in Vertragsarztpraxen [2].

Der Behandlung in **Rehabilitationskliniken**, sei es voll- oder teilstationär, kommt hierbei fachlich wie umfangsmäßig eine besondere Bedeutung zu. Nach Daten des Statistischen Bundesamts (https://www.destatis.de) gab es im Jahr 2010 in Deutschland 1.237 Rehabilitationseinrichtungen mit 171.724 Plätzen und einer durchschnittlichen Aufenthaltsdauer von 25,4 Tagen. Pro Jahr werden in Deutschland etwa 2 Mio. Patienten in einer Rehabilitationsklinik stationär behandelt, was die große Bedeutung dieses Versorgungsbereichs belegt. Die wichtigsten medizinischen Fachbereiche sind die für Orthopädie, Kardiologie, Stoffwechselerkrankungen, onkologische Erkrankungen und psychische Erkrankungen.

Die Rehabilitationskliniken sind ein wichtiger Teil der Krankenversorgung. Hier gelten dieselben Regeln und damit auch ethischen Problemstellungen wie sonst in der Medizin. Wenn im Folgenden versucht wird, darüber hinausgehend ethische Fragen der Forschung speziell in Rehabilitationskliniken für psychische und psychosomatische Störungen anzusprechen, dann deswegen, weil sich aus den Besonderheiten der Versorgungsstrukturen und der Art der hier behandelten Patienten einige ausgewählte Sonderaspekte ergeben. In Anlehnung an die Hauptkapitel dieses Buches sind dies der Bedarf an Forschung, der Schutz von Probanden, speziell auch unter Berücksichtigung von forschungsbedingten Eingriffen in Langzeitbehandlungen, der Schutz von sonstigen Forschungsteilnehmern sowie das Thema Unabhängigkeit und Transparenz der Forschung.

8.2 Bedarf an Forschung in Rehabilitationskliniken

Es ist eine allgemein anerkannte medizinische, juristische, politische und ethische Forderung, dass medizinisches Handeln evidenzbasiert sein sollte, d. h. auf wissenschaftlichen Befunden gegründet sein sollte. Es werden verschiedene Evidenzgrade unterschieden, von Metaanalysen auf der Basis hochrangiger randomisiert-kontrollierter Studien (Ia) bis zu Empfehlungen von Expertengruppen (IV) oder Experteneinzelmeinungen (V) [3]. Leider gehört es zum medizinischen Alltag, dass für viele Maßnahmen oder Interventionen nur geringe Evidenzen vorliegen. Dies gilt für manche Bereiche der Medizin mehr als für andere, wie z. B. die Behandlung von Kindern und Jugendlichen oder die Behandlung chronischer Erkrankungen und damit eben auch die Rehabilitationsmedizin. Es ist ein grundsätzliches Problem, dass medizinische Eingriffe bei Langzeiterkrankungen, seien es Arzneimittelbehandlungen oder Programme zur Reduzierung von Gewicht, ihre Wirkungen erst mit langer zeitlicher Verzögerung zeigen, wissenschaftlich nur mit sehr aufwendiger Methodik zu prüfen sind und erfahrungsgemäß langfristig ganz andere Effekte haben als kurzfristige Indikatoren nahelegten.

Dieses medizinische und wissenschaftliche Grundsatzproblem bedeutet, dass die Behandlung chronischer Erkrankungen, sei es beim niedergelassenen Arzt oder in Rehakliniken regelhaft auf **Erfahrungswissen** und klinischer Fachkenntnis aufbauen muss. Wissenschaftliche Erfahrungen aus dem Akutbereich können nicht ohne Weiteres auf den Bereich der chronischen Erkrankungen und die Rehabilitationsmedizin übertragen werden, da Maßnahmen, die für akute Störungen sinnvoll sind (z. B. eine analgetische Opiatmedikation oder eine Hypnotikatherapie), bei Langzeiterkrankungen schädigend für den Patienten und damit kontraindiziert sein können [4]. Erst recht gilt dies, wenn man berücksichtigt, dass Rehabilitation eine »Komplexleistung« ist, was das Problem noch schwieriger macht, da es nicht genügt, nur die Effekte medizinischer Maßnahmen im engeren Sinne zu prüfen. Ein Beispiel für das angesprochene Problem ist, dass bei einer Sichtung aller Depressionsleitlinien der Welt, sich keine einzige fand, in der das Problem der Attestierung einer Arbeitsunfähigkeit auch nur erwähnt, geschweige denn mit der dieser sozialmedizinischen Maßnahme zukommenden Bedeutung wissenschaftlich fundiert dargestellt worden wäre [5].

Die Antwort auf dieses Problem muss einerseits auf der Ebene des einzelnen Patienten und andererseits auf einer strukturellen Ebene erfolgen. Strukturell gibt es eine Reihe von Anstrengungen, um die Evidenzbasis in der Rehamedizin zu verbessern. So hat insbesondere die Deutsche Rentenversicherung Bund in Kooperation mit dem BMBF und den Krankenkassen seit dem Jahr 1998 mehrere Förderprogramme angestoßen mit vielen Einzelprojekten und einem großen Fördervolumen [6], [7]. Parallel dazu erfolgte die Entwicklung der

Deutschen Gesellschaft **Rehabilitationswissenschaften** und die Herausgabe von Zeitschriften wie *Die Rehabilitation* oder *Prävention und Rehabilitation*. Es werden ebenfalls in Trägerschaft der Rentenversicherungsträger und in Kooperation mit der DGRW jährliche rehabilitationswissenschaftliche Kolloquien durchgeführt, an denen Wissenschaftler, Kliniker und Klinikverwaltungen, Mitarbeiter von Kranken- und Rentenversicherungen wie auch von Ministerien aus den Bereichen Gesundheit und Soziales teilnehmen. Es wurden rehabilitationswissenschaftliche Lehrstühle eingerichtet, so beispielsweise in Berlin, Halle oder Hannover. Des Weiteren werden Anstrengungen unternommen, auch Rehabilitationskliniken strukturell mit Universitäten zu verbinden, um eine unmittelbar patientenbezogene Forschung zu ermöglichen. Alle diese Maßnahmen werden getragen von dem Bemühen, der ethischen Forderung nach Evidenzbasierung in der Rehamedizin nachzukommen.

Auf der individuellen Ebene, im Umgang mit dem einzelnen Kranken, stellt sich die Frage, die in der Medizin seit jeher zu beantworten ist, wie trotz mangelnder Evidenz eine gute Patientenversorgung sichergestellt werden kann. Die Voraussetzungen sind a) eine gute fachliche Grundausbildung, b) eine Schulung in »medical decision making«, c) eine klinische Einstellung der Therapeuten und schließlich d) eine ethische Qualifizierung der Mitarbeiter. Diese Punkte können hier nicht im Detail ausgeführt werden, sondern es können nur einige allgemeine Hinweise mit besonderem Bezug zur Rehabilitation gegeben werden.

Eine gute **fachliche Grundausbildung** verlangt, dass die handelnden Personen über ein gutes Fachwissen verfügen, sich kontinuierlich fortbilden und konsequent supervidiert werden. Dies ist in vielen Rehabilitationskliniken gegeben. Eine Einschränkung ist allerdings, dass die Gewinnung guten Fachpersonals, gerade im ärztlichen Bereich, in Rehabilitationskliniken oft an enge Grenzen stößt. Die meisten Rehakliniken liegen in ländlichen Regionen, was die Anwerbung qualifizierter Mitarbeiter nicht einfach macht. Des Weiteren gehört dieser Arbeitsbereich in der allgemeinen Wahrnehmung eher zu den Randgebieten der Medizin, sodass dies nicht das erste Feld ist, in dem sich junge Ärzte bewerben. Rehabilitationskliniken müssen daher zum Schutz der Patienten besondere Anstrengungen unternehmen, um qualifizierte Mitarbeiter zu gewinnen und diese auch kontinuierlich weiterqualifizieren.

Darauf aufbauend ist in der Rehabilitationsmedizin zum Schutz des Patients auch eine gute Ausbildung in »**medical decision making**« erforderlich. Das bedeutet, dass die handelnden Personen nicht so sehr wissen müssen, was die Problemlösung ist, sondern wie Probleme zu lösen sind. Das Ärztliche Zentrum für Qualität in der Medizin (ÄZQ) und das Deutsche Netzwerk Evidenzbasierte Medizin (DNEbM) haben einen ihrer Jahreskongresse unter das Motto gestellt »Entscheiden trotz Unsicherheit«. Im Kern geht es darum, wie bei komplexen Informationen unter Bedingungen der Unsicherheit und bei uneindeutigen Lösungen (»decisions under conditions of uncertainty«) Regeln greifen können, die zu rationalen Problemsteuerungen führen [8], [9], [10]. Rehamedizin ist daher in besonderem Sinne eine regelbasierte medizinische Disziplin. Therapeuten müssen wissen, wie man komplexe Probleme angeht für die es keine Leitlinienvorgaben gibt. Dem müssen auch die Schulung der Mitarbeiter und die **Qualitätssicherung** gerecht werden.

Rehamedizin ist des Weiteren in besonderer Weise eine patientenzentrierte und damit klinisch-basierte Medizin. Manche Ärzte kommen in dieses Gebiet, weil sie weniger »Apparatemedizin« und mehr eine ganzheitliche Betrachtung der Patienten und einen individuellen Patientenkontakt bevorzugen. Dem kommt das der Rehabilitationsmedizin zugrunde liegende Konzept einer »**bio-psychosozialen**« **Medizin** in Anlehnung an die **ICF** [11] entgegen. Der direkte Bezug zum Patienten und die Wahrnehmung des Patienten in seiner personalen Einmaligkeit wie der Individualität seiner Einschränkungen und seines Hilfebedarfs sind eine unmittelbare Voraussetzung für eine gute rehabilitationsmedizinische Versorgung. Für die Organisation der Rehabilitation bedeutet dies, dass zum Schutz des Patienten sehr viel mehr als in der Akutmedizin eine personale Kontinuität in der Therapeut-Patient-Beziehung von Bedeutung ist.

Schließlich ist auch eine gute ethische Ausbildung zu fordern. Schwierige ethische Fragen stellen sich nicht nur in der Intensivmedizin [12], sondern ebenso in der Rehamedizin. Die erfordert hier wie dort, dass sich der Behandler seiner Grenzen und menschlichen und **ethischen Verpflichtungen** bewusst ist. Der Umgang mit chronischen Krankheiten, die ihrer Natur nach nicht zu heilen sind, verlangt eine Bescheidenheit des Therapeuten, der sich weniger als »Heiler« denn als »Helfer« verstehen muss, der den Patienten als mitentscheidende Person annehmen muss und der eine ständige Abwägung der Vor- und Nachteile jeglicher therapeutischer Eingriffe oder Unterlassungen unter Langzeitbedingungen vornehmen muss.

8.3   Nutzen-Risiko-Bewertung bei forschungsbedingten Eingriffen in eine Langzeitbehandlung

Da Patienten in Rehabilitationskliniken unter Langzeiterkrankungen leiden, kommen sie auch regelhaft mit bereits ambulant eingeleiteten **Langzeitbehandlungen** zur Aufnahme. In der Akutmedizin ist der Behandlungsanlass eine akute Krankheitsepisode und dies berechtigt dann auch, die laufende Behandlung unter Bezug auf die aktuelle Situation zu ändern. Die Behandlung in einer Rehabilitationsklinik greift aber nicht in eine Krankheitsepisode ein, sondern in die Krankheitsentwicklung und Langzeitbehandlung [13]. Langzeitbehandlungen haben oft eine individuelle Vorgeschichte und sind nicht selten das Ergebnis vielfacher Erfahrungen im konkreten Fall unter Anpassung an individuelle Sonderheiten, z. B. dass eine bestimmte Therapie bei diesem Patienten unwirksam oder nicht machbar war, eine andere positive Wirkungen zeigte, obwohl die Standarddosis noch nicht erreicht war. Die Verantwortung für die Langzeitbehandlung liegt beim ambulanten Therapeuten, der den Patienten über die Jahre hin führt und die Therapie auch nach einer stationären Rehabilitation fortführen muss. Von daher müssen medizinisch alle therapeutischen Eingriffe während eines Aufenthalts, der nur wenige Wochen umfasst, subsidiär zur auf Jahre hin angelegten Langzeitbehandlung durchgeführt werden. Forschung, die in Langzeitbehandlungen eingreift, tangiert damit immer auch Verantwortlichkeiten und Rechte Dritter. Es stellt sich dann die Frage, inwieweit ein Einverständnis des ambulanten Behandlers eingeholt werden müsste.

Aus der geschilderten klinischen Situation ergibt sich ein weiteres Problem. Der aktuelle Behandlungsbedarf hängt bei Langzeiterkrankungen nicht nur von der Art der Erkrankung und dem aktuellen Status ab, sondern ebenso von der Erkrankungsdauer, dem bisherigen Verlauf, dem aktuellen Verlaufszeitpunkt, der Art und Qualität der Vorbehandlung oder den Kontextbedingungen. Selbst bei ein und derselben Grunderkrankung können wegen der biopsychosozialen Mehrdimensionalität kaum standardisierte Therapien zur Anwendung kommen. Forschung verlangt jedoch immer eine standardisierte Vorgehensweise unter Reduktion möglichst aller Rahmenbedingungen. Therapiestudien während eines stationären Aufenthaltes erfordern, dass in sehr unterschiedliche **Krankheitsverläufe** auf sehr uniforme Art eingegriffen wird. Hinzu kommt, dass die Forscher eher nur die kurzzeitigen, jedoch kaum die mittelbaren und Langzeitfolgen ihrer Interventionen absehen oder beherrschen können, da die Patienten inzwischen längst wieder andernorts in ambulanter Behandlung sind. Das Absetzen einer antidepressiven Medikation vor Beginn einer Psychotherapiestudie unter stationären Bedingungen kann zu einem Rezidiv lange nach Entlassung führen, wenn der Patient längst nicht mehr unter Kontrolle und Verantwortung der Wissenschaftler oder der Behandler in der Rehaklinik steht. Dieses ethische Problem entspricht dem Grundsatzproblem der stationären Rehabilitationsmedizin, dass alle Interventionen unter dem Aspekt der **Nachhaltigkeit** betrachtet werden müssen [14], [15]. Im Sinne des Patientenschutzes dürfen Forschungsmaßnahmen in einer stationären Rehabilitation nur so weit durchgeführt werden, wie sie auch unter der Nachhaltigkeitsperspektive verantwortbar sind.

8.4 Schutz von Probanden und informierte Einwilligung von Patienten

Eine Besonderheit der Rehabilitationskliniken ist, dass ein wesentlicher Teil der Patienten nicht ganz freiwillig in die Behandlung kommt. Im Sozialrecht ist ein wichtiges Prinzip die »**Mitwirkungspflicht**« des Patienten. Wer einen Rentenantrag stellt, muss damit rechnen, von der Rentenversicherung aufgefordert zu werden, sich vorher in eine stationäre Rehabilitation zu begeben. In manchen Fällen wird dies sogar gerichtlich so angeordnet. Ebenso verlangt die Arbeitsagentur von Arbeitsuchenden, deren Arbeitsfähigkeit infrage steht, dass sie sich in eine stationäre Rehabilitation begeben. Von besonderer Bedeutung ist das sogenannte **AU-Management** der Krankenkassen [16], [17]. Krankenkassen müssen nach 6-wöchiger Arbeitsunfähigkeit (AU) Krankengeld zahlen, was erhebliche Kosten sind. Um eine Arbeitsunfähigkeit möglichst kurzfristig zu beenden, haben nahezu alle Krankenkassen ein System implementiert, durch das AU-Fälle bereits nach 1 bis 2 Wochen durch einen Fall-Manager einer Prüfung unterzogen werden. Bei unklarem AU-Grund oder erkennbarem Rehabilitationsbedarf werden die Patienten und auch die behandelnden Ärzte dann telefonisch kontaktiert und es wird gefordert, dass ein Antrag auf eine Rehabilitation gestellt wird. Gegebenenfalls erfolgt auch eine Einladung zu einer Untersuchung beim Medizinischen Dienst der Krankenkassen und von dort dann die Aufforderung zur Beantragung einer Rehabilitationsmaßnahme. Gegebenenfalls wird unter Bezug auf den § 51 SGB V mit dem Entzug der Krankengeldzahlungen gedroht. In psychosomatischen Rehabilitationskliniken ist inzwischen fast jeder zweite Patient auf äußere Veranlassung hin in Behandlung gekommen und erklärt, dass er oder sie nicht auf eigenen Antrieb oder »nicht freiwillig« gekommen sei. Zu den sozialmedizinischen Besonderheiten von Rehabilitationskliniken gehört auch, dass der Entlassungsbrief einen gutachterlichen Status hat und eine wesentliche Grundlage für die Gewährung weiterer **Sozialleistungen** ist, sei es eine weitere Arbeitsunfähigkeit oder eine Erwerbsminderungsrente.

Da diese Patienten also nicht in vollumfänglichem Sinne freiwillig in Behandlung sind und von dem Aufenthalt nicht nur die aktuelle Behandlung, sondern auch weitreichende wirtschaftliche Folgen abhängen, stellt sich die Frage, welche Konsequenzen das für einen Einschluss in wissenschaftliche Studien hat. Menschen in Gefängnissen, zwangsweise untergebrachte Patienten oder Menschen, die unter Betreuung stehen, werden nur in ganz besonderen Ausnahmefällen und nach sehr speziellen Regeln in wissenschaftliche Untersuchungen eingeschlossen, da ein freibestimmter »**informed consent**« unter derartigen Rahmenbedingungen nicht sichergestellt erscheint. Nun sind Patienten, die nach § 51 SGB V in eine Rehabilitationsklinik gekommen sind, in ihren Freiheitsgraden nicht so weit eingeschränkt wie die eben genannten Gruppen, dennoch stellt die Freiwilligkeit einer Studieneinwilligung auch hier ein besonderes Problem dar.

Aufgrund dieser Problematik enthalten **Aufklärungsbögen** für Forschungsprojekte in der medizinischen Rehabilitation einen speziellen Hinweis darauf, dass die laufende Studie nicht durch den Kostenträger der Rehabilitationsmaßnahme oder die die Rehabilitation anregende oder fordernde Institution betrieben wird und dass die Teilnahme an der Studie keinerlei Bezug zur sonstigen Therapie und speziell auch der sozialmedizinischen Begutachtung hat. Durch einen solchen Passus kann natürlich nicht ausgeschlossen werden, dass die Einwilligung zur Teilnahme an einer Studie doch nicht im eigentlichen Sinne freiwillig erfolgt, sondern weil sozialmedizinische Negativfolgen befürchtet werden. In jedem Fall erfordert dies eine Sensibilität der Projektverantwortlichen, der Studienmitarbeiter und vor allem auch der Behandler für dieses Problem. Nur sie können sicherstellen, dass die Einwilligung des Patienten seinem eigentlichen Willen entspricht.

Ein weiteres Sonderproblem in diesem Kontext ist, dass die **sozialmedizinische ärztliche Beurteilung** bzgl. der Arbeitsfähigkeit zum Ende des Rehaaufenthalts immer wieder von den Erwartungen der Patienten abweicht. Dagegen legen manche Patienten Widerspruch ein und führen dann als Begründung für eine aus ihrer Sicht falsche Begutachtung und Fehler im Rehaprozess an, z. B. dass die Diagnostik nicht korrekt gelaufen sei oder die Behandler sich nicht fachgerecht verhalten hätten oder Behandlungen nicht regelgerecht durchgeführt worden seien. Die Teilnahme an einer wissenschaftlichen Untersuchung während des Rehabilitationsaufenthaltes kann in einem solchen Fall zu einem weiteren Zusatzargument werden, indem die Patienten vortragen, dass ihre Rehabilitationsbehandlung deswegen nicht sachgerecht gewesen sei, weil sie an einer Studie teilgenommen hätten. Die Frage ist, wie dem vorgebeugt werden kann.

Eine Möglichkeit wäre, alle Patienten auszuschließen, bei denen evtl. sozialmedizinische oder interaktionelle Probleme absehbar sind. Wissenschaftlich könnte dies zu Verzerrungen hinsichtlich der eingeschlossenen Population führen. Eine einfache Lösung des Dilemmas ist nicht möglich. Bei entsprechenden Klagen setzt eine spätere Klärung der realen Abläufe eine angemessene Dokumentation nicht nur der Forschungsabläufe, sondern des gesamten Behandlungsverlaufs voraus.

8.5   Schutz von sonstigen Forschungsteilnehmern

Die strukturellen Rahmenbedingungen in den Rehabilitationskliniken erlauben in der Regel nicht, dass vor Ort Wissenschaftler arbeiten und eigene verstetigte Forschungsprogramme durchführen. Die Mehrzahl der Forschungsprojekte im Bereich der Rehabilitation wird daher initiiert, geplant und vor allem auch publiziert von **externen Wissenschaftlern**, die an Universitäten beheimatet sind und nicht unmittelbar in die klinischen Abläufe in den Rehakliniken eingebunden sind. Die Kooperationspartner und Mitarbeiter in den Rehakliniken ermöglichen den Zugang zu den Patienten und führen ggf. auch Untersuchungen durch.

Die klinikinternen Mitarbeiter und auch die eingeschlossenen Kliniken sind jedoch nicht nur Kooperationspartner, sondern in vielen Fällen auch »Gegenstand« der Forschung. Dies gilt regelmäßig für Studien der **Versorgungsforschung**, d. h. Beobachtungsstudien bzw. Anwendungsbeobachtungen. Diese erfassen beispielsweise, welche Patienten wo und wie behandelt werden. Damit sind die eigentlich Beforschten die Klinikabläufe und das Handeln der Klinikmitarbeiter. Hinzu kommt, dass ein primäres Ziel der Versorgungsforschung ist, nach Schwachstellen im medizinischen System zu suchen, d. h. weniger zu fragen, wer wo korrekt behandelt wird, sondern eher, wer nicht adäquat erkannt oder therapiert wird. Dies ist eine wichtige Forschungsfrage, die allerdings auch die Gefahr einer Aggravierung in sich trägt, denn die Versorgungsforschung lebt, ähnlich wie der Journalismus, teilweise von der Maxime »bad news are good news«. Aus einer symmetrischen Forschungskooperationsbeziehung kann auf diese Art eine **asymmetrische Beurteiler-Beurteilter-Beziehung** werden, wo der eine Noten verteilt und der andere zum Gegenstand der Benotung wird. Publizierte Befunde lauten dann, dass Ärzte nicht in der Lage seien, bestimmte Krankheiten zu erkennen, richtige Diagnosen zu stellen, neue Behandlungsoptionen anzuwenden, im Team zu arbeiten usw. Dabei ist bei derartigen Studien auch die **Anonymität der Untersuchten** in der Regel nicht zu gewährleisten, da wissenschaftliche Regeln verlangen, dass die Herkunft der Daten offengelegt werden muss. Damit wird letztlich immer auch erkennbar, in welcher Klinik die Daten erhoben wurden und welche Personen hier beschrieben werden.

Diese Position als Untersuchungsobjekt ist den Klinikpartnern in vielen Fällen nicht sofort erkennbar und wird auch nur selten explizit gemacht. Die Kliniker selbst verfügen über keine hinreichenden wissenschaftlichen Kompetenzen, um vor der Einwilligung in eine Kooperation die Dignität der Methodik und die Ziele der Datenauswertung beurteilen zu können oder die Daten eigenständig analysieren, interpretieren und publizieren zu können. Sie merken oft nicht einmal, wenn »ihre« Daten publiziert werden, da es viele Beispiele gibt, bei denen die klinischen Partner nicht als Koautoren mitwirken.

Diese asymmetrische Forschung bzw. Forschung »an« Klinikern wirft den ethischen Aspekt der Sicherung des **informationellen Selbstbestimmungsrechts** und der informierten Einwilligung der betroffenen Mitarbeiter auf. Es stellt sich die Frage, wie die informierte Aufklärung und Einwilligung der kooperierenden Personen erfolgen kann. Dies ist ein Problem, das schon seit Langem bei Anwendungsbeobachtungen von Arzneimitteln diskutiert wird ([18], [19]) und in gleicher Art auch für Anwendungsbeobachtungen in Institutionen gilt. Grundsätzlich ist auch in versorgungsepidemiologischen Studien zu beachten, dass Kliniker aus juristischen und ethischen Gründen dasselbe Selbstbestimmungsrecht haben wie Patienten oder jeder andere Mensch. Bevor Daten über sie erhoben und verwendet werden dürfen, müssten sie informiert werden, was mit diesen Daten geschieht, wie sie ausgewertet werden und welche Risiken damit für den Untersuchten selbst verbunden sind. Sinnvoll wären auch verbindliche Vereinbarungen, dass Daten aus Kooperationsprojekten nur publiziert werden nach Zustimmung oder unter Koautorenschaft der beforschten Kliniker. Ein Problem könnte dann aber sein, dass Forschungsergebnisse nicht mehr unverfälscht dargestellt werden können. Regeln für eine derartige Aufklärung sind bislang noch nicht konsentiert oder implementiert.

Ein weiteres Problem von juristischer und ethischer Relevanz in solchen Forschungskooperationen ist die Regelung **finanzieller Aspekte**. Forschung allgemein, und klinische Forschung im Besonderen, erfordert einen hohen materiellen und personellen Aufwand. Dies betrifft die unmittelbaren forschungsbedingten Aufwendungen, aber auch die sog. Grundausstattung, d. h. Büroräume oder Personaleinsatz. Da nicht erwartet werden kann, dass in jedem Fall der Klinikbetreiber bereit ist, derartige Kosten zu übernehmen oder dass Mitarbeiter dies als Mehrarbeit oder in Nebentätigkeit kostenlos tun, sind für solche Leistungen Vergütungen zu zahlen. Soweit dies die Inanspruchnahme der Klinikressourcen betrifft, ist dies vertraglich zwischen Forschern und Klinikeigentümer zu regeln.

Ein schwieriges juristisches wie ethisches Problem kann entstehen, wenn es um Zuwendungen an Mitarbeiter und insbesondere Ärzte bzw. Therapeuten im Allgemeinen geht. Einerseits ist der Aufwand angemessen zu vergüten und andererseits muss verhindert werden, dass die Empfänger dem Vorwurf der Vorteilsannahme oder der inadäquaten Behandlung aufgrund der Zuwendung ausgesetzt sind. Eine transparente und einwandfreie Lösung ist, wenn klinische Tätigkeiten sich an etablierten Honorarsystemen orientieren. Ein Maßstab kann die Gebührenordnung für Ärzte sein [20]. Für ein Gespräch zwischen Kliniker und Wissenschaftler könnte die Ziffer GOÄ 60 (Erörterung zwischen 2 Ärzten: 2,3-facher Satz=47,88 €) angesetzt werden, für das Ausfüllen eines einfachen Fragebogens die Ziffer GOÄ 70 (kurze Bescheinigung: 2,3-fach=15,90 €), für eine Statuserhebung GOÄ 8 (2,3-fach=103,74 €), für die Aufklärung und Einholung des informed consent die Ziffer GOÄ 3 (Beratung: 2,3-fach=59,85 €).

8.6 Unabhängigkeit der Forschung und Forschungstransparenz

Eine Grundregel ethischer Forschung besagt, dass Wissenschaftler offenlegen müssen, ob es Faktoren gibt, die ihre Unabhängigkeit einschränken oder einen **Forschungsbias** bedingen können. Dies hat sich aus Erfahrungen vor allem in der Arzneimittelforschung ergeben, da firmenabhängige und/oder gesponserte Forschung sich vielfach als einseitig, um nicht zu sagen falsch, erwiesen hat. Auf Kongressen und bei der Einreichung von Publikationen werden daher inzwischen regelhaft sog. **Disclosures** verlangt, d. h. es muss angegeben werden, in welchen Beziehungen die Autoren zu evtl. »Interessenten« stehen. Dies beinhaltet Angaben dazu, wer die Forschung in Auftrag gegeben hat und sie fördert, ob die Autoren oder ihre Angehörigen finanzielle Beziehungen beispielsweise zu einem pharmazeutischen Hersteller haben, auf wessen Kosten sie zu Kongressen eingeladen wurden oder Vorträge gehalten haben und auch bei wem sie angestellt sind. Inzwischen beziehen sich solche Fragen explizit nicht mehr nur auf pharmazeutische Hersteller, sondern auch auf sonstige Interessenten des Gesundheitswesens, d. h. Krankenhausträger, Versicherungsunternehmen, Behörden oder Klinikträger sind ebenso Interessenten wie Arzneimittelhersteller.

In diesem Kontext ist in der Rehabilitationsforschung von besonderer Bedeutung, dass die Klinikträger, die Kostenträger und Versicherungsunternehmen aktiv Forschungsprojekte initiieren, bezahlen und auch steuern. Forscher sind mittelbar oder sogar unmittelbar von den Versicherungsunternehmen oder Klinikträgern abhängig, so sie von diesen Forschungszuwendungen erhalten, Klinikangestellte sind oder von Klinikbelegungen durch die Kostenträger abhängig sind. Aus dieser Sachlage ergeben sich **Forschungsabhängigkeiten**, die auch über ein Disclosure-Statement nicht immer sofort transparent gemacht werden können. Offene ethische Fragen sind daher, in welchem Umfang Forschungsförderung durch interessierte Fachkreise einerseits und Forschungssteuerung durch fachkundige und unabhängige Wissenschaftler andererseits nicht strukturell deutlicher getrennt werden müssen. Bei Disclosure-Statements

müssen Versicherungen oder Klinikträger ebenso behandelt werden wie Pharmaunternehmen.

Die Frage der **Transparenz** ist jedoch auch bei externen Forschern aus Universitäten nicht einfach zu beantworten. Auch diese sind selbstverständlich nicht »interessenfrei« und dies insbesondere dann, wenn es um anwendungsnahe Forschung geht. Beispiele wären, wenn über Forschungsprojekte für bestimmte Diagnostik- oder Therapieverfahren oder Personen- und Berufsgruppen, die bislang nicht in der Rehabilitation eingesetzt werden, ein Markt geschaffen werden sollte. Dies beeinflusst selbstverständlich die Wahl der Forschungsfragen oder die Interpretation von Ergebnissen. Auch dies berührt den ethischen Aspekt der Interessentransparenz. Eine perfekte Lösung gibt es nicht, aber eine Sensibilität für das Problem ist ein erster wichtiger Schritt.

Fazit

Die Rehabilitationsmedizin ist ein integraler Teil der medizinischen Versorgung und damit denselben ethischen Regeln unterworfen wie alle anderen Bereiche der Medizin. Im vorliegenden Kapitel sind einige ausgewählte ethische Aspekte angesprochen worden, die sich aus Besonderheiten der in der Rehabilitation zu behandelnden Patienten und der speziellen Organisation dieses Versorgungsbereichs ergeben.

Wie auch bei anderen ethischen Problemen gibt es nur selten einfache Lösungen. Vieles muss in seiner Uneindeutigkeit hingenommen werden. Oft gibt es auch sich widersprechende positive Ziele, sodass ein Werteabgleich erfolgen muss. Es gibt viele juristische Versuche, Eindeutigkeit zu schaffen, wie z. B. explizite Vorschriften für Aufklärungsbögen. In der Realität gilt aber vielfach, dass gute Intentionen nicht zwingend zu guten Lösungen führen. Ein Beispiel sind formalisierte Vorschriften und Vorgaben von Datenschutzbehörden zur Abfassung von Aufklärungsbögen, die in der Praxis wegen ihrer Komplexität und Unlesbarkeit eher zu einer Nichtinformation und einer nichtinformierten Einwilligung führen. Dieses Beispiel zeigt, dass Dienstvorschriften (z. B. Umfang und Inhalt der Aufklärungsbögen) kein ethisches Handeln (Aufklärung des Patienten so, dass er sein Selbstbestimmungsrecht wahrnehmen kann) garantieren können, sondern geradezu unethisches Handeln erzwingen (Ängstigung des Patienten). Dies muss gerade in einem behördlich gesteuerten System wie der medizinischen Rehabilitation immer mit bedacht werden.

Stattdessen müssen sich die handelnden Personen der ethischen Dilemmata, die der Alltag stellt, bewusst sein. Dies ist die Voraussetzung, um unter Anlegung ethischer Grundsätze die adäquate Lösung im konkreten Fall zu finden. Die in diesem Kapitel angesprochenen Punkte sind in diesem Sinne so zu verstehen, dass sie auf die Probleme hinweisen und idealerweise ein Problembewusstsein bei den handelnden Personen fördern als Voraussetzung ethischen Handelns.

Danksagung
Der Autor möchte sich bei Dr. Buschmann-Steinhagen für die Durchsicht des Manuskripts und seine hilfreichen Anmerkungen bedanken.

Interessenkonflikte
Der Autor ist Angestellter und Leiter einer Rehabilitationsklinik der Deutschen Rentenversicherung Bund. Er kooperiert in wissenschaftlichen Beiräten oder als Referent mit den Firmen Pfizer, Eli Lilly, Janssen, Novartis, Servier, Sanofi.

Literatur

1 SGB IX (2008) Neuntes Buch Sozialgesetzbuch – Rehabilitation und Teilhabe behinderter Menschen – (Artikel 1 des Gesetzes vom 19. Juni 2001, BGBL I S. 1046), zuletzt durch Artikel 5 des Gesetzes vom 22. Dezember 2008 geändert. http://www.juris.de. Zugegriffen: 01.02.13

2 Raczek K, Bölscher J, Schulenburg JM Graf v. d. (2000) Disease Management bei Diabetes mellitus. Cuvillier, Göttingen

3 Torpy JM, Lynm C, Glass RM (2006) JAMA patient page. Evidence-based medicine. JAMA 296: 1192

4 Strelzer J, Linden M (2008) Erhöhte Schmerzempfindlichkeit unter Dauerbehandlung mit Opiaten. Nervenarzt 79: 606–611

5 Weingart O, Windeler J, Becker W, Haen E, Härter M, De Jong-Meyer R, Linden M, Pientka L, Sandholzer H (2003) Leitlinien-Clearingbericht »Depression«. Schriftenreihe der Zentralstelle der Deutschen Ärzteschaft zur Qualitätssicherung in der Medizin, Köln

6 BMBF (2012) Rehabilitationsforschung, 2012. http://www.gesundheitsforschung-bmbf.de/de/579.php. Zugegriffen: 01.02.13

7 DGRW (2012) Bestandsaufnahme und Zukunft der Rehabilitationsforschung in Deutschland. Deutsche Gesellschaft für Rehabilitationswissenschaft, Hamburg

8 Linden M (1994) Therapeutic standards in psychopharmacology and medical decision-making. Pharmacopsychiatry 27: 41–45

9 Hall KH (2002) Reviewing intuitive decision making and uncertainty. The implications for medical education. Med Educ 36: 216–224

10 Linden M, Westram A (2012) Theory and evaluation of guidelines: What can be learned from controlled clinical trials on »guideline exposed (GE)« and »guideline naive (GN)« physicians in the treatment of hypertension, diabetes, and depression. Current Psychiatry Reviews (in press)

11 World Health Organization (2001) International classification of functioning, disability and health. World Health Organization, Geneva

12 Kreß H (2003) Medizinische Ethik. Kohlhammer, Stuttgart

13 Bernert S, Linden M (2011) Die Klassifikation von Verläufen chronischer Erkrankungen unter einer Lebensspannenperspektive als Grundlage der medizinischen Rehabilitation. Prävention und Rehabilitation 23: 87–103

14 Klose C, Matteucci-Gothe R, Linden M (2006) Die Vor- und Nachbehandlung in der stationären psychosomatischen Rehabilitation. Rehabilitation 45: 359–368

15 Lindow B, Naumann B, Klosterhuis H (2011) Kontinuität der rehabilitativen Versorgung – Selbsthilfe und Nachsorge nach medizinischer Rehabilitation der Rentenversicherung. In: DAG SHG (Hrsg) Selbsthilfegruppenjahrbuch 2011. Deutsche Arbeitsgemeinschaft Selbsthilfegruppen, Gießen

16 Popken H (2007) Fallmanagement der AOK bei Arbeitsunfähigkeit. Fehlzeitenreport A, Part 3: 173–185

17 Bämayr A (2010) Arbeitsunfähigkeit von psychisch Kranken. Wenn der Krankengeldfallmanager prüft. Neurotransmitter 10: 16–17

18 Victor N, Windeler J, Hasford J, Köpcke W, Linden M, Michaelis J, Röhmel J, Schäfer H (1997) Empfehlungen zur Durchführung von Anwendungsbeobachtungen. Informatik, Biometrie und Epidemiologie in Medizin und Biologie 28: 247–252

19 Linden M, Müller-Oerlinghausen B (1995) Aufgaben und Zukunft von Anwendungsbeobachtungen. Dtsch Ärztebl 92: C943

20 Hess R, Krimmel L (1996) Gebührenordnung für Ärzte (GOÄ). Deutscher Ärzte-Verlag, Köln

Forschung zu sozialpsychiatrischen Interventionen

Stefan Priebe

9.1 Einführung

Die Evaluation komplexer psychiatrischer Interventionen hat sich seit den 1990er Jahren methodisch erheblich weiterentwickelt. Als komplex werden Interventionen bezeichnet, die aus mehreren Komponenten bestehen, die entweder aufeinanderfolgen oder zur selben Zeit zur Anwendung kommen [1]. Der Konvention entsprechend fallen praktisch alle psychotherapeutischen Behandlungen und sozialpsychiatrischen Interventionen unter den Begriff der komplexen Interventionen. Die Evaluation solcher Interventionen umfasst Beobachtungsstudien und quasi experimentelle Studien, vor allem aber randomisierte kontrollierte Studien, die häufig pragmatisch sind, das heißt weitgehend unter den gleichen Bedingungen durchgeführt werden, unter denen die entsprechende Intervention dann auch in der Praxis implementiert werden würde. Die ethischen Probleme, die sich dabei ergeben, unterscheiden sich nicht grundlegend von den Problemen bei anderer Art psychiatrischer Forschung, haben aber vielleicht einige besondere Aspekte. Im Folgenden werden einige der Probleme dargestellt, wobei die Beispiele der Forschungspraxis in England und dem Umgang mit den dortigen Ethikkommissionen entnommen sind.

9.2 Allgemeine Probleme

9.2.1 Ethikanträge

Ein Antrag allein bei der Ethikkommission ist inzwischen so umfangreich und formalisiert, dass der Eindruck entstehen mag, alle ethischen Probleme seien damit durchleuchtet und abgedeckt. Ein Forscher, der seinen ersten Antrag bei der Ethikkommission einreicht (im nationalen Gesundheitssystem Englands erfolgt die Einreichung der Anträge zentralisiert und elektronisch) braucht auch bei Vorliegen eines exakten und detaillierten Studienprotokolls wenigstens zwei Wochen, um sich durch alle Kästchen und Fragen des **Antragsformulars** zu kämpfen und die erforderlichen Informationen in die entsprechenden Boxen einzutragen. Ein klinisch tätiger Psychiater, der ohne Drittmittelressourcen eine Studie durchführen möchte, wird von den Erfordernissen dieser Anträge in der Regel entmutigt. Die Ethikanträge werden damit zu einem echten Hindernis für Forschung. Anstatt Forschung auf ethische Korrektheit zu prüfen, wird durch dieses komplizierte Antragsverfahren ein bestimmter Teil von Forschung von vornherein verhindert, und dies betrifft vor allem innovative und nichtdrittmittelgeförderte Vorhaben.

9.2.2 Aufklärung und Einwilligung

Wird ein Antrag gestellt, stellen sich Probleme formaler, praktischer, rechtlicher und wissenschaftlicher Natur. Ethikkommissionen bestehen in sehr **formaler Weise** auf langen Aufklärungs- und Einwilligungsschreiben (im United Kingdom sind dies zwei getrennte Formulare, in Deutschland nur eines), die nahezu alles abdecken, was von Relevanz sein könnte. Diese gute Absicht hat den Effekt, dass Patienten in der Praxis die langen Texte gar nicht zur Kenntnis nehmen, geschweige denn im Detail lesen möchten. Sie vertrauen zumeist den Forschern, die die Aufklärung vornehmen und unterschreiben die Einwilligung, ohne die schriftliche Information zur Kenntnis zu nehmen. Die formale Aufklärung kann somit zu einer Pseudoaufklärung verkommen, die die Intention ins Gegenteil verkehrt. Abhängig von der Art der Studie verpflichten sich Forscher, zunächst die Einwilligungsfähigkeit zu überprüfen und mögen auch nachfragen, ob der Patient wirklich alles verstanden hat. Wenn der Patient aber einwilligungsfähig ist und seine Einwilligungserklärung unterschreiben möchte, wird das in der Praxis immer akzeptiert, ohne dass extra geprüft würde, ob der Patient nun auch wirklich alle einzelnen Aspekte der Aufklärung hinreichend studiert hat. Die Forderung, dass Patienten immer zumindest 24 Stunden Zeit haben sollen, bevor sie sich für oder gegen eine Studienteilnahme entscheiden, wird in formal gleicher Weise auf ganz unterschiedliche Studien angewandt, die im Ausmaß der Patientenbeteiligung und der potenziellen Belastung stark variieren können. Durch diese nicht differenzierte Anwendung der allgemeinen 24-Stundenregel entsteht ein Mehraufwand für Forscher und Patient, der unsinnig ist, wenn der Patient in der gesamten Studie – z. B. einer Beobachtungsstudie – ohnehin nur wenige Fragen beantworten soll und seine Einwilligung jederzeit wieder zurückziehen kann.

9.2.3 Beurteilung tatsächlicher Belastung

In praktischer Hinsicht beurteilen die Kommissionen zum Beispiel, ob die Studie Patienten zu sehr belastet. Die tatsächliche **Belastung** ist aber ohne entsprechende Erfahrung sehr schwer einzuschätzen. Natürlich muss jeder Antragsteller seine eigene Beurteilung der möglichen Belastung von Patienten, wie auch von allen anderen Risiken, darstellen und dann ausführen, wie diese Risiken im Einzelfall eingeschätzt und begrenzt werden. Dieser Beurteilung braucht die Kommission aber naturgemäß nicht zu folgen. So bestand die Kommission bei einer Studie darauf, die Anzahl der Fragebögen pro Befragung zu vermindern, obwohl der beantragende Forscher bei früheren Studien exakt dieselben Fragebögen verwendete, ohne dass es je zu Schwierigkeiten oder Überforderungen gekommen wäre. Es fällt Kommissionen zuweilen schwer, zwischen mehr oder weniger belastenden und problematischen Studien zu unterscheiden, sodass mehr oder minder formale Kriterien angewendet werden, die letztlich niemandem gerecht werden.

9.2.4 Rechtliche Aspekte

Bei **rechtlichen Aspekten** bewegen sich Kommissionen häufig in unklaren Situationen, was zu übervorsichtigen Entscheidungen führen kann. Unserer Gruppe wurde ein Antrag auf eine reine Umfrage bei Einrichtungen des betreuten Wohnens abgelehnt, weil die Manager der Einrichtungen angeben sollten, ob sie auch Patienten mit forensisch-psychiatrischen Behandlungen in der Vorgeschichte aufgenommen hätten. Die Kommission befürchtete, diese Information könne weitergegeben werden und zu einer Identifizierung der entsprechenden Patienten führen, was jedoch durch die Art der

Datenverarbeitung und -analyse ohnehin ausgeschlossen worden wäre.

9.2.5 Wissenschaftliche Kompetenz

Das schwierigste Problem stellt wahrscheinlich die **wissenschaftliche Kompetenz** der Kommissionen dar. Kommissionen können Bedingungen stellen, die wissenschaftlich unsinnig sind und eventuell sogar zu einer Verschwendung der Forschungsmittel führen.

Beispiel

Ein Antrag auf eine Studie in Ost-London – einem Teil Londons mit einem hohen Anteil ethnischer Minderheiten – wurde nur unter der Auflage genehmigt, dass auch Patienten aus nichtenglischsprechenden Minderheiten eingeschlossen würden. Die erklärte Absicht war, dass die Ergebnisse auch für diese Minderheiten gelten sollten. Zum einen basiert diese Auflage auf dem Missverständnis, dass der Einschluss einiger Patienten aus einer bestimmten Gruppe die Ergebnisse auch für diese Gruppe repräsentativ und gültig macht (entweder ist die Gruppe in entscheidenden Kriterien nicht wirklich unterschiedlich, sodass sie nicht extra eingeschlossen zu werden braucht oder aber die Gruppe ist substanziell unterschiedlich, dann wäre eine gesonderte Studie mit eigener statistischer Fallzahlberechnung erforderlich). Zum anderen mussten die Mitglieder der ethnischen Minderheiten nun mit übersetzten Fragebögen befragt werden, die in diesen Übersetzungen gar nicht validiert waren – also ein wissenschaftlicher Unsinn, der die Zusammenstellung der validen Stichprobe und das Ergebnis der gesamten Studie gefährdete.

Die Evaluation komplexer Interventionen ist in sich selbst komplex und beinhaltet oft verschiedene quantitative und qualitative Komponenten. Die methodische Konzeption solcher Studien wird in der Regel von Experten und Zentren (in England gibt es einen registrierten Research Design Service und registrierte klinische Studieneinrichtungen dafür) angeleitet und begleitet, die sich auf solche Studien spezialisieren. Die Beschreibung von sozialpsychiatrischen Interventionen klingt für manche Mitglieder von Ethikkommissionen, die über eine solche methodische Kompetenz nicht verfügen, aber oft relativ verständlich, was sie zu dem unangemessenen Schluss veranlassen mag, dass sie auch die Studienmethodik beurteilen könnten. Dadurch sind sie eher als in anderen Forschungsgebieten geneigt, methodische Veränderungen zu empfehlen und sogar zu Auflagen zu erklären; in anderen Forschungsgebieten mit einer stärker technischen Terminologie in der Interventionsbeschreibung scheinen Kommissionsmitglieder eher den Eindruck zu haben, keine ausreichende wissenschaftliche Expertise zu besitzen und sich mit wissenschaftlich-methodischen Kommentaren entsprechend zurückzuhalten. So müssen Forscher bei sozialpsychiatrischen Interventionsstudien sich besonders häufig mit unqualifizierten und wenig hilfreichen Meinungen und Verbesserungsvorschlägen auseinandersetzen.

9.3   Spezielle Probleme

9.3.1   Studienteilnehmer: Vergütung

Patienten können für ihre Teilnahme an einer Studie entlohnt werden. Dies ist ein kontroverses Thema, und die Praxis zur Genehmigung solcher Entlohnungen ist inkonsistent. Manchmal müssen die Beträge als direkte Entschädigung für entstandene Kosten deklariert werden, wobei eine Überprüfung dieser Kosten einen größeren Aufwand darstellen kann, als es dem Wert der Entschädigung entspricht. Manchmal können Patienten auch für ihre Zeit entschädigt werden, manchmal nicht (wobei der Wert der aufgebrachten Zeit sehr willkürlich bleibt). Gegenwärtig werden in der Regel zwischen 5 und 30 £ (zurzeit etwa 6 bis 35 € entsprechend) für ein Forschungsinterview bezahlt. In der Praxis ist dies oft weniger eine echte Entschädigung für Zeit und Ausgaben als ein finanzieller Anreiz zur Studienteilnahme, dessen Betrag nicht so hoch werden darf, dass er als unangemessene Beeinflussung aufgefasst werden könnte. Dies ist zurzeit eine Grauzone mit fließenden und unklaren Prinzipien.

9.3.2   Studienteilnehmer: Rekrutierung

Patienten sollen zunächst nie von Forschern, sondern von ihren behandelnden Ärzten (oder anderen Therapeuten) daraufhin angesprochen werden, ob sie prinzipiell zu der Teilnahme an einer Studie bereit sind und sich ein Forscher bei ihnen melden darf, um eine bestimmte Studie vorzustellen. In forschungsintensiven Einrichtungen, in denen mehrere Studien um die Rekrutierung ähnlicher Patienten konkurrieren, führt das dazu, dass die klinischen Therapeuten über das Gelingen oder Nichtgelingen einer Studie entscheiden, indem sie einer Studie Patienten zuweisen und einer anderen nicht. Diese in der Praxis sehr einflussreiche Rolle ist weder reguliert noch ethisch angeleitet.

9.3.3   Daten: Aufbewahrungsfrist

Ethikkommissionen bestehen zuweilen darauf, die Originaldaten nach einem bestimmten Zeitraum (z. B. 15 Jahren) zu vernichten. Dies kann aber im Widerspruch zu den Auflagen der Studienförderer stehen, die das Material möglichst lange für weitere Analysen zur Verfügung stellen möchten.

9.3.4   Patienten: soziale Realität

Damit verbunden ist die Schwierigkeit der Evaluation von Interventionen in der sozialen Realität der Patienten. Sozialpsychiatrische Interventionen werden zumeist mithilfe von Fragebögen evaluiert, auf denen Therapeuten, Forscher oder die Patienten Kreuzchen machen, um bestimmte Aussagen zu bejahen oder zu verneinen und das Ausmaß anzugeben, wie sehr z. B. das Funktionsniveau eines Patienten eingeschränkt ist oder in welchem Grad bestimmte Symptome vorliegen. Weitaus relevanter wären Beobachtungen im wirklichen Leben der Patienten, z. B. in ihren Rollen als Partner, Verwandter, Nachbar, Kollege oder Freund. Dem sind jedoch aus datenschutzrechtlichen wie auch ethischen Gründen zurzeit Grenzen gesetzt. Eine direkte partizipierende Beobachtung des Lebens des Patienten in seiner Familie und dem sozialen Umfeld kann als unzumutbares Eindringen in das Leben der anderen Familienmitglieder oder weiterer Beteiligter gesehen werden. So würden zahlreiche Personen in die Forschung einbezogen (z. B. indem ihr Verhalten mit dem Patienten gefilmt und analysiert wird), ohne dass sie selbst direkt von dieser Forschung profitieren könnten. Ein besonderes Problem ergibt sich bei der Aufbewahrung qualitativer Daten, z. B. von Audio- oder Videoaufnahmen, bei denen eine vollständige Anonymisierung praktisch unmöglich ist. Solche auch ethischen Aspekte stehen einem dringend benötigten methodischen Fortschritt im Wege.

9.3.5 Ethische Regeln: Inkonsistenz

Die Anwendung ethischer Regeln ändert sich und ist häufig inkonsistent. Zum Beispiel hat das englische Gesundheitssystem beschlossen, dass eine reine Befragung von Personal (ohne irgendwelche Patientendaten) und eine reine Evaluation von Einrichtungen keiner Genehmigung von Ethikkommissionen mehr bedürfen. Internationale Zeitschriften, bei denen dann die Ergebnisse der Studien publiziert werden sollen, sehen das aber vielleicht ganz anders, sodass der Forscher zwischen alle Stühle geraten kann.

9.3.6 Interventionen: Transparenz

Obwohl sozialpsychiatrische Interventionen zumeist komplex sind und aus verschiedenen Komponenten oder Schritten bestehen, sind sie in der Regel für Patienten transparent und verständlich. Wenn Patienten zum Beispiel in einem randomisierten kontrollierten Versuch einer vollstationären oder tagesklinischen Behandlung zugewiesen werden, kann dies in verständlicher Weise erklärt werden, und die Art der Intervention beinhaltet keine pharmakologischen oder neurobiologischen Prozesse, die vom Patienten nicht direkt beobachtet werden können. Der Patient ist bei allen Aspekten der Intervention unmittelbar beteiligt und kann diese auch jederzeit stoppen.

9.3.7 Risikoeinschätzung

Sozialpsychiatrische Interventionen haben – etwa im Vergleich zu manchen psychopharmakologischen Studien – ein geringeres Risiko für den Patienten, Schaden zu erleiden. Dies ist in der

Unterscheidung zwischen Behandlungsversuchen mit medizinischen Produkten und anderen Behandlungsversuchen zwar in europäischen und nationalen Richtlinien berücksichtigt [2], [3]. Die Richtlinien haben aber mehr Einfluss auf die Bedingungen der Studienprüfungen (»research governance«) als auf die ethische Beurteilung. Als Forscher kann man den Eindruck gewinnen, dass hier zum Teil Risiken konstruiert werden (z. B. dass ein Patient aufgrund einiger Fragen in einem Forschungsinterview dekompensiert und unmittelbare Notfallhilfe benötigen könnte), die unrealistisch sind und der ethischen Abwägung des Wertes einer Studie nicht gerecht werden. Auch bei Anträgen an Ethikkommissionen werden oft abwegige Risiken konstruiert, um den formalen Ansprüchen auf eine Risikoabschätzung gerecht zu werden.

9.3.8 Studienteilnahme: positive Aspekte

Gleichzeitig werden bei der ethischen Abwägung des Wertes einer Studie nur selten die für die Patienten positiven Aspekte der Studienteilnahme berücksichtigt, wie zum Beispiel die Zuwendung, die diese Patienten in Studien oft erfahren (z. B. durch Forscher, die ausgesprochen freundlich sind, weil sie ja vom Patienten die Daten erhalten möchten), die Effekte genauerer Beobachtungen und die zu beobachtende Freude von Patienten, an innovativen Interventionen teilzunehmen und von Forschern wertgeschätzt und respektiert zu werden. Die Fokussierung auf negative und potenziell risikoreiche Aspekte führt zu einer defensiven Haltung von Forschern ethischen Fragen und Kommissionen gegenüber, die wiederum einer positiven ethischen Haltung nicht unbedingt förderlich sind.

9.4 Interessenkonflikte

Ethische Probleme können sich – wie in anderen Forschungsgebieten auch – aus einem Interessenkonflikt ergeben. Zwei Aspekte können bei der sozialpsychiatrischen Interventionsforschung von besonderem Interesse sein.

9.4.1 Studienergebnisse: Auswertung und Auswirkung

Das Interesse der Forscher bzw. der Forschungsförderer ist bei kommerzieller Forschung in der Regel bekannt, und der Einfluss auf die Studiendurchführung und auch das Studienergebnis ist in der Literatur ausführlich belegt und diskutiert (▶ Abschn. 5.2). Bei sozialpsychiatrischen Interventionen wird zumeist davon ausgegangen, dass ein Interessenkonflikt nicht besteht. In der Tat sind formale materielle Interessenkonflikte selten. Dennoch haben Forscher nahezu immer ein Interesse an einem positiven Ergebnis für die neue Therapie- oder Versorgungsform, die in der jeweiligen Studie untersucht wird. Ein positives Ergebnis ist nicht nur besser publizierbar, es hat auch eine größere Chance, weitere Forschungsförderung nach sich zu ziehen. Es führt auch eher zur Verbreitung der jeweiligen Therapie- oder Versorgungsform, mit deren Entwicklung der jeweilige Forscher wiederum oft verbunden ist. Ein solcher Interessenkonflikt ist nur schwer zu vermeiden, da die Evaluation einer komplexen Intervention häufig eine Expertise in der Intervention selbst erfordert, also vorzugsweise von Forschern durchgeführt wird, die mit der Intervention irgendwie verbunden sind. Beispiele hierfür sind die kognitive Verhaltenstherapie bei Patienten mit Schizophrenie und die Frühbehandlung von Psychosen, bei denen die meisten Studien von Forschern durchgeführt wurden, die ein direktes oder indirektes Interesse an positiven Ergebnissen für diese Versorgungsansätze hatten.

9.4.2 Studienergebnisse: Umsetzung

Das deklarierte Interesse der Forschung, eine Erkenntnis zu gewinnen, ist mit der expliziten oder zumindest impliziten Annahme verbunden, das die Erkenntnis dann auch in der Versorgung umgesetzt wird. Die Umsetzung von Erkenntnissen zu sozialpsychiatrischen Interventionen ist jedoch von der Finanzierung und dem gesundheitspolitischen Willen abhängig. So ist in der Schizophrenieforschung die Wirksamkeit von Familienedukation seit Langem gut belegt. Kaum eine Einrichtung führt diese

aber routinemäßig bei allen infrage kommenden Patienten durch, ohne dass dies als unethisch beklagt würde (während die Nichtbehandlung mit Neuroleptika angesichts positiver Studienergebnisse zuweilen durchaus als unethisch bezeichnet wird). Möglicherweise beeinflusst das Fehlen eines finanziellen Interesses an Familienedukation die ethische Beurteilung der Intervention. Das Problem der weiteren Finanzierung von Interventionen stellt sich konkret bei Patienten, die am Ende einer Studienintervention die Fortführung dieser Intervention erwarten und dann enttäuscht sind, wenn diese nicht erfolgt. Die gleiche Enttäuschung kann sich auch bei den klinischen Behandlern einstellen.

Beispiel

Unsere Forschungsgruppe führt einen randomisierten kontrollierten Versuch zur Effektivität finanzieller Anreize zur Verbesserung der Compliance mit antipsychotischer Langzeitmedikation durch [4]. In der Interventionsgruppe wird Patienten mit problematischer Compliance ein finanzieller Anreiz von £ 15 (zurzeit entsprechend € 17) für jede verabreichte Depotmedikation angeboten. Während diese Praxis an sich bereits ethische Fragen aufwerfen kann [5], ergibt sich bei der Studie das Problem der Fortführung der Intervention nach Ende der Studie. Bei einigen Patienten hatten die behandelnden Teams den Eindruck, dass der Anreiz die Behandlungssituation und in der Folge auch das Leben der Patienten grundsätzlich verbessert hatte. Dementsprechend wollten sie die Intervention nach dem Ende der Studie fortführen. Sie fanden aber im Verwaltungssystem ihrer Versorgungseinrichtung keine Möglichkeit dazu, obwohl die Kosten für die finanziellen Anreize begrenzt sind (je nach Frequenz der Depotmedikation bis maximal ca. € 850/Jahr, die bereits durch 2 eingesparte Krankenhausbehandlungstage mehr als ausgeglichen wären).

Man mag argumentieren, dass dies eher ein Problem der ethischen Prinzipien in der Versorgungseinrichtung (oder der finanzierenden Organisation) als der Forschung sei, da Forscher ja direkt kaum einen Einfluss darauf haben, was in der Folge ihrer Studie in der Versorgungspraxis weiter geschieht. Solche Ereignisse haben aber einen Effekt für die Reputation von Forschung. Patienten und ihre Behandler können den Eindruck gewinnen, dass die Studien dem Karriereinteresse der Forscher oder dem institutionellen Interesse der forschenden Einrichtung dienen, aber nicht wirklich den Patienten. Forscher müssen sich dann mit der Frage auseinandersetzen, inwieweit dieser Eindruck berechtigt ist und welche Folgerungen sich daraus für die eigene ethische Position ergeben.

Fazit

Alle diese Probleme existieren, obwohl alle Beteiligten – nahezu immer – guten Willens sind und sich für eine ethisch angemessene Forschung engagieren. Für kaum eines der Probleme deutet sich eine simple Lösung an, und durch die zunehmende Komplexität und Spezialisierung sozialpsychiatrischer Interventionsforschung werden einige der Probleme in Zukunft möglicherweise noch deutlicher werden. Die Ausführungen zeigen, dass Schwierigkeiten der Materie und unzureichende inhaltliche Kompetenz durch formale Administration kompensiert werden sollen. Es wird deutlich, dass damit die ethisch jeweils beste Lösung verpasst werden kann und es letztlich auf die ethische Sensibilität, die Sachkenntnis und vor allem die Integrität des Forschers ankommt.

Literatur

1   Medical Research Council (2000) A Framework for development and evaluation of RCTs for complex interventions to improve health. http://www.mrc.ac.uk/Utilities/Documentrecord/index.htm?d=MRC003372. Zugegriffen: 28.01.13

2   European Commission (2011) Revision of the 'Clinical Trials Directive' 2001/20/EC: Concept paper submitted for public consultation (SANCO/C/8/PB/SF D (2011) 143488). http://ec.europa.eu/health/files/clinicaltrials/concept_paper_02-2011.pdf. Zugegriffen: 28.01.13

3   Medicines and Healthcare Products Regulatory Agency (2004) Description of the medicines for human use (clinical trials) regulations, Part 5 (Regs 32, 33, 34 and 35) of the medicines for human use (clinical trials) regulations 2004, SI 2004/1031. http://www.mhra.gov.uk/home/groups/l-unit1/documents/websiteresources/con2022633.pdf. Zugegriffen: 28.01.13

4   Priebe S, Burton A, Ashby D, Ashcroft R, Burns T, David A, Eldridge S, Firn M, Knapp M, McCabe R (2009) Financial incentives to improve adherence to anti-psychotic maintenance medication in non-adherent patients – a cluster randomised controlled trial (FIAT). BMC Psychiatry 9: 61–69

5   Priebe S, Sinclair J, Burton A, Marougka S, Larsen J, Firn M, Ashcroft R (2010) Acceptability of offering financial incentives to achieve medication adherence in patients with severe mental illness: a focus group study. J Med Ethics 36: 463–468

Ethische Bewertung der Methoden psychiatrischer Neuromodulation

Thomas E. Schläpfer und Bettina Bewernick

10.1   Einführung

Weiterführend zum ► Abschn. 2.2.4, »Selbstbestimmung und Würde des Menschen« werden hier die ethischen Kriterien des »Patientenwohles und Nichtschadensgebotes«, der »Selbstbestimmung« sowie der »Gerechtigkeit« für die psychiatrischen Neuromodulationsverfahren aus Anwendungs- und Forschungssicht dargestellt. Verfahren, die in der klinischen Routine angewendet werden wie die Elektrokrampftherapie (EKT) und Verfahren, die in klinischen Studien erforscht werden wie die transkranielle Magnetstimulation (TMS), die Magnetkrampftherapie (MKT), die Vagusnervstimulation (VNS) und die tiefe Hirnstimulation (THS) werden berücksichtigt. Diese Therapieverfahren werden in Bezug zu den in ► Kap. 3 diskutierten ethischen Grundvoraussetzungen humanmedizinischer Forschung – insbesondere Risiko-Nutzen-Bewertung, Einwilligungsfähigkeit und Verteilungsgerechtigkeit – betrachtet.

Einige ethische Aspekte treffen für alle Behandlungsmethoden in der Psychiatrie zu, z. B. ist es Standard, dass die Patienten bei allen Behandlungsmethoden umfassend aufgeklärt werden und ihre Einwilligung dazu schriftlich geben. Die Teilnahme von nichteinwilligungsfähigen Patienten an Forschungsstudien wurde bereits in ► Abschn. 2.2.2, »Forschung mit nichteinwilligungsfähigen Patienten«, ausführlich erörtert und stellt keine Besonderheit einzelner Behandlungsverfahren dar (► Abschn. 3.2, »Einwilligung nach Aufklärung«). Der Aspekt des Patientenwohles (»beneficence« und »non-maleficence«) ist bei Stimulationsverfahren mit zugelassener Indikation bei nachgewiesener Wirksamkeit (z. B. EKT bei lebensbedrohlicher Katatonie) grundsätzlich anders zu bewerten als bei Verfahren, deren Wirksamkeit noch nicht abschließend beurteilt werden kann (z. B. THS bei therapieresistenter Depression). In letzteren Fällen ist die individuelle Risiko-Nutzen-Abwägung als schwieriger anzusehen.

10.2   Elektrokrampftherapie (EKT)

10.2.1   Methode

Bei der Elektrokrampftherapie wird durch eine kurze elektrische Reizung des Gehirns unter Kurznarkose und Muskelrelaxation ein generalisierter Krampfanfall ausgelöst. Die Elektrodenplatzierung erfolgt in der Regel unilateral. Insbesondere bei Schwerstkranken (perniziöse Katatonie, wahnhafte Depression mit ausgeprägter Suizidalität, schwere Manien, nicht Ansprechen auf unilaterale EKT) kann der primäre Einsatz der bilateralen EKT sinnvoll sein. In der Regel wird eine Behandlungsserie von 8 bis 12 Behandlungen im Abstand von 2 bis 3 Tagen angesetzt.

Der genaue Wirkmechanismus ist nach heutigem Kenntnisstand nicht abschließend geklärt, man weiß jedoch unter anderem, dass neurochemische Veränderungen in verschiedenen Transmittersystemen stattfinden und letztendlich die Neuroneogenese angeregt wird.

Deutsche Stellungnahmen zur Anwendung der EKT existieren u. a. von der Deutschen Gesellschaft für Psychiatrie, Psychotherapie und Nervenheilkunde (DGPPN) und der deutschen Bundesärztekammer [1], [17], [28].

10.2.2   Anwendung in der Psychiatrie

Die EKT ist das älteste und am meisten erforschte Neuromodulationsverfahren, deren Wirksamkeit auch in placebokontrollierten Studien nachgewiesen wurde [51], [58]. In Deutschland ist die Anwendung der EKT im Vergleich zum angloamerikanischen und skandinavischen Raum seltener (ca. 1.000 Patienten pro Jahr). Die EKT ist auch das am schnellsten und stärksten wirksame Behandlungsverfahren bei schweren Depressionen ([30], [52]), geht aber mit einer hohen Rückfallquote von über 50 % innerhalb der ersten 6 Monate nach Beendigung einer Behandlungsserie einher. Bei schwersten, lebensbedrohlichen Erkrankungen wie der perniziösen Katatonie ist die EKT lebensrettend [28].

Bei einigen Indikationen ist die EKT die Therapie erster Wahl (z. B. Major Depression mit hoher Suizidalität oder Nahrungsverweigerung, depressiver Stupor, schizoaffektive Psychose mit schwerer depressiver Verstimmung, akute, lebensbedrohliche Katatonie). Als Therapie der zweiten Wahl wird die EKT bei therapieresistenter (pharmakoresistenter) Majorer Depression und Manie sowie bei anderen akut exazerbierten schizophrenen Psychosen nach erfolgloser Neuroleptikabehandlung angewendet. Seltenere Indikationen können therapieresistente schizophreniforme Störungen, therapieresistente schizoaffektive Störungen und das maligne neuroleptische Syndrom sein [17].

10.2.3 Nebenwirkungen

Das höchste Risiko ist das Narkoserisiko. Das Mortalitätsrisiko der EKT liegt bei 1:50.000 Einzelbehandlungen. Kopfschmerzen treten bei ca. 30 % der Patienten auf, Übelkeit und Muskelschmerzen sind weniger häufig und ein delirantes Syndrom wurde bei 1 bis 2 % der Patienten beobachtet [17].

Kognitive Störungen treten in etwa 30 % der Fälle auf. Diese sind bei unilateraler Stimulation seltener als bei bilateraler Stimulation. Akut nach der EKT-Behandlung können eine vorübergehende Störung der Orientierung, des Kurzzeitgedächtnisses, der Aufmerksamkeit sowie des Langzeitgedächtnisses auftreten [4], [60], [71]. Die Auswirkung der EKT auf das Gedächtnis ist zunehmend im Blickpunkt der Forschung. Insbesondere auf das episodische Gedächtnis sind Auswirkungen der EKT bekannt. Man weiß, dass sich anterograde Amnesien schneller zurückbilden und die retrograden Amnesien länger bestehen bleiben [4], [60].

Es gibt keine absoluten Kontraindikationen zur EKT. Das Narkoserisiko sollte jedoch bei einigen Risikofaktoren gegen den zu erwartenden Therapieerfolg abgewogen werden (z. B. kürzlich stattgefundener Herzinfarkt, schwere kardiopulmonale Funktionseinschränkungen, frischer Hirninfarkt, akuter Glaukomanfall, schwerer arterieller Hypertonus), relative Kontraindikationen sind z. B. zerebrales Angiom, zerebrales Aneurysma. Wichtig ist, dass Herzschrittmacher, Schwangerschaft und

höheres Lebensalter keine Kontraindikationen darstellen [51].

10.2.4 Ethisch relevante Fragestellungen zur EKT

Patientenwohl (beneficence und non-maleficence)

Die EKT ist eine hoch effektive Behandlung für die in den Stellungnahmen festgelegten Indikationen und effektiver und schneller wirksam als die Pharmakotherapie [70]. Wenn die EKT im Rahmen der Anwendungsrichtlinien angewendet wird, ist sie eine sichere Behandlungsmethode mit geringen Risiken, jedoch häufigen Nebenwirkungen (insbes. Gedächtnisstörungen). Somit entspricht die Anwendung der EKT dem Prinzip des Nichtschadens (s. a. Diskussion ethischer Prinzipien bei [13]). Es sollte frühzeitig eine Güterabwägung in Hinsicht auf die Schwere der jeweiligen Erkrankung des Patienten, der guten und schnellen Wirksamkeit der EKT und dem vergleichsweise z. B. zur Psychopharmakotherapie geringem Risikoprofil erfolgen. Solange die Auswirkungen auf die kognitiven Funktionen, insbesondere auf das Gedächtnis, nicht hinreichend erforscht sind, sollten diese vor und nach Behandlung überprüft werden und Forschungsansätze zur Verbesserung des Nebenwirkungsprofils (z. B. durch Veränderung der Stimulationsparameter) unterstützt werden.

Selbstbestimmung (Einwilligung)

Die EKT ist bedauerlicherweise immer noch mit einer hohen Stigmatisierung in der Bevölkerung verknüpft. Sowohl in der Öffentlichkeit als auch von Fachleuten in der Psychiatrie existieren viele Fehlvorstellungen über diese Methode [13], [51]. Es ist selbstverständlich, dass Patienten erst einmal über die moderne Art der Durchführung (Muskelrelaxation, Vollnarkose, Stimulationsparameter) sowie über Risiken und Nebenwirkungen (unklare Gedächtnisprobleme, bes. bei bilateraler EKT) aufgeklärt werden müssen. Geben die Patienten hierzu eine schriftliche Einwilligung, entspricht die Anwendung der EKT dem Prinzip der Selbstbestim-

◘ Tab. 10.1	Ethische Prinzipien für die Anwendung der Elektrokrampftherapie bei psychiatrischen Indikationen
Patientenwohl	Kriterium erfüllt für die in Stellungnahmen spezifizierten Indikationen
	Besondere Aufklärung über Risiken (kognitive Nebenwirkungen) und Rückfallrisiko notwendig
Selbstbestimmung	Einwilligungsfähigkeit sollte individuell geprüft werden
	Bei sorgfältiger (schriftlicher) Aufklärung ist das Kriterium erfüllt
	Bei nichteinwilligungsfähigen Patienten sind gesetzliche Vorschriften zu beachten
Gerechtigkeit	Verfügbarkeit nicht erfüllt (keine flächendeckende Versorgung, Stigmatisierung)

mung, vergleichbar mit der Anwendung anderer Standardtherapien.

Gerechtigkeit (Verfügbarkeit)

Die EKT sollte grundsätzlich allen psychisch kranken Patienten zur Verfügung stehen (◘ Tab. 10.1), bei denen davon auszugehen ist, dass diese von der Behandlung profitieren könnten. Dies ist jedoch weltweit nicht gewährleistet, da die EKT nicht flächendeckend angeboten wird und somit in vielen psychiatrischen Einrichtungen nicht durchgeführt werden kann. Insofern ist in der heutigen Praxis das Prinzip der Gerechtigkeit nicht gegeben. In der Stellungnahme der Bundesärztekammer zur EKT [28] wird im Vorwort explizit darauf hingewiesen, dass der Verzicht der EKT bei den Indikationen der ersten Wahl eine »ethisch nicht vertretbare Einschränkung des Rechtes von häufig suizidal gefährdeten, schwerstkranken Patienten auf bestmögliche Behandlung« bedeutet [28].

Bei nichteinwilligungsfähigen Patienten treten die Gesetze des jeweiligen Landes in Kraft, z. B. in Deutschland das Betreuungsverfahren. Das Prinzip der Gerechtigkeit beinhaltet auch, dass nichteinwilligungsfähige Patienten Zugang zu optimaler Behandlung erhalten, dass nach sorgfältiger Risiko-Nutzen-Abwägung mit bspw. Zustimmung des gesetzlichen Betreuers die EKT durchgeführt werden kann. In den USA werden ca. 1 bis 2 % der EKT Behandlungen mit richterlicher Zustimmung durchgeführt [36], [55]. Widerspricht der nichteinwilligungsfähige Patient der EKT ausdrücklich, muss zunächst davon Abstand genommen werden, es sei denn es handelt sich um eine lebensbedrohliche Situation.

Zu den ethischen Prinzipien für die Behandlung mit EKT siehe Tabelle 10.1 (◘ Tab. 10.1).

10.3 Transkranielle Magnetstimulation (TMS)

10.3.1 Methode

Die transkranielle Magnetstimulation basiert auf dem physikalischen Prinzip der elektromagnetischen Induktion. Es handelt sich um ein nichtinvasives Verfahren zur Modulation der Funktion umschriebener kortikaler Areale. Eine an den Schädel angelegte Magnetspule wird kurzzeitig (100–250 µs) von einem Starkstromimpuls (bis 3.000 A) durchflossen, was zum Aufbau eines Magnetfeldes (bis zu 2 Tesla) führt. Dieses führt zur Veränderung der Aktivität von Neuronen und führt letztendlich zu Muskelkontraktionen in der Peripherie. Unterschieden wird die Stimulation mit einzelnen Magnetfeldpulsen von der Stimulation mit Impuls-Salven, der sogenannten repetitiven Magnetstimulation (rTMS). Weiterhin unterschieden werden die niedrig- und die hochfrequente Stimulation. Die repetitive Stimulation wird gleichermaßen in der Forschung und in der klinischen Anwendung eingesetzt. Eine neue Stimulationsform ist die tiefe TMS (deep TMS, dTMS). Dabei können mit einer speziellen Spule (H coil) tiefer gelegene Hirnareale stimuliert werden. Die klinische Behandlung mittels rTMS und dTMS erfolgt in der Regel in täglichen Sitzungen von jeweils etwa 30 Minuten über einen Zeitraum von 2 bis 4 Wochen.

10.3.2 Anwendung in der Psychiatrie

Die mittelgradige Depression ist die häufigste klinische Indikation für die transkranielle Magnetstimulation [24]. Andere psychiatrische Indikationen die zurzeit erforscht werden sind: akustische Halluzinationen, Negativsymptome der Schizophrenie, Manie und Zwangserkrankung, Tourette-Syndrom, posttraumatische Belastungsstörung und Panikstörung sowie ADHS und Autismus [10]. Eine breite Anwendung findet die TMS in Forschung und Diagnostik z. B. zur Erforschung des Maßes für die kortikale Erregbarkeit, zur Untersuchung von Medikamenteneffekten, des emotionalen Zustands, der Plastizität von Lernprozessen, des Schlafs und der Rekonvaleszenz nach einem Hirninfarkt. Es existieren Empfehlungen und Leitlinien zur Anwendung [50], [56].

Absolute Kontraindikationen für die Anwendung der TMS sind magnetisierbare Metallteile im Schädel (z. B. Kochleaimplantate, Hirnstimulatoren), eine erhöhte Anfallsneigung oder erhöhter intrakranieller Druck. Relative Kontraindikationen sind die Einnahme von Medikamenten, die die Anfallsneigung erhöhen, Schlafentzug und Erkrankung des Herzens [56].

Bis heute ist der exakte Wirkmechanismus nicht bis in alle Details bekannt. Ein Problem ist die Wahl des Stimulationsortes und die präzise Wiederfindung desselben, wobei der beste Ort zur Behandlung der Depression noch nicht gefunden ist [44]. Die klinische Wirksamkeit variiert je nach psychiatrischer Erkrankung, Stimulationsort und -parameter. Aufgrund einer großen klinischen Studie mit Stimulation über dem präfrontalen Kortex [50] wurde 2008 die repetitive transkranielle Magnetstimulation (rTMS) von der amerikanischen Food and Drug Administration (FDA) für die mittelgradige Depression zugelassen. Zusätzlich besteht eine Klasse-I-Evidenz bei mittelgradiger therapieresistenter Depression entweder als alleinige Therapie oder als »add-on« in Kombination mit Medikamenten. Die Anwendung der TMS bei anderen psychiatrischen Störungen als der Depression wird aktuell hinsichtlich des klinischen Nutzens kontrovers diskutiert. Noch nicht geklärt ist zudem, welche Spulenlokalisation zur Stimulation

am Schädel die beste ist und welche Behandlungsparameter die effektivsten sind [29], [56].

10.3.3 Nebenwirkungen

Die TMS gilt als sichere Methode. Nebenwirkungen treten in Abhängigkeit der verwendeten Methode (TMS, rTMS) und der Stimulationsparameter auf [56]. Die häufigsten Nebenwirkungen sind vorübergehende Kopfschmerzen oder lokale Schmerzen und Parästhesien. Am meisten gefürchtet ist das Auslösen eines Krampanfalls (weniger als 0,5 %). Kognitive Funktionen werden nicht beeinflusst, sodass die Patienten ambulant behandelt werden können. Sehr selten treten vorübergehende Veränderungen der Hörfähigkeit, Synkopen oder manische Zustände auf [56]. Änderungen der Persönlichkeit sind bislang nicht berichtet worden.

10.3.4 Ethisch relevante Fragestellungen der TMS

Patientenwohl

Der aktuelle Forschungsstand und die klinischen Erfahrungen lassen die TMS als nichtinvasives Verfahren mit geringem Nebenwirkungsrisiko erscheinen. Auf der anderen Seite ist der klinische Nutzen umstritten und allenfalls für die Behandlung der therapierefraktären mittelgradigen Depression nachgewiesen. Depressive Patienten, denen konventionelle Behandlungsverfahren (Psychotherapie und Pharmakotherapie) nicht hinreichend helfen konnten, haben eine Aussicht auf klinische Verbesserung bei geringem Risiko. Es wäre dann gemeinsam mit dem Patienten zu überlegen, ob eine andere Behandlung, deren klinischer Nutzen besser bekannt ist, z. B. EKT, Vagusnervstimulation, vorzuziehen ist bis Einigung z. B. über den besten Stimulationsort und die optimalen Stimulationsparameter herrscht. Für andere psychiatrische Erkrankungen ist die klinische Wirkung noch nicht hinreichend belegt, sodass hier potenzielle Nebenwirkungen und individuelle Risiken stärker in die Risiko-Abschätzung eingehen müssen und auch alternative Behandlungsoptionen überlegt werden sollten.

◻ Tab. 10.2 Ethische Prinzipien für die Anwendung der transkraniellen Magnetstimulation bei psychiatrischen Indikationen

Ethisches Prinzip	Anforderung an klinische Studien
Patientenwohl	Wirksamkeit nur bei therapieresistenter Depression mittleren Schweregrades nachgewiesen, geringes Nebenwirkungsrisiko
	Weitere klinische Studien notwendig zur Festlegung des optimalen Stimulationsortes und der optimalen -parameter
	Abwägung alternativer Behandlungsverfahren der Depressionsbehandlung (VNS, EKT)
	Andere psychiatrische Indikation nur im Rahmen von wissenschaftlichen Studien mit klaren wissenschaftlichen Hypothesen und individueller Risiko-Nutzen-Abwägung
Selbstbestimmung (Einwilligungsfähigkeit)	Sorgfältige Aufklärung über experimentellen Charakter des Verfahrens, wenn außerhalb der Zulassung angewendet
	Aufklärung über alternative Behandlungsoptionen
Gerechtigkeit (Verfügbarkeit)	Nur an bestimmten Kliniken, häufig nur im Rahmen von klinischen Studien verfügbar

Selbstbestimmung

Bei der Indikation therapieresistente Depression sollte der Patient über Alternativbehandlungen aufgeklärt werden. Die Anwendung bei anderen psychiatrischen Indikationen sollte nur nach ausführlicher Aufklärung im Rahmen von Studien erfolgen. Hier muss besonders auf den experimentellen Charakter der Intervention hingewiesen werden.

Gerechtigkeit

Da die TMS nur in wenigen Kliniken verfügbar ist, haben nicht alle Patienten die gleiche Möglichkeit, diese Behandlung zu erhalten. Daher entfällt für einige Patienten mit mittelschweren therapieresistenten Depressionen die Option auf ein antidepressiv wirksames Verfahren mit geringem Nebenwirkungsrisiko. Dieses Problem tritt bei vielen Therapieverfahren auf, deren Wirksamkeitsnachweis noch aussteht. In der Regel kommt ein Patient in eine Klinik, welche Standardbehandlungen anbietet und darüber hinaus maximal ein zur Erprobung befindliches Verfahren. Außerdem werden auch nicht alle zugelassenen Verfahren in jeder Klinik angeboten. Greifen die Standardtherapien nicht, hat der Patient die Möglichkeit, maximal ein in der Erprobung befindliches Verfahren im Rahmen von Studien auszuprobieren. Nur wenige Kliniken können dem Patienten die Wahl zwischen mehreren nichtzugelassenen Verfahren überlassen, zumal die jeweiligen Studieneinschlusskriterien die Teilnahme vieler Patienten zusätzlich beschränken.

Zu den ethischen Prinzipien für die Behandlung mit TMS siehe Tabelle 10.2 (◻ Tab. 10.2).

10.4 Magnetkrampftherapie (MKT)

10.4.1 Methode

Die Magnetkrampftherapie ist eine Weiterentwicklung aus der transkraniellen Magnetsimulation. Es werden sekundär generalisierte Krampfanfälle mittels starker Magnetfelder (ca. 4 Tesla) ausgelöst. Dies erfolgt in Kurzzeitnarkose und unter Muskelrelaxation [57]. Der Ablauf der MKT-Behandlung entspricht im Wesentlichen der EKT. Im Mittel werden 8 bis 12 Behandlungen pro Patient in einer Behandlungsserie durchgeführt. Es wird vermutet, dass die Auslösung des Krampfanfalles fokussierter ist und so weniger kognitive Nebenwirkungen als bei der EKT auftreten [59].

10.4.2 Anwendung in der Psychiatrie

Die MKT wird zurzeit nur in wenigen Zentren durchgeführt, da es weltweit nur einzelne Stimulationsgeräte gibt. Zudem wird diese zurzeit nur in klinischen Studien bei Patienten mit therapieresistenten uni- und bipolaren Depressionen angewendet. Ausschlusskriterien sind Metallteile im Kopf sowie ein erhöhtes Narkoserisiko. Erste Hinweise auf eine vergleichbare signifikante antidepressive Wirkung wie bei der EKT sind publiziert [32], [33]. In der Bonner Arbeitsgruppe wurden bis heute ca. 30 depressive Patienten mit MKT behandelt. Weiterführende Studien mit größeren Patientensamples sind zwingend notwendig, um dieses vielversprechende Hirnstimulationsverfahren weiterentwickeln zu können und die klinische Wirksamkeit abschließend beurteilen zu können.

Im Folgenden soll beispielhaft die Risiko-Nutzen-Bewertung aus einem unserer bewilligten Anträge an die Ethikkommission zitiert werden:

» Die Patienten, die in diese Studie eingeschlossen werden, erfüllen die Indikation für eine Elektrokrampftherapie. Aus heutiger Sicht bedingt ein Behandlungsversuch mit Magnetkrampftherapie kein höheres Nebenwirkungsrisiko als eine Elektrokrampftherapie. Erste Ergebnisse lassen darauf schließen, dass das Nebenwirkungspotenzial von Magnetkrampftherapie eher milder ist, vor allem im kognitiven Bereich. Aufgrund von theoretischen Überlegungen und ersten Ergebnissen hat die Magnetkrampftherapie mit hoher Wahrscheinlichkeit einen klinisch relevanten antidepressiven Effekt. Falls die Magnetkrampftherapie eine ähnliche antidepressive Wirksamkeit wie Elektrokrampftherapie hat, wäre dies eine substanzielle Verbesserung des krampfinduzierenden antidepressiven Behandlungskonzeptes. Alle Patienten werden während der Magnetkrampftherapie medikamentös antidepressiv weiter behandelt. Nach der 6. Magnetkrampftherapie-Sitzung wird anhand der Werte auf der Hamilton-Depressionsskala entschieden, ob die Magnetkrampftherapie-Behandlung weitergeführt oder ob auf Elektrokrampftherapie umgestellt werden soll. Patienten, die nicht mindestens eine 30-prozentige Verminderung auf der Hamilton-Depressionsskala zeigen, werden mit bilateraler Elektrokrampftherapie weiterbehandelt. Insgesamt erscheint das Nutzen-Risiken-Verhältnis als günstig. «

10.4.3 Nebenwirkungen

Das Hauptrisiko ist die Kurznarkose. Die MKT an sich ist weder schmerzhaft noch unangenehm. Nebenwirkungen wie Kopfschmerzen, Übelkeit, Schwindel oder Störungen der Kognition, die bei der EKT häufig auftreten, wurden bei der MKT-Behandlung bisher nicht berichtet [32], [33], [35].

10.4.4 Ethisch relevante Fragestellungen zur MKT

Patientenwohl und Selbstbestimmung

Das Patientenwohl wird dadurch geschützt, dass die MKT nur in klinischen Studien in Expertenzentren durchgeführt wird. Die Anwendung der Forschungsstandards (Patienteninformation, zustimmendes Votum der Ethikkommission, schriftliche Einwilligungserklärung etc.) schützt ebenfalls das Patientenwohl. Als Behandlungsalternative steht den Patienten die EKT mit potenziell stärkeren kognitiven Nebenwirkungen zur Verfügung.

Gerechtigkeit

Im Fall der MKT tritt das Problem der Verteilungsgerechtigkeit deutlicher zutage als bei der EKT. Die Anzahl der möglichen Studien wird durch das weltweite Existieren von nur wenigen Geräten limitiert. Trotz vorläufiger Ergebnisse, die eine hochsignifikante und gleiche antidepressive Wirksamkeit bei geringerem Nebenwirkungsprofil nahelegen, ist die Erforschung der MKT von der Planung der Herstellerfirma abhängig, d. h., klinische Studien können nur durchgeführt werden, wenn die Firma der Forschungsgruppe ein Gerät zur Verfügung stellt und die Studie durch Drittmittelgeber finanziert wird. Verliert eine Firma das Interesse an der Vermarkung des MKT-Gerätes (meist aus ökonomischen Erwägungen) haben die Universitäten kaum die Möglichkeit, diese Behandlungsmethode weiterzuentwickeln. Im Falle der MKT scheint es weltweit aus diesem Grund zu einem Forschungs-

◘ Tab. 10.3   Ethische Prinzipien für die Anwendung der Magnetkrampftherapie bei psychiatrischen Indikationen

Ethisches Prinzip	Anforderung an klinische Studien
Patientenwohl	Erste Erfolg versprechende Pilotdaten bei Depressionen
	Durchführung nur im Rahmen von klinischen Studien
	Abwägung alternativer Behandlungsverfahren (VNS, EKT)
	Keine wissenschaftlichen Hypothesen zur Anwendung bei anderen Indikationen
Selbstbestimmung (Einwilligungsfähigkeit)	Sorgfältige Aufklärung über experimentellen Charakter des Verfahrens
	Aufklärung über alternative Behandlungsoptionen (VNS, EKT)
Gerechtigkeit (Verfügbarkeit)	Weltweit nur in wenigen Forschungszentren verfügbar
	Erforschung als Alternativbehandlung zu EKT mit gleicher klinischer Wirksamkeit und weniger kognitiven Nebenwirkungen notwendig
	Kriterium nicht erfüllt, da weitere Forschung durch die Abhängigkeit von Sponsorenfirmen und dem Fehlen staatlicher Forschungsförderung behindert wird

stopp zu kommen und den Patienten geht eine potenziell antidepressiv wirksame Behandlung wie die EKT mit wahrscheinlich geringerem kognitiven Nebenwirkungsrisiko als die EKT verloren. Diese partielle Überlappung der Interessensbereiche von universitärer Forschung und von Sponsorenfirmen spricht gegen das Prinzip der Verteilungsgerechtigkeit und muss deshalb in forschungsethischen Überlegungen berücksichtigt werden. Konkret kann eine Herstellerfirma die Verfügbarkeit dieser Behandlung für Patienten bestimmen, indem die Firma einzelnen Forschergruppen MKT-Geräte zur Nutzung überlässt.

Zu den ethischen Prinzipien für die Behandlung mit MKT siehe Tabelle 10.3 (◘ Tab. 10.3).

10.5   Vagusnervstimulation (VNS)

10.5.1 Methode

Bei der Vagusnervstimulation wird der linke 10. Hirnnerv, der sogenannte Vagusnerv, elektrisch gereizt. Die Implantation der Elektroden und des Pulsgenerators erfolgt unter Vollnarkose. Die Elektroden, die auf Höhe des Halses in wenigen Zentimetern Tiefe um den Nervus vagus geschlungen werden, sind durch ein Kabel mit einem elektri-

schen Pulsgenerator verbunden. Der Pulsgenerator »Schrittmacher« wird unter der Haut im Brustbereich implantiert und kann transkutan programmiert werden.

Der Wirkmechanismus der VNS ist nicht im Detail bekannt. Der Vagusnerv hat im Halsbereich einen hohen Anteil von afferenten Fasern (etwa 80 %). Durch polysynaptische Verbindungen können über diese Nervenfasern vor allem via N. tractus solitarius verschiedene kortikale und subkortikale Areale beeinflusst werden, die bei der Affektregulation (u. a. der Depression) eine wichtige Rolle spielen [49]. Typische Stimulationsparameter sind eine Stromstärke von 0,25 mA, eine Frequenz von 20 bis 30 Hz, eine Pulsweite von 250 bis 500 µs. Die Stimulation erfolgt meist für 30 s alle 3 bis 5 min.

10.5.2 Anwendung in der Psychiatrie

Im Jahre 2005 wurde die VNS von der Food and Drug Administration zur Behandlung der therapieresistenten Depression zugelassen. In der Europäischen Union ist die VNS ebenfalls für diese Indikation als Add-on-Therapie zugelassen und wird von den Krankenkassen übernommen. Die 1-Jahresresponse der VNS in Kombination mit Medikamenten liegt bei ca. 50 % [19]. Weitere randomisierte placebokontrollierte Studien könnten die Wirksamkeit bei therapieresistenten Depressionen und spezifische Prädiktoren des Ansprechens näher untersuchen.

Gegenwärtig wird auch die Wirksamkeit des Vagusnervstimulators in der Behandlung anderer psychiatrischer Krankheitsbilder wie z. B. Angststörungen und Alzheimer Demenz untersucht.

Bei schwerwiegenden Herzrhythmusstörungen, insbesondere dem AV-Block, sollte die VNS nicht angewandt werden, bei Schlafapnoe sollte die Implantation sehr gut bedacht werden [19].

10.5.3 Nebenwirkungen

Nebenwirkungen der Operation und der Behandlung sind meist nur leicht ausgeprägt. Schmerzen im Bereich der Narben sind die häufigsten Probleme, andere Komplikationen wie äußerliche Infektionen sind selten. Nebenwirkungen der Stimulation sind Heiserkeit, eine Veränderung der Stimme und Husten, die nur während der Zeit der Stimulation auftreten, im Verlauf aber an Intensität verlieren. Halsschmerzen und Parästhesien in Form eines Kribbelns im Halsbereich wurden ebenfalls berichtet [19], [62]. Langzeiterfassungen bei Epilepsiepatienten zeigen eine Reduktion sämtlicher unerwünschter Wirkungen auf ein Niveau von unter 3 % nach 3 Jahren. In den bisher durchgeführten Studien ergaben sich keine Hinweise auf schwerwiegende unerwünschte Ereignisse durch die VNS, sodass insgesamt von einer guten Verträglichkeit der Behandlungsmethode auszugehen ist. Ein weiteres Risiko ist die Narkose.

10.5.4 Ethisch relevante Fragestellungen zur VNS

Patientenwohl
Die Wirksamkeit der Vagusnervstimulation ist in internationalen Studien für die Behandlung therapieresistenter Depression nachgewiesen und daraufhin in den USA und Europa für diese Indikation zugelassen. Langjährige Erfahrung besteht ebenfalls in der Behandlung der Epilepsie, sodass Risiken, die durch die Behandlung entstehen (z. B.

Nebenwirkungen wie langfristige Komplikationen des Schrittmachers, Batteriewechsel) abschätzbar sind. Im Vergleich zur TMS scheinen die Wirksamkeit größer, aber die Risiken ebenfalls höher zu sein (invasiver Eingriff, Vollnarkose). Insofern sollte im Einzelfall mit dem Patienten zusammen abgewogen werden, ob die VNS die geeignete (und bevorzugte) Therapieform ist.

Für andere psychiatrische Indikationen (Alzheimer, Angststörungen) steht der Nachweis der Wirksamkeit noch aus. Da es sich bei der Methode um einen invasiven Eingriff handelt, sollte die VNS bei anderen Indikationen nur nach sorgfältiger individueller Risikoabwägung erfolgen, ebenso sollte eine wissenschaftliche Hypothese über den Wirkmechanismus existieren und der Behandlungserfolg sowie Nebenwirkungen systematisch kontrolliert werden. Falls andere konventionelle Therapieverfahren noch nicht angewendet wurden, sollten diese erst durchgeführt werden, sodass nach aktuellem Forschungsstand ausschließlich therapieresistente psychiatrische Patienten für die VNS in Frage kommen. Bei der Risiko-Nutzen-Abwägung sollte auch beachtet werden, dass andere Diagnostik (z. B. MRT) nicht mehr durchgeführt werden kann und die VNS eine Langzeitbehandlung ist, d. h. dass die Patienten u. U. lebenslang auf ein technisches Gerät angewiesen sind.

Für die Behandlung der therapieresistenten Depression erscheint also das Kriterium des Patientenwohles erfüllt zu sein. Es ist allerdings zu beachten, dass weitere Studien zur Wirksamkeit und zur Analyse von Prädiktoren (z. B. vorheriges Ansprechen auf EKT) für ein Ansprechen auf die VNS im Sinne des Patientenwohles anzustreben wären.

Selbstbestimmung
Zur Behandlung der therapieresistenten Depression ist nach schriftlicher Aufklärung und Einwilligung das Kriterium der Einwilligung erfüllt. Besondere Sorgfalt ist bei anderen psychiatrischen Indikationen in Studien notwendig. Es sollten alle wissenschaftlichen Standards der klinischen Forschung erfüllt sein (u. a. schriftliche Patienteninformation, Einwilligungserklärung, Abklärung alternativer konventioneller Behandlungsmöglichkeiten etc.).

☒ **Tab. 10.4**   Ethische Prinzipien für die Anwendung der Vagusnervstimulation bei psychiatrischen Indikationen

Ethisches Prinzip	Anforderung an Anwendung und klinische Studien
Patientenwohl	Zugelassen für therapieresistente Depression, Kriterium erfüllt
	Andere psychische Indikation nur im Rahmen von wissenschaftlichen Studien mit klaren wissenschaftlichen Hypothesen und individueller Kosten-Nutzen-Abwägung
	Weitere randomisierte kontrollierte Studien zum Wirksamkeitsnachweis (Langzeitwirkung) bei Depression anzustreben, um Prädiktoren der Wirksamkeit zu finden und die Zielgruppe näher zu definieren
	Abwägung weniger invasiver, etablierter Behandlungen (TMS) bei therapieresistenter Depression
Selbstbestimmung (Einwilligungsfähigkeit)	Sorgfältige Aufklärung über alternative Behandlungsoptionen (TMS, EKT) bei therapieresistenter Depression (TRD)
	Bei Anwendung in anderen Indikationen Aufklärung über experimentellen Charakter des Verfahrens
Gerechtigkeit (Verfügbarkeit)	Für TRD nur wenige Zentren, in denen VNS angeboten wird, da unzureichende Vergütung durch die Krankenkasse, Kriterium nicht erfüllt

Gerechtigkeit

Die Möglichkeit, eine VNS bei therapieresistenter Depression zu erhalten, ist durch das Vorhandensein weniger Zentren limitiert, in denen diese Therapieform mit psychiatrischer Begleitung angeboten wird. Die Tatsache, dass nur die Operation und nicht die unbedingt notwendigen und oft aufwendigen Nachbehandlungen von den Krankenkassen übernommen wird, lässt diese Behandlungsoption für die Klinik als wenig rentabel erscheinen, sodass sich die Verfügbarkeit wahrscheinlich in Zukunft nicht wesentlich verbessern wird.

Zu den ethischen Prinzipien für die Behandlung mit VNS siehe Tabelle 10.4 (☒ Tab. 10.4).

10.6   Tiefe Hirnstimulation (THS)

10.6.1 Methode

Die tiefe Hirnstimulation gilt als eine weiterentwickelte Alternative zur ablativen Neurochirurgie [63]. Seit Anfang der 1990er Jahre wird die THS mit großem Erfolg zur Behandlung verschiedener neurologischer Erkrankungen (Parkinson, essenzieller Tremor, Dystonie) eingesetzt.

Zwei dünne Elektroden (1,26 mm) werden in einer stereotaktischen Operation in genau definierte Areale des Gehirns, meist im wachen Zustand unter lokaler Schmerzbekämpfung, implantiert. Subkutan werden diese Elektroden dann mit einem Pulsgenerator unter Vollnarkose verbunden. Dieser kann transkutan programmiert werden. Im Unterschied zur VNS wird meist kontinuierlich stimuliert. Typische Stimulationsparameter sind Frequenzen von etwa 90 bis 130 Hz, Pulsbreiten von 90 ms und eine Spannung von 4 bis 6 Volt. Die Elektroden können wieder entfernt werden. Eine Hauptfrage in der derzeitigen Forschung ist das Zielgebiet, in das die Elektroden platziert werden. Der Wirkmechanismus der THS ist noch nicht hinreichend geklärt, wahrscheinlich wird die Funktion dysfunktionaler neuronaler Netzwerke moduliert.

10.6.2 Anwendung in der Psychiatrie

Bei psychiatrischen Erkrankungen wird die THS seit ca. 10 Jahren in klinischen Studien und Einzelfällen eingesetzt. Erste Ergebnisse zur Wirksamkeit liegen für therapieresistente Zwangsstörungen und Depressionen vor. In den USA gibt es eine Ausnahmegenehmigung der Food and

Drug Administration (FDA) für therapieresistente Zwangserkrankungen [14]. Die THS wird im Rahmen von klinischen Studien in Europa bei verschiedenen psychiatrischen Indikationen erforscht.

Zielgebiete im Gehirn bei Zwangserkrankungen sind der vordere Schenkel der inneren Kapsel [22], der Nucleus subthalamicus [46], der Nucleus caudatus und der Nucleus accumbens [23]. Durch die THS sollen dysfunktionale, hyperaktive dopaminerge und serotonerge neuronale Netzwerke moduliert werden. Im Mittel resultierte bei mindestens 50 % der Patienten eine klinisch signifikante Verbesserung der Zwangssymptome nach Behandlung mit THS.

Studien, die THS bei therapieresistenten Depressionen erforscht haben, konnten eine Symptomverbesserung um 50 bis 60 % der insgesamt weltweit ca. 100 behandelten Patienten nachweisen. Zielgebiete, die zurzeit erforscht werden, sind der subgenuale cinguläre Cortex ([27], [34], [45], [53]), das ventrale Striatum ([47], [48]), der Nucleus Accumbens ([5], [6]) und das mediale Vorderhirnbündel [7], [8], [64]. Erste Ergebnisse zur Behandlung therapieresistenter Depression bei bipolaren Erkrankungen lassen auf eine ähnliche klinische Wirksamkeit wie bei der therapieresistenten Depression schließen [27]. Neue, zurzeit debattierte Indikationen sind Abhängigkeitserkrankungen [37], Demenz [40], Angsterkrankungen (LIT), Essstörungen [31] und Schizophrenie [38].

10.6.3 Nebenwirkungen

Das größte Risiko während der Implantation der Elektroden in das Gehirn besteht in der Verletzung von Gefäßen. Intrazerebrale Blutungen (1–3 %), Krampfanfälle (1–5 %) und Infektionen, meist die Generatortasche betreffend, (2–25 %) sind weitere mögliche Nebenwirkungen. Eine Infektion des Gehirns oder ein Hirnabszess sind extrem seltene Ereignisse. Nebenwirkungen bei der Stimulation treten häufiger auf. Diese sind je nach Stimulationsort unterschiedlich und sind in den meisten Fällen durch eine Veränderung der Stimulationsparameter reversibel. Die Nebenwirkungen können Parästhesien (z. B. Wärmegefühl im Gesicht), Muskelkontraktionen, Dysarthrie, Diplopie, autonome

Dysfunktion, Bewegungsstörungen, Zunahme von Angst und Hypomanie sein [6], [27], [45]. Negative Auswirkungen auf die Kognition sind bislang nicht beschrieben worden [25], [26], [34]. Einzelne Berichte von Persönlichkeitsveränderungen durch die THS bei neurologischen Patienten [66] sind in psychiatrischen Studien bisher noch nicht untersucht. Es besteht jedoch das Risiko, dass sich unabhängig von der Wirkung der THS nach Implantation Sinnkrisen, Beziehungsprobleme und Anpassungsstörungen entwickeln können [68].

Kontraindikationen sind andere Verletzungen und Erkrankungen des Gehirns, die das Risiko des stereotaktischen Eingriffs erhöhen; weiterhin das Narkoserisiko. Es sollte auch zum aktuellen Forschungsstand bedacht werden, dass das Vorhandensein anderer schwerwiegender psychiatrischer oder neurologischer Erkrankungen das Abschätzen der klinischen Wirksamkeit für die gewählte Indikation erschweren kann.

Zur Veranschaulichung von Überlegungen in der Kommunikation mit der Ethikkommission, soll der folgende Auszug aus der Risiko-Nutzen-Analyse eines bewilligten Ethikantrags dienen:

>> Because former well-established conservative treatment options failed to achieve an adequate response, the benefit for the patient will be the opportunity to experience a new promising treatment. This is even more important taking to account that these patients suffer severe depressive symptoms including suicidal ideations. So far, there exists only one other neurosurgical treatment for depression. This neurosurgical treatment involves lesioning and is in contrast to DBS, associated with more risks and adverse events. If DBS maintains an extreme improvement of depressive symptoms, a decrease of suicide risk as well as an improvement of life quality the possible stated risks are ethically justifiable. Therefore, this study could enhance the scientific validiation of a so far experimental treatment method for depression. Granted that the stimulation of the slMFB will be proven to effectively influence the mood on depression, those findings could help to advance the explanation of the etiologic concepts and its pathogenesis.

Since DBS is already a conventional treatment method for treatment resistant movement disorders the outcome of this method is well established. Serious side effects are possible, but one should consider that improvements and/or the minimization of symptoms within the particular neurologic disease are possible. Thus, DBS became a very attractive therapeutic option for patients suffering from serious and massive functional limitation caused by their neurologic disease. Different kinds of neuropsychiatric diseases, particularly depression, seem similar to those neurological diseases as discussed before. Depression is a mental disease with a really high mortality (15–20 %), which leads to an immense restriction of the quality of life. Because so many patients do not profit from any conventional treatment, it is essential to do research about new treatment options. Even if those treatments might be more invasive than the usual pharmacotherapy. Often patients with neurological diseases, like Parkinson, are rated more severe than patients with depression, because the severity of depression is very difficult to determine. Whereas as a matter of fact, it is assumed that a treatment resistant depression will be as much – or even harder – to suffer as a treatment resistant Parkinson's disease.

Nonetheless, there also exist some differences to the mentioned neurological diseases. The main difference is based on the historical way of doing research in psychiatry. Because in the past, neurosurgical methods were applied without any research based method, this early destructive neurosurgical method still has a bad reputation. Especially if one recalls the frontal lobotomy, which was practiced in the middle of the 20th century. A lot of patients were treated with this method before any secure long-term data were confirmed. Based on this incident a multidisciplinary research group was founded, who examines the efficiency and safety of DBS for neurological diseases. This research group already published some ethical guidelines for DBS for treatment resistant obsessive-compulsive disorder, a neuropsychiatric disease. Since the principal investigator of this study is a member of this party, these ethical guidelines will be applied to the DBS for treatment resistant depression.

Very important is also the accurate psychiatric exploration of the possible subjects. We will assure that patients do fulfil the criteria for depression that the disease is severe and is treatment resistant. The treatment resistance will also be evaluated by a questionnaire. **«**

10.6.4 Ethisch relevante Fragestellungen zur THS

Patientenwohl

Die bisherigen vorläufigen Ergebnisse der THS bei schweren, therapieresistenten Zwangsstörungen und depressiven Erkrankungen sind vielversprechend. Man sollte deshalb prüfen, ob ein Patient für die THS infrage kommt, da diese Patienten oft ein jahrzehntelanges Leiden mit schwersten Beeinträchtigungen im Alltag durchlebt haben. Die operationsbedingten Nebenwirkungen der THS sind aufgrund der großen Erfahrungen, die man aus der Anwendung aus der Neurologie kennt, einschätzbar [11]. In Anbetracht der schweren Einschränkungen durch die therapieresistente psychiatrische Erkrankung treten mögliche Nebenwirkungen häufig in den Hintergrund. Zumal alternative Behandlungsmöglichkeiten (z. B. EKT bei therapieresistenter Depression) ebenfalls ein Nebenwirkungsrisiko aufweisen.

Neben den somatischen, operationsbezogenen **Nebenwirkungen** werden auch potenzielle Wirkungen jenseits der Zielsymptomatik z. B. auf den freien Willen, die Persönlichkeit [68] oder die kognitiven Funktionen diskutiert. Obwohl diese Aspekte für alle somatischen und psychotherapeutischen Behandlungsmethoden zu beachten sind, wird im Zusammenhang mit der THS besonders häufig über diese möglichen Auswirkungen diskutiert, deshalb wird an dieser Stelle darauf eingegangen.

Schwere psychiatrische Erkrankungen sind fast immer mit einer Einschränkung der Ausübung des freien Willens verbunden. Insofern ist ein Ziel die Wiederherstellung genau dieser Bedingungen, die eine Ausübung des freien Willens ermöglichen. Situationen, in denen bestimmte Stimulationsparameter vorübergehend den freien Willen einschränken ([21], [41]), sind selten berichtet. In diesen Fällen sollte die Stimulation ausgesetzt werden und gemeinsam mit dem Patienten eine erneute individuelle Risiko-Nutzen-Abwägung stattfinden.

Auch die potenzielle **Beeinflussung der Persönlichkeit** durch die tiefe Hirnstimulation wird von einigen Autoren als extrem negativer Aspekt der THS gewertet [20], [66]. Die Beeinflussung der Persönlichkeit durch die THS ist bei der Behandlung psychiatrischer Erkrankungen jedoch nicht ein ungewollter zufälliger Nebeneffekt, sondern eine Hauptwirkung. Genauso wie Psychotherapie und medikamentöse Therapien verändert THS die Stimmung, Kognition und Motivation positiv. Dies sind zentrale Aspekte der Persönlichkeit [68]. Kommt es nicht zu diesen spezifizierten Veränderungen, kann eine Therapie nicht wirken. Außerdem verändert eine jahrelange schwere Erkrankung die Persönlichkeit. Darüber hinausgehende Veränderungen von Persönlichkeitsaspekten bis hin zu einem »biographischen Bruch« sind in Einzelfällen bei neurologischen Erkrankungen beschrieben ([20], [66]), diese sind natürlich nicht intendiert und zu vermeiden. Die zentrale Frage ist, ob eine Beeinflussung der Persönlichkeit positiv oder negativ ist. Dies sollte sowohl aus Sicht des betroffenen Patienten als auch aus Sicht des Therapeuten bzw. der Gesellschaft bewertet werden [68].

Auch Wirkungen jenseits der zu behandelnden Symptomatik wie z. B. plötzliche Alkohol- oder Nikotinabstinenz [37], hypomanische Zustände ([46], [69]), Zunahme an impulsivem Verhalten [18] sind berichtet. Hier ist wie bei allen therapeutischen Interventionen im individuellen Einzelfall abzuwägen, wie diese »Nebenwirkungen« in Relation zum intendierten Effekt zu bewerten sind. Es ist allerdings auch vorgekommen, dass der Behandler sich mit dem Patienten auseinandersetzen musste, ob z. B. die THS bei Ausbleiben der Hauptwirkung trotzdem beibehalten wird, weil der Patient sich unter der Stimulation einfach besser fühlte (persönliche Kommunikation).

Die Verbesserung von **kognitiven Leistungen** als Nebeneffekt der THS sollte daran gemessen werden, ob die Leistungen im gesunden Durchschnitt liegen oder sich sogar von einem beeinträchtigten Niveau in ein gesundes Niveau verbessern. Dies ist abzugrenzen von der THS zum gezielten Verbessern kognitiver Funktionen über das durchschnittliche Niveau hinaus (Neuroenhancement). Selbstverständlich wäre die THS zur gezielten Normalisierung kognitiver Funktionen (z. B. bei demenziellen Erkrankungen) eine legitime Anwendung im Sinne des Patientenwohles. Die THS gilt allgemein im Gegensatz zu psychochirurgischen Interventionen als reversibles Verfahren, da man die Stimulation sofort abstellen und die Elektroden wieder operativ entfernen könnte. Ob sich nach dem Abstellen der Stimulation die Persönlichkeit, die kognitiven Leistungen und das psychische Befinden wieder auf das Ausgangsniveau vor der THS zurückversetzen lassen, ist noch Gegenstand der Forschung.

Zusammenfassend handelt es sich bei der THS um eine invasive Behandlungsmethode mit beachtlichem Nebenwirkungsrisiko. Deshalb sollte die THS heutzutage bei allen psychiatrischen Erkrankungen nur im Rahmen von wissenschaftlichen Studien angewendet werden. Nur so kann der Nachweis der Wirksamkeit erbracht werden (Forschungshypothese über Wahl des Zielpunktes, Erhebung von Wirkungen und Nebenwirkungen, Veränderungen der subjektiven Lebensqualität, Gerätefehlern etc.) [72]. Richtlinien zur Erforschung neuer Indikationen wurden in verschiedenen Expertengruppen erstellt [39], [54], [65]. Für den Einschluss eines Patienten muss zwingend eine sorgfältige und individuelle Risikoabwägung erfolgen. Falls etablierte Therapieverfahren noch nicht angewendet wurden, sollten diese erst ausprobiert werden, sodass nach aktuellem Forschungsstand nur therapieresistente erwachsene psychiatrische Patienten für die THS infrage kommen. Wenn diese Kriterien beachtet werden, ist die Behandlung mit THS im Einklang mit dem Kriterium des Patientenwohles.

Selbstbestimmung

Im Fall von therapieresistenten psychiatrischen Erkrankungen muss überlegt werden, ob ein wirklicher »informed consent« möglich ist. Es gibt keine Hinweise darauf, dass das Vorhandensein einer psychiatrischen Erkrankung per se die **Einwilligungsfähigkeit** vermindert [2], [9]. Die Patienten haben oft jahre- oder jahrzehntelang unter starken Symptomen gelitten, haben verschiedene Therapien mit jeweils Nebenwirkungen ausprobiert und hatten eine extrem schlechte Lebensqualität. Es ist wahrscheinlich, dass diese Patienten nur für die geringste Hoffnung auf Besserung nahezu alles tun würden. Auch die häufig zu einseitig positive Darstellung in den Medien kann zu falschen Erwartungen an die Therapie führen [43], [65]. Deshalb wird aktuell diskutiert, ob eine Bezugsperson in den Einwilligungsprozess mit einbezogen werden muss und ob ein externer Gutachter jeden Einzelfall prüfen sollte. Einige Aspekte sollten spezifisch bei der THS in der Patientenaufklärung berücksichtigt werden [43]: Die THS ist für psychiatrische Patienten im Erprobungsstadium und die Wirksamkeit ist nicht hinreichend belegt (realistische Therapieerwartung). Zusätzlich zu fraglichen Symptomverbesserungen sollte darauf hingewiesen werden, dass sich Veränderungen in der Persönlichkeit durch die Behandlung ergeben könnten, ebenso kann ein möglicher schneller Wirkungseintritt der THS eine erhöhte Anpassungsleistung für den Patienten und sein soziales Umfeld erfordern (z. B. Alltagsaktivitäten, Partnerschaft, etc.). Auch auf die lebenslange Abhängigkeit von einem potenziell fehleranfälligen Medizinprodukt und Auswirkungen auf medizinische Diagnostik (keine MRT-Untersuchungen) und Behandlung (Herzschrittmacher) sollte hingewiesen werden [72].

Bei nichteinwilligungsfähigen Patienten sollte sichergestellt sein, dass der gesetzlich festgelegte Betreuer auch über das notwendige Fachwissen verfügt, um über eine eventuelle THS Behandlung zu entscheiden. Da die THS noch keine evidenzbasierte Therapieform ist, muss ein Einsatz bei nichteinwilligungsfähigen Patienten im Rahmen von Studien sehr sorgfältig abgewogen werden. Insbesondere ist zu beachten, dass die potenziellen individuellen Vorteile für den Patienten das Risiko überwiegen [12], [72]. In einem Konsensus-Meeting im Jahre 2009 [54] wurde die Anwendung der **THS bei Kindern** mit psychiatrischen Erkrankungen abgelehnt, da die Krankheit spontan günstiger verlaufen kann (z. B. bei Gilles de la Tourette) und die Auswirkungen der THS auf das sich entwickelnde Gehirn bei Kindern unklar ist. Außerdem kann nicht abgeschätzt werden, wie das Kind den Eingriff später beurteilen wird. Nichtsdestotrotz sind bereits etwa 35 Kinder mit Dystonie behandelt worden [42], [61]. Erst wenn klinische Evidenz für die Behandlung von Erwachsenen bei einer Indikation vorliegt, sollte überlegt werden, ob THS auch bei therapierefraktären Kindern eingesetzt werden kann [54].

Gerechtigkeit

Bislang steht die THS nur für eine hoch selektive Patientenpopulation im Rahmen von Studien zur Verfügung. Dies ist absolut notwendig, um nicht das Kriterium des Patientenwohles zu gefährden. Einen Entscheidungsalgorithmus zur individuellen Auswahl von Patienten unter ethischen Kriterien haben Synofzik und Schläpfer vorgeschlagen [67]. Beim jetzigen Forschungsstand ist die flächendeckende Versorgung mit der THS nicht zu realisieren. Da es sich bei der Methode um ein sehr aufwendiges, risikoreiches Verfahren handelt, bei dem Experten aus den Gebieten der Psychiatrie, Psychologie und Neurochirurgie als Team zwingend benötigt werden, wird die THS wohl auch in Zukunft nur an speziellen Zentren angeboten werden, sodass die Patienten gezwungen sein werden, weite Wege in Kauf zu nehmen. Um dies zu ermöglichen, sollten für alle geplanten Studien Reisekosten beantragt werden, um auch finanziell schlechter gestellten Patienten eine Behandlung mit THS zu ermöglichen.

Wie bei der Weiterentwicklung der MKT spielt der **Einfluss der Industrie** auch bei der THS eine große Rolle. Wenige Firmen können die Forschung über Studiensponsoring und Abgabe bestimmter Neurostimulatoren extrem steuern. Interessenkonflikte seitens der Forscher sind ebenso häufig (principal investigator vs. company advisor) wie seitens der Firma (Firmenprofit vs. Patientenwohl). Eine internationale Gruppe aus Forschern und Ethikern (Volkswagengruppe) hat Lösungsvorschläge zum Interessenkonflikt erarbeitet (ausführlich dargestellt in [16]). Durch eine staatliche Forschungsförderung könnte die Verfügbarkeit der THS verbessert werden [15]. Auch die Verstaatlichung der THS-Forschung im Sinne einer Behörde, die Forschungsvorhaben bewertet, THS-Systeme an Forscher abgibt und die Firmen von der Haftung ausnimmt, wurde angeregt [15].

Im Jahre 2009 hat die amerikanische Zulassungsbehörde (FDA) eine »humanitarian device exemption« für die THS bei therapieresistenten Zwangserkrankungen aufgrund positiver Ergebnisse aus Pilotstudien durchgeführt [14].

HUD

»An Humanitarian Use Device (HUD) is a device that is intended to benefit patients by treating or diagnosing a disease or condition that affects or is manifested in fewer than 4.000 individuals in the United States per year. A device manufacturer's research and development costs could exceed its market returns for diseases or conditions affecting small patient populations. The HUD provision of the regulation provides an incentive for the development of devices for use in the treatment or diagnosis of diseases affecting these populations.

To obtain approval for an HUD, an humanitarian device exemption (HDE) application is submitted to FDA. An HDE is similar in both form and content to a premarket approval (PMA) application, but is exempt from the effectiveness requirements of a PMA. An HDE application is not required to contain the results of scientifically valid clinical investigations demonstrating that the device is effective for its intended purpose. The application, however, must contain sufficient information for FDA to determine that the device does not pose an unreasonable or significant risk of illness or injury, and that the probable benefit to health outweighs the risk of injury or illness from its use, taking into account the probable risks and benefits of currently available devices or alternative forms of treatment. Additionally, the applicant must demonstrate that no comparable devices are available to treat or diagnose the disease or condition, and that they could not otherwise bring the device to market. An approved HDE authorizes marketing of the HUD. However, an HUD may only be used in facilities that have established a local institutional review board (IRB) to supervise clinical testing of devices and after an IRB has approved the use of the device to treat or diagnose the specific disease. The labeling for an HUD must state that the device is an humanitarian use device and that, although the device is authorized by Federal Law, the effectiveness

of the device for the specific indication has not been demonstrated.« (Definition der amerikanischen Zulassungsbehörde FDA)

Damit wurde die THS für viele Patienten verfügbar (hohe Verfügbarkeit), aber die kritischen Bedingungen für eine Zulassung (randomisierte kontrollierte Studien) waren weiterhin nicht erfüllt, obwohl diese notwendig gewesen wären, um Wirkung und Sicherheit der Methode zu erforschen (Patientenwohl). So werden Patienten mit einer vorschnell zugelassenen Methode außerhalb von wissenschaftlicher Evaluation therapiert, und Daten zur Sicherheit und Effizienz werden nicht mehr systematisch erhoben. Dadurch wird das Patientenwohl langfristig unnötig gefährdet und die wissenschaftliche Begleitforschung dieser neuen Methode verhindert.

Die Behandlung mit THS ist sehr teuer, jedoch muss bedacht werden, welche Kosten chronisch kranke Patienten verursachen (u. a. lange Klinikaufenthalte, Arbeitsausfall, Gesundheitssystem) und welche Kosten alternative Behandlungen verursachen würden [3]. Wenn bestimmte Patientengruppen für die THS ausgewählt werden, sollten die Schwere der Beeinträchtigung und der erwartete Nutzen als Kriterien abgewogen werden. Andere Kriterien (z. B. höheres Alter) sollten nicht generell als Ausschlusskriterium gelten.

Um allen Patienten Informationen über den aktuellen Forschungsstand zu ermöglichen, sollten alle Studien in einem **klinischen Register** (z. B. deutsches Register klinischer Studien) eingetragen und die Medien zur rationalen Informationsvermittlung gewonnen werden [67].

Zusammenfassend wäre es notwendig, die aktuelle Verfügbarkeit der THS durch **staatliche Förderung** von Forschungsvorhaben und durch eine **Pflicht zur Veröffentlichung** aller Studienergebnisse zu verbessern.

Zu den ethischen Prinzipien für die Behandlung mit THS siehe Tabelle 10.5 (◨ Tab. 10.5).

▣ Tab. 10.5 Ethische Prinzipien für die Anwendung der tiefen Hirnstimulation bei psychiatrischen Indikationen

Ethisches Prinzip	Anforderung an klinische THS-Studien
Patientenwohl	Multidisziplinäres Team
	Schweregrad der Erkrankung, Chronizität und Behandlungsresistenz als Auswahlkriterium
	Wissenschaftliche Hypothese über Zielpunkt und Wirkmechanismus
	Höchste wissenschaftliche Standards (Studiendesign, Langzeitbeobachtung, Outcome-Variablen wie Lebensqualität, psychosoziale Veränderung, Persönlichkeit, Suizidrisikoabklärung)
	Individuelle Abwägung Risiko-Nutzen, alternative Behandlungsmöglichkeiten
	Ziel der Verbesserung der Lebensqualität (kein politischer oder gesetzlicher Zwang)
	Zulassung nur nach evidenzbasiertem Nachweis der klinischen Wirksamkeit (keine vorschnelle Ausnahmegenehmigung)
Selbstbestimmung (Einwilligungsfähigkeit)	Schriftliche Aufklärung und Einwilligung, Korrektur falscher Erwartungen an Therapie, externe Therapiemotivation
	Untersuchung der individuellen Einwilligungsfähigkeit
	Einbezug Dritter (Partner, externer Gutachter)?
	Kinder und nichteinwilligungsfähige Patienten sind besonders vulnerabel
Gerechtigkeit (Verfügbarkeit)	Keine Kosten für Patienten
	Eintrag in Studienregister
	Pressearbeit
	Staatliche Forschungsförderung, u. a. Verfügbarkeit von Stimulatoren für die Forschung
	Offenlegung von Interessenkonflikten
	Ethische Kriterien der Patientenauswahl (Verbesserung der Lebensqualität, individuelle Kosten-Nutzen-Analyse)

Fazit

Aktuell werden viele Neuromodulationsverfahren in der Therapie schwerer psychiatrischer Erkrankungen eingesetzt oder erforscht. Mehrere dieser Verfahren haben für spezifische Indikationen (meist therapieresistente Depression) eine nachgewiesene Wirksamkeit (z. B. EKT, VNS, TMS). Für diese Verfahren sind die ethischen Kriterien Patientenwohl (»beneficence« und »non-maleficence«) und Selbstbestimmung erfüllt, jedoch sind sie aufgrund verschiedener Ursachen (u. a. Stigmatisierung, Verfügbarkeit nur in wenigen Expertenzentren, Finanzierung) nur für wenige Patienten verfügbar. Dies widerspricht dem Kriterium der Gerechtigkeit, nach dem alle Patienten gleichermaßen Zugang zu optimaler Behandlung erhalten sollten.

Für einige wenige Verfahren wie der MKT und der THS stehen weitere Wirksamkeitsnachweise noch aus. Hier ist besondere Sorgfalt auf die Risiko-Nutzen-Analyse und Auswahl der Patienten zu legen und die Anwendung sollte nur unter höchsten wissenschaftlichen Standards erfolgen, um das Patientenwohl bestmöglich zu schützen. Auch das Kriterium der Selbstbestimmung verlangt hier einen großen Aufwand bei der Patientenaufklärung (u. a. Vorschlag alternativer Behandlungsoptionen, detaillierte Risiko-Nutzen-Beschreibung,

Beachtung der Patientenerwartungen und Therapiemotivation, Einbeziehung Dritter). Diese hoch experimentellen Verfahren sind per se für wenige Patienten verfügbar, jedoch sollte mehr Aufwand betrieben werden, um diese Verfahren bekannt zu machen (Pressearbeit, Studienregister). Nur so können alle Patienten Zugang zu diesen Therapieoptionen bekommen. Staatliche Forschungsförderung ist notwendig, um zu verhindern, dass die Erforschung einzelner Verfahren (MKT, THS) von wenigen Firmen gesteuert wird.

Die Anwendung an psychisch kranken Patienten sollte nur bei nachgewiesener Sicherheit und klarer wissenschaftlicher Hypothese erfolgen. Therapieresistenz und Verbesserung der individuellen Lebensqualität sollten dabei wesentliche Auswahlkriterien sein. Die Neuromodulationsforschung wird in Deutschland durch das Medizinproduktegesetz neu reguliert. Im Sinne des Patientenwohles werden neue Forschungsvorhaben vom Bundesinstitut für Arzneimittel und Medizinprodukte (BfArM) registriert und strenger überwacht. Dieses Verfahren findet zusätzlich zur Genehmigung durch die Ethikkommissionen statt. Es wird sich zeigen, ob dadurch das Patientenwohl besser geschützt und die Effektivität einzelner Neuromodulationsmethoden deutlicher beurteilt werden kann.

Literatur

1   American Psychiatric Association (2001) The practice of electroconvulsive therapy. American Psychiatric Publishing, Arlington
2   Appelbaum PS, Grisso T, Frank E, O'Donnell S, Kupfer DJ (1999) Competence of depressed patients for consent to research. Am J Psychiatry 156: 1380–1384
3   Bell E, Mathieu G, Racine E (2009) Preparing the ethical future of deep brain stimulation. Surg Neurol 72: 577–586; discussion: 586
4   Berman RM, Prudic J, Brakemeier EL, Olfson M, Sackeim HA (2008) Subjective evaluation of the therapeutic and cognitive effects of electroconvulsive therapy. Brain Stimulation 1: 16–26
5   Bewernick B, Hurlemann R, Matusch A, Kayser S, Grubert C, Hadrysiewicz B, Axmacher N, Lemke M, Cooper-Mahkorn D, Cohen M, Brockmann H, Lenartz D, Sturm V, Schlaepfer TE (2009) Nucleus accumbens deep brain stimulation decreases ratings of depression and anxiety in treatment-resistant depression. Biol Psychiatry 67: 110–116

6   Bewernick BH, Kayser S, Sturm V, Schlaepfer TE (2012) Long-term effects of nucleus accumbens deep brain stimulation in treatment-resistant depression: evidence for sustained efficacy. Neuropsychopharmacology 37: 1975–1985
7   Coenen VA, Panksepp J, Hurwitz TA, Urbach H, Madler B (2012) Human Medial Forebrain Bundle (MFB) and Anterior Thalamic Radiation (ATR): Imaging of two major subcortical pathways and the dynamic balance of opposite affects in understanding depression. J Neuropsychiatry Clin Neurosci 24: 223–236
8   Coenen VA, Schlaepfer TE, Maedler B, Panksepp J (2011) Cross-species affective functions of the medial forebrain bundle-implications for the treatment of affective pain and depression in humans. Neurosci Biobehav Rev 35: 1971–1981
9   Cohen BJ, McGarvey EL, Pinkerton RC, Kryzhanivska L (2004) Willingness and competence of depressed and schizophrenic inpatients to consent to research. J Am Acad Psychiatry Law 32: 134–143
10 Croarkin PE, Wall CA, Lee J (2011) Applications of transcranial magnetic stimulation (TMS) in child and adolescent psychiatry. Int Rev Psychiatry 23: 445–453
11 Deuschl G, Schade-Brittinger C, Krack P, Volkmann J, Schaumlfer H, Boumltzel K, Daniels C, DeutschlaumInder A, Dillmann U, Eisner W, Gruber D, Hamel W, Herzog J, Hilker R, Klebe S, Kloss M, Koy J, Krause M, Kupsch A, Lorenz D, Lorenzl S, Hm M, Moringlane JR, Oertel W, Pinsker MO, Reichmann H, Reuss A, Schneider G, Schnitzler A, Steude U, Sturm V, Timmermann L, Tronnier V, Trottenberg T, Wojtecki L, Wolf E, Poewe W, Voges J (2006) A randomized trial of deep-brain stimulation for Parkinson's disease (vol 355, pg 896, 2006). N Engl J Med 355: 1289–1289
12 Dommel FW, Alexander D (1997) The convention on human rights and biomedicine of the Council of Europe. Kennedy Inst Ethics J 7: 259–276
13 Fink M (2005) Is the practice of ECT ethical? World J Biol Psychiatry 6 (Suppl. 2): 38–43
14 Fins JJ, Mayberg HS, Nuttin B, Kubu CS, Galert T, Sturm V, Stoppenbrink K, Merkel R, Schlaepfer TE (2011) Misuse of the FDA's humanitarian device exemption in deep brain stimulation for obsessive-compulsive disorder. Health Aff (Millwood) 30 :302–311
15 Fins JJ, Schiff ND (2010) Conflicts of interest in deep brain stimulation research and the ethics of transparency. J Clin Ethics 21: 125–132
16 Fins JJ, Schlaepfer TE, Nuttin B, Kubu CS, Galert T, Sturm V, Merkel R, Mayberg HS (2011) Ethical guidance for the management of conflicts of interest for researchers, engineers and clinicians engaged in the development of therapeutic deep brain stimulation. J Neural Eng 8: 033001
17 Folkerts HW (2011) Elektrokrampftherapie. Nervenarzt 82: 93–102

18 Frank MJ, Samanta J, Moustafa AA, Sherman SJ (2007) Hold your horses: impulsivity, deep brain stimulation, and medication in parkinsonism. Science 318: 1309–1312

19 George MS, Aston-Jones G (2010) Noninvasive techniques for probing neurocircuitry and treating illness: vagus nerve stimulation (VNS), transcranial magnetic stimulation (TMS) and transcranial direct current stimulation (tDCS). Neuropsychopharmacology 35: 301–316

20 Gisquet E (2008) Cerebral implants and Parkinson's disease: a unique form of biographical disruption? Soc Sci Med 67: 1847–1851

21 Glannon W (2009) Stimulating brains, altering minds. J Med Ethics 35: 289–292

22 Goodman WK, Foote KD, Greenberg BD, Ricciuti N, Bauer R, Ward H, Shapira NA, Wu SS, Hill CL, Rasmussen SA, Okun MS (2010) Deep brain stimulation for intractable obsessive compulsive disorder: pilot study using a blinded, staggered-onset design. Biol Psychiatry 67: 535–542

23 Greenberg BD, Gabriels LA, Malone DA, Jr., Rezai AR, Friehs GM, Okun MS, Shapira NA, Foote KD, Cosyns PR, Kubu CS, Malloy PF, Salloway SP, Giftakis JE, Rise MT, Machado AG, Baker KB, Stypulkowski PH, Goodman WK, Rasmussen SA, Nuttin BJ (2010) Deep brain stimulation of the ventral internal capsule/ventral striatum for obsessive-compulsive disorder: worldwide experience. Mol Psychiatry 15: 64–79

24 Grietz E (Hrsg) (2005) Brain stimulation in depression. Wiley, London

25 Grubert C, Hurlemann R, Bewernick BH, Kayser S, Hadrysiewicz B, Axmacher N, Sturm V, Schlaepfer TE (2011) Neuropsychological safety of nucleus accumbens deep brain stimulation for major depression: effects of 12-month stimulation. World J Biol Psychiatry 12: 516–527

26 Grubert H, Bewernick BH, Kayser S, Hadrysiewicz B, Axmacher N, Sturm V, Schlaepfer TE (2011) Neuropsychological safety of nucleus accumbens deep brain stimulation for major depression: effects of 12-month stimulation. World J Biol Psychiatry 7: 516–527

27 Holtzheimer PE, Kelley ME, Gross RE, Filkowski MM, Garlow SJ, Barrocas A, Wint D, Craighead MC, Kozarsky J, Chismar R, Moreines JL, Mewes K, Posse PR, Gutman DA, Mayberg HS (2012) Subcallosal cingulate deep brain stimulation for treatment-resistant unipolar and bipolar depression. Arch Gen Psychiatry 69: 150–158

28 Hoppe JD, Scriba C (2003) Stellungnahme zur Elektrokrampftherapie (EKT) als psychiatrische Behandlungsmaßnahme. Dtsch Ärztebl 3: 141–143

29 Huang CC, Su TP, Wei IH (2005) Repetitive transcranial magnetic stimulation for treating medication-resistant depression in Taiwan: a preliminary study. J Chin Med Assoc 68: 210–215

30 Husain MM, McClintock SM, Rush AJ, Knapp RG, Fink M, Rummans TA, Rasmussen K, Claassen C, Petrides G, Biggs MM, Mueller M, Sampson S, Bailine SH, Lisanby SH, Kellner CH (2008) The efficacy of acute electroconvulsive therapy in atypical depression. J Clin Psychiatry 69: 406–411

31 Israel M, Steiger H, Kolivakis T, McGregor L, Sadikot AF (2010) Deep brain stimulation in the subgenual cingulate cortex for an intractable eating disorder. Biol Psychiatry 67: 53–54

32 Kayser S, Bewernick B, Axmacher N, Schlaepfer TE (2009) Magnetic seizure therapy of treatment-resistant depression in a patient with bipolar disorder. J ECT 25: 137–140

33 Kayser S, Bewernick BH, Grubert C, Hadrysiewicz BL, Axmacher N, Schlaepfer TE (2011) Antidepressant effects of magnetic seizure therapy and electroconvulsive therapy, in treatment-resistant depression. J Psychiatr Res 45: 569–576

34 Kennedy SH, Giacobbe P, Rizvi SJ, Placenza FM, Nishikawa Y, Mayberg HS, Lozano AM (2011) Deep brain stimulation for treatment-resistant depression: follow-up after 3 to 6 years. Am J Psychiatry 168(5): 502–10

35 Kirov G, Ebmeier KP, Scott AI, Atkins M, Khalid N, Carrick L, Stanfield A, O'Carroll RE, Husain MM, Lisanby SH (2008) Quick recovery of orientation after magnetic seizure therapy for major depressive disorder. Br J Psychiatry 193: 152–155

36 Kramer BA (1999) Use of ECT in California, revisited: 1984–1994. J ECT 15: 245–251

37 Kuhn J, Bauer R, Pohl S, Lenartz D, Huff W, Kim EH, Klosterkoetter J, Sturm V (2009) Observations on unaided smoking cessation after deep brain stimulation of the nucleus accumbens. Eur Addict Res 15: 196–201

38 Kuhn J, Bodatsch M, Sturm V, Lenartz D, Klosterkotter J, Uhlhaas PJ, Winter C, Grundler TO (2011) Tiefe Hirnstimulation bei der Schizophrenie. Fortschr Neurol Psychiatr 79: 632–641

39 Kuhn J, Gaebel W, Klosterkoetter J, Woopen C (2009) Deep brain stimulation as a new therapeutic approach in therapy-resistant mental disorders: ethical aspects of investigational treatment. Eur Arch Psychiatry Clin Neurosci 259 (Suppl. 2): 135–141

40 Laxton AW, Tang-Wai DF, McAndrews MP, Zumsteg D, Wennberg R, Keren R, Wherrett J, Naglie G, Hamani C, Smith GS, Lozano AM (2010) A phase I trial of deep brain stimulation of memory circuits in Alzheimer's disease. Ann Neurol 68: 521–534

41 Leentjens AF, Visser-Vandewalle V, Temel Y, Verhey FR (2004) Manipulation of mental competence: an ethical problem in case of electrical stimulation of the subthalamic nucleus for severe Parkinson's disease. Ned Tijdschr Geneeskd 148: 1394–1398

42 Lipsman N, Ellis M, Lozano AM (2010) Current and future indications for deep brain stimulation in pediatric populations. Neurosurg Focus 29: E2

43 Lipsman N, Giacobbe P, Bernstein M, Lozano AM (2012) Informed consent for clinical trials of deep brain stimulation in psychiatric disease: challenges and implications for trial design. J Med Ethics 38: 107–111

44 Lisanby SH (2003) Focal brain stimulation with repetitive transcranial magnetic stimulation (rTMS): implications for the neural circuitry of depression. Psychol Med 33: 7–13

45 Lozano AM, Giacobbe P, Hamani C, Rizvi SJ, Kennedy SH, Kolivakis TT, Debonnel G, Sadikot AF, Lam RW, Howard AK, Ilcewicz-Klimek M, Honey CR, Mayberg HS (2012) A multicenter pilot study of subcallosal cingulate area deep brain stimulation for treatment-resistant depression. J Neurosurg 116: 315–322

46 Mallet L, Polosan M, Jaafari N, Baup N, Welter ML, Fontaine D, du Montcel ST, Yelnik J, Chereau I, Arbus C, Raoul S, Aouizerate B, Damier P, Chabardes S, Czernecki V, Ardouin C, Krebs MO, Bardinet E, Chaynes P, Burbaud P, Cornu P, Derost P, Bougerol T, Bataille B, Mattei V, Dormont D, Devaux B, Verin M, Houeto JL, Pollak P, Benabid AL, Agid Y, Krack P, Millet B, Pelissolo A (2008) Subthalamic nucleus stimulation in severe obsessive-compulsive disorder. N Engl J Med 359: 2121–2134

47 Malone DA Jr. (2010) Use of deep brain stimulation in treatment-resistant depression. Cleve Clin J Med 77 (Suppl. 3): 77–80

48 Malone DA Jr., Dougherty DD, Rezai AR, Carpenter LL, Friehs GM, Eskandar EN, Rauch SL, Rasmussen SA, Machado AG, Kubu CS, Tyrka AR, Price LH, Stypulkowski PH, Giftakis JE, Rise MT, Malloy PF, Salloway SP, Greenberg BD (2009) Deep brain stimulation of the ventral capsule/ventral striatum for treatment-resistant depression. Biol Psychiatry 65: 267–275

49 Nemeroff CB, Mayberg HS, Krahl SE, McNamara J, Frazer A, Henry TR, George MS, Charney DS, Brannan SK (2006) VNS therapy in treatment-resistant depression: clinical evidence and putative neurobiological mechanisms. Neuropsychopharmacology 31: 1345–1355

50 O'Reardon JP, Solvason HB, Janicak PG, Sampson S, Isenberg KE, Nahas Z, McDonald WM, Avery D, Fitzgerald PB, Loo C, Demitrack MA, George MS, Sackeim HA (2007) Efficacy and safety of transcranial magnetic stimulation in the acute treatment of major depression: a multisite randomized controlled trial. Biol Psychiatry 62: 1208–1216

51 Oral ET, Tomruk N, Plesnicar BK, Hotujac L, Kocmur M, Koychev G, Sartorius N (2008) Electroconvulsive therapy in psychiatric practice: a selective review of the evidence. Neuroendocrinol Lett 29: 11–32

52 Petrides G (2004) Mechanisms of action of ECT. Int J Neuropsychopharmacol 7: 87

53 Puigdemont D, Perez-Egea R, Portella MJ, Molet J, de Diego-Adelino J, Gironell A, Radua J, Gomez-Anson B, Rodriguez R, Serra M, de Quintana C, Artigas F, Alvarez E, Perez V (2012) Deep brain stimulation of the subcallosal cingulate gyrus: further evidence in treatment-resistant major depression. Int J Neuropsychopharmacol 15: 121–133

54 Rabins P, Appleby B, Brandt J, DeLong M, Dunn L, Gabriëls L, Greenberg B, Haber S, Holtzheimer P, Mari Z, Mayberg H, McCann E, Mink S, Rasmussen S, Schlaepfer T, Vawter D, Vitek J, Walkup J, Mathews D (2009) Scientific and ethical issues related to deep brain stimulation for disorders of mood, behavior and thought. Arch Gen Psychiatry 66: 931–937

55 Reid WH, Keller S, Leatherman M, Mason M (1998) ECT in Texas: 19 months of mandatory reporting. J Clin Psychiatry 59: 8–13

56 Rossi S, Hallett M, Rossini PM, Pascual-Leone A (2009) Safety, ethical considerations, and application guidelines for the use of transcranial magnetic stimulation in clinical practice and research. Clin Neurophysiol 120: 2008–2039

57 Rowny SB, Benzl K, Lisanby SH (2009) Translational development strategy for magnetic seizure therapy. Exp Neurol 219: 27–35

58 Sackeim HA (1994) Central issues regarding the mechanisms of action of electroconvulsive-therapy – Directions for future-research. Psychopharmacol Bull 30: 281–308

59 Sackeim HA, Long J, Luber B, Moeller JR, Prohovnik I, Devanand DP, Nobler MS (1994) Physical properties and quantification of the ECT stimulus: I. Basic principles. Convuls Ther 10: 93–123

60 Sackeim HA, Prudic J, Nobler MS, Fitzsimons L, Lisanby SH, Payne N, Berman RM, Brakerneier EL, Perera T, Devanand DP (2008) Effects of pulse width and electrode placement on the efficacy and cognitive effects of electroconvulsive therapy. Brain Stimulation 1: 71–83

61 Schermer M (2011) Ethical issues in deep brain stimulation. Front Integr Neurosci 5: 17

62 Schlaepfer T, Frick C, Zobel A, Maier W, Heuser I, Bajbouj M, O'Keane V, Corcoran C, Adolfsson R, Trimble M, Rau H, Hoff H, Padberg F, Müller-Siecheneder F, Audenaert K, Van den Abbeele D, Matthews K, Christmas D, Stanga Z, Hasdemir M (2008) Vagus nerve stimulation for depression: efficacy and safety in a European study. Psychol Med 38: 651–662

63 Schlaepfer T, Lieb K (2005) Deep brain stimulation for treatment refractory depression. Lancet 366: 1420–1422

64 Schlaepfer TE, Bewernick B, Kayser S, Mädler B, Coenen VA (2012 submitted) Rapid effects of deep brain stimulation for treatment resistant major depression.

65 Schlaepfer TE, Fins JJ (2010) Deep brain stimulation and the neuroethics of responsible publishing: when one is not enough. JAMA 303: 775–776

66 Schupbach M, Gargiulo M, Welter ML, Mallet L, Behar C, Houeto JL, Maltete D, Mesnage V, Agid Y (2006) Neurosurgery in Parkinson disease: a distressed mind in a repaired body? Neurology 66: 1811–1816

67 Synofzik M, Schlaepfer TE (2011) Electrodes in the brain – ethical criteria for research and treatment with deep brain stimulation for neuropsychiatric disorders. Brain Stimul 4: 7–16

68 Synofzik M, Schlaepfer TE (2008) Stimulating personality: ethical criteria for deep brain stimulation in psychiatric patients and for enhancement purposes. Biotechnol J 3: 1511–1520

69 Synofzik M, Schlaepfer TE, Fins JJ (2012) How happy is too happy? Euphoria, neuroethics, and deep brain stimulation of the Nucleus Accumbens. AJOB Neuroscience 3: 30–36

70 The UK ECT Review Group (2003) Efficacy and safety of electroconvulsive therapy in depressive disorders: a systematic review and meta-analysis. Lancet 361: 799–808

71 Vakil E, Grunhaus L, Nagar I, Ben-Chaim E, Dolberg OT, Dannon PN, Schreiber S (2000) The effect of electroconvulsive therapy (ECT) on implicit memory: skill learning and perceptual priming in patients with major depression. Neuropsychologia 38: 1405–1414

72 Woopen C, Timmermann L, Kuhn J (2012) An ethical framework for outcome assessment in psychiatric DBS. AJOB Neuroscience 3(1): 50–55

10

Ethische Aspekte der molekulargenetischen Forschung

Wolfgang Maier, Michael Wagner und Nicola Stingelin

11.1   Bedeutung molekulargenetischer Forschung in der Psychiatrie

Die genomische Medizin verändert das Verständnis und die Behandlung von Krankheiten.

Den Ausgangspunkt bilden bei allen häufigen Krankheiten
- die genetische Anlage (Disposition), die in den Sequenzvarianten der DNA begründet ist und/oder
- die Expression von Genen in RNA bzw. Proteinen (Epigenetik).

Auf dieser Grundlage können für Pathogenese, Diagnostik und für die Zielstrukturen von medikamentöser Therapie neue, kausale Ansatzpunkte entwickelt werden. Damit wachsen die Möglichkeiten, für bislang nur schwer zu behandelnde häufige Erkrankungen die multifaktoriellen Entstehungsbedingungen aufzudecken, um neue therapeutische Ansatzpunkte zu finden. Genetische Faktoren spielen bei all diesen Krankheiten eine bedeutende Rolle. Dieser Gruppe von Erkrankungen gehören vor allem auch alle psychischen Erkrankungen des mittleren und höheren Erwachsenenalters an.

Die genomische Medizin stellt auch den Kern der sogenannten personalisierten Medizin ([8], [2]) dar, die bei jedem Patienten die besonderen individuellen Bedingungen der Krankheitsentstehung und des Therapieansprechens berücksichtigt: Denn sowohl die genetische Anlage in Form von DNA-Sequenzvarianten wie auch das Expressionsmuster von Genen unterliegen individuumspezifischen Einflüssen und Bedingungen. Auch die jeweils personenspezifischen individuellen Umgebungsfaktoren bilden sich entweder in Gen-Umgebungsinteraktionen oder über das Expressionsmuster von Genen über molekulargenetische Mechanismen ab. Die auf das einzelne Individuum maßgeschneiderte Medizin stellt gegenwärtig das wichtigste laufende Zukunftsprogramm in der Medizin dar. Ob diese Vision auch für psychische Störungen erfolgreich sein wird, ist noch nicht absehbar. Diese Vision hat jedoch in verschiedenen Indikationsbereichen (zum Beispiel in der Krebsmedizin) zu erheblichen patientennützlichen therapeutischen Fortschritten geführt. Daher lohnt es sich, auch bei psychischen Erkrankungen ein ähnliches Ziel anzusteuern. Hierfür ist aber die Aufdeckung der molekulargenetischen Architektur und der dazu beitragenden Einzelfaktoren bei Erkrankungen eine essenzielle Voraussetzung. Dieses Ziel erfordert eine konsequente molekulargenetische Forschung mit Patienten.

11.2   Geschichtliche Aspekte genetischer Forschung in der Psychiatrie

Die genetische Erforschung psychischer Erkrankungen hat vor ca. 120 Jahren in Deutschland begonnen (Rüdin: *Zur Familiengenetik der Dementia praecox*). In den ersten 80 bis 90 Jahren wurde nahezu ausschließlich mit Mitteln der biostatistischen Genetik gearbeitet. Vor allem die Entwicklung der Zwillingsstudienmethode hat dabei erhebliche Erkenntnisdurchbrüche mit sich gebracht: Es konnten starke genetische Einflüsse bei allen psychischen Erkrankungen nachgewiesen werden. Die Erfolge dieser Forschungsrichtung im ersten Drittel des 20. Jahrhunderts haben vor dem Hintergrund der herrschenden eugenischen Idee in Deutschland zu moralisch verwerflichen Entwicklungen geführt; das »Gesetz zur Verhütung erbkranken Nachwuchses« aus dem Jahre 1933 schrieb die Zwangssterilisierung von psychisch und neurologisch kranken Menschen mit spezifischen Diagnosen zur Verhütung erbkranken Nachwuchses vor. 200.000 Menschen mussten sich in Deutschland dieser verstümmelnden Maßnahme unterwerfen. Aufgrund dieser schwerwiegenden historischen Belastung unterliegt die Forschung am psychisch kranken Menschen mit Mitteln der Genetik einer besonderen ethischen Verpflichtung.

Der Missbrauch der Forschung über die genetischen Ursachen psychischer Erkrankungen hat die weitere genetische Erforschung psychischer Krankheiten ab den 40er Jahren des 20. Jahrhunderts erheblich belastet. Bis Anfang der 80er Jahre des 20. Jahrhunderts war die genetische Erforschung psychischer Erkrankungen daher ein wenig entwickeltes Feld.

Nachdem in den 1950er Jahren die DNA als Grundlage der genetischen Information entdeckt worden war, wurden in den 1970er und 1980er Jahren molekulargenetische Techniken verfügbar, die die Häufigkeitsunterschiede der Basenpaarsequenzen zwischen Menschen in der DNA abbilden konnten. Zwei Menschen unterscheiden sich in ihrer DNA-Sequenz an in der Regel tausenden Basenpaarpositionen, es sei denn, sie gehören zu einem monozygoten Zwillingspaar. Damit war die Grundlage gelegt, auf der Ebene der DNA-Sequenzvariation Krankheiten molekular zu charakterisieren. Diese Technik fand zunächst bei Erkrankungen Anwendung, denen eine einzige genetische Ursache (monogene Krankheiten) zugrunde lag. Damit hat das wissenschaftliche und öffentliche Interesse an der genetischen Erforschung von genetisch beeinflussten Krankheiten (auch psychischen Krankheiten) deutlich zugenommen.

11.3 Molekulargenetische Methode

Bei den häufigen Erkrankungen sind solche kausalen Mutationen in der DNA-Sequenz, von wenigen Ausnahmen abgesehen (zum Beispiel bei der früh beginnenden, familiären Form der Alzheimer Erkrankung), nicht entdeckt worden. Allerdings konnten vielfach Häufigkeitsunterschiede von DNA-Sequenzvarianten zwischen Patienten mit einer spezifischen Erkrankung und gesunden Personen festgestellt werden. Molekulargenetische Analysen bezogen sich initial auf spezifische Gene (bzw. deren DNA-Sequenzvarianten), deren Genprodukten aufgrund des aktuellen Wissens eine Rolle in der Krankheitsentstehung zugewiesen wurde (Kandidatengene). Diese Strategie erwies sich bei allen häufigen Krankheiten als wenig erfolgreich, im Unterschied zu den genomweiten Assoziationsuntersuchungen (GWAS, [5]).

Dabei handelt es sich um hypothesenfreie, das ganze Genom in Betracht ziehende Strategien zur Genortsuche bei Krankheiten. GWAS erfordern

— eine effiziente, geeignete Technik, die viele tausende von Bruchstücken der DNA-Sequenzen parallel genotypisieren kann (Hochdurchsatzverfahren);

— sehr große Stichprobenumfänge, um Häufigkeitsunterschiede von Markerausprägungen zwischen den Vergleichsgruppen zu entdecken.

Mit solchen genomweiten Assoziationsstudien in großen Stichproben erkrankter versus gesunder Kontrollen (Stichprobenumfänge jeweils > 1.000) wurden häufige DNA-Sequenzvarianten/SNPs (Frequenz > 10 %) mit einer replizierbaren Krankheitsassoziation gefunden. Die gefundenen allelischen Varianten wirken aber in der Regel nicht direkt auf das Krankheitsrisiko ein; sie kennzeichnen meist nur die Region auf dem Genom, in dem man jene Sequenzvariante findet, die einen direkten, funktionellen Einfluss auf die Pathogenese hat.

Die Entdeckung der tatsächlich funktional relevanten DNA-Sequenzvarianten erfordert die direkte Sequenzierung des Genoms, die es erlaubt, fast alle DNA-Varianten zu finden. Diese Next-generation-sequencing-Techniken sind zwar verfügbar, die Kosten sind aber noch relativ hoch [13]. Diese Methode wird die genetische Forschung in den nächsten 10 Jahren beflügeln (vor allem, nachdem die Preise für Sequenzierungen gefallen sind).

Genomweite Assoziationsstudien sind daneben auch geeignet, Sequenzvarianten (in der Regel Mikrodeletionen oder »copy number variations« CNV) zu delektieren, die zwar sehr selten sind, aber das Krankheitsrisiko bei der kleinen Zahl von Allelträgern deutlich steigern.

11.4 Gegenwärtiger Erkenntnisstand

Aufgrund des aktuellen Wissensstandes stellt sich die genetische Grundlage psychischer Erkrankungen folgendermaßen dar:

1. Die Gesamtheit genetischer Einflüsse auf psychische Krankheiten ist stark, aber jeweils deutlich unter 100 %.
2. Keine der über heutige Diagnosekriterien definierten psychischen Erkrankungen ist durch nur einen oder nur wenige genetische Faktoren (Mutationen) auf DNA-Ebene erklärbar.
3. Für das Zustandekommen psychischer Erkrankungen sind wahrscheinlich in der Regel hunderte genetischer Varianten verantwortlich, die in jedem Einzelfall untereinander und zusätzlich mit Umweltbedingungen zusammenspielen (polygene Veranlagung). Dabei ist kein genetischer Faktor (DNA-Sequenzvariation) hinreichend oder not-

wendig, das heißt zwei Erkrankte derselben Diagnose weisen mit hoher Wahrscheinlichkeit unterschiedliche Kombinationen von krankheitsassoziierten genomischen Varianten auf. Das genetische Anlagenprofil für eine Erkrankung unterscheidet sich in der Regel von Person zu Person (mit Ausnahme gleichartig erkrankter monozygoter Zwillingspaare). Eine mit einer Erkrankung assoziierte DNA-Sequenzvariante liegt meist nur bei einem Teil der Patienten vor und kann bei anderen Patienten durch eine andere DNA-Sequenzvariante ersetzt werden. Ebenso können Träger auch mehrerer krankheitsassoziierter Genvarianten lebenslang nicht erkranken. Daraus folgt, dass die hoch polygenen Erkrankungen keineswegs schicksalhaft sind, sondern einer auch umweltbedingten Beeinflussung unterliegen. Diese Erkenntnis findet sich in Diathese-Stress-Modellen wieder, die für Patienten sehr plausibel sind und welche die motivierende Grundlage für Verhaltensänderungen bieten, im Sinne der Rücksicht auf eine persönliche Konstitution.

4. Jeder Mensch, ob psychisch »gesund« oder »krank«, trägt zahllose Genvarianten in sich, die einen schwachen statistischen Zusammenhang mit einer polygenen psychiatrischen Erkrankung aufweisen. Diese wichtige, gesicherte Erkenntnis kann dazu beitragen, die Stigmatisierung psychisch Kranker zu vermindern, denn auf genetischer Ebene gibt es keine Trennlinie.

5. Eine krankheitsassoziierte DNA-Sequenzvariante wirkt stets nur in einem sehr geringen Maße auf das Krankheitsrisiko ein. Die Risikoerhöhung, die von einer Sequenzvariante hervorgerufen wird, überschreitet in der Regel nicht den Faktor 1,5. Einzige Ausnahme ist bei der spät beginnenden Alzheimer Erkrankung die allelische Variante ApoE4, mit der eine relative Risikoerhöhung um einen Faktor 3,5 bis 4 verbunden ist. Angesichts der zahlreichen genomweiten Assoziationsstudien für die psychotischen und affektiven Störungen, wie auch für die spät beginnende Alzheimer Krankheit, kann ausgeschlossen werden, dass es bisher

unentdeckte häufige genetische Varianten gibt, die ein höheres Krankheitsrisiko voraussagen.

6. Daneben sind bei einzelnen Erkrankungen, vor allem bei Schizophrenie und Autismus, DNA-Sequenzvarianten gefunden worden, die mit einem deutlich höheren Erkrankungsrisiko einhergehen. Teilweise sind diese Risikoerhöhungen mit einem relativen Risiko über 10 verbunden; solche genetischen Varianten (copy number variations CNV) sind unter Patienten mit psychiatrischen Diagnosen jedoch sehr selten (deutlich unter 1 % der Betroffenen).

7. Die bisher entdeckten Genvarianten erklären zusammen genommen, soweit sie replizierbar sind, lediglich einen kleinen Teil des aus Zwillingsstudien bekannten gesamten genetisch zu erklärenden Varianzanteils; es sind also vermutlich für jede dieser Erkrankungen noch hunderte von assoziierten DNA-Sequenzvarianten zu entdecken.

8. Ausnahmen stellen monogene psychische Erkrankungen dar, meist mit Beginn im Kindesalter (z. B. das fragile X-Syndrom) oder im mittleren Erwachsenenalter (familiäre Alzheimer Erkrankung, Unterformen der frontotemporalen Demenz). All diese Erkrankungen sind sehr selten, die ursächlichen Gene sind weitgehend bekannt.

Für die weitere Suche nach neuen krankheitsassoziierten Genvarianten sind noch größere Stichprobenumfänge (> 10.000) erforderlich, um die vermutlich risikoschwächeren Sequenzvarianten zu entdecken. Dieses Ziel ist nur durch die Kooperation vieler klinischer und genetischer Zentren in Konsortien möglich.

Auf Grundlage des derzeitigen Kenntnisstandes besteht in der Wissenschaft weitgehende Einigkeit, dass der Einsatz von Gentests für die Vorhersage und Früherkennung häufiger Volkskrankheiten (inkl. psychischer Störungen) wenig sinnvoll und zudem wegen (noch) fehlender therapeutischer Konsequenzen auch ethisch fragwürdig ist. Anders ist die Situation bei den seltenen monogenen Erkrankungen, wie bei der **familiären Alzheimer Demenz**, wo Familienmitglieder eine genetische Beratung und eine Gendiagnostik oftmals wünschen. Menschen aus Familien mit entsprechenden Mutationen erkranken absehbar im mittleren Erwachsenenalter. Da die neuen, hypothetisch krankheitsmodifizierenden Strategien gegen die Alzheimer Erkrankung eine Wirksamkeit vor allem im präsymptomatischen Zustand der Erkrankung erwarten lassen, werden seit Kurzem im Rahmen der internationalen DIAN-Initiative [2] jüngere, noch nicht erkrankte Träger der pathogenen Varianten im Rahmen einer klinischen Studie behandelt. Verläuft diese klinische Prüfung erfolgreich im Sinne einer Verzögerung oder Unterdrückung der Erkrankung, wird auch die Frage nach einer prädiktiven genetischen Testung (auf Basis von ApoE und anderen Genvarianten) für die nichtfamiliäre Alzheimer Erkrankung anders zu beantworten sein als heute.

Wenig ergiebig war leider bisher die Pharmakogenetik, wenn man von der genetischen Beeinflussung von Medikamentenplasmaspiegeln über die funktionellen genetischen Varianten des Leberenzyms Cytochrom P450 absieht. Insgesamt ist der gegenwärtige und in Zukunft zu erwartende Ergebnisstand vor allem im Hinblick auf die Therapie von Interesse: Die Funktionen der die Krankheit beeinflussenden Gene stellen interessante Zielstrukturen für die **Medikamentenentwicklung** dar. Diese Funktionen werden zunehmend durch sogenannte Pathway-Analysen der GWAS-Ergebnisse erhellt, die auf eine Konvergenz bzw. auf ein Zusammenwirken zahlreicher krankheitsassoziierter Gene in wenigen biologischen Regelkreisen (z. B. Glutamatmetabolismus, Immunfunktionen) hindeuten [7]. Einige der zahlreichen aus den GWAS stammenden genetischen Puzzlestücke lassen sich z. B. bei der Schizophrenie inzwischen ansatzweise integrieren und liefern neue, prüfbare Hypothesen der Krankheitsgenese [15].

Ein weiterer möglicher Nutzen besteht in der Entdeckung spezifischer, aber seltener Unterformen (etwa bei Schizophrenie oder Autismus) über die seltenen, aber mit starker Risikoerhöhung verbundenen genomischen Varianten (**copy number variations** CNV); diese potenziellen Unterformen markieren eventuell distinkte Ursachenbedingungen, deren Verständnis dann ebenfalls zu neuen Behandlungsansätzen führt. Im Falle des fragilen X-Syndroms wurde z. B. kürzlich über den Mechanismus der aufgeschlüsselten genetischen Ursache ein Glutamatrezeptor (mGlu5) identifiziert, dessen Hemmung mit eigens entwickelten pharmakologischen Substanzen im Tierversuch mit genetisch modifizierten Mäusen erfolgreich war; diese neuen Substanzen sind aktuell in der klinischen Prüfung [14].

11.5 Ethische und rechtliche Problemfelder

Die oben dargestellten Entwicklungen der molekulargenetischen Forschung verdeutlichen eine Reihe von Besonderheiten, die für die ethische Bewertung von Forschungsanträgen und den Umgang mit Daten und Proben bedeutsam sind:

 ▬ Dank grundlagenwissenschaftlicher Entdeckungen und laufender technischer Neuerungen ist die Entwicklung in diesem Forschungsfeld sehr dynamisch. Es entstehen daher immer wieder spezifische Fragestellungen und analytische Möglichkeiten, die bei der Planung einer Studie, bei der Formulierung einer Aufklärungs- und Einverständniserklärung und bei der Probengewinnung noch gar nicht absehbar waren, auch wenn die grundsätzliche Zielsetzung des besseren Verständnisses der Krankheitsursachen sich nicht ändert.
 ▬ Die isolierte DNA kann theoretisch unbegrenzt lange aufbewahrt, vermehrt und analysiert werden. Dies gilt analog auch für andere Biomaterialien (Biobanken). Deshalb kann sich die Forschung oftmals um Jahre zeitversetzt von der Probengewinnung und der klinischen Datenerhebung vollziehen.
 ▬ Die hoch polygene Natur der psychischen wie auch aller anderen häufigen Erkrankungen, mit nur geringen Effekten einzelner Genvarianten, erzwingt zu ihrer weiteren Aufklärung eine nationale und internationale Zusammenarbeit und den Austausch von Proben und/oder Daten.
 ▬ Gleichzeitig besteht jedoch die rechtliche Verpflichtung zur Beratung durch lokale Ethikkommissionen, bzw. bei pharmakogenetischen Begleitstudien zu AMG-Studien durch die federführende Ethikkommission.

Das führt zu einer Pluralität von Bewertungen und Auflagen, die angesichts der möglichen Vielfalt von Bedenken und Bewertungen verständlich sind und zu einer Heterogenität in der Formulierung von Aufklärungen und Einverständniserklärungen führen.

— Ein zukünftiges Problem, das sich vor allem aus der weiteren Anwendung von Sequenzierungstechniken ergibt, ist die prinzipielle Identifizierbarkeit einer Person aufgrund ihrer genetischen Einzigartigkeit; diese Identifizierbarkeit wird durch die bekannten Verfahren der Anonymisierung oder Pseudonymisierung nicht aufgehoben.

11.6   Aktuelle Praxis im Bereich der Ethik psychiatrischer Genetik

Die ethische Bewertung von Forschungsmethoden und -ergebnissen ist nicht allein Aufgabe von institutionalisierten Ethikkommissionen, sondern vollzieht sich auch in einer Diskussion in der Wissenschaft selbst und in der Öffentlichkeit. Bei der Planung und Durchführung einzelner Studien kommt jedoch den Ethikkommissionen eine zentrale Rolle zu.

Ethikkommissionen haben vielfältige Funktionen (▶ Abschn. 2.2.3). Sie sollen vorrangig Patienten und Probanden vor Risiken des jeweiligen Forschungsprojektes schützen bzw. diese minimieren, aber auch Forscher in ethischer, rechtlicher und medizinischer Hinsicht beraten und sie vor der Überschreitung von ethischen und rechtlichen Normen bewahren. Schließlich haben sie die Rolle, durch ihre Schutzfunktion das Vertrauen der Öffentlichkeit in die Forschung aufrechtzuerhalten [16].

Vor allem der **Schutz individueller genetischer Daten** ist von spezifischer Bedeutung, um Risiken der Diskriminierung (Arbeitgeber, Versicherung) und Stigmatisierung durch missbräuchliche Datennutzung zu verhindern. Zwar sind diese Risiken durch das Bekanntwerden einer Diagnose heute wesentlich konkreter als die Risiken durch einen Missbrauch von – diagnostisch bisher kaum nutzbaren – genetischen Daten, gleichwohl ist die genetische Information ein besonders »identitäts-

naher«, individuell einzigartiger und damit sensitiver und schutzwürdiger Bereich. Deshalb muss der Forschungsteilnehmer der Verwendung seiner Proben zum Zwecke der genetischen Forschung in engerer (z. B. auf ein Gen oder eine Erkrankung begrenzten) oder weiterer Form zustimmen; er muss auch aufgeklärt werden, dass er die Möglichkeit zum Widerruf der Zustimmung hat und ein Recht auf Wissen ebenso wie ein Recht auf Nichtwissen. Dies führt gerade angesichts der oben dargestellten Besonderheiten der molekulargenetischen Forschung zu ethischen und rechtlichen Problemstellungen, die der Ausbildung von Standards, Prozeduren und Empfehlungen und der Beratung durch Ethikkommissionen bedürfen.

Ethikkommissionen legen bei genetischer Forschung in Bezug auf die Antragstellung, Patientenaufklärung und Formulierung der Einverständniserklärung zunächst die gleichen Grundsätze an wie bei nichtgenetischer Forschung. Welche Konsequenzen ergeben sich jedoch aus der Art und dem gegenwärtigen Stand der genetischen Forschung, wie sie oben dargestellt sind, für die Gestaltung der Aufklärung und Einverständniserklärung?

11.6.1   Nutzen und Zweck der Untersuchung

Der Arbeitskreis Medizinischer Ethik-Kommissionen in der Bundesrepublik Deutschland hat 2010 einen »Mustertext für die Information und Einwilligung zur Durchführung genetischer Analysen von Proben volljähriger einwilligungsfähiger Personen« erarbeitet, der als Grundlage von Aufklärungen über mehr oder weniger eingrenzbare genetische Fragestellungen dienen kann.

Hierbei wird unterschieden zwischen Fragestellungen, bei denen der Einfluss von Erbeigenschaften auf Entstehung, Verlauf, Erkennung oder Therapie bestimmter, konkret zu benennender Erkrankungen untersucht wird und einer weiter gehenden Nutzung zum Zwecke wissenschaftlich-medizinischer Forschung. Es ist nicht möglich, alle möglichen künftigen genetischen Forschungsmöglichkeiten zu antizipieren, was dafür spricht, die Einwilligung zu einer breiten Zielsetzung einzuholen. Andererseits kann man schon aus logischen Gründen kein Einverständnis für etwas erteilen, das in gar keiner Weise spezifiziert wird. Eine Aufklärung, die als Ziel eine störungsspezifische Ursachenforschung mit genetischen Mitteln benennt und die grundlegende Methode beschreibt (z. B. den statistischen Vergleich sehr zahlreicher Erkrankter und Nichterkrankter an zahlreichen Genorten zur Aufdeckung geringer Häufigkeitsunterschiede von Allelen) ist für die meisten psychiatrisch-genetischen Untersuchungen sachgerecht und für Patienten im Allgemeinen verständlich. Erfahrungsgemäß ist das Grundverständnis für die Bedeutung erblicher Faktoren bei Patienten und Probanden durchaus gegeben.

Der mögliche Nutzen ist bei genetischen Studien in der Regel nicht für die Person des Teilnehmers gegeben, sondern besteht in einem verbesserten Krankheitsverständnis, das erst in Zukunft zu Vorteilen für Erkrankte führen kann, etwa durch bessere Therapien, oder durch eine mögliche Anpassung von Behandlungen an die genetische Konstitution (personalisierte Medizin). Es kennzeichnet den oben dargestellten Stand des Wissens, dass diese Ziele oftmals nur allgemein zu formulieren sind. Ausnahmen, bei denen eine konkrete Zielsetzung möglich ist, könnten etwa die Suche nach spezifischen Genmutationen sein oder die pharmakogenetische Begleitforschung im Rahmen einer Arzneimittelstudie. In diesen Fällen sollte die Zielsetzung entsprechend spezifiziert werden.

Bei der Entwicklung und Erprobung von neuen Medikamenten und Diagnostika ist eine Zusammenarbeit von akademischen Forschern mit **industriellen Partnern** notwendig und üblich. Die Diskussion der möglichen wirtschaftlichen Verwertung von genetischer Forschung hat viele Aspekte (z. B. Sind Gene patentierbar? Steht Patienten ein Nutzungsrecht oder eine materielle Beteiligung zu?) und war Gegenstand eines Symposiums in Deutschland [12] und einer Stellungnahme des Nationalen Ethikrates [9]. Die Frage der wirtschaftlichen Verwertung von Forschungsergebnissen ist im Bereich der psychiatrischen Genetik zuletzt in den Hintergrund getreten, gerade weil die Forschung inzwischen gezeigt hat, dass einzelne Gene und Gensequenzen kaum diagnostisch nutzbar oder im Rahmen der Medikamentenentwicklung

verwertbar sind. Gleichwohl ist es im Sinne der Klarheit und Rechtssicherheit wünschenswert, in der Patientenaufklärung die mögliche Beteiligung industrieller Partner oder einer Patentierung zu benennen.

11.6.2 Risiken

Die körperlichen Gefahren sind eher gering bei genetischen Untersuchungen, bei denen Blut oder Speichel zur Gewinnung der Erbsubstanz erforderlich sind. Eine Speichelasservierung ist ohne gesundheitliche Risiken möglich. Auf die Risiken einer Blutentnahme ist konkret hinzuweisen. In Bezug auf die molekulargenetische Forschung ergibt sich ein unmittelbares, wenn auch geringes Gefährdungspotenzial durch die Probengewinnung, die oftmals mit einer gesonderten, zum Zwecke dieser Forschung erfolgenden venösen Blutentnahme verbunden ist. Über das damit verbundene Risiko ist der Proband oder Patient stets zu informieren. Die entsprechende Formulierung in einem 2010 positiv bewerteten Antrag an die Bonner Ethikkommission lautete etwa:

» Wir bitten Sie, sich eine geringe Menge Blut (ca. 40 ml) abnehmen zu lassen, wie sie der Hausarzt auch bei Routineuntersuchungen entnimmt. Die Blutentnahme aus einer Vene wird normalerweise gut toleriert und ist selten mit Komplikationen verbunden. Dennoch kann es an der Einstichstelle zu Beschwerden wie einem Bluterguss, zur Bildung von kleinen Narben, zu einer Verhärtung, Missempfindungen in der Umgebung des Einstichs durch unbeabsichtigte Verletzung kleinster Hautnerven, einer Infektion, einer Venenentzündung, einer Thrombose oder zum Abschwemmen kleinster Blutgerinnsel kommen. Es können selten (in 1 von 1.000–10.000 Fällen) auch Kreislaufreaktionen auftreten, sehr selten (in weniger als 1 von 10.000 Fällen) kann es zu einer Punktion einer Arterie mit starkem Blutverlust kommen. Sollten Sie sich derzeit in stationärer Behandlung in unserer Klinik befinden, wird die Blutprobe möglichst im Rahmen der routinemäßigen Untersuchung entnommen, um die möglichen Risiken weiter zu reduzieren. «

11.6.3 Datenschutz

Neben den körperlichen Risiken sind – wie bei nichtgenetischer Forschung auch – die Risiken einer Verletzung des Datenschutzes zu bedenken und durch geeignete Maßnahmen auszuschließen. Dies geschieht in der Regel durch eine **Pseudonymisierung** (Verschlüsselung), worauf in der Aufklärung und Einverständniserklärung ausdrücklich hinzuweisen ist.

Die praktische Umsetzung der Pseudonymisierung obliegt dem Studienleiter. Zentral ist dabei die komplette Trennung von identifizierenden Merkmalen wie Namen oder Geburtsdatum von allen phänotypischen Daten (etwa klinischen Diagnosen, Ergebnissen von Fragebögen, MRT-Daten) und von Biomaterialien (wie Blutproben oder DNA). Manche Ethikkommissionen verlangen, insbesondere bei langfristig angelegten und Datenaustausch beinhaltenden Projekten zusätzlich die Vorlage eines detaillierten Datenschutzkonzeptes, in dem die Maßnahmen zum Identitätsschutz konkret dargelegt werden. Solche formalen Anforderungen können, gerade bei langfristigen Projekten mit vielen Beteiligten, als Maßnahme der fortdauernden Qualitätssicherung sehr sinnvoll sein. Auch unabhängig von der Forderung einer Ethikkommission nach einem solchen Konzept ist die Erstellung einer internen Richtlinie empfehlenswert, um die praktische Umsetzung des Datenschutzes konkret sicherzustellen. Ebenfalls empfiehlt es sich, diese mit dem Datenschutzbeauftragten der jeweiligen Einrichtung abzustimmen. Auch bei EU-Projekten mit genetischen Fragestellungen wird mit detaillierten Fragekatalogen zum Datenschutz nach Herkunft und Lagerung von Proben, Speicherung von Daten, konkreten Maßnahmen zur Pseudonymisierung (z. B. auf den Plastikröhrchen zur Blutentnahme) gefragt.

Weil die genetische Forschung in der Regel große, nicht in einer Einrichtung zu gewinnende Stichproben benötigt, kommt der Darlegung der Möglichkeit einer **internationalen Zusammenarbeit** in Antrag, Aufklärung und Einverständniserklärung sowie bei der Gestaltung und Umsetzung des Datenschutzes hohe Bedeutung zu. In der Aufklärung ist etwa folgende Formulierung möglich:

» Die erhobenen Daten können zwischen den kooperierenden wissenschaftlichen Arbeitsgruppen ausgetauscht und gemeinsam analysiert werden. Hierbei wird gewährleistet, dass meine personenbezogenen Daten nicht an Dritte weitergegeben werden. «

Es ist möglich, bei der Einwilligungserklärung auch die Bereitschaft des Probanden zu einer späteren Kontaktaufnahme durch einen Studienmitarbeiter zu erfragen. Dies kann aus wissenschaftlicher Sicht etwa sinnvoll sein, wenn seltene genetische Varianten identifiziert werden, die krankheitsassoziiert sind und ergänzende Untersuchungen zur funktionellen Wirkung dieser Genvariante denkbar sind. Ein Beispiel für Projekte, in denen dies vorgesehen ist, ist die Göttinger Research Alliance for Schizophrenia (GRAS), die deutschlandweit über 1.000 Patienten mit der Diagnose einer Schizophrenie oder einer schizoaffektiven Störung untersucht hat, von denen die meisten Patienten auch einer späteren Kontaktaufnahme zustimmten [11]. Auch in der EU-geförderten ADAMS-Studie zu den genetischen Grundlagen verschiedener psychiatrischer Störungen [1] sieht die Bonner Einwilligungserklärung die Möglichkeit zur erneuten Kontaktaufnahme grundsätzlich vor. Auch ist denkbar, dass ein inzidenteller Befund (z. B. eine bekannte Mutation) mit Behandlungsimplikationen erkannt wird. Vor einer Kontaktaufnahme (die nur über die Klinik oder den Arzt erfolgen darf, der über die Pseudonymliste einen Patienten identifizieren kann) sollte in diesen Fällen aber sicher eine Beratung durch eine lokale Ethikkommission stehen. Auch in anderen Forschungsbereichen gibt es das Problem des Umgangs mit inzidentellen Befunden, im Bereich der Bildgebung sind die Richtlinien dazu vermutlich am weitesten entwickelt (▶ Abschn. 4.4 bis 4.5).

Eine ausführliche Darstellung der technischen Infrastruktur zur Datensicherheit in großen psychiatrisch genetischen Forschungsprojekten findet sich in [4]. Kern dieser IT-Konzepte ist eine eigenständige Identitäts- und Pseudonymverwaltung sowie gesonderte, ausschließlich mit diesen Pseudonymen arbeitende Datenbanken zur Biomaterial- und Phänotypverwaltung.

Aktuelle Übersichten und Richtlinien, etwa zum Datenschutz und zu Biomaterialbanken, finden sich auch in der Schriftenreihe der BMBF-geförderten Telematik-Plattform TMF, der Dachorganisation für die medizinische Verbundforschung in Deutschland (www.tmf-ev.de).

11.7 Ethische Aspekte kollaborativer Forschung am Beispiel einer EU-Studie

Am Beispiel einer von 2010 bis 2012 durchgeführten molekulargenetischen Studie im 7. Rahmenprogramm der EU, an dem unsere Universitäten (Bonn, Basel) neben anderen Einrichtungen aus EU-Staaten (Deutschland, Großbritannien, Niederlande) sowie aus Russland beteiligt waren, wollen wir einige Herausforderungen ethisch-rechtlicher Art darstellen und die dort angetroffenen bzw. angewandten Prozeduren.

Das mit dem Akronym ADAMS bezeichnete Projekt umfasst u. a. die Anwendung neuer molekulargenetischer Techniken (wie GWAS und Exomsequenzierung) bei historischen (bereits vorhandenen) Proben, die Gewinnung neuer Proben mit erweiterter Phänotypcharakterisierung und die Harmonisierung von Datenbanken, wobei die Störungsbilder und Phänotypen Alzheimer Demenz, Gedächtnis, Alkoholismus und Schizophrenie bearbeitet werden [1].

Die Förderbewilligung für ADAMS umfasste die Verpflichtung zur Beachtung aller nationalen und EU-weiten, aktuellen und künftigen einschlägigen Gesetze sowie der ethischen Richtlinien des 7. Rahmenprogramms. Im Zuge der Antragstellung wurde nach Gesprächen mit der EU-Kommission ein eigenes Teilprojekt Ethik eingerichtet und finanziert. Zu den Aufgaben dieses Teilprojektes zählten der Vergleich der rechtlichen und ethischen Rahmenbedingungen der beteiligten Zentren, der Vergleich der übersetzten Aufklärungen und Einverständniserklärungen (»informed consent forms«) untereinander sowie in Bezug auf die Abbildung allgemeiner EU-Richtlinien und eine Erhebung der qualitätssichernden Maßnahmen (in Bezug auf Datenschutz und Probensicherung). Der empirische Vergleich der von unterschiedlichen Einrichtungen gestalteten und von unterschiedlichen Ethikkommissionen gebilligten Aufklärungsfor-

mulare und Einwilligungserklärungen ergab erhebliche Unterschiede, etwa in Bezug auf die Frage, was nach einem bestimmten Projekt oder nach einem bestimmten Zeitraum mit den genetischen Proben geschieht, ob diese aufbewahrt, zerstört oder an andere weitergegeben werden. Der Ländervergleich zeigte, dass die Angaben in den Einverständniserklärungen aus Deutschland und Großbritannien tendenziell detaillierter waren als die aus anderen Ländern. Die Standards der Ethikkommissionen in Bezug auf die Aufklärung zu genetischer Forschung unterscheiden sich also zwischen Ländern. Da auch in Zukunft zahlreiche lokale Ethikkommissionen zuständig sein werden, sind Richtlinien, wie die bereits angesprochenen Richtlinien des Arbeitskreises medizinischer Ethikkommissionen oder eben auch Richtlinien der Förderer (die sich ebenfalls auf Kommissionsentscheidungen stützen) eine wichtige Quelle der Qualitätssicherung. Dies gilt gerade auch für Studien, die nur durch Daten- und Probenweitergabe möglich werden.

Gerade internationale genetische Projekte zeigen ein Datenschutzproblem jenseits des Individuums auf: Im Falle der Verwendung von Daten über die ethnische Herkunft der Spender besteht die Gefahr der Stigmatisierung und Diskriminierung der Probenspender und der ethnischen Gruppe, der sie entstammen. Ein Trend in der ethischen Debatte der letzten Jahre im Bereich der Humangenetik ist die stärkere Berücksichtigung des gesellschaftlichen, überindividuellen Nutzens, der aus der Analyse großer genetischer Datenbanken erwächst [8]. Entsprechend tritt neben das zentrale Prinzip der Patientenautonomie (das sich in einer individuellen Nutzen-Risiko-Bewertung verwirklicht) das Prinzip des öffentlichen und auch politischen Diskurses. Verschiedene Vorschläge für einen neuen ethischen Rahmen für die Genforschung schließen ein, dass zusätzlich zur Einwilligung des Probenspenders (das Individuum) eine Form von gemeinschaftlicher Einwilligung der Gruppe oder der Gesellschaft, aus der der Probenspender stammt, einzuholen sei [8]. Allgemein sollte – soweit immer möglich – in der Genforschung ein partizipativer Ansatz gewählt werden.

Die US-amerikanischen nationalen Gesundheitsinstitute (NIH) fördern die Sammlung von Daten aus genomweiten Assoziationsuntersuchungen, die in anonymisierter Form in Datenbanken deponiert und von Forschern in einem geregelten Verfahren genutzt werden können. Das NIH hat für die Ethikkommissionen, die über diese Nutzung der Daten entscheiden, detaillierte Empfehlungen formuliert, die die Anonymisierung von (weitergegebenen) Daten, die Nutzen-Risiko-Bewertung, den Schutz von ethnischen Minderheiten, die Rückmeldung von individuellen Ergebnissen, die Rücknahme des Einverständnisses etc. betreffen (http://gwas.nih.gov/).

Fazit

Die genetische Forschung hat zahlreiche spezifische ethisch-rechtliche Gesichtspunkte zu berücksichtigen. Die Entwicklung der technischen Möglichkeiten und die notwendige langfristige Zusammenarbeit zahlreicher Forschungsgruppen, die Materialien oder Daten austauschen müssen, führen zu besonderen Anforderungen an Aufklärung und Datenschutz. Die ethische Bewertung der genetischen Forschung entwickelt sich parallel zu den Fragestellungen und Möglichkeiten der Forschung [8]. Zunehmend entstehen nationale und internationale Richtlinien, an denen sich Forscher und Ethikkommissionen orientieren können. An der Diskussion, Formulierung und Weiterentwicklung dieser Best-practice-Guidelines sollten Gruppen mit verschiedenen Kompetenzen und Interessen beteiligt sein (Wissenschaftler, Forschungsförderer, Ethiker, Juristen, Patientenvertreter).

Literatur

1   ADAMS consortium webpage. http://genseq.molgen. mpg.de/cms/. Zugegriffen: 30.10.12

2   Bateman RJ, Xiong C, Benzinger TLS, Fagan AM, Goate A, Fox NC et al. (2012) Clinical and biomarker changes in dominantly inherited Alzheimer's Disease. N Engl J Med 367: 795–804

3   Collins FS (2011) Meine Gene – mein Leben: Auf dem Weg zur personalisierten Medizin. Spektrum Akademischer Verlag, Heidelberg

4   Demiroglu SY, Skrowny D, Quade M, Schwanke J, Budde M, Gullatz V, Reich-Erkelenz D, Jakob JJ, Falkai P, Rienhoff O, Helbing K, Heilbronner U, Schulze TG (2012) Managing sensitive phenotypic data and biomaterial in large-scale collaborative psychiatric genetic research projects: practical considerations. Mol Psychiatry, doi: 10.1038/mp.2012.11. Zugegriffen: 30.10.12

5   European Commission Expert Working Group on data protection and privacy (2009) Data protection and privacy ethical guidelines. http://www.rbuce-up.eu/sites/ www.rbuce-up.eu/files/pdf/Ethics%20-%20privacy-1. pdf. Zugegriffen: 30.10.12

6   Grimm D, Blum HE, Thimme R (2011) Genomweite Assoziationsstudien. Dtsch Med Wochenschr 136: 95–98

7   Jia P, Wang L, Meltzer HY, Zhao Z (2010) Common variants conferring risk of schizophrenia: a pathway analysis of GWAS data. Schizophr Res 122: 38–42

8   Knoppers BM, Chadwick R (2005) Human genetic research: emerging trends in ethics. Nat Rev Genet 6(1): 75–9

9   Nationaler Ethikrat (2004) Stellungnahme zur Patentierung biotechnologischer Erfindungen unter Verwendung biologischen Materials menschlichen Ursprungs. Stellungnahme vom 6.10.2004. In: Rietschel M, Illes F (Hrsg) Patentierung von Genen. Molekulargenetische Forschung in der ethischen Kontroverse (Appendix). Verlag Dr. Kovac, Hamburg

10.   McMahon FJ, Insel TR (2012) Pharmacogenomics and personalized medicine in neuropsychiatry. Neuron 74: 773–776

11   Ribbe K, Friedrichs H, Begemann M, Grube S, Papiol S, Kästner A, Gerchen MF, Ackermann V, Tarami A, Treitz A, Flögel M, Adler L, Aldenhoff JB, Becker-Emner M, Becker T, Czernik A, Dose M, Folkerts H, Freese R, Günther R, Herpertz S, Hesse D, Kruse G, Kunze H, Franz M, Löhrer F, Maier W, Mielke A, Müller-Isberner R, Oestereich C, Pajonk FG, Pollmächer T, Schneider U, Schwarz HJ, Kröner-Herwig B, Havemann-Reinecke U, Frahm J, Stühmer W, Falkai P, Brose N, Nave KA, Ehrenreich H (2010) The cross-sectional GRAS sample: a comprehensive phenotypical data collection of schizophrenic patients. BMC Psychiatry 10: 91

12   Rietschel M, Illes F (2005) Patentierung von Genen. Molekulargenetische Forschung in der ethischen Kontroverse. Verlag Dr. Kovac, Hamburg, S 111–128

13   Ropers HH (2012) On the future of genetic risk assessment. J Community Genet 3: 229–236

14   Spooren W, Lindemann L, Ghosh A, Santarelli L (2012) Synapse dysfunction in autism: a molecular medicine approach to drug discovery in neurodevelopmental disorders. Trends in Pharmacol Sci, doi: 10.1016/j. tips.2012.09.004. Zugegriffen: 30.10.12

15   Sullivan PF (2012) Puzzling over schizophrenia: Schizophrenia as a pathway disease. Nature Medicine 18: 210–211

16   Taupitz J (2005) Aufgaben, Entscheidungsparameter und Rechte medizinischer Ethikkommissionen im Bereich der molekulargenetischen Forschung. In: Rietschel M, Illes F (Hrsg) Patentierung von Genen. Molekulargenetische Forschung in der ethischen Kontroverse. Verlag Dr. Kovac, Hamburg, S 111–128

11

Ethische Probleme in der Demenzforschung

Michael Rapp

12.1 Priorisierung innerhalb der Demenzforschung

Die durch die zunehmende Lebenserwartung überproportional steigende Zahl von Demenzerkrankungen [7] hat in den industrialisierten Ländern eine Flut von unter anderem grundlagenwissenschaftlichen, epidemiologischen, pharmakologischen und versorgungsökonomischen Forschungsprojekten mit sich gebracht [3], als deren primäres Movens angesichts der zu erwartenden Zahlen von Demenzkranken (in Deutschland wird für das Jahr 2050 derzeit von etwa 3 Millionen Demenzkranken ausgegangen [9]) eine Verbesserung der Versorgung, der Behandlung oder auch der Versorgungsplanung und Inanspruchnahme medizinischer Diagnostik bei Demenzkranken steht [4]. Auch in der politischen Landschaft ist das Thema Demenz mittlerweile präsent, der öffentliche Druck, eine bessere Versorgung oder effektivere Behandlung der Demenzerkrankungen anbieten zu können, ist hoch [5]. Dabei sind nicht zuletzt ökonomische Betrachtungen von Bedeutung, insbesondere im Bereich der pharmazeutischen Industrie, da hier der ökonomische Erfolg von Firmen substanziell von Erfolgen in der Demenzforschung abhängen kann.

Auf einer gesellschaftlichen Ebene stellt sich die Frage nach der Priorisierung von Forschung zu Demenzerkrankungen im Vergleich zu anderen Erkrankungen [4], [5]. Zugleich stellt sich aber die Frage nach einer Priorisierung innerhalb der Demenzforschung, etwa hin zu einem Mehr an Versorgungsforschung auf Kosten der grundlagenwissenschaftlichen Forschung. Hier ist allgemein akzeptiert, dass eine mögliche kausale Behandlung von Demenzerkrankungen ein Ziel der Demenzforschung sein muss, sich jedoch angesichts der Dauer bis zur Umsetzung grundlagenwissenschaftlicher Ergebnisse in die Versorgungspraxis ([2], [5]) ebenfalls die Frage stellt, wie in Ermangelung einer erfolgreichen kausalen Therapie die Lebensqualität der jetzt Betroffenen und ihrer Angehörigen verbessert werden kann [6], S. 130–131. Empfehlungen nationaler Ethikleitlinien gehen dahin, die Diskrepanz zwischen grundlagenwissenschaftlicher und Versorgungsforschung bei einer relativen Betonung der Grundlagenwissenschaft aufzulösen und vermehrt hin in die Versorgung und soziale

Situation Demenzkranker und ihrer Angehörigen zu priorisieren [6] Recommendations 16, 17, S. 133.

Dieser allgemeinen Dynamik stehen der einzelne Demenzkranke und seine Angehörigen oft wenig informiert, unsicher und sorgenvoll gegenüber [3]. In der Praxis der universitären Gedächtnissprechstunden treffen wir immer wieder auf Patienten oder Angehörige, die nach Zeitungsberichten über aktuelle Erfolge oder vielversprechende Therapieansätze im Tiermodell fragen, ob eine Behandlung mit den gerade in Phasen vorklinischer Prüfung befindlichen Substanzen derzeit möglich sei. Hinweise auf die üblicherweise erforderliche Zeitdauer und die Versagensraten bis zum klinischen Einsatz einer solchen Substanz [2] werden oft als enttäuschend wahrgenommen; deutlich wird hier also der häufig hohe Leidensdruck, der manches Mal in eine starke Motivation, auch an experimentellen Behandlungen teilzunehmen, mündet. Wie weit ein Demenzkranker zu einer freien Entscheidung in der Lage? Wie weit unterschätzt er mögliche Risiken? Anhand einiger Themenkomplexe und Beispiele sollen solche ethisch relevanten Fragen behandelt werden, die für die Weiterentwicklung der Ethik psychiatrischer Forschung im Bereich der Demenzerkrankungen von Bedeutung sein könnten.

12.2 Aufklärung und Beurteilung der Einwilligungsfähigkeit

Bei der wissenschaftlichen Untersuchung von demenzkranken Patienten und ihren Angehörigen kommt der Aufklärung und Information eine besondere Bedeutung zu. Hier sind zwei Aspekte spezifisch und zentral: einerseits die umfassende Aufklärungspflicht des Studienarztes, andererseits die oft durch die Erkrankung eingeschränkte Einwilligungsfähigkeit.

Ein Standardprozedere in Studienprotokollen ist es, die Einwilligungsfähigkeit durch einen nicht an der Studie beteiligten Arzt prüfen zu lassen und bei fehlender Einwilligungsfähigkeit einen Betreuer nach dem BGB § 1906 oder einen Vorsorgebevollmächtigten umfassend zu informieren und aufzuklären und von ihm die Zustimmung zur Studienteilnahme einzuholen. Dabei erleben wir aber in der täglichen Praxis bisweilen Einschränkungen. So wird die Einwilligungsfähigkeit oft durch einen zwar nicht an der Studie beteiligten, wohl aber in demselben klinischen Bereich angestellten Arzt beurteilt. Eine Unabhängigkeit hinsichtlich der Studie selbst ist somit gegeben, hinsichtlich der Studienärzte besteht diese aber oftmals nicht. Problematisch ist darüber hinaus, dass die Demenzerkrankung per se mit einem Verlust kognitiver Fertigkeiten einhergeht, der zwar nicht zwingend eine Einwilligungsunfähigkeit nach sich ziehen muss, aber die zur Einwilligung erforderlichen kognitiven, emotionalen und intentionalen Kapazitäten doch sicher einschränkt. Hier gibt es in der Tat wissenschaftliche Untersuchungen, die mittels Fallvignetten und kognitiver Testungen Grenzwerte für kognitive Leistungen vorgeschlagen haben, unterhalb derer eine Einwilligungsfähigkeit unwahrscheinlich erscheint [8]. Eigene Vorschläge, solche Grenzwerte beispielsweise in neuropsychologischen Trainingsexperimenten (also nichtpharmakologischen Studien) anzuwenden, um die Qualität der Beurteilung der Einwilligungsfähigkeit zu erhöhen, wurden regelhaft von uns mit der zuständigen Ethikkommission diskutiert. Konkret war das Ziel, ab einem **Mini-Mental-Status-Test** (MMST) [1] von kleiner gleich 18 Punkten *zusätzlich* zur Untersuchung der Einwilligungsfähigkeit durch den Arzt ein standardisiertes Maß zur Einwilligungsfähigkeit einzuholen. In mündlichen Beratungen wurde der Hinweis gegeben, dass man einem solchen allgemeinen Prozedere nicht zustimmen könne, da es die Einzelfallprüfung beeinflussen könne (▶ Abschn. 3.2.2).

Neben der Qualität der Einwilligungsfähigkeit spielt beim kognitiv eingeschränkten Demenzkranken auch die Qualität der **schriftlichen Aufklärung** und ihre Verständlichkeit eine besondere Rolle. Hier ist zunächst die Autorenschaft des Textes der Aufklärung von Bedeutung. Bei von der pharmazeutischen Industrie durchgeführten oder finanzierten Studien ist der Aufklärungstext ebenso wie bei nichtpharmakologischen Studien in der überwiegenden Mehrzahl der Fälle vom Studienleiter oder Sponsor der Studie selbst formuliert. Hier kommt also der Prüfung durch die Ethikkommission eine besondere Bedeutung zu, da alle im Studienprotokoll geplanten Interventionen hinsichtlich ihres Nutzens und Risikos in der Aufklärung formuliert sein sollten. Neben dieser inhaltlichen Prüfung steht die Prüfung der Verständlichkeit an zentraler Stelle. Hier ist die Balance zwischen vollumfänglicher Aufklärung und Verständlichkeit immer zu wahren, was beim kognitiv eingeschränkten Demenzpatienten bedeuten kann, dass komplexe Sachverhalte auf sehr einfache Formulierungen heruntergebrochen und zusammengefasst werden müssen. Hier legt in unserer Erfahrung die Ethikkommission oft einen hilfreichen und nachvollziehbaren Schwerpunkt ihrer Prüftätigkeit. Zu berücksichtigen ist jedoch auch, dass bei überregionalen, multizentrischen Studien (also beispielsweise in der Regel die multizentrischen klinischen Prüfungen der pharmazeutischen Industrie) die für den »principal investigator« zuständige Ethikkommission zunächst tätig wird, und so lokale Gegebenheiten seltener Berücksichtigung finden könnten. Zwar werden solche Ethikvoten in der Regel auch der lokalen Kommission an jedem einzelnen Prüfzentrum vorgelegt, eine ähnlich eingehende Prüfung wie bei einem Erstantrag könnte jedoch seltener der Fall sein, da ja bereits ein grundlegendes Votum einer anderen Ethikkommission vorliegt.

Oft wird in Forschungsvorhaben implizit davon ausgegangen, dass eine einmal erteilte Einwilligung über die gesamte Studie Gültigkeit habe. Widerruft der einwilligungsfähige Patient seine Zustimmung zur Studienteilnahme nicht, wird häufig von einer fortbestehenden gültigen Zustimmung ausgegangen. Die progrediente Natur vieler Demenzerkrankungen kann jedoch im Verlauf natürlicherweise den Verlust einer einst vorhandenen Einwilligungsfähigkeit mit sich bringen. Einige, aber nicht alle uns bekannten Studienprotokolle berücksichtigen diese Möglichkeit durch wiederholte Prüfung der Einwilligungsfähigkeit. Ist diese jedoch nicht mehr gegeben, stellt sich die Frage, wie mit Verlaufsuntersuchungen bei einer laufenden Studie umgegangen werden kann, bei der ein Patient zwar zu Studienbeginn eingewilligt, jetzt aber seine Einwilligungsfähigkeit verloren hat. Eine pragmatische Lösungsmöglichkeit ist die Einholung einer Zustimmung im Sinne des »**assent« des Patienten** und zusätzlich die informierte Einwilligung eines betreuenden (im Sinne des BGB) oder **vorsorgebevollmächtigten Angehörigen**. Ethische Leitlinien, wie beispielsweise der Nuffield Dementia Report [6], empfehlen hier zunächst den Ersatz der Einwilligung für einen nichteinwilligungsfähigen Demenzpatienten durch den betreuenden Angehörigen [6] Recommendation 19, S. 142. Hier entsteht jedoch ein gewisser Druck auf Angehörige, insbesondere, wenn es sich um Angehörige handelt, die beispielsweise einer Teilnahme an einer pharmakologischen Studie mangels bemerkbarer Wirksamkeit oder aufgrund übersteigerter Hoffnungen auf einen Therapieerfolg ambivalent gegenüberstehen: Einerseits ist der mutmaßliche Patientenwille zu berücksichtigen, der ja durch die fortgesetzte Zustimmung nach Verlust der Einwilligungsfähigkeit sowie die Zustimmung zu einem früheren Zeitpunkt bei erhaltener Zustimmungsfähigkeit nachvollziehbar vorzuliegen scheint; andererseits steht demgegenüber die Aufgabe, den nichteinwilligungsfähigen demenzkranken Studienteilnehmer besonders zu schützen.

12.3 Nutzen-Risiko-Bewertung

Es besteht Einigkeit darüber, dass potenzielle Risiken beim nichteinwilligungsfähigen Demenzkranken entweder vernachlässigbar sein oder einem eindeutigen Nutzen gegenüberstehen müssen ([6] S. 138):

» The Clinical Trials Regulations specify that there must be grounds to expect that administering the product to a person who lacks capacity will produce a benefit to the person that ,outweighs' the risks, or will result in no risk at all. (…) The Mental Capacity Act requires that research involving incapacitated adults must *either* have the potential to benefit the person without exposing them to ,disproportionate' risks, *or*, if no direct personal benefit is expected, the risks must be ,negligible' and anything done to the person must not be ,unduly invasive or restrictive' or interfere significantly with their freedom of action or privacy. «

Logischerweise folgt hier die Forderung zur Reevaluation der Risiken-Nutzen-Bewertung bei Verlust der Einwilligungsfähigkeit des Patienten, eine Praxis, die uns in Studienprotokollen allgemein bisher

so nicht begegnet ist. Bisweilen wird das Problem so gelöst, dass Studienteilnehmer bei Verlust der Einwilligungsfähigkeit aus Studien herausgenommen werden; wie häufig dies als Grund für Dropouts auftritt, ist jedoch nicht bekannt.

12.4 Belastungsvermeidungsgebot

In nichtpharmakologischen Studien, bei denen die Risiken-Nutzen-Bewertung oftmals von geringen bis vernachlässigbaren Risiken bei potenziellem Nutzen ausgeht, erlangen Studien an nichteinwilligungsfähigen Demenzpatienten unter der Vorgabe einer informellen Zustimmung durch den Patienten sowie der informierten schriftlichen Zustimmung eines betreuenden oder vorsorgebevollmächtigten Angehörigen zumeist positive Ethikvoten. Hier entstehen jedoch ethische Probleme an der Grenze des Belastungsvermeidungsgebotes, das bisweilen gerade bei Verhaltensinterventionen oder in der Versorgungsforschung mit dem Ziel einer methodisch einwandfreien Forschung in Kollision geraten kann. So ist die Frage empirisch nicht geklärt, wie weit Schulungen durch das Pflegepersonal, die behandelnden Ärzte sowie zusätzliche nichtmedikamentöse Angebote einen schwer demenzkranken Patienten in einem Pflegeheim belasten. Auch ist unklar, inwieweit eine Beobachtung des Verhaltens und die regelmäßige Kodierung des Verhaltens durch trainierte Rater eine Belastung darstellt. Unsere eigene Erfahrung ist, dass Ethikkommissionen hier die Belastung oftmals als gering einschätzen. Bei betreuenden oder vorsorgebevollmächtigten Angehörigen kommt jedoch bisweilen die Frage auf, inwieweit solche Assessments bei komplexen Versorgungsinterventionen einen belastenden **Eingriff in die Privatsphäre** darstellen. Dies ist aus unserer Sicht nur dann ethisch lösbar, wenn bei Zweifeln die mutmaßliche Einschätzung des Betroffenen rekonstruiert und eine allgemeine Zustimmung durch den Patienten erlangt werden kann. Ist dies nicht der Fall, kann der betreuende oder vorsorgebevollmächtigte Angehörige nicht zustimmen. Selbstverständlich muss eine im Verhalten des Probanden zum Ausdruck kommende Ablehnung (z. B. Abwehrhaltung) akzeptiert werden.

Das Problem der Belastungsvermeidung bei unklarem Ausmaß der Belastung trifft allerdings sowohl auf pharmakologische wie nichtpharmakologische Studien zu. Für Verhaltensinterventionen bei Patienten mit beginnenden Demenzerkrankungen werden Studienprotokolle in der Regel in Anlehnung an die Zulassungsstudien von Medikamenten zur Behandlung der Alzheimer Demenz entwickelt. Diese Studien sind primär darauf angelegt, eine Veränderung des (natürlicherweise) progredienten, aber hochvariablen Verlaufs der Erkrankung so genau wie möglich abzubilden und weisen demnach häufige Verlaufsuntersuchungen auf. Unserer Erfahrung nach können dies zwischen 12 und 18 Untersuchungen, meist in 2- bis 4-wöchigen Abständen, sein. Dabei kann die einzelne Untersuchung zwischen 30 und 120 Minuten lang sein. Zur Vermeidung von Belastung werden hier oftmals Pausen, ein sensibler Umgang mit den Demenzkranken und ihren Angehörigen sowie die Möglichkeit zu Wiederholungen der Untersuchung an alternativen Tagen in Studienprotokollen genannt. Es gibt unserer Kenntnis nach aber keine Studien, die sich mit der subjektiven oder objektiven Belastung von Demenzkranken und ihren pflegenden Angehörigen durch solche wiederholte kognitive Testungen beschäftigt haben. Aus ethischer Sicht kann jedoch von einer Belastung durch solche wiederholte Untersuchung ausgegangen werden; diese Belastungen müssen somit dem potenziellen Nutzen, der etwa durch Vorstudien belegbar sein sollte, gegenübergestellt und abgewogen werden.

Fazit

Zusammenfassend lässt sich sagen, dass sowohl Probleme der Priorisierung von Forschungsvorhaben zugunsten von Demenzerkrankungen, wie auch innerhalb der Demenzforschung die Verteilung von Ressourcen auf beispielsweise grundlagenwissenschaftliche versus sozialmedizinische Forschungsvorhaben im Einzelnen noch ungelöst und unstandardisiert sind. Dies trifft ebenso auf Details beim Umgang mit Einwilligungsfähigkeit, Risiken-Nutzen-Bewertungen, Umgang mit Angehörigen und die Belastung von demenzkranken Patienten und ihren Angehörigen durch Forschungsprojekte zu. Unser Eindruck ist, dass gerade beim

Thema Forschung mit Demenzkranken häufig Vorbehalte entstehen, zusätzlich zu individuellen Abwägungen standardisierte Maße von beispielsweise Einwilligungsfähigkeit und Belastung mit einzuführen. Dieser Vorschlag meint dabei aber explizit die Hinzunahme solcher standardisierter Verfahren *zusätzlich* zur individuellen Einschätzung. Ein Ersatz der individuellen Einschätzung durch Standardfragebögen wäre aus unserer Sicht fatal. Der Gedanke aber, dass standardisierte Verfahren der Subjektivität der individuellen Einschätzung eine objektive, möglicherweise qualitätssichernde Bewertung zur Seite stellen können, erscheint uns hilfreich.

Literatur

1   Folstein MF, Folstein SE, McHugh PR (1975) »Mini-mental state«. A practical method for grading the cognitive state of patients for the clinician. Psychiatry Res 12: 189–198

2   Ganguli M, Kukull WA (2010) Lost in translation: epidemiology, risk, and Alzheimer disease. Arch Neurol 67: 107–111

3   Hamann J, Bronner K, Margull J, Mendel R, Diehl-Schmid J, Bühner M, Klein R, Schneider A, Kurz A, Perneczky R (2011) Patient participation in medical and social decisions in Alzheimer's disease. J Am Geriatr Soc 59: 2045–2052

4   Kuller LH (2006) Dementia epidemiology research: it is time to modify the focus of research. J Gerontol A Biol Sci Med Sci 61: 1314–1318

5   Naylor MD, Karlawish JH, Arnold SE, Khachaturian AS, Khachaturian ZS, Lee VM, Baumgart M, Banerjee S, Beck C, Blennow K, Brookmeyer R, Brunden KR, Buckwalter KC, Comer M, Covinsky K, Feinberg LF, Frisoni G, Green C, Guimaraes RM, Gwyther LP, Hefti FF, Hutton M, Kawas C, Kent DM, Kuller L, Langa KM, Mahley RW, Maslow K, Masters CL, Meier DE, Neumann PJ, Paul SM, Petersen RC, Sager MA, Sano M, Schenk D, Soares H, Sperling RA, Stahl SM, van Deerlin V, Stern Y, Weir D, Wolk DA, Trojanowski JQ (2012) Advancing Alzheimer's disease diagnosis, treatment, and care: recommendations from the Ware Invitational Summit. Alzheimers Dementia 8: 445–452

6   Nuffield Council on Bioethics Dementia (2009) Ethical Issues. http://www.nuffieldbioethics.org/sites/default/files/Nuffield%20Dementia%20report%20Oct%2009.pdf. Zugegriffen: 25.01.13

7   Mashta O (2007) Number of people in UK with dementia will more than double by 2050. BMJ 334: 447

8   Wilkins KM, Lund BC, McAdams JD, Yates WR (2009)
     Clinical utility of the Hopkins Competency Assessment
     Test on an inpatient geropsychiatry unit. Am J Alzhei-
     mers Dis Other Demen 24: 34–39
9   Wittchen HU, Jacobi F, Rehm J, Gustavsson A, Svensson
     M, Jönsson B, Olesen J, Allgulander C, Alonso J, Faravelli
     C, Fratiglioni L, Jennum P, Lieb R, Maercker A, van Os
     J, Preisig M, Salvador-Carulla L, Simon R, Steinhausen
     HC (2011) The size and burden of mental disorders and
     other disorders of the brain in Europe 2010. Eur Neurop-
     sychopharmacol 21: 655–679

12

Ethische Probleme in der Schizophrenieforschung

Joachim Cordes, Wolfgang Wölwer, Agnes Lowe und Wolfgang Gaebel

13.1   Ethische Probleme in der Schizophrenieforschung

Psychosen und darunter die Schizophrenie zählen zu den schwersten psychischen Störungen mit schwerwiegenden Folgen für die Erkrankten und erheblichen Kosten für die Gesellschaft. In Anbetracht der immensen Auswirkungen der Erkrankung sowohl für das Individuum als auch für die Allgemeinheit kann jedoch die Erforschung der Ätiologie, Therapie und Prävention der Schizophrenie als »ethischer Imperativ« betrachtet werden [10]. In diesem Sinne ist Ethik als eine Disziplin zu verstehen, die sich mit der Berücksichtigung und dem Schutz der Interessen und der Rechte der zu untersuchenden Probanden beschäftigt [10].

Die sich schon alleine aus diesem »ethischen Imperativ« ergebende Notwendigkeit empirischer Studien an und mit schizophren erkrankten Menschen wie auch die allgemeine Formulierung ethischer Standards für die medizinische Forschung an potenziell schutzbedürftigen Patienten hat zu Diskussionen über die ethischen Grenzen bzw. Probleme dieser Forschung geführt. Ein substanzielles Thema ist dabei die **Einwilligungsfähigkeit** schizophren erkrankter Patienten, die aufgrund verzerrter Realitätswahrnehmung und kognitiver Beeinträchtigungen eingeschränkt sein kann sowie die Qualität der **Patientenaufklärung** (▶ Abschn. 3.2.2). Ein weiterer zentraler Themenkomplex betrifft die **Kosten-Nutzen-Analyse** (▶ Abschn. 3.1).

Das Spektrum empirischer Schizophrenieforschung umfasst im Wesentlichen die patientennahe Grundlagenforschung, die Versorgungsforschung und die klinische Forschung zur Diagnostik und Therapie. Diese Forschungsfelder beinhalten jeweils spezifische Problemkonstellationen. So besteht in der patientennahen Grundlagenforschung und der Versorgungsforschung in der Regel kein direkt unmittelbarer klinischer Vorteil für den untersuchten Patienten, was Auswirkungen auf die Kosten-Nutzen-Analyse hat. Für epidemiologische Versorgungsforschung wird häufig kein Einverständnis der Patienten benötigt, da nur ohnehin vorhandene oder anfallende Daten analysiert werden. Die vielfältigsten Probleme fallen im Rahmen der **klinischen Forschung** an, auf die sich daher auch die nachfolgenden Ausführungen mit Bei-

spielen aus den Bereichen Arzneimittelstudien, Psychotherapiestudien und Hirnstimulation beziehen. Zuvor sollen jedoch allgemeine Aspekte der Einwilligungsfähigkeit und der Kosten-Nutzen-Bewertung dargestellt werden.

13.1.1   Einwilligungsfähigkeit und Aufklärung schizophren Erkrankter

Die spezielle Psychopathologie bei schizophren erkrankten Menschen, die oft geprägt ist durch Einschränkungen des Realitätsbezuges, kognitive Leistungsbeeinträchtigungen und motivationale Defizite, bildet den Ausgangspunkt für eine seit mittlerweile 30 Jahren geführte Diskussion und empirische Erforschung der Einwilligungsfähigkeit und deren Grenzen bei dieser Patientengruppe. Dabei steht die Frage im Vordergrund, inwiefern die für eine Einwilligung zur Teilnahme an einer wissenschaftlichen Untersuchung nötigen Kompetenzen auf der Verständnis- und der Entscheidungsebene noch ausreichend erhalten sind.

Als Goldstandard zur Bestimmung der Einwilligungsfähigkeit gilt noch immer die Einschätzung des Klinikers. Die Beurteilung der Fähigkeit zur Entscheidung über eine Studienteilnahme bei psychisch kranken Patienten kann jedoch auch mit Hilfe eines standardisierten Verfahrens zur Erfassung der Einwilligungsfähigkeit dokumentiert werden [16]. Solche Verfahren können die Einschätzung durch einen Kliniker ergänzen und erlauben eine quantitative Messung. Als Standardinstrument bei Studien mit schizophren Erkrankten gilt das MacArthur Competence Assessment Tool – Clinical Research Version (MacCAT-CR) [3], ein semistandardisiertes Interviewverfahren, das an einer großen Stichprobe schizophren Erkrankter validiert wurde und das Problem berücksichtigt, dass der üblichen kategorialen Beurteilung (einwilligungsfähig: ja/nein) eigentlich ein (mehr-)dimensionales Konstrukt von Einwilligungsfähigkeit zugrunde liegt. Das MacCAT-CR erfasst
- das Verständnis der Information,
- die Einschätzung der Bedeutung für die persönliche Situation,

— die Schlussfolgerungen bezüglich der Information (Reasoning) und
— das Treffen einer Wahlentscheidung

als 4 Dimensionen von Einwilligungsfähigkeit [5], [19].

Bei der Übersetzung solcher dimensionaler Operationalisierungen der Einwilligungsfähigkeit in die bei Studieneinschluss notwendige kategoriale Entscheidung über gegebene oder fehlende Einwilligungsfähigkeit ist bei solchen standardisierten Messverfahren jedoch die Festsetzung klarer Cut-off-Werte notwendig. Eine Validierungsstudie von Cut-off-Werten der MacCAT-CR anhand der Urteile von 3 Experten an einer Stichprobe mit Patienten mit psychotischen Symptomen und gesunden Kontrollprobanden konnte allerdings bei keinem Wert eine zufriedenstellende Spezifität und Sensitivität nachweisen, obwohl die Subskalen der Verständnisebene recht gute Vorhersagekraft der Einwilligungsfähigkeit hatten. Eine empirische Bestimmung von Cut-off-Werten für spezifische Kategorien von Kosten-Nutzen-Situationen ist eine potenzielle Lösung für diese methodische Schwierigkeit und ein bedeutender Schritt zur Formulierung objektiver und mit standardisierten Instrumenten erfassbarer Bewertungsleitlinien, die das klinische Urteil ergänzen bzw. überprüfen könnten [31].

Betrachtet man die qualitativen Ergebnisse von mehrdimensionalen Operationalisierungen, so weisen schizophren Erkrankte im Vergleich zu psychisch gesunden Personen gemäß einer neueren Übersichtsarbeit im Mittel mehr oder weniger deutliche Einschränkungen auf allen 4 Dimensionen der Entscheidungsfähigkeit in der MacCAT-CR auf. Zwar waren hinsichtlich der Fähigkeit, eine Wahlentscheidung zu treffen, nur kleine Beeinträchtigungen zu verzeichnen, bzgl. des Verständnisses, der Einschätzung der Bedeutung der Information und des Schlussfolgerns waren dagegen Beeinträchtigungen mit großer Effektstärke nachweisbar, die bei stationär behandelten Patienten doppelt so stark ausgeprägt waren als bei ambulanten Patienten. Damit betreffen Beeinträchtigungen eher die **Verständniskomponente** als die Entscheidungskomponente der Einwilligungsfähigkeit [27]. Allerdings weisen Patienten mit Schizophrenie bei der Entscheidungsfindung nach Studienaufklärung eine hohe Varianz von Defiziten im Verständnis, der Bewertung und den Schlussfolgerungen gegenüber Gesunden auf. Insgesamt zeigt die genannte Übersichtsarbeit jedoch, dass ein großer Teil, insbesondere nichtstationär behandelter, schizophren Erkrankter im Vergleich zu gesunden Kontrollpersonen nur geringe Beeinträchtigungen der Einwilligungsfähigkeit aufweist [27]. Entsprechend ist nicht davon auszugehen, dass Schizophrenie regelhaft mit einer Einschränkung der kompetenten Zustimmung zur Teilnahme an einer Studie verbunden ist [4].

Diese Heterogenität der Beeinträchtigungen führt zu der Frage nach den Bedingungsfaktoren für mangelnde Einwilligungsfähigkeit.

Empirische Befunde zur Beziehung zwischen klinischer Symptomatik und Einwilligungsfähigkeit sind inkonsistent. Wenngleich zusammenfassend Negativsymptome von größerer Relevanz zu sein scheinen als Positivsymptome [4], wird auch wiederholt auf mögliche Beeinträchtigungen der Einwilligungsfähigkeit durch besonders stark ausgeprägte psychotische Symptome und desorganisiertes Denken hingewiesen [8], [19], [43]. Hiermit übereinstimmend konnte eine neuere klinische Langzeitstudie an einer großen Stichprobe schizophren erkrankter Patienten (CATIE-Trial [34], [55]) einen Zusammenhang zwischen klinisch-psychopathologischer Verschlechterung im Verlauf der Behandlung und sich vermindernder Einwilligungsfähigkeit nachweisen, insbesondere wenn die Patienten zu Beginn der Studie starke neurokognitive Defizite hatten [56]. Allerdings zeigten nur etwa 4 % der Patienten überhaupt eine sich im Verlauf verschlechternde Einwilligungsfähigkeit, sodass diese Fähigkeit als eine insgesamt eher verlaufsstabile Eigenschaft anzusehen ist. Neben der klinischen Symptomatik werden als weitere Faktoren, die zu Beeinträchtigungen der Einwilligungsfähigkeit v.a. bei stationär behandelten, akut erkrankten Patienten beitragen können, die bei dieser Klientel oft höhere Dosis antipsychotischer Medikation sowie die im Rahmen der Hospitalisierung auftretenden Stressoren diskutiert [31], [59].

Innerhalb der klinischen Symptomatik sind insbesondere **neurokognitive Beeinträchtigungen** ein wesentlicher Bedingungsfaktor für mangelnde

Einwilligungsfähigkeit. So stehen mögliche Beeinträchtigungen der Verständniskomponente der Einwilligungsfähigkeit offensichtlich in enger Beziehung zu Störungen in Gedächtnisprozessen schizophren Erkrankter. Entsprechend zeigt eine aktuelle Studie, dass die meisten Patienten zwar die Freiwilligkeit der Teilnahme verstehen, aber dass etwa 65 % der untersuchten Patienten Fehler beim Erinnern der im Rahmen der Aufklärungsprozedur mitgeteilten Information über die Studie machen [29]. Da sich vergleichbare schlechte Erinnerungsleistungen auch bei psychisch gesunden chirurgischen Patienten finden [40], spiegelt dies jedoch kein schizophrenietypisches Problem wider. Vor diesem Hintergrund wird zum einen die Untersuchung kognitiver Fähigkeiten als Basis für eine Entscheidung über die Fähigkeit für das Einverständnis empfohlen [45]. Zum anderen hat sich eine **vertiefte Informationsvermittlung** als hilfreich zur Steigerung des Verständnisses und damit auch der Einwilligungsfähigkeit erwiesen. Ein strukturierter Prozess von Aufklärung und Einwilligung zur Studie, der eine Übersicht und Wiederholung zentraler Informationen und komplizierterer Zusammenhänge bietet, das Hervorheben wesentlicher Informationen sowie die Überprüfung des Verständnisses durch Fragen sind dabei besonders hilfreich zur Förderung des Verständnisses [16]. Auch eine multimedial aufbereitete Aufklärung, die PC-gestützt die Information nach diesen Prinzipien aufarbeitet, kann das Verständnis schizophren Erkrankter signifikant verbessern und sogar dem Niveau gesunder Kontrollprobanden annähern [38]. Allerdings darf die soziale Interaktion bei solchen angereicherten Aufklärungsprozeduren nicht vernachlässigt werden, da sie neben den erwähnten prozeduralen Elementen einen wichtigen Faktor zur Förderung des Verständnisses darstellt [28]. Eine derart angereicherte und strukturierte Aufklärung kann bei Patienten mit Einschränkungen der Einwilligungsfähigkeit deutlich die Kompetenz stärken, d. h. das Verständnis für die Inhalte einer Studie und die individuelle Abwägung von Risiken, Vorteilen und Behandlungsalternativen kann hierdurch deutlich verbessert werden [4]. Um sicherzugehen, dass alle wesentlichen methodischen Aspekte der Untersuchung (z. B. Bedeutung einer randomisierten Gruppenzuteilung oder einer

Placebokontrolle, Umgang mit den erhobenen Daten), wesentliche auf den Patienten zukommende Lasten (z. B. Art, Anzahl und Dauer von Untersuchungen sowie deren Nutzen und Risiken), mit der Studie verbundenen Nutzenaspekte (z. B. engmaschige Betreuung, kostenlose Zusatzdiagnostik und -behandlungen) sowie Rechte im Rahmen der Studienteilnahme (z. B. Möglichkeit jederzeit ohne Angabe von Gründen abzubrechen [50]) im Rahmen der Aufklärung besprochen wurden, empfiehlt es sich, eine entsprechende Checkliste zu führen (◘ Abb. 13.1).

13.1.2 Nutzen-Risiko-Bewertung

Die Abwägung zwischen den Nutzen einer Studie für Teilnehmer bzw. die Allgemeinheit und den individuellen Risiken ist abhängig von der Perspektive des Beurteilers. Im Folgenden werden die Perspektiven von Erkrankten, Forschern, Klinikern und Herstellern von medizinischen Produkten dargestellt.

Schizophren Erkrankte
Studien zur Beurteilung wissenschaftlicher Studien aus Sicht schizophren Erkrankter sprechen für eine grundsätzlich offene und positive Einstellung und ein Verständnis ethischer Probleme bei schizophren Erkrankten [47]. Patienten einer Studie zu Bedingungsfaktoren für Suizidalität nannten 5 zentrale Motive, die sie mit der Studienteilnahme in Verbindung brachten [58]: Altruismus, Teilnahme an Forschung als wertvolle/nützliche Beschäftigung, erhoffter therapeutischer Effekt, unterhaltsame Erfahrung, aber auch negative Effekte, wie z. B. Ermüdung oder Belastung durch die Studie. Negative Themen waren aber mit 2,5 bis 12,5 % weit seltener vertreten als positive Themen, die 45,6 bis 60,8 % der Antworten ausmachten. Bei den meisten befragten Patienten gingen eigene negative Erfahrungen jedoch nicht mit einer generellen negativen Einstellung zur Forschung einher. Roberts et al. [48] haben schizophren erkrankten Patienten und Psychiatern ein hypothetisches Studienprotokoll, das mit einem hohen Risiko assoziiert ist, vorgelegt. In diesem Szenario erlebt der hypothetische Patient nach einer Auswaschphase der Medikation

Checkliste Patientenaufklärung

1. Selbstbestimmungsaufklärung
   - ☐ Allgemeines (Diagnose, Krankheitsbild etc.)
   - ☐ Recht, die Studienteilnahme jederzeit ohne Angabe von Gründen und ohne negative Folgen ablehnen bzw. abbrechen zu können

2. Verlaufsaufklärung
   - ☐ Titel, Kürzel des Forschungsvorhabens
   - ☐ Ziel und Zweck der klinischen Prüfung
   - ☐ Design der Studie
   - ☐ Ablauf der klinischen Prüfung
   - ☐ Dauer der Teilnahme
   - ☐ Studienmedikation (Verabreichung, Dosierung, Lagerung, Nebenwirkungen etc.)
   - ☐ Geplante Untersuchungen während der klinischen Prüfung
   - ☐ Schwangerschaft, Empfängnisverhütungsmaßnahmen

3. Nutzen- und Risikoaufklärung
   - ☐ Mögliche Risiken
   - ☐ Mögliche Umstände und Gründe für den Abbruch einer Studientherapie
   - ☐ Möglicher Nutzen
   - ☐ Vorgehen im Notfall (Entblindung)

4. Patientenversicherung
   - ☐ Versicherungsschutz und daraus resultierende Obliegenheiten
   - ☐ Meldepflichten der betroffenen Person
   - ☐ Wegeunfallversicherung

5. Verpflichtungen der Teilnehmer
   - ☐ Einhalten der vereinbarten Termine
   - ☐ Aufklärung des Patienten über das notwendige Verhalten mit den Zielen, die eigene Gesundheit, den Ablauf und das Ergebnis der Prüfung und/oder den Versicherungsschutz nicht zu gefährden
   - ☐ Der Teilnehmer sollte vor einer anderen medizinischen Behandlung, außer im Notfall, Rücksprache mit dem Prüfarzt/Prüfärztin halten oder im Fall einer Notfallbehandlung den Prüfarzt/Prüfärztin unverzüglich unterrichten

6. Datenschutz
   - ☐ Benachrichtigung Hausarzt auf Patientenwunsch
   - ☐ Vertrauliche Behandlung aller personenbezogenen Daten, Einsichtnahme durch Monitore
   - ☐ Veröffentlichung von Daten bzw. Ergebnissen
   - ☐ Umgang mit entnommenen Proben, den Ergebnissen und der Vernichtung des Materials
   - ☐ Hinweis auf das Recht, jederzeit weitere Informationen verlangen zu können

◻ **Abb. 13.1** Checkliste Patientenaufklärung. (Mod. nach Good clinical practice)

eine Exazerbation der Positivsymptome in Form von Stimmenhören und verweigert jede Medikation. Patienten haben die Studie im Durchschnitt als moderat gefährdend eingeschätzt und nach einer einfachen Entscheidung die Teilnahme abgelehnt. Interessanterweise haben Patienten die

Verabreichung der Medikation gegen den Willen des Patienten als akzeptabel bzw. notwendig beurteilt und das Wohl des Patienten wichtiger als seine Autonomie eingeschätzt. Psychiater hingegen haben bei dieser Fragestellung den Fokus auf Beziehungsaufbau und Überzeugung gesetzt [48]. Die Befragung von Patienten hinsichtlich ethisch relevanter Themen wie z. B. Einschluss, Einwilligung und Debriefing erscheint als ein wichtiger Schritt zur Optimierung des wissenschaftlichen Handelns an dieser vulnerablen Population [46].

Arzt und Forscher

In der klinischen Forschung besteht häufig eine Doppelrolle als behandelnder Arzt und als Forscher. Dies impliziert die Gefahr der Nutzung des Vertrauens in den behandelnden Arzt für die verfolgten wissenschaftlichen Ziele. Seinen Arzt möchte der Patient nicht durch eine Absage enttäuschen [60]. Eine Ausnutzung des Vertrauensverhältnisses und manipulative Taktiken unterminieren das Arzt-Patienten-Verhältnis [6]. Vor diesem Hintergrund kann sich ein besonderes Problem in Bezug auf die Abwägung des individuellen Nutzens gegenüber dem Aufwand und den Risiken der Studie aus dem Umstand ergeben, dass die Studie und die klinische Behandlung des Patienten im gleichen klinischen Setting durchgeführt werden oder die Behandlung sogar vollständig im Rahmen der Studie durchgeführt wird. Damit fällt es Patienten schwer, zwischen wissenschaftlichen Motiven der Studie und der therapeutisch indizierten klinischen Behandlung zu unterscheiden. Dies kann zu dem Missverständnis führen, die klinische Behandlung sei zwingend an die Studienteilnahme gekoppelt. Dieses Phänomen des »**therapeutischen Missverständnisses**« (therapeutic misconception) ist weit verbreitet (▶ Abschn. 4.1) und betrifft auch nichtpsychiatrische Populationen [17]. Bei schizophren erkrankten Patienten konnte gezeigt werden, dass etwa ein Drittel der Patienten eine klare Unterscheidung zwischen klinischer Behandlung und wissenschaftlichem Vorgehen treffen kann und sich bewusst ist, dass die Studienteilnahme unter Umständen weniger ihrem individuellen Vorteil, sondern der Gesellschaft und dem wissenschaftlichen Fortschritt dient. Die restlichen zwei Drittel

haben mindestens eine Frage eines Fragebogens zur Einschätzung des therapeutischen Missverständnisses falsch beantwortet. Dabei korrelierte die Ausprägung des therapeutischen Missverständnisses in diesem Fragebogen positiv mit den Verständnisskalen des MacCAT-CR und mit neuropsychologischen Defiziten [20]. Zur Behebung solcher Fehleinschätzungen haben sich wiederum edukative Interventionen als sinnvoll erwiesen, die die Unterschiede zwischen Forschung und therapeutischer Behandlung klar vermitteln [17] und Unklarheiten während der Aufklärungsprozedur vermeiden, die häufig die Ursache des therapeutischen Missverständnisses darstellen [62].

Studienentwicklung oder eine Entscheidung zur Teilnahme an einer klinischen Studie bei Schizophrenie orientiert sich aus der Sicht des Forschers an der Einschätzung der Sicherheit unter Berücksichtigung des individuellen Nutzens für die Studienteilnehmer und an der Relevanz der wissenschaftlichen Fragestellung. Das Votum der Ethikkommission schützt den Forscher durch die Unabhängigkeit der Beurteilung. Eine realistische Aussicht auf Erreichung des Studienziels muss gegeben sein und es dürfen keine Alternativen zur Erreichung dieses Zieles mit deutlich geringeren Risiken für die Patienten bestehen [60]. Hierbei sollten die Interessen von Wissenschaft und Gesellschaft nicht Vorrang haben vor Erwägungen über die möglichen Risiken und den wahrscheinlichen Nutzen für die Versuchsperson [1].

Klinische Mitarbeiter

Eine weitere wichtige Perspektive vertreten überwiegend klinisch tätige Mitarbeiter, die oft eine eher negative Haltung gegenüber wissenschaftlichen Studien haben. Insbesondere bei der Durchführung von verblindeten pharmakologischen Studien werden wissenschaftlich tätige Ärzte skeptisch von klinischen Mitarbeitern beurteilt. Es steht eine latente Unterstellung unethischen Handelns im Raum. Die Studiendurchführung und Rekrutierung wird zum Teil subtil durch klinisches Personal behindert. Da der Wissenschaftler meist gleichzeitig auch Kliniker ist, unterliegt auch er dem Eindruck, sich zwischen klinischem Management zum Wohle des Patienten und der Behandlung im Rahmen einer Studie mit wissenschaftlicher Zielsetzung entscheiden zu müssen. Dabei unterliegt er häufig der Fehleinschätzung, dass durch eine Studienteilnahme eines schizophrenen Patienten in der Regel ein klinischer Nachteil entsteht, da er im Behandlungsverlauf auf den laut Studienprotokoll vorgegebenen »Behandlungskorridor« aus vorgegebener Dosierung der Studienmedikation sowie zulässiger und nicht zulässiger Begleitmedikation beschränkt wird. Hierbei hat der Arzt nicht im Blick, dass eine auf Erfahrung basierte Behandlung mit der Gefahr von Polypharmazie und weiteren Nachteilen verbunden ist, der Patient häufig nach der Behandlung die Medikation nicht mehr einnimmt und es an einer intensiven Begleitung der Behandlung fehlt. Die klinischen Vorteile der Behandlung im Rahmen einer kontrollierten Studie sind andererseits nicht ausreichend bewusst. Hierzu gehört das intensive Monitoring, die zusätzlichen ärztlichen oder auch psychologischen Gespräche, die Nachuntersuchungen im ambulanten Verlauf der Studie, die zu einer besseren Überwachung der Wirksamkeit und Verträglichkeit der Behandlung führen und die Behandlungstreue erhöhen. Die Vorenthaltung des Angebotes einer Studienteilnahme kann damit auch eine Art Entmündigung des Patienten darstellen.

Pharmaunternehmen

Schließlich ist auch die Rolle der pharmazeutischen Industrie hinsichtlich der Auswahl von Forschungsprojekten kritisch zu diskutieren. Insbesondere Arzneimittelstudien sind oft von Pharmaunternehmen gesponsert, die das Interesse verfolgen, die Wirksamkeit der eigenen Substanz nachzuweisen [37], [53].

13.2 Spezifische Probleme der klinischen Forschung

Im Folgenden werden exemplarisch Probleme der Einschätzung der Einwilligungsfähigkeit, der Aufklärung und der Nutzen-Risiko-Analyse aus der Sicht von Probanden und Forschern im Spektrum klinischer Forschung dargestellt.

Fallbeispiel 1

Eine 35-jährige Patientin mit einer chronifizierten Schizophrenie wird im Rahmen eines Pre-Screenings während einer stationären Behandlung auf eine Studienteilnahme angesprochen und erhält vorab die schriftliche Patienteninformation mit Einverständniserklärung und Versicherungspolice zur Teilnahme an einer Phase-III-Arzneimittelstudie. Die Patientin wird mündlich über die Studie aufgeklärt. Bei der genaueren Exploration wird deutlich, dass die Patientin nicht den Einschlusskriterien entspricht, nicht einwilligungsfähig ist und wird daher nicht eingeschlossen. Die chronisch floride Patientin schreibt nach Entlassung an die Versicherung der Studie und den zuständigen pharmazeutischen Konzern der Studie einen Beschwerdebrief:

» Sehr geehrte Damen und Herren, ich wurde gewaltsam in die Klinik deportiert und ich sollte die Einwilligungserklärung unterschreiben, von Ihren Kunden vergiftet zu werden. Sie wissen sehr genau, dass niemand von uns freiwillig die Einwilligungserklärung unterschreiben hat, um als gesunder Mensch in den Selbstmord getrieben zu werden, an Herztod oder Schlaganfall zu sterben. Weil ich mich aber weigerte, schnallte man mich gewaltsam an das Klinikbett. Zwangsweise verabreichte man mir das Nervengift Haldol und folterte mich mit Zwangsblutabnahme. Deshalb sind wir sehr froh, dass ein Gremium gebildet wurde, welches entscheidet, ob Kriegsverbrecherprozesse durchgeführt werden oder der rote Knopf gedrückt wird. Der Erdkern wird durch die Detonation bersten. Wir hoffen, dass man den roten Knopf drückt. Das, was ihr uns angetan habt, ist mit keinem Geld der Welt zu bezahlen. Abschiedsgruß «

13.2.1 Arzneimittelstudien

Eine Einwilligung nach ausführlicher Aufklärung über Zweck, Inhalt, Nutzen und Risiken einer Untersuchung (»informed consent«) ist unabdingbare Voraussetzung jeder klinischen Studie [23]. Da die Beweislast für eine ordnungsgemäße Aufklärung beim Arzt liegt [39], sollte die Beurteilung der Einwilligungsfähigkeit nach Möglichkeit durch einen studienunabhängigen Arzt oder Psychologen und im Zweifel durch 2 unabhängige Personen dokumentiert werden, die über Expertise auf dem Gebiet verfügen [4]. In dem folgenden Fall wurde zwar eine fehlende Einwilligungsfähigkeit festgestellt, aber dennoch erfolgte bereits eine Aufklärung über die Studieninhalte (▸ Fallbeispiel 1).

Das gewählte Vorgehen der Aufklärung eines zu diesem Zeitpunkt nichteinwilligungsfähigen Patienten förderte die wahnhafte Verkennung von Zusammenhängen zwischen der Aufklärung und Aushändigung einer Einwilligungserklärung zu einem Studienvorhaben und der zuvor erfolgten zwangsweisen klinischen Behandlung. Daher sollte von der üblichen Reihenfolge, dass zunächst die Einwilligungsfähigkeit geprüft wird, bevor eine Aufklärung über studienrelevante Informationen erfolgt, auch dann nicht abgewichen werden, wenn pragmatische Gründe wie z. B. organisatorische Abläufe eine Umkehrung der Reihenfolge nahelegen.

Im nächsten Fall (▸ Fallbeispiel 2) wird deutlich, dass das Vorliegen einer rechtlichen Betreuung vor der Einholung der Einverständniserklärung abzuklären ist und ein Einfluss einer Aufwandsentschädigung auf den individuellen Entscheidungsprozess zu vermeiden ist.

Obwohl eine gesetzliche Betreuung für Gesundheitssorge bestand, kann der Patient bei erhaltener Einwilligungsfähigkeit auch ohne den Betreuer der Teilnahme an der klinischen Studie zustimmen [12], jedoch sollte der rechtliche Betreuer über eine Studienteilnahme informiert werden. Im Falle fehlender Einwilligungsfähigkeit muss der Betreuer zustimmen, wobei in Zweifelsfällen Betreuer und Betreuter gemeinsam einwilligen sollten [22]. Bei einer begründeten Gefahr von studienbedingten gesundheitlichen Schäden sollte das Betreuungsgericht hinzugezogen werden. Bei phasenhafter Einschränkung der Einwilligungsfähigkeit besteht die Möglichkeit der Benennung eines Vertreters durch den Patienten, der die Entscheidungsfindung in medizinischen Fragen in Phasen fehlender Einwilligungsfähigkeit übernimmt [10]. Dieses Vorgehen wurde beispielsweise bei der CATIE-Studie angewendet [10].

In dem hier genannten Fallbeispiel werden die möglichen gesundheitlichen Folgen einer Kosten-Nutzen-Analyse durch den Patienten zugunsten eines finanziellen Vorteils deutlich. Die Höhe der Aufwandsentschädigung rechtfertigte sich durch die Länge des stationären Aufenthaltes ohne direkten medizinischen Nutzen für den Teilnehmer. Die Gefahr einer therapeutischen Misskonzeption war aufgrund einer eindeutigen Aufklärung zum fehlenden medizinischen Nutzen und der Aufwandsentschädigung gering. Die Einschlusskriterien wurden auf Anregung der Ethikkommission ergänzt, indem nur Patienten der jeweiligen durchführenden Klinik aufgenommen werden durften. Hierdurch sollte vermieden werden, dass ungeeignete Patienten über eine Annonce mit Nennung der Aufwandsentschädigung eingeschlossen werden. Die Freiheit der Selbstbestimmung und das Patientenwohl sind die involvierten ethischen Prinzipien. Es erweist sich hier der vermeintliche finanzielle Nutzen als Risiko, welches zu einem Rückfall der vorbestehenden Alkoholabhängigkeit und der Exazerbation der schizophrenen Psychose beiträgt.

Bisher liegen nur wenige Studien vor, die den Zusammenhang zwischen Aufwandsentschädigung und Willen zur Studienteilnahme untersucht haben. Eine Untersuchung zur hypothetischen Teilnahme von 46 Patienten mit Schizophrenie an Studien mit abgestuften finanziellen Entschädigungen zeigt, dass sowohl die Ausprägung des Risikos als auch die Höhe der Vergütung mit dem Willen zur Teilnahme korrelieren. Die Patienten waren mit steigenden finanziellen Entschädigungen bereit, größere Risiken, z. B. eine Symptomprovokation, in Kauf zu nehmen. Dessen ungeachtet war aber ein Teil der Stichprobe bei jedem hypothetischen Szenario, auch bei maximalen Entschädigungen, nicht bereit teilzunehmen [18]. Wong und Kollegen halten eine über die reine Aufwandsentschädigung hinausgehende Vergütung bei Studien mit höherem gesundheitlichem Risiko für unethisch, da dies dazu führe, dass Patienten mit einem finanziellen Bedarf eher gesundheitliche Risiken eingehen würden [63].

Besonders bei Studien mit an Schizophrenie erkrankten Patienten sollte eine Aufwandsentschädigung einer Studienteilnahme nicht als besonderer Vorteil herausgestellt werden. Die in unserem Fall hohe Entschädigungszahlung erhöht die Gefahr einer Entscheidung zugunsten eines finanziellen Vorteils unter Vernachlässigung der

Fallbeispiel 2

Die Rekrutierung eines 45-jährigen Patienten mit bekannter Schizophrenie in eine Phase-II-Studie zur Überprüfung der Verträglichkeit und Pharmakodynamik eines neuen Antipsychotikums erfolgte, da bekannt war, dass der Patient im Vorfeld zuverlässig an Studien der Klinik teilgenommen hatte. Die Studiendurchführung erforderte eine 15-tägige stationäre Aufnahme. Der Patient war letztmalig 2 Jahre zuvor im Hause stationär und seitdem in stabilem klinischem Zustand ambulant mit Risperdal 3 mg/d oral durch einen niedergelassenen Psychiater behandelt worden. Zum Zeitpunkt der Unterzeichnung der Einverständniserklärung war der Patient psychopathologisch nur geringfügig auffällig (PANSS: 46 Punkte-Max.: 30–210). Er erfüllte alle Kriterien für eine Studienteilnahme. Zum Zeitpunkt des Studieneinschlusses

ergaben sich bei der Untersuchung durch zwei Ärzte keine Hinweise auf fehlende Einwilligungsfähigkeit. An Tag 5 der Studienteilnahme nach Absetzen der vorbestehenden Medikation zeigte sich eine Zunahme von psychomotorischer Unruhe und diffusen Ängsten, welche nach 3 Tagen unter der Gabe von Benzodiazepinen remittierten. Zum Entlassungszeitpunkt nach 15-tägiger stationärer Studienteilnahme betrug der PANSS-Wert 39 Punkte. Zu diesem Zeitpunkt erhielt Herr H. noch 1 mg/d Tavor mit der Maßgabe, diese Medikation noch 2 bis 3 Tage einzunehmen. Gleichzeitig wurde die ursprüngliche Medikation mit Risperdal wieder verordnet. Am Tag der Entlassung erhielt der Patient von der Verwaltung die Aufwandsentschädigung für die Studienteilnahme in Höhe von etwa 2.700 € ausgezahlt. Zehn Tage nach der

Entlassung erschien der Patient aus eigenem Antrieb in der Institutsambulanz der Klinik. Er gab an, seit der Entlassung seine Medikamente nicht mehr genommen zu haben, mehrere Tage durch »die Kneipen gezogen« zu sein und Alkohol getrunken zu haben. Die am selben Tag durchgeführte PANSS-Untersuchung ergab einen deutlich erhöhten Wert von jetzt 81 Punkten, wobei eine deutliche Antriebssteigerung im Vordergrund stand. Die Ausprägung der psychopathologischen Symptomatik ließ uns seine stationäre Aufnahme veranlassen. Während der nachfolgenden stationären Behandlung wurde deutlich, dass der Patient seit 2 Jahren einen gesetzlichen Betreuer hat mit den Bereichen Gesundheitsfürsorge (ohne Einwilligungsvorbehalt) sowie finanzielle Angelegenheiten und Aufenthaltsbestimmung.

gesundheitlichen Risiken. Anderseits darf nicht die Aufwandsentschädigung für einen psychisch Kranken geringer ausfallen als für einen Teilnehmer ohne psychische Erkrankung. Aus einer ärztlichen Fürsorge heraus ist darauf zu achten, dass krankheitsbedingte Verarmung von Patienten mit Schizophrenie möglichst nicht den Entscheidungsprozess für oder gegen eine Studienteilnahme mit gesundheitlichen Risiken entscheidend beeinflusst [52]. Ob eine altruistische Motivlage für die Teilnahme und Unterstützung von Forschung ausreicht, um eine genügende Anzahl von Patienten für komplexe Studienabläufe ohne medizinischen Eigennutz zu gewinnen, ist jedoch fraglich [58].

Ein besonderes Dilemma ergibt sich für den Forscher in der Risiko-Nutzen-Analyse, wenn die primären Outcome-Kriterien unerwünschte Nebenwirkungen sind. Der Forscher hat neben dem Ziel der Verbesserung der Patientensicherheit den Ansatz, einen möglichst statistisch signifikanten Gruppenunterschied nachweisen zu können.

Die beschriebene Durchführung (▶ Fallbeispiel 3) macht die Bedeutung der Definition

von Abbruchkriterien auch bei versorgungsnahen Studien, bzw. in diesem Fall die Festlegung von medizinischen Vorgehensweisen im Falle des Überschreitens bestimmter Toleranzgrenzen, deutlich.

Unter ethischen Gesichtspunkten sind für die konkrete Studiendurchführung klinischer Studien die Definition der Ein- und Ausschlusskriterien sowie der Abbruchkriterien bedeutend, da diese das Risikoprofil der zu untersuchenden Patienten mit Schizophrenie definieren. Diese Frage ist umso wichtiger, je höher die Risiken sind, die durch das Studiendesign bzw. die Intervention entstehen. Die Eingangs- und Abbruchkriterien sind in der Regel umso restriktiver je höher die zu erwartenden Gesundheitsrisiken im Rahmen des Studiendesign einzuschätzen sind. Konsensus über das Vorgehen bei unzureichendem Response der Behandlung oder bei Verschlechterung der Symptomatik fehlt [45]. Ein Grenzwert für die Verschlechterung, die zum Ausschluss führen muss, ist meist nicht vorgegeben und führt daher zu individuellen Entscheidungen. Eindeutige Suizidalität sollte ein definitives

Fallbeispiel 3

Zur präventiven Vermeidung der Entwicklung von Übergewicht und Diabetes mellitus unter Neueinstellung einer antipsychotischen Behandlung wird randomisiert einer Gruppe ein psychoedukatives Präventionsprogramm angeboten und eine Kontrollgruppe unter üblichen klinischen Bedingungen behandelt. Mit Ausnahme der Psychoeduktion war keine Einflussnahme auf die medizinische Behandlung und Versorgung der Patienten vorgesehen. Die primären Outcome-Kriterien sind die Glukosetoleranz und Gewichtsentwicklung in beiden Gruppen über ein Jahr. Auf die antipsychotische Behandlung der Patienten wird durch die Studie kein direkter Einfluss genommen. In der Kontrollgruppe entwickeln einzelne Patienten eine massive Gewichtszunahme und einen Diabetes mellitus unter regulärer ärztlicher Behandlung.

Ausschlusskriterium sein [45]. Abbruchkriterien sollten das fehlende therapeutische Ansprechen, die psychopathologische Verschlechterung und Ausprägungsgrade von unerwünschten Nebenwirkungen beinhalten [45]. Ein definitiver Grund für das Abbrechen der Teilnahme an einer Studie ist, wenn auf der CGI-Skala der Verlauf als deutlich verschlechtert angegeben wird [45]. Auch sollte bei Auftreten von unerwünschten Nebenwirkungen eine Grenze der Akzeptanz durch den Studienleiter im Studienverlauf gesetzt und entsprechende internistische Interventionen vorgesehen werden.

Ein weiterer Aspekt einer Risikoabwägung wird bei Studien zur Prävention von Schizophrenie durch Frühdiagnostik und -intervention im Prodromalstadium deutlich. Es ergibt sich das Grundproblem, dass heute zur Verfügung stehende diagnostische Frühindikatoren keine optimale diagnostische Präzision aufweisen und daher zwangsläufig auch falsch-positive Fälle identifiziert und behandelt werden.

Durch die – in solchen Fällen fälschliche – Feststellung eines erhöhten Risikos zur Entwicklung einer schizophrenen Psychose können die Betroffenen jedoch verunsichert und stigmatisiert werden sowie möglicherweise einer unnötigen und unwirksamen Intervention mit potenziellen Nebenwirkungen unterzogen werden.

Bei der Risiko-Nutzen-Abwägung des Forschers fließen klinische Erfahrungen und Informationen über das zu untersuchende Arzneimittel und das Design der Studie ein. Die klinische Erfahrung steht häufig nicht im Einklang mit aktueller wissenschaftlicher Evidenz und führt gelegentlich zu einer nicht stichhaltig zu begründenden Ablehnung wissenschaftlicher Ansätze zur Evaluierung von Therapiestrategien.

Seit der Einführung atypischer Antipsychotika vor etwa 40 Jahren sprach über einen langen Zeitraum die empirische Evidenz für eine Überlegenheit der neuen Substanzen, insbesondere auf Grund des besseren Nebenwirkungsprofils [57]. Dieser Konsens hat z. B. im Rahmen des Kompetenznetzes Schizophrenie dazu geführt, dass Kliniken die Durchführung einer Vergleichsstudie von Haloperidol und Risperidon an erstmals schizophren Erkrankten aus ethischen Gründen abgelehnt haben. Die betreffende Studie, wie auch parallel laufende andere große öffentlich geförderte Antipsychotikastudien (z. B. CATIE [34]) haben jedoch keine klare Überlegenheit neuer Substanzen nachweisen können und somit in der Zwischenzeit zu einer Reformulierung entsprechender Leitlinienempfehlungen geführt [26].

Die Vorkehrungen zur Patientensicherheit müssen auf der Grundlage des Studienprotokolls und der »Investigator Brochure« erfolgen. Häufig ist die Darstellung der Voruntersuchungen und der bisher festgestellten gesundheitlichen Risiken in diesen Unterlagen unübersichtlich und hierdurch ist dem Forscher eine ethische Abwägung erschwert. Empfehlenswert wäre eine standardisierte Charakterisierung des Risikoprofils einer Studie [65], um dem Untersucher einen klaren Überblick zu geben. Von besonderer Relevanz ist die kritische Prüfung von placebokontrollierten Studien.

Wir haben in der Vergangenheit eine Reihe von angebotenen Studien mit Placebokontrolle abgelehnt, da die Relevanz der Fragestellung fraglich war, die Evidenz für die Durchführung der Studie nicht ausreichend belegt erschien und die besonderen Risiken einer Placebokontrolle im Studienprotokoll nicht ausreichend berücksichtigt erschienen.

Bei einer placebokontrollierten Studie wird das ärztliche Fürsorgeprinzip zugunsten eines Erkenntnisgewinns zum Nutzen künftiger Patienten partiell eingeschränkt [61]. Es sollten **Standards für Ein-, Ausschluss- und Abbruchkriterien von placebokontrollierten Studien** formuliert werden [45], um die Risiken zu minimieren (▶ Abschn. 4.3.4). Ein engmaschiges Monitoring der relevanten kritischen Parameter sollte im Protokoll vorgeschrieben sein. Die ersten beiden Wochen von placebokontrollierten Studien sollten im Krankenhaus-Setting durchgeführt werden [45]. Trotz der vermeintlich unwirksamen Placebobehandlung ist mit einem unspezifischen Placeboeffekt von mindestens 50 % zu rechnen [6]. Da die akute Symptomreduktion unter Antipsychotika meist innerhalb der ersten 4 Wochen auftritt und Non-Responder meist innerhalb der ersten 2 Wochen identifiziert werden, sollten placebokontrollierte Akutstudien auf diesen Zeitraum begrenzt werden [36], um die Risiken zu minimieren. Basierend auf einer Metaanalyse von 7 Studien fehlen Hinweise auf eine Langzeitschädigung durch kurze Phasen fehlender Behandlung [9]. Ein Cross-over-Design bietet die Möglichkeit, dass auch den Patienten, die zunächst Placebo erhalten, in einer zweiten Phase die wirksame Substanz verabreicht wird.

13.2.2 Psychotherapiestudien

Psychotherapeutische Forschung an und mit schizophren Erkrankten unterliegt zunächst den gleichen ethischen Grundsätzen, wie sie für jede psychotherapeutische Behandlung von den diesbezüglichen Berufs- und Fachverbänden detailliert formuliert worden und Bestandteil der Berufsordnung sind [66]. Diese Grundsätze verpflichten den Therapeuten u. a. zum Respekt für die Autonomie des Menschen, zum Gebot der Schadensvermeidung, zur Verpflichtung zur Hilfe und zum Prinzip der Gerechtigkeit und der Schweigepflicht [24], [44]. Daneben spielt auch die Implementierung wissenschaftlich basierter therapeutischer Verfahren eine wichtige Rolle. Lange Zeit spielte Psychotherapie bei schizophrenen Erkrankungen allerdings kaum eine Rolle und wurde daher auch nicht wissenschaftlich evaluiert. Dies ist nicht zuletzt vor dem Hintergrund der Annahme von Jaspers und Freud zu verstehen, dass psychotisch Erkrankte

wegen der Unverstehbarkeit von Psychosen grundsätzlich nicht psychotherapeutisch zu behandeln seien. Heutzutage gilt die Wirksamkeit einer psychotherapeutischen Behandlung schizophrener Erkrankungen als empirisch nachgewiesen [14], [33]. Evidenzbasierte Behandlungsleitlinien empfehlen insbesondere kognitiv verhaltenstherapeutische Ansätze zur Förderung der Stressbewältigung, zur Steigerung sozialer Kompetenz, zum Frühsymptommanagement und zur Behandlung persistierender Positivsymptomatik, Familieninterventionen zur Rückfallprophylaxe sowie kognitive Remediation zur Minderung kognitiver Leistungsbeeinträchtigungen [13], [41].

In der Praxis bedingt dies derzeit allerdings noch das Problem, dass einige neuere Verfahren bisher meist nur innerhalb von klinischen Studien an einzelnen Standorten angeboten werden und außerhalb dieses Rahmens kaum ein entsprechendes Routineangebot besteht [33]. So suchen Betroffene, die durch Presseberichte über Behandlungsfortschritte in der Psychosebehandlung oder durch eigene Internetrecherchen auf solche Verfahren aufmerksam werden, derzeit oftmals noch vergeblich nach entsprechenden Angeboten. Damit werden Hoffnungen geweckt, denen aufgrund des zeitlichen Verzugs zwischen Erkenntnisgewinn und dessen Eingang in die Ausbildung und die Behandlungsangebote von Psychotherapeuten aktuell noch nicht nachgekommen werden kann.

Aus dem Brief eines Angehörigen:

» Sehr geehrter Herr xxx, ich habe Ihre Anschrift und die Information, dass Sie eventuell uns helfen können, von Herrn yyy in Bonn erhalten. Unser Sohn sucht möglichst schnell einen Therapieplatz für eine Verhaltenstherapie. Dies ist aufgrund seines Krankheitsbildes ausgesprochen schwierig. Er erkrankte 2010 an einer Psychose. Herr yyy teilte mir mit, dass Sie gemeinsam an einem Projekt zur Verhaltenstherapie bei Psychosen gearbeitet hätten. Da mein Sohn in Bochum wohnt, wäre eine Therapie bei Herrn yyy in Bonn nur sehr schwierig durchführbar. Ich hoffe, Sie können mir eventuell einen oder auch mehrere Therapeuten in der näheren Umgebung nennen, bei denen es auch noch möglich ist, in absehbarer Zeit einen Therapieplatz zu bekommen. «

Dies kann auch Patienten aus entsprechenden klinischen Untersuchungen betreffen, da innerhalb der Studien die Behandlungsdauer in der Regel standardisiert und zeitlich begrenzt ist, einige Patienten aber darüber hinaus weiterer Behandlung bedürften. Aus ethischen Erwägungen heraus müsste diesen Patienten eine Fortsetzung der Therapie im Anschluss an die Studienteilnahme angeboten werden, was im Studienbudget jedoch in aller Regel nicht vorgesehen und auch außerhalb der Studie aufgrund der noch geringen Verbreitung entsprechender Psychotherapieangebote im derzeitigen Versorgungssystem kaum möglich ist.

Ungeachtet der Fortschritte in der Entwicklung und Evaluation wirksamer Psychotherapie für schizophren Erkrankte haben ethische Fragen der Psychotherapieforschung (nicht nur für den Bereich der Schizophreniebehandlung) bisher kaum Aufmerksamkeit erfahren [25], [54]. Zwar ergeben sich prinzipiell ähnliche Problemstellungen wie in der Arzneimittelforschung. Allerdings weist die Psychotherapieforschung auch Besonderheiten auf. So sind in Psychotherapiestudien verblindete Therapieapplikationen nicht möglich und die Implementierung einer Placebobedingung problematisch [42], was besondere Herausforderungen an die Frage nach der inneren Validität von Wirksamkeitsnachweisen stellt. In die Kosten-Nutzen-Abwägung sind neben möglichen Nebenwirkungen, wie sie ähnlich auch in Arzneimittelstudien auftreten, auch ggf. auftretende unerwünschte Sekundärfolgen der Therapie einzubeziehen. Die Unterscheidung erwünschter und unerwünschter Wirkungen im Rahmen einer Psychotherapie ist aufgrund oft individueller Zielsetzungen wesentlich schwieriger als im Rahmen einer medikamentösen Behandlung, die üblicherweise der Symptomreduktion dienen soll und bei der die Zielparameter damit klarer definiert sind. Mögliche schädliche Entwicklungen im Rahmen einer Psychotherapie, die nicht direkt als Therapieziel definiert wurden, sind z. B. eine Verschlechterung der Symptomatik oder Veränderungen des Patienten im Rahmen des therapeutischen Prozesses, die sekundär auch Veränderungen des oftmals über lange Zeit auf die Erkrankung des Betroffenen ausgerichteten sozialen Gefüges in der Partnerschaft oder am Arbeitsplatz bedingen [35].

Mögliche Nebenwirkungen in Form von klinisch-psychopathologischen Verschlechterungen können in Art und Schweregrad variieren, reichen von einer möglichen Zunahme der Negativsymptomatik über psychotische Exazerbationen und depressive Episoden, wobei im extremsten Fall auch mit einer Verstärkung von Suizidtendenzen gerechnet werden muss [54]. Im Hinblick auf die Schwere der Erkrankung werden schizophren Erkrankte als besonders vulnerable Patientengruppe angesehen, sodass die Erforschung möglicher unerwünschter Wirkungen durch Psychotherapie von besonderer Bedeutung ist. Zwar wird eine Behandlung mit kognitiv-verhaltenstherapeutischen Methoden von einigen Autoren als weniger schädlich diskutiert als psychodynamische Verfahren, allerdings fehlt bis dato der empirische Nachweis aus vergleichenden Untersuchungen [25]. Selbst bei Studien zur kognitiven Verhaltenstherapie als der am besten belegten psychotherapeutischen Methode zur Behandlung schizophren Erkrankter steht meist der Nachweis der Therapieeffizienz ohne eine gleichzeitige Betrachtung möglicher schädlicher Wirkungen im Vordergrund [64]. Kürzlich konnte in einer deutschen Studie zur Wirkung von kognitiver Verhaltenstherapie und von kognitiver Remediation auf Negativsymptome (TONES-Studie) jedoch gezeigt werden, dass unter keiner der beiden 9-monatigen Behandlungen ein Suizid auftrat [32]. Allerdings waren in beiden Gruppen unabhängig von einer symptomatischen Verbesserung im Prä-post-Vergleich der Gruppenmittel bei der Mehrzahl der Patienten Verschlechterungen sowohl der Negativ- als auch Positivsymptomatik im Verlauf zu verzeichnen, und unter kognitiver Verhaltenstherapie zeigten einige Patienten auch eine verstärkte depressive Symptomatik. Inwieweit sich darin eine Risikoerhöhung für klinische Verschlechterungen über das übliche Maß an Fluktuation widerspiegelt, blieb aufgrund einer nicht enthaltenen Vergleichsgruppe ohne Psychotherapie allerdings offen.

13.2.3 Hirnstimulationsstudien

Ugo Cerletti und Lucio Bini entwickelten in Rom eine neue Methode zur Auslösung eines Krampfanfalles durch Stromimpuls mit dem Ziel der

Verbesserung der Steuerbarkeit und Minimierung der Risiken. 1938 erfolgte die erste Elektrokrampftherapie (EKT) an einem 39-jährigen schizophrenen Patienten [2]. Die EKT-Behandlung wurde ohne Narkose und Muskelrelaxation mit der erhöhten Gefahr von Lendenwirbelsäule-Frakturen und Luxationen bis Mitte der 1950er Jahre durchgeführt. Heute wird die EKT (▶ Abschn. 10.2) unter Anästhesie durchgeführt und ist aufgrund der Wirksamkeit von Antipsychotika bei Schizophrenie nicht mehr Therapie der ersten Wahl mit Ausnahme der akut lebensbedrohlichen Katatonie. Therapie der zweiten Wahl ist sie bei therapieresistenten, nicht lebensbedrohlichen Katatonien und anderen akut exazerbierten schizophrenen Psychosen nach erfolgloser Behandlung mit Antipsychotika [7]. Das Mortalitätsrisiko liegt bei 1:50.000 Behandlungen und entspricht dem üblichen Anästhesierisiko. Placebokontrollierte Studien zum Nachweis von Wirksamkeit und Verträglichkeit der EKT führen zu dem Nachteil, dass Patienten in der Placebogruppe sich dem Risiko der Anästhesie ohne Behandlung unterziehen müssen.

Anthony Barker führte 1970 mit der repetitiven transkraniellen Magnetstimulation (rTMS) eine nebenwirkungsarme Methode zur Stimulation des schädelnahen Kortex 1970 auf der Basis einer elektromagnetischen Induktion ein [51] (▶ Abschn. 10.3). Das Auftreten eines Krampfanfalles nach rTMS-Behandlung kommt extrem selten und meist nur bei Überschreiten der empfohlenen Dosierung vor [49]. In seltenen Fällen wird über eine Zunahme wahnhaften Erlebens unter hochfrequenter Behandlung berichtet. In einer Metaanalyse von 9 randomisierten Studien (n = 213) zeigte sich eine geringe bis mittlere Effektstärke (d = 0.43) von hochfrequenter links-präfrontaler rTMS auf die Negativsymptomatik [15]. In einer weiteren Metaanalyse wurde für die Wirksamkeit der 1-Hz-rTMS auf akustische Halluzinationen ein deutlich signifikanter Effekt (1.04) belegt [21]. Diese Analyse begrenzt sich auf die links-temporoparietale Stimulation. Da es bisher keine Evidenz zur Erhaltungstherapie mit rTMS gibt, ist die Fortführung der Behandlung nach Studienende in der Regel nicht vorgesehen. Dennoch besteht auch hier im Einzelfall die Schwierigkeit, den methodischen Anforderungen einer verblindeten Studie und dem

> **Fallbeispiel 4**
> Im Rahmen einer kontrollierten, verblindeten rTMS-Studie zur Behandlung der Negativsymptomatik der Schizophrenie gibt ein Patient eine deutliche und anhaltende Besserung an mit Erhöhung des Antriebsniveaus, der Stimmung und der Lebensqualität. Der Patient wurde zu Beginn einer 3-jährigen Studienphase behandelt. Er bittet um Entblindung seiner Behandlungszugehörigkeit. Ihm wurde mitgeteilt, dass leider erst nach Ende der Rekrutierung und Auswertung, frühestens nach 3 bis 4 Jahren entblindet werden könne. Da der Patient schließlich sehr drängend und wiederholt um Entblindung bittet, wird ihm schließlich nach etwa 2 Jahren mitgeteilt, dass er mit der Placebobedingung behandelt worden sei.

Bedürfnis des Patienten nach Information über den Charakter der Behandlung Rechnung zu tragen (▶ Fallbeispiel 4).

In den meisten Fällen ist am Ende einer Studie eine reguläre Entblindung der Studie nicht vorgesehen [52]. Auf diesen Umstand wird der Patient in der Regel nicht explizit hingewiesen. Anzustreben wäre, dass durch einen unabhängigen Klinker eine Entblindung möglich ist, um die Weiterbehandlung sicherzustellen [52].

Seit Anfang der 1990er Jahre wird die tiefe Hirnstimulation (THS) zur Behandlung neurologischer Erkrankungen eingesetzt [51]. Während sich für Zwangserkrankungen aus läsionellen neurochirurgischen Verfahren Zielregionen ableiten lassen, fehlt für den Einsatz bei der Schizophrenie bisher eine schlüssige Theorie des Wirkmechanismus und der Zielregion. Vor dem Hintergrund der Operationsrisiken ist derzeit aus unserer Sicht der Einsatz bei Schizophrenie in wissenschaftlichen Studien ethisch nicht zu rechtfertigen.

Fazit
Die öffentliche Meinung zu psychiatrischer Forschung ist historisch bedingt, insbesondere im Hinblick auf das unethische wissenschaftliche Vorgehen im Nationalsozialismus, eher negativ behaftet [10]. Die strikte Beachtung ethischer Prinzipien bei der Durchführung klinischer Studien mit und an schizophren Erkrankten ist vor dem Hintergrund dieser negativen Grundhaltung in der Bevölkerung von besonderer Bedeutung für eine erfolgreiche

Studiendurchführung. Dabei ergeben sich sowohl aus der Patientenperspektive als auch aus der Perspektive des Forschers in der Praxis relevante ethische Problemstellungen. Zu diesen zählt neben der jeweils durchzuführenden **Kosten-Nutzen-Bewertung** insbesondere die Frage der **Einwilligungsfähigkeit**. Die Entscheidung, ob eine Person einwilligungsfähig ist, kann nicht anhand der Diagnose Schizophrenie getroffen werden und sollte individuell nach einer psychopathologischen Einschätzung unter besonderer Beachtung neurokognitiver Defizite erfolgen. In der Praxis zeigt sich hierbei, dass ein großer Teil schizophren erkrankter Patienten uneingeschränkt einwilligungsfähig ist. Diese Entscheidung liegt üblicherweise in der Verantwortung des behandelnden Klinikers. Bei der Abschätzung der Einwilligungsfähigkeit profitieren selbst erfahrene Kliniker von einem Training, das ein risikosensitives Vorgehen unter der Beachtung aktueller Regularien zu Kosten-Nutzen-Bewertungen schult und eine Kalibrierung des Urteils an anderen Experten ermöglicht [30]. Daher empfiehlt sich zur Optimierung solcher Entscheidungsprozesse, wie auch der einer Studienteilnahme regelhaft vorangehenden Aufklärung, eine Qualitätssicherung durch Formulierung von standardisierten Vorgehensweisen und fachliche Ausbildung und Supervision. Eine Möglichkeit zur Sicherstellung der wissenschaftlichen und somit auch ethischen Qualität der Schizophrenieforschung bietet diesbezüglich eine nationale oder internationale Vernetzung von Wissenschaftlern im Rahmen von Forschungsgesellschaften, die entsprechende Standards konsentieren und ihren Mitgliedern verpflichtend zur Verfügung stellen können [11].

Literatur

1 World Medical Association (2008) Declaration of Helsinki (1964/2008). http://www.wma.net/en/30publications/10policies/b3/17c.pdf. Zugegriffen: 01.10.12

2 Accornero F, Bini L (1970) An eyewitness account of the discovery of electroshock. Convuls Ther 4: 41-49

3 Appelbaum P, Grisso T (2001) MacCAT-CR: MacArthur Competence Assessment Tool for Clinical Research. Professional Resource Press, Sarasota, Fla

4 Appelbaum PS (2006) Decisional capacity of patients with schizophrenia to consent to research: taking stock. Schizophr Bull 32: 22-25

5 Appelbaum PS, Roth LH (1982) Competency to consent to research: a psychiatric overview. Arch Gen Psychiatry 39: 951-958

6 Brown P (1991) Ethical aspects of drug treatment. In: Bloch S, Chodoff P (Hrsg) Psychiatric ethics, second edition. Oxford University Press, Oxford, S 167-184

7 Bundesärztekammer (2003) Stellungnahme zur Elektrokrampftherapie. Wiss. Beirat der Bundesärztekammer vom 21.02.2003. Dtsch Ärztebl 100(8): A504/B432/C408

8 Carpenter WT Jr., Gold JM, Lahti AC, Queern CA, Conley RR, Bartko JJ, Kovnick J, Appelbaum PS (2000) Decisional capacity for informed consent in schizophrenia research. Arch Gen Psychiatry 57: 533-538

9 Chen DT, Moreno JD (2006) Ethics of medication-free research in schizophrenia. Schizophr Bull 32: 307-309

10 Chong SA, Huxtable R, Campbell A (2011) Authorizing psychiatric research: principles, practices and problems. Bioethics 25: 27-36

11 Deter G, Elsner T (2010) Telematikplattform für Medizinische Forschungsnetze. Wissenschaftliche Dienste Deutscher Bundestag 13, S 1-112

12 Deutsch E (1996) Das Recht der klinischen Forschung, insbesondere im Bereich der Psychiatrie. Fortschr Neurol Psychiatr 64: 1-7

13 DGPPN (2006) Deutsche Gesellschaft für Psychiatrie, Psychotherapie und Nervenheilkunde: Behandlungsleitlinie Schizophrenie. Steinkopf, Darmstadt

14 Dickerson FB, Lehman AF (2011) Evidence-based psychotherapy for schizophrenia: 2011 update. J Nerv Ment Dis 199: 520-526

15 Dlabac-de Lange JJ, Knegtering R, Aleman A (2010) Repetitive transcranial magnetic stimulation for negative symptoms of schizophrenia: review and meta-analysis. J Clin Psychiatry 71: 411-418

16 Dunn LB (2006) Capacity to consent to research in schizophrenia: the expanding evidence base. Behav Sci Law 24: 431-445

17 Dunn LB, Candilis PJ, Roberts LW (2006) Emerging empirical evidence on the ethics of schizophrenia research. Schizophr Bull 32: 47-68

18 Dunn LB, Kim DS, Fellows IE, Palmer BW (2009) Worth the risk? Relationship of incentives to risk and benefit perceptions and willingness to participate in schizophrenia research. Schizophr Bull 35: 730-737

19 Dunn LB, Nowrangi MA, Palmer BW, Jeste DV, Saks ER (2006) Assessing decisional capacity for clinical research or treatment: a review of instruments. Am J Psychiatry 163: 1323-1334

20 Dunn LB, Palmer BW, Keehan M, Jeste DV, Appelbaum PS (2006) Assessment of therapeutic misconception in older schizophrenia patients with a brief instrument. Am J Psychiatry 163: 500-506

21 Freitas C, Fregni F, Pascual-Leone A (2009) Meta-analysis of the effects of repetitive transcranial magnetic stimulation (rTMS) on negative and positive symptoms in schizophrenia. Schizophr Res 108: 11-24

13

22   Hausner H, Cording C, Hajak G, Spießl H (2008) Aufklärung und Einwilligung in Psychiatrie und Psychotherapie. Psychiat Prax 35: 163-169

23   Helmchen H (2012) Ethics of clinical research with mentally ill persons. Eur Arch Psychiatry Clin Neurosci 262: 441-452

24   Helmchen H (1998) Ethische Implikationen von Psychotherapie. Nervenarzt 69: 78-80

25   Hoffmann SO, Rudolf G, Strauß B (2008) Unerwünschte und schädliche Wirkungen von Psychotherapie. Eine Übersicht mit dem Entwurf eines eigenen Modells. Psychotherapeut 53: 4-16

26   Jakovljevic M (2009) New generation vs. first generation antipsychotics debate: pragmatic clinical trials and practice-based evidence. Psychiatr Danub 21: 446-452

27   Jeste DV, Depp CA, Palmer BW (2006) Magnitude of impairment in decisional capacity in people with schizophrenia compared to normal subjects: an overview. Schizophr Bull 32: 121-128

28   Jeste DV, Palmer BW, Golshan S, Eyler LT, Dunn LB, Meeks T, Glorioso D, Fellows I, Kraemer H, Appelbaum PS (2009) Multimedia consent for research in people with schizophrenia and normal subjects: a randomized controlled trial. Schizophr Bull 35: 719-729

29   Kaup AR, Dunn LB, Saks ER, Jeste DV, Palmer BW (2011) Decisional capacity and consent for schizophrenia research. IRB 33: 1-9

30   Kim SY (2006) When does decisional impairment become decisional incompetence? Ethical and methodological issues in capacity research in schizophrenia. Schizophr Bull 32: 92-97

31   Kim SY, Appelbaum PS, Swan J, Stroup TS, McEvoy JP, Goff DC, Jeste DV, Lamberti JS, Leibovici A, Caine ED (2007) Determining when impairment constitutes incapacity for informed consent in schizophrenia research. Br J Psychiatry 191: 38-43

32   Klingberg S, Herrlich J, Wiedemann G, Wölwer W, Meisner C, Engel C, Jakobi-Malterre UE, Buchkremer G, Wittorf A (2012) Adverse effects of cognitive behavioral therapy and cognitive remediation in schizophrenia: results of the treatment of negative symptoms study. J Nerv Ment Dis 200: 569-576

33   Klingberg S, Wittorf A (2012) Evidenzbasierte Psychotherapie bei schizophrenen Psychosen. Nervenarzt 83: 907-918

34   Lieberman JA, Stroup TS, McEvoy JP, Swartz MS, Rosenheck RA, Perkins DO, Keefe RS, Davis SM, Davis CE, Lebowitz BD, Severe J, Hsiao JK (2005) Effectiveness of antipsychotic drugs in patients with chronic schizophrenia. N Engl J Med 353: 1209-1223

35   Linden M (2011) Nebenwirkungen und Nebenwirkungserfassung in der Verhaltenstherapie. In: Linden M, Hautzinger M (Hrsg) Verhaltenstherapiemanual. Springer, Heidelberg

36   McMahon RP, Kelly DL, Boggs DL, Li L, Hu Q, Davis JM, Carpenter WT, Jr. (2008) Feasibility of reducing the duration of placebo-controlled trials in schizophrenia research. Schizophr Bull 34: 292-301

37   Montgomery JH, Byerly M, Carmody T, Li B, Miller DR, Varghese F, Holland R (2004) An analysis of the effect of funding source in randomized clinical trials of second generation antipsychotics for the treatment of schizophrenia. Control Clin Trials 25: 598-612

38   Moser DJ, Reese RL, Hey CT, Schultz SK, Arndt S, Beglinger LJ, Duff KM, Andreasen NC (2006) Using a brief intervention to improve decisional capacity in schizophrenia research. Schizophr Bull 32: 116-120

39   Müller-Hegen M (2005) Die Haftung für Aufklärungsfehler im Arztrecht. Dissertation, Mainz

40   Mulsow JJ, Feeley TM, Tierney S (2012) Beyond consent – improving understanding in surgical patients. Am J Surg 203: 112-120

41   NICE (2010) National Institute for Health & Clinical Excellence: Schizophrenia. The Nice guidelines on core interventions and management of schizophrenia in adults in primary and secondary care. The British Psychological Society and The Royal College of Psychiatrists, London

42   O'Leary KD, Borkovec TD (1978) Conceptual, methodological, and ethical problems of placebo groups in psychotherapy research. Am Psychol 33:821-830

43   Palmer BW, Jeste DV (2006) Relationship of individual cognitive abilities to specific components of decisional capacity among middle-aged and older patients with schizophrenia. Schizophr Bull 32: 98-106

44   Reimer C (2010) Die Bedeutung der Ethik in der Psychotherapie. In: Arolt V, Kersting A (Hrsg) Psychotherapie in der Psychiatrie: Welche Störung behandelt man wie? Springer, Berlin, S 577-584

45   Riedel M, Leucht S, Rüther E, Schmauss M, Möller HJ (2012) Critical trial-related criteria in acute schizophrenia studies. Eur Arch Psychiatry Clin Neurosci 262: 151-155

46   Roberts LW, Warner TD, Brody JL (2000) Perspectives of patients with schizophrenia and psychiatrists regarding ethically important aspects of research participation. Am J Psychiatry 157: 67-74

47   Roberts LW, Warner TD, Hammond KG, Hoop JG (2006) Views of people with schizophrenia regarding aspects of research: study size and funding sources. Schizophr Bull 32: 107-115

48   Roberts LW, Warner TD, Nguyen KP, Geppert CM, Rogers MK, Roberts BB (2003) Schizophrenia patients' and psychiatrists' perspectives on ethical aspects of symptom re-emergence during psychopharmacological research participation. Psychopharmacology (Berl) 171: 58-67

49   Rossi S, Hallett M, Rossini PM, Pascual-Leone A (2009) The safety of TMS consensus group. Safety, ethical considerations, and application guidelines for the use of transcranial magnetic stimulation in clinical practice and research. Clin Neurophysiol 120: 2008-2039

50   Schildmann J, Bauer A, Tilmann A, Vollmann J (2003) Aufklärung und Einwilligung zur Psychopharmakotherapie aus Sicht schizophrener und depressiver Patienten. Eine empirische Untersuchung aus der klinischen Medizinethik. Fortschr Neurol Psychiatr 71: 265-270

51 Schläpfer TE, Kayser S (2012) Hirnstimulationsverfahren. Transkranielle Magnetstimulation, Magnetkrampftherapie und tiefe Hirnstimulation. Nervenarzt 83: 95-103

52 Shore D (2006) Ethical issues in schizophrenia research: a commentary on some current concerns. Schizophr Bull 32:26-29

53 Sismondo S (2008) Pharmaceutical company funding and its consequences: a qualitative systematic review. Contemp Clin Trials 29: 109-113

54 Strauß B, Linden M, Haupt M-L, Kaczmarek S (2012) Unerwünschte Wirkungen, Nebenwirkungen und Fehlentwicklungen. Systematik und Häufigkeit in der Psychiatrie. Psychotherapeut, S 1-9. doi: 101007/s00278-012-0932-x

55 Stroup S, Appelbaum P, Swartz M, Patel M, Davis S, Jeste D, Kim S, Keefe R, Manschreck T, McEvoy J, Lieberman J (2005) Decision-making capacity for research participation among individuals in the CATIE schizophrenia trial. Schizophr Res 80: 1-8

56 Stroup TS, Appelbaum PS, Gu H, Hays S, Swartz MS, Keefe RS, Kim SY, Manschreck TC, Boshes RA, McEvoy JP, Lieberman JA (2011) Longitudinal consent-related abilities among research participants with schizophrenia: results from the CATIE study. Schizophr Res 130: 47-52

57 Tandon R (2012) Antipsychotics in the treatment of schizophrenia: an overview. J Clin Psychiatry 72 (Suppl. 1): 4-8

58 Taylor PJ, Awenat Y, Gooding P, Johnson J, Pratt D, Wood A, Tarrier N (2010) The subjective experience of participation in schizophrenia research: a practical and ethical issue. J Nerv Ment Dis 198: 343-348

59 Vollmann J, Bauer A, Danker-Hopfe H, Helmchen H (2003) Competence of mentally ill patients: a comparative empirical study. Psychol Med 33: 1463-1471

60 Wagner W (1991) Ethische Grundlagen und Probleme der klinischen Psychopharmakologie. In: Pöldinger W, Wagner W (Hrsg) Ethik in der Psychiatrie. Wertebegründung, Wertedurchsetzung. Springer Berlin, S 175-189

61 Wagner W (1990) Placebo. Ethische Prinzipien der kontrollierten Doppelblindprüfung. Ethik Med 2: 68-78

62 Warner TD, Roberts LW, Nguyen K (2003) Do psychiatrists understand research-related experiences, attitudes, and motivations of schizophrenia study participants? Compr Psychiatry 44: 227-233

63 Wong JC, Bernstein M (2011) Payment of research subjects for more than minimal risk trials is unethical. Am J Med Sci 342: 294-296

64 Wykes T, Steel C, Everitt B, Tarrier N (2008) Cognitive behavior therapy for schizophrenia: Effect sizes, clinical models, and methodological rigor. Schizophr Bull 34: 523-537

65 Yanos PT, Stanley BS, Greene CS (2009) Research risk for persons with psychiatric disorders: a decisional framework to meet the ethical challenge. Psychiatr Serv 60: 374-383

66 Bundespsychotherapeutenkammer Musterberufsordnung. www.bptk.de/uploads/media/20060117_musterberufsordnung.pdf. Zugegriffen: 01.10.12

13

Aktuelle ethische Fragen in der Depressionsforschung

Emanuel Severus und Michael Bauer

14.1   Einführung

Depressive Störungen gehören weltweit zu den häufigsten psychischen Erkrankungen [42], die Personen jeden Alters und Herkunft betreffen können und mit signifikant erhöhter Morbidität und Mortalität assoziiert sind [14]. Bei vielen Patienten entwickelt sich aus der ersten Episode heraus eine rezidivierende und/oder chronisch verlaufende Erkrankung mit erheblichen und andauernden Beeinträchtigungen im psychosozialen Funktionsniveau [29]. Aufgrund der daraus resultierenden großen gesundheitspolitischen Belastungen für die Gesellschaft gehört die Depressionsforschung zu den bedeutendsten Feldern psychiatrischer Forschung. Die sich dabei ergebenden ethischen Fragen sind vielfältiger Natur. Dies ist der Tatsache geschuldet, dass depressive Störungen sehr vielgestaltig in der psychopathologischen Ausprägung sind (z. B. mit/ohne psychotische Symptomatik, mit/ohne Suizidalität) sowie besondere Verlaufs- (z. B. rezidivierend, chronisch) und Behandlungsmerkmale (z. B. erhebliche Raten von Therapieresistenz) aufweisen. In nahezu allen Zulassungsstudien werden Patienten mit diesen klinischen Charakteristika ausgeschlossen. Dies hat zur Konsequenz, dass für diese Patientengruppen eine evidenzbasierte Behandlung nur bedingt möglich ist. Auch kommen Depressionen in Altersgruppen vor, in denen eine Einwilligungsfähigkeit der Betroffenen generell nicht vorhanden ist (z. B. Kinder und Jugendliche) oder durch Komorbidität mit demenziellen Erkrankungen wie auch bei schweren Depressionen und solchen mit psychotischer Symptomatik infrage steht. Aufgrund besonderer eigener Erfahrung konzentrieren wir uns hier auf ethische Implikationen der Forschung zur Therapieresistenz (1) und der kontrollierten klinischen Prüfung von antidepressiven Interventionen (2).

14.2   Beispiele

14.2.1 Therapieresistente Depression

> **Therapieresistente Depression**
>
> Zum Begriff der therapieresistenten Depression findet sich am häufigsten folgende, für den klinischen Alltag praktikable Definition, dass sie beim Nichtansprechen auf zwei adäquat durchgeführte Behandlungsversuche mit Antidepressiva verschiedener Wirkklassen vorliegt.

Insbesondere viele stationäre Patienten erfüllen im heutigen Gesundheitssystem diese Definition, haben sogar häufig bereits mehr als zwei frustrane Behandlungsversuche hinter sich. Das ethische Dilemma besteht darin, dass diese Patienten auf sogenannte experimentelle Behandlungsverfahren angewiesen sind, für die es keine ausreichend belegte Evidenz aus kontrollierten Studien gibt. Letzteres gilt auch für psychotische Depressionen: Ist es ethisch vertretbar, nicht oder zumindest nicht nach heutigen Maßstäben evidenzbasierter Medizin Medikamente oder Verfahren anzuwenden, deren Wirksamkeit nicht hinreichend belegt ist? Ein anderes ethisches Problem in diesem Kontext besteht darin, dass Patienten dieser beider Gruppen depressiv Erkrankter faktisch aus allen placebokontrollierten Zulassungsstudien ausgeschlossen werden [11]. Die Gründe hierfür sind vielseitig, im Vordergrund steht sicherlich die Sorge der pharmazeutischen Industrie als Studiensponsor, bei schwierig zu behandelnden Patienten mit Therapieresistenz (verbunden mit multiplen negativen Vorbehandlungen) oder psychotischem Erleben im Placebovergleich keine ausreichende Wirksamkeit demonstrieren zu können.

Die moderne Pharmakotherapie, Hauptsäule der Behandlung zumindest mittelschwerer, insbesondere aber schwerer (auch sog. Majorer) depressiver Störungen kann die Beeinträchtigungen während der akuten Episoden wirksam [2] lindern, ist aber in vielen Fällen nicht ausreichend wirksam [10], [22]. Nichtansprechen in der Behandlung depressiver Erkrankungen stellt somit ein erhebliches klinisches Problem dar und Therapieresistenz ist eine der häufigsten Gründe für eine stationär-psychiatrische Behandlung. Ungeachtet der anfänglichen Wahl eines Antidepressivums sprechen heute, trotz aller Fortschritte in der Pharmakotherapie, ca. 30 bis 50 % der Patienten nicht genügend auf eine adäquat durchgeführte Erstbehandlung an [16]. Der Entwicklung neuer, wirksamerer pharmakologischer Behandlungsmöglichkeiten kommt angesichts der großen gesundheitsökonomischen Bedeutung dieser Krankheitsbilder daher enorme Bedeutung zu.

■ **Probleme evidenzbasierter Medizin**

Die schnell wachsende Fülle an Fachwissen in den unterschiedlichen Gebieten der Psychiatrie kann vom behandelnden Arzt und Therapeuten heute kaum noch selbstständig zusammengetragen und überblickt werden. Deshalb ist es umso notwendiger für den praktizierenden Arzt und Therapeuten, sich auf Übersichtsarbeiten zu beziehen. Übersichtsarbeiten, die von einzelnen Wissenschaftlern verfasst werden, haben jedoch oft, in die eine oder andere Richtung, eine durch persönliche Erfahrung oder Interessen bedingte Verzerrung (Bias), was bei Behandlungsfragen besonders problematisch sein kann. Deshalb besteht eine starke Tendenz hin zur Entwicklung von Übersichtsarbeiten, die evidenzbasiert und im Konsens einer größeren Expertengruppe verfasst wurden. Diese Entwicklung hin zur evidenzbasierten Medizin ist von großer Wichtigkeit, um die Behandlungsqualität von Patienten mit psychischen Erkrankungen nachhaltig zu verbessern [32]. Sie sind im internationalen Kontext in Zeiten der evidenzbasierten Medizin zu einer wichtigen Orientierung für ärztlich-therapeutisches Handeln geworden. In der Evidenzhierarchie stellt bei der Verfassung von Therapieleitlinien die randomisierte, kontrollierte Studie (»randomized controlled trial« RCT) aufgrund der geringsten Wahrscheinlichkeit einer Ergebnisverzerrung (Bias) den »Goldstandard« dar (▶ Abschn. 4.3). Selektives Publizieren und inadäquate Berichterstattung klinischer Studien bergen jedoch ein Risiko für systematische Verzerrungen der klinischen Entscheidungsfindung [40]. Bei genauerer Analyse der Berichterstattung über Studien fehlen häufig entscheidungsrelevante Bestandteile, da die Autoren klare und komplette Beschreibun-

gen dieser kritischen Informationen nicht bereitstellten. Gründe dafür können ein Vergessen des Berichtens oder eine Fehleinschätzung der Wichtigkeit der Information sein. Das unzureichende Publizieren klinischer Studien schlägt sich jedoch auch im Unterschlagen ganzer Studien sowie im bewusst selektiven Berichten einiger Zielkriterien, in der Fehlinterpretation von Ergebnissen oder der Verwendung unterschiedlicher Risikomaße bei der Nutzenbewertung nieder [38]. (▶ Kap. 5)

14.2.2 Doppel-blinde, randomisierte, placebokontrollierte Studien

Wie bereits erwähnt, stellen randomisierte, doppel-blinde, placebokontrollierte Studien, in denen ein neu zu testendes Medikament in Monotherapie zum Einsatz kommt, auch heutzutage den **Goldstandard** dar, wenn es um die Neueinführung von Antidepressiva zur Behandlung Majorer Depressionen geht [23]. Hierbei leisten die Studienteilnehmer einen altruistischen Beitrag zur Entwicklung neuer Medikamente, in dem sie für eine gewisse Zeitdauer in Kauf nehmen, ausschließlich eine Substanz zu erhalten, von der nach allgemeinem Dafürhalten ausgegangen werden kann, dass ihr keine spezifischen pharmakologischen antidepressiven Eigenschaften inne wohnen (Placebo) [23]. Doch stimmt es tatsächlich, dass nur mit diesem Studiendesign eine rationale effektive Medikamentenentwicklung für diese Erkrankung möglich ist? Oder hemmt diese Methodik sogar die Entwicklung von sich in der klinischen Praxis potenziell noch effektiver erweisenden Medikamenten in der Behandlung individueller Patienten? Wenn Letzterem so wäre, gäbe es ein signifikantes ethisches Problem, die bisherige Zulassungspraxis betreffend [17]. Es gibt mindestens zwei unterschiedliche Problembereiche bezogen auf den oben genannten Studientyp, die in der Folge kurz dargestellt werden sollen, teilweise verbunden mit möglichen Lösungsstrategien.

Das Ziel von doppel-blinden RCTs besteht darin, die durchschnittliche Wirksamkeit einer therapeutischen Intervention in einer Gruppe von Patienten mit einer definierten Erkrankung zu bestimmen, nicht jedoch zu bestimmen, welche die effektivste Intervention bei einem individuellen Patienten mit einer definierten Erkrankung darstellt – welches wiederum das primäre Anliegen patientenzentrierter Medizin darstellt ([20], [32], [33]) und Eingang in die **Praxis evidenzbasierter Medizin** gefunden hat, definiert als die Integration individueller klinischer Expertise mit der bestmöglichen externen Evidenz aus systematischer Forschung. Vor diesem Hintergrund, gerade bei einer heterogenen Erkrankung wie der Major Depression, wird von manchen Autoren kritisch diskutiert, inwiefern das Gewicht, das doppel-blinden RCTs auch in der Entwicklung klinischer Behandlungsleitlinien für individuelle Patienten mit Major Depression zukommt, gerechtfertigt ist [18].

Ein weiteres Problem stellt die Repräsentativität der in solchen Studien eingeschlossenen Studienteilnehmer hinsichtlich outcomerelevanter Charakteristika für die in der klinischen Praxis anzutreffenden Patienten mit dieser Erkrankung dar [28]. So deuten einige neuere [41], wenn auch nicht alle [34] Studien daraufhin, dass Patienten, die die Ein- und Ausschlusskriterien für klinische Phase-III-Studien bei Majorer Depression erfüllen, eine im Durchschnitt kürzere Krankheitsdauer, niedrigere Raten an Substanzmissbrauch in der Familiengeschichte und an früheren Suizidversuchen sowie seltener ängstliche und atypische Depressionsmerkmale aufweisen als solche, die die Einschlusskriterien nicht erfüllen und ausgeschlossen werden – welche aber die Mehrheit von depressiven Patienten in der klinischen Praxis darstellen. Zudem scheint erstere Gruppe möglicherweise Antidepressiva im Allgemeinen, zumindest jedoch Citalopram, besser zu tolerieren und darauf anzusprechen als letztere Gruppe, wobei diese Unterschiede selbst dann weiter bestanden, wenn für outcomerelevante Variablen bei Baseline kontrolliert wurde [41].

Zudem deuten neuere Befunde an, dass gerade die Stärken randomisierter, doppel-blinder, placebokontrollierter Studien, nämlich der Prozess der Randomisierung [24], als auch die verblindete Gabe von Placebo das Outcome dieser Studien signifikant beeinflussen – aber weder der Prozess der Randomisierung noch die verblindete Gabe von Placebo eine in der klinischen Praxis gängige Behandlungsstrategie darstellt – und somit das Potenzial hat, die **externe Validität** dieser Resultate zu beeinträchtigen [36]. Bezüglich der Gabe von Placebo gehen die Befunde in die Richtung, dass eine erhöhte prozentual definierte Wahrscheinlichkeit Placebo zu erhalten, mit einem erhöhten Risiko für eine verminderte Ansprechrate im Antidepressivum-Arm relativ zum Placebo-Arm und damit erhöhten Risiko für ein »negatives Studienoutcome« einhergeht [12], [26], [31], [37]. Vor diesem Hintergrund, um die Wahrscheinlichkeit für ein »positives Studienoutcome« zu erhöhen, wurde vorgeschlagen, die Erwartungen der Studienteilnehmer dahingehend zu modifizieren, dass in der Patienteninformation auf eine besonders explizite und klare Weise darauf hingewiesen wird, dass es die (prozentual definierte) Wahrscheinlichkeit gibt, Placebo, eine nicht spezifisch wirksame Substanz, zu erhalten bzw. ausschließlich Studiendesigns zu verwenden, bei denen eine mindestens 50%ige Wahrscheinlichkeit besteht, Placebo zu erhalten [26]. Dieses Vorgehen hätte jedoch zum einen das Potenzial, sich negativ auf die Bereitschaft repräsentativer Patienten hinsichtlich einer Studienteilnahme auszuwirken, zum anderen würde dies, wie oben dargestellt, der Behandlung dieser Erkrankung im klinischen Alltag zuwider laufen. Diese sollte (idealerweise), im Gegensatz zum oben vorgeschlagenen Prozedere, durch eine **partizipative Entscheidungsfindung** ([1], [4]) bezüglich des weiteren Vorgehens nach Diagnosestellung gekennzeichnet sein und für den Fall, dass eine psychopharmakologische Behandlung indiziert ist, in einer Verständigung über das zu verschreibende/einzunehmende Medikament münden [7]. Dabei hat sich das zu verschreibende/einzunehmende Medikament bereits in der Behandlung der vorliegenden Erkrankung (Major Depression) als wirksam erwiesen – welches zumeist, in der einen oder anderen Form dem Patienten gegenüber verbalisiert wird, oftmals verbunden mit der Erwartungshaltung, dass Letzterer eine gute Chance hat, von der zu implementierenden Intervention zu profitieren (Grundlage des in der klinischen Praxis anzutreffenden Placebo-Effektes) [8], [9]. Somit würde das oben vorgeschlagene Prozedere in klarem Gegensatz zum Vorgehen in der klinischen Praxis stehen – und die externe Validität, zusätzlich zur Studienteilnehmerselektion, weiter unterminieren, denn eine Studie verliert dann ihre externe Validität, wenn die Interaktionen zwischen Ärzten und Patienten nicht länger dem Vorgehen in der klinischen Praxis ähnelt [25].

Ein wesentlicher Knackpunkt, und gleichzeitig potenzieller Ausgangspunkt für mögliche Lösungswege für die obig dargestellte Situation, liegt unseres Erachtens in der Fehlkonzeption dessen begründet, was ein Placebo und die Gabe eines Placebos darstellt. So findet sich vom Research Ethics Review Committee der WHO folgendes Statement (WHO ERC, [43]):

» A placebo or inactive medicine looks like real medicine but it is not. It is a dummy or pretend medicine. It has no effect on a person because it has no real medicine in it. Sometimes when we want to know whether a new medicine is good, we give some people the new medicine and some people the pretend or dummy medicine. For the research to be good, it is important that you do not know whether you have been given the real medicine or the pretend or dummy medicine. This is one of the best ways we have for knowing what the medicine we are testing really does. «

Dieses Statement beinhaltet zum einen, dass die Gabe eines Medikamentes, welches keinen psychopharmakologisch aktiven Wirkstoff beinhaltet, deshalb auch keine wie auch immer geartete Wirkung haben kann. Zu fragen ist hierbei dann jedoch, weshalb Placebos dann eigentlich überhaupt eingesetzt werden, wenn ihre Gabe keine wie auch immer geartete Wirkung haben kann. Zum anderen impliziert obiges Statement, dass die Wirkung/Wirksamkeit einer psychopharmakologisch aktiven Substanz unabhängig von Präferenzen, Mutmaßungen bez. des zugelosten Behandlungsarmes und weiterer Vorinformationen und dadurch generierten Erwartungen existiert – was jedoch, wie auch oben schon dargestellt, als erwiesenermaßen unzutreffend angesehen werden kann [5], [19], [21]. Vielmehr gilt, dass der Wirksamkeitsnachweis eines Antidepressivums stets nur für eine konkrete Studienpopulation bzw. eine Population mit den gleichen Selektionskriterien als gegeben angesehen wird (man denke an die regelhaft auftretenden negativen Ergebnisse in Zulassungsstudien in später

in dieser Indikation trotzdem zugelassenen, weil als wirksam eingestuften, Arzneimitteln) [25]. Und schließlich stellt die Tatsache, dass die Studienteilnehmer und, in doppel-blinden, placebokontrollierten Studien, auch die Ärzte im Unwissen darüber sind, wer das Placebo und wer das potenziell wirksame Medikament erhält, einen Widerspruch zu der gängigen klinischen Praxis dar – und beeinträchtigt dadurch die externe Validität der in diesen Studien festgestellten Ergebnisse [25].

Wie könnten nun Lösungsmöglichkeiten in diesem primär methodischen, dabei jedoch gleichzeitig und unweigerlich auch ethischen Dilemma aussehen?

Ein eigener Lösungsvorschlag

Wie vorher schon kurz angedeutet, besteht eines der großen Missverständnisse darin, zu meinen, dass Patienten, die in einer doppel-blinden RCT in den Placebo-Arm randomisiert werden, keine wirksame Therapie erhalten [3] (► Abschn. 4.3.4, »Das ethische Problem der Placebokontrolle«). Dieses Missverständnis würde es gelten, potenziellen Studienteilnehmern einer doppel-blinden, placebokontrollierten Monotherapiestudie gegenüber auszuräumen. Hier nun ein Vorschlag, wie dieses, im Rahmen einer Patienteneinverständniserklärung, aussehen könnte, kombiniert mit dem Angebot, dass potenziell wirksame Medikament in jedem Fall, wenn auch möglicherweise zeitversetzt, erhalten zu können [36]:

Das Ziel dieser Studie ist es herauszufinden, ob Patienten, die die Substanz X erhalten, einen zusätzlichen Nutzen zu den Patienten haben werden, die ein Placebo erhalten. Ein Placebo ist eine inaktive Substanz, die wie ein wirkliches Medikament aussieht, aber im Gegensatz zu einem wirklichen Medikament keinen Wirkstoff enthält, von dem angenommen wird, dass er Mechanismen im Gehirn, die bei Depressionen von Bedeutung sind, beeinflusst. Nichtsdestotrotz berichten Patienten, die in klinischen Studien Placebo erhalten, über signifikante Verbesserungen ihrer Symptome. Verschiedene Gründe mögen hierfür verantwortlich sein. Zum einen ist bekannt, dass depressive Symptome sich auch ohne Behandlung verbessern können, einfach als Teil des natürlichen Krankheitsverlaufes.

Zum anderen kann es schon für sich therapeutisch hilfreich sein, häufige und regelmäßige Gespräche mit dem Studienarzt über die eigenen Gefühle und die Verbesserung der Symptomatik zu haben. Schließlich kann eine positive Erwartungshaltung hinsichtlich der Studienteilnahme tatsächlich zu einer Verbesserung der Symptomatik beitragen [6], [15]. Daher haben Sie eine realistische Chance, unabhängig von der jeweiligen Studienmedikation, die Sie erhalten (Substanz X oder Placebo), von der Studienteilnahme zu profitieren. Schließlich wird Ihnen am Ende der Studie die Möglichkeit angeboten, die aktive Substanz zu erhalten oder auf der Studienmedikation zu verbleiben. Sie können dann zusammen mit Ihrem Arzt entscheiden, wie Sie hier vorgehen möchten. Wenn die Studienmedikation hilfreich für Sie war, möchten Sie gegebenenfalls damit fortfahren. Wenn im Gegensatz dazu Sie und Ihr Studienarzt den Eindruck haben, dass Sie auf die Studienmedikation (Substanz X bzw. Placebo) nicht zufriedenstellend angesprochen haben, möchten Sie möglicherweise die Option wahrnehmen, die Substanz X zu erhalten, wenn von klinischer Seite angemessen.

Die sich hieraus ergebenden Studienergebnisse würden dann mit den Ergebnissen einer parallel hierzu laufenden konventionellen Studie (herkömmliche Patienteninformation bzw. Einverständniserklärung, Standardtherapie mit demselben Antidepressivum (initial z. B. Sertralin) oder Placebo, verglichen werden, und zwar bezüglich Wirksamkeit und Verträglichkeit der Intervention als auch Repräsentativität der Studienpopulation (»enrollment fraction«) [11], [36].

Watchful waiting

Während es einen weitreichenden Konsens darüber gibt, dass die nicht informierte und damit täuschende Gabe von Placebo im klinischen Alltag aus ethischen Gründen inakzeptabel ist, würde dies für die offene Gabe prinzipiell nicht zutreffen. Dem im Wege steht jedoch unser mangelhaftes Wissen hinsichtlich der Effektivität einer solchen Intervention, im Vergleich zum »watchful waiting« [16] als auch zu einer psychopharmakologischen Intervention. Initiale Daten legen jedoch nahe, dass eine solche Intervention einer »Nicht-Behandlung« gegenüber

Vorteile bieten könnte [13], [27]. Vor diesem Hintergrund wären randomisierte offene Studien, bei denen interessierte Studienteilnehmer entweder zu »watchful waiting«, Placebo oder zu einer psychopharmakologischen Intervention randomisiert werden, mit der Option, nach 4 Wochen im Rahmen einer partizipativen Entscheidungsfindung bei unzureichendem Ansprechen Verum erhalten zu können, von großem wissenschaftlichen Interesse als auch klinischer Relevanz [39]. Hier würde den Patienten in der Einverständniserklärung, wissenschaftlich korrekt, mitgeteilt werden, dass zum gegenwärtigen Zeitpunkt unklar sei, inwiefern die offene Gabe von Placebo, insbesondere im Vergleich zu »watchful waiting«, hilfreich sein könnte (deshalb die Studie), es aber durchaus vorläufige Hinweise dafür gibt, dass dieses sich so verhalten könnte. Primäre Outcome-Kriterien wären hierbei ebenfalls Effektivität und Tolerabilität der Interventionen, ein weiteres Kriterium Zeit bis zum Wechsel der Intervention.

14.2.3 Randomisierung

Während die oben genannten Ansätze dazu beitragen können, zumindest in bedingtem Maße, das Problem der Placebogabe zu lösen, bleibt hiervon weitgehend unangetastet das Problem der Randomisierung [24]. Vor diesem Hintergrund sind statistische Verfahren von beträchtlichem Interesse, die in der Lage sind, kausale Aussagen aus naturalistischen (und damit dem Prozess der Randomisierung nicht unterworfenen) Daten zu generieren. Eines dieser Verfahren sind sog. **Marginal Structural Models**. Voraussetzung u. a. für die Anwendung dieser statistischen Verfahren ist eine möglichst vollständige Erfassung potenziell konfundierender Variablen (»assumption of no unmeasured confounders«), des Weiteren das Fehlen bestimmter Behandlungsalgorithmen, die verbindlich vorschreiben, wie bei welcher klinischen Situation therapeutisch zu verfahren ist (»experimental treatment assignment assumption«) [30]. Eine Simulationsstudie bei Patienten mit Major Depression hat diesen Ansatz als praktikabel zeigen können, allerdings kann es insbesondere bei kleineren Fallzahlen für bestimmte Behandlungsszenarien zu einer Aufblähung von Fehlern erster Art kommen [35].

Literatur

1   Barry MJ, Edgman-Levitan S (2012) Shared decision ma-king – pinnacle of patient-centered care. N Engl J Med 366: 780–781

2   Bauer M, Bschor T, Pfennig A, Whybrow PC, Angst J, Versiani M, Moller HJ (2007) World Federation of Societies of Biological Psychiatry (WFSBP) Guidelines for biological treatment of unipolar depressive disorders in primary care. World J Biol Psychiatry 8: 67–104

3   Bishop FL, Adams AE, Kaptchuk TJ, Lewith GT (2012) Informed consent and placebo effects: a content ana-lysis of information leaflets to identify what clinical trial participants are told about placebos. PLoS One 7: e39661

4   Brody H, Colloca L, Miller FG (2012) The placebo pheno-menon: implications for the ethics of shared decision-making. J Gen Intern Med 27(6): 739–42

5   Chen JA, Papakostas GI, Youn SJ, Baer L, Clain AJ, Fava M, Mischoulon D (2011) Association between patient be-liefs regarding assigned treatment and clinical respon-se: reanalysis of data from the Hypericum Depression Trial Study Group. J Clin Psychiatry 72: 1669–1676

6   Colloca L, Miller FG (2011) Role of expectations in health. Curr Opin Psychiatry 24: 149–155

7   Drake RE, Cimpean D, Torrey WC (2009) Shared decision making in mental health: prospects for personalized medicine. Dialogues Clin Neurosci 11: 455–463

8   Ernst E (2007) Placebo: new insights into an old enigma. Drug Discov Today 12: 413–418

9   Ernst E, Resch KL (1995) Concept of true and perceived placebo effects. BMJ 311: 551–553

10   Fournier JC, DeRubeis RJ, Hollon SD, Dimidjian S, Ams-terdam JD, Shelton RC, Fawcett J (2010) Antidepressant drug effects and depression severity: a patient-level meta-analysis. JAMA 303: 47–53

11   Gross CP, Mallory R, Heiat A, Krumholz HM (2002) Repor-ting the recruitment process in clinical trials: who are these patients and how did they get there? Ann Intern Med 137: 10–16

12   Henkel V, Casaulta F, Seemuller F, Krahenbuhl S, Ober-meier M, Husler J, Moller HJ (2012) Study design features affecting outcome in antidepressant trials. J Affect Disord 141(2–3): 160–7

13   Kelley JM, Kaptchuk TJ, Cusin C, Lipkin S, Fava M (2012) Open-label placebo for major depressive disorder: a pi-lot randomized controlled trial. Psychother Psychosom 81: 312–314

14   Kennedy SH, Lam RW, Parikh SV, Patten SB, Ravindran AV (2009) Canadian Network for Mood and Anxiety Treatments (CANMAT) clinical guidelines for the management of major depressive disorder in adults. Introduction. J Affect Disord 117 (Suppl. 1): S1–2

15   Krell HV, Leuchter AF, Morgan M, Cook IA, Abrams M (2004) Subject expectations of treatment effectiveness and outcome of treatment with an experimental antide-pressant. J Clin Psychiatry 65: 1174–1179

16   Lam RW, Kennedy SH, Grigoriadis S, McIntyre RS, Milev R, Ramasubbu R, Parikh SV, Patten SB, Ravindran AV (2009) Canadian Network for Mood and Anxiety Treatments (CANMAT) clinical guidelines for the management of major depressive disorder in adults. III. Pharmacotherapy. J Affect Disord 117 (Suppl. 1): S26–43

17   Largent EA, Joffe S, Miller FG (2011) Can research and care be ethically integrated? Hastings Cent Rep 41: 37–46

18   Mant D (1999) Can randomised trials inform clinical decisions about individual patients? Lancet 353: 743–746

19   Mergl R, Henkel V, Allgaier AK, Kramer D, Hautzinger M, Kohnen R, Coyne J, Hegerl U (2011) Are treatment prefe-rences relevant in response to serotonergic antidepres-sants and cognitive-behavioral therapy in depressed primary care patients? Results from a randomized con-trolled trial including a patients' choice arm. Psychother Psychosom 80: 39–47

20   Meyer UA (2012) Personalized medicine: a personal view. Clin Pharmacol Ther 91: 373–375

21   Miller FG, Colloca L (2011) The placebo phenomenon and medical ethics: rethinking the relationship between informed consent and risk-benefit assessment. Theor Med Bioeth 32: 229–243

22   Moller HJ, Bitter I, Bobes J, Fountoulakis K, Hoschl C, Kasper S (2012) Position statement of the European Psychiatric Association (EPA) on the value of antide-pressants in the treatment of unipolar depression. Eur Psychiatry 27(2): 114–28

23   Moller HJ, Broich K (2010) Principle standards and prob-lems regarding proof of efficacy in clinical psychophar-macology. Eur Arch Psychiatry Clin Neurosci 260: 3–16

24   Odgaard-Jensen J, Vist GE, Timmer A, Kunz R, Akl EA, Schunemann H, Briel M, Nordmann AJ, Pregno S, Oxman AD (2011) Randomisation to protect against selection bias in healthcare trials. Cochrane Database Syst Rev MR000012

25   Otto MW, Nierenberg AA (2002) Assay sensitivity, failed clinical trials, and the conduct of science. Psychother Psychosom 71: 241–243

26   Papakostas GI, Fava M (2009) Does the probability of receiving placebo influence clinical trial outcome? A meta-regression of double-blind, randomized clinical trials in MDD. Eur Neuropsychopharmacol 19: 34–40

27   Park LC, Covi L (1965) Nonblind placebo trial: an explora-tion of neurotic patients' responses to placebo when its inert content is disclosed. Arch Gen Psychiatry 12: 36–45

28   Parker G (2009) Antidepressants on trial: how valid is the evidence? Br J Psychiatry 194: 1–3

29   Patten SB, Kennedy SH, Lam RW, O'Donovan C, Filteau MJ, Parikh SV, Ravindran AV (2009) Canadian Network for Mood and Anxiety Treatments (CANMAT) clinical

guidelines for the management of major depressive disorder in adults. I. Classification, burden and principles of management. J Affect Disord 117 (Suppl. 1): S5–14

30   Robins JM, Hernan MA, Brumback B (2000) Marginal structural models and causal inference in epidemiology. Epidemiology 11: 550–560

31   Rutherford BR, Sneed JR, Roose SP (2009) Does study design influence outcome? The effects of placebo control and treatment duration in antidepressant trials. Psychother Psychosom 78: 172–181

32   Sackett DL, Rosenberg WM, Gray JA, Haynes RB, Richardson WS (1996) Evidence based medicine: what it is and what it isn't. BMJ 312: 71–72

33   Sacristan JA (2011) Exploratory trials, confirmatory observations: a new reasoning model in the era of patient-centered medicine. BMC Med Res Methodol 11: 57

34   Seemuller F, Moller HJ, Obermeier M, Adli M, Bauer M, Kronmuller K, Holsboer F, Brieger P, Laux G, Bender W, Heuser I, Zeiler J, Gaebel W, Schennach-Wolff R, Henkel V, Riedel M (2010) Do efficacy and effectiveness samples differ in antidepressant treatment outcome? An analysis of eligibility criteria in randomized controlled trials. J Clin Psychiatry 71(11): 1425–33

35   Severus E, Lipkovich I, Seemuller F, Obermeier M, Grunze H, Bernhard B, Dittmann S, Riedel M, Moller HJ (2011) The potential role of Marginal Structural Models (MSMs) in testing the effectiveness of antidepressants in the treatment of patients with major depression in everyday clinical practice. World J Biol Psychiatry 2011, November 18. (Epub ahead of print)

36   Severus E, Seemuller F, Berger M, Dittmann S, Obermeier M, Pfennig A, Riedel M, Frangou S, Moller HJ, Bauer M (2012) Mirroring everyday clinical practice in clinical trial design: a new concept to improve the external validity of randomized double-blind placebo-controlled trials in the pharmacological treatment of major depression. BMC Med 10: 67

37   Sinyor M, Levitt AJ, Cheung AH, Schaffer A, Kiss A, Dowlati Y, Lanctot KL (2010) Does inclusion of a placebo arm influence response to active antidepressant treatment in randomized controlled trials? Results from pooled and meta-analyses. J Clin Psychiatry 71: 270–279

38   Soltmann B, Pfennig A, Weikert B, Bauer M, Strech D (2012) Quality of reporting in studies on bipolar disorders: implications for the development of guidelines. Nervenarzt 83: 604–617

39   Tedeschini E, Fava M, Papakostas GI (2011) Placebo-controlled, antidepressant clinical trials cannot be shortened to less than 4 weeks' duration: a pooled analysis of randomized clinical trials employing a diagnostic odds ratio-based approach. J Clin Psychiatry 72: 98–118

40   Turner EH, Matthews AM, Linardatos E, Tell RA, Rosenthal R (2008) Selective publication of antidepressant trials and its influence on apparent efficacy. N Engl J Med 358: 252–260

41   Wisniewski SR, Rush AJ, Nierenberg AA, Gaynes BN, Warden D, Luther JF, McGrath PJ, Lavori PW, Thase ME, Fava M, Trivedi MH (2009) Can phase III trial results of antidepressant medications be generalized to clinical practice? A STAR*D report. Am J Psychiatry 166: 599–607

42   Wittchen HU, Jacobi F, Rehm J, Gustavsson A, Svensson M, Jonsson B, Olesen J, Allgulander C, Alonso J, Faravelli C, Fratiglioni L, Jennum P, Lieb R, Maercker A, van OJ, Preisig M, Salvador-Carulla L, Simon R, Steinhausen HC (2011) The size and burden of mental disorders and other disorders of the brain in Europe 2010. Eur Neuropsychopharmacol 21: 655–679

43   WHO, Research Ethics Review Committee. http://www.who.int/RPM/research_ethics/InformedConsent-clinicalstudies_for_print.pdf. Zugegriffen: 04.02.13

14

Ethische Probleme der Forschung zu Abhängigkeitserkrankungen

Andreas Heinz und Sabine Müller

15.1   Einleitung

Die Forschung zu Abhängigkeitserkrankungen bzw. zu Sucht ist mit spezifischen ethischen Problemen konfrontiert, die vor allem aus der Natur ihres Gegenstandes resultieren, da dieser ein sozial unerwünschtes Verhalten impliziert. Obwohl die zeitgenössische Psychiatrie Abhängigkeit als psychische Krankheit klassifiziert, ist damit der unzutreffende moralische Vorwurf eines durch Willensschwäche und falsches Verhalten selbstverschuldeten Leidens in der Öffentlichkeit keineswegs ausgeräumt. Einige liberale Bioethiker bezweifeln, dass Sucht eine Krankheit ist, und halten sie für ein frei gewähltes hedonistisches Verhalten [24]. Da Abhängigkeitserkrankungen ein hohes Fremdgefährdungspotenzial und einen maßgeblichen Anteil an Gewalt-, Verkehrs- und Eigentumsdelikten haben, werden Menschen mit Abhängigkeitserkrankungen allgemein nicht nur als Opfer einer Krankheit, sondern auch als potenzielle Täter gesehen.

Seit Anfang der 1990er Jahre ist die Forschung zu Abhängigkeitserkrankungen vor allem neurobiologisch und genetisch orientiert. Der Paradigmenwechsel der Suchtforschung von einer psychoanalytischen und sozialwissenschaftlichen zu einer biologischen Orientierung hängt vermutlich zum einen damit zusammen, dass die sozialen Faktoren der Suchtgenese bereits relativ gut bekannt sind, sodass hier relativ wenig Neues zu erwarten war. Zum anderen dominiert die biologische Richtung derzeit die gesamte psychiatrische Forschung, was nicht zuletzt mit den in den letzten Jahren rasant zunehmenden technischen Möglichkeiten des Neuroimaging und der molekularen Genetik zusammenhängt.

Das wichtigste Ziel der aktuellen biologischen Forschung zu Abhängigkeitserkrankungen besteht darin, die genetischen, epigenetischen, zellulären und molekularen Mechanismen aufzuklären, die den Übergang von gelegentlichem, kontrolliertem Drogenkonsum zur Drogensucht mit Kontrollverlust bis zur Beschaffung und zum Konsum der Drogen mit chronischen Rückfällen verursachen [42]. Von einem besseren Verständnis der Pathogenese erhofft man sich neue Ansätze für effektivere Therapien.

Auch wenn biologische Forschung zu Persönlichkeitsmerkmalen und Verhaltensdispositionen idealiter wertneutral, d. h. vorurteilsfrei, ohne moralische Bewertung und frei von persönlichen oder gesellschaftlichen Interessen durchgeführt wird, hat sie sich der ethischen und gesellschaftlichen Diskussion über ihre Ziele, Methoden und Folgen zu stellen [74]. Das gilt auch für die Forschung zu Abhängigkeitserkrankungen, da zu erwarten ist, dass Forschungsergebnisse rasch von Massenmedien, Politik und anderen gesellschaftlichen Gruppen aufgegriffen und im Sinne der jeweiligen Interessen verwendet werden. Daher sollten die Auswirkungen der Forschung insbesondere auf das Strafrecht, das Gesundheitswesen und die Jugendpolitik antizipiert und ethisch reflektiert werden.

In diesem Aufsatz werden wir zunächst die Begriffe »Sucht« und »Abhängigkeit« klären (▶ Abschn. 15.2) und die aktuelle Forschung zu Abhängigkeitserkrankungen skizzieren (▶ Abschn. 15.3). Anschließend werden wir die Chancen und Risiken neuartiger, auf der biologischen Forschung aufbauender Therapieansätze diskutieren (▶ Abschn. 15.4). Danach gehen wir der Frage nach, wie sich die biologische Forschung zu Abhängigkeitserkrankungen auf die Stigmatisierung der Betroffenen auswirken wird (▶ Abschn. 15.5). Anschließend versuchen wir, die Folgen der biologischen Ausrichtung der Forschung zu Abhängigkeitserkrankungen für direkt sowie mittelbar von Abhängigkeit betroffene Menschen (insbesondere Angehörige) abzuschätzen (▶ Abschn. 15.6). Schließlich werden wir daraus Empfehlungen für die Forschung und den Umgang mit Forschungsergebnissen ableiten und dies an drei Beispielen konkretisieren (▶ Abschn. 15.7).

15.2   Begriffsklärung: Sucht und Abhängigkeit

Der Begriff der Abhängigkeit als medizinischer Terminus ist relativ neu. Bis 1963 hat die WHO den Begriff »Sucht« verwendet, um ein starkes, unkontrollierbares Verlangen nach einer bestimmten Substanz (insbesondere nach Alkohol) zu beschreiben; erst danach hat sie diesen Begriff durch die Begriffe »Missbrauch« bzw. »Abhängigkeit« ersetzt. Erst seit dieser Zeit wurde die Alkoholabhängigkeit auch bundessozialgerichtlich als »Krankheit« anerkannt. Der Missbrauchsbegriff ist in der ICD-10 (aber nicht im DSM-IV) wiederum durch vier Klassen des »Gebrauchs« ersetzt worden. Zugleich wurde der zunächst vor allem auf die Alkoholsucht gemünzte Begriff immer weiter ausgedehnt, sodass er inzwischen die Abhängigkeit und den Missbrauch von unterschiedlichen psychotropen Substanzen umfasst.

Die psychiatrischen Diagnosen-Klassifikationen ICD-10 und DSM-IV klassifizieren »Psychische und Verhaltensstörungen durch psychotrope Substanzen« (ICD-10, F10-F19) zunächst nach der Substanzklasse und dann nach dem Schweregrad und verschiedenen klinischen Erscheinungsbildern wie akute Intoxikation, schädlicher Gebrauch bzw. Missbrauch und Abhängigkeit. Letztere wird vor allem durch Toleranzentwicklung, Entzugssyndrom und Kontrollverlust definiert. Im ICD-10 ist anders als im DSM-IV auch noch das **Craving** (starker Wunsch oder eine Art Zwang, die Substanz zu konsumieren) als Kriterium aufgeführt. Für das DSM-5 ist geplant, den Substanzmissbrauch und die Substanzabhängigkeit zur »Substanzgebrauchsstörung« zusammenzuführen [63].

In den letzten Jahren sind auch nichtstoffgebundene Süchte, sog. **Verhaltenssüchte**, in den Fokus der Forschung sowie der Medien geraten, z. B. Spielsucht, Kaufsucht, Arbeitssucht, Internetsucht und Sexsucht. Ob die Übertragung des Suchtkonzepts auf diese Verhaltensstörungen gerechtfertigt ist oder diese besser als Impulskontrollstörungen zu klassifizieren sind (wie im DSM-IV und in der ICD-10), wird kontrovers diskutiert. In der Diskussion spielen zunehmend neurobiologische und genetische Studien eine Rolle, die sowohl Unterschiede als auch Gemeinsamkeiten zwischen stoffgebundenen und nichtstoffgebundenen Süchten aufgezeigt haben [48].

Derzeit sind Verhaltenssüchte keine eigenständige diagnostische Einheit in den Klassifikationssystemen. Sie finden sich im ICD-10 unter »Abnorme Gewohnheiten und Störungen der Impulskontrolle« (F63), und zwar »Pathologisches Spielen«, »Pathologische Brandstiftung (Pyromanie)«, »Pathologisches Stehlen (Kleptomanie)«, »Trichotillomanie« sowie »Sonstige abnorme Gewohnheiten und Störungen der Impulskontrolle« und »Abnorme Gewohnheit und Störung der Impulskontrolle,

nicht näher bezeichnet«. Im DSM-IV werden unter den nicht andernorts klassifizierten Impulskontrollierstörungen die »Intermittierende explosive Störung«, »Kleptomanie«, »Pathologisches Spielen«, »Pyromanie«, »Trichotillomanie« und »Störungen der Impulskontrolle nicht andernorts klassifiziert« aufgeführt.

Doch die derzeitige Einordnung unter Störungen der Impulskontrolle erweist sich als unzureichend; auch die Zuordnung zu den Zwangsstörungen ist für die exzessiven, belohnenden Verhaltensweisen, die für Verhaltenssüchte charakteristisch sind, nicht zutreffend [27]. Da die Merkmale der Verhaltenssüchte den Merkmalen der Abhängigkeitserkrankungen vergleichbar sind, plädieren mehrere Autoren für den Begriff der »Verhaltensabhängigkeit« bzw. »Verhaltenssucht« [28], [35], [45], [47], [48], [52], [54], [67].

Für das DSM-5 ist vorgesehen, eine eigene Kategorie **»Zwangsspektrumstörungen«** (»obsessive-compulsive spectrum disorders«, OCSD) einzuführen; diese enthält die Untergruppe Impulskontrollstörungen, die neben vier der schon in DSM-IV (F63.1-8) aufgeführten Störungen (Pyromanie, Kleptomanie, Trichotillomanie, intermittierende explosive Störung) vier neue Störungen enthalten soll: kompulsiv-impulsive Internetnutzung, kompulsiv-impulsive sexuelle Verhaltensweisen, kompulsiv-impulsives Hautzupfen und kompulsiv-impulsives Kaufen [20], [37]. Diese neue Klassifizierung stützt sich auf Forschung zur Phänomenologie, Komorbidität, Familienanamnese, genetischen Merkmalen, Neuroimaging und Therapie [37]. Die der neuen DSM-5-Kategorie »Zwangsspektrumsstörungen« zugrunde liegende Gleichsetzung von suchtartigem und zwanghaftem Verhalten ist aber umstritten, und mehrere Studien ([11], [12], [21]) kommen zu dem Ergebnis, dass pathologisches Spielen eher den Abhängigkeiten als dem Zwangsspektrum zuzuordnen sei [67]. Das pathologische Spielen soll im DSM-5 als erste der Verhaltensstörungen in die neue Kategorie »Sucht und zugehörige Störungen« aufgenommen werden [1]. Als nächster Kandidat gilt die Internetsucht [36], [63]. Somit wird im DSM-5 die von zahlreichen Forschern geforderte Klassifikation der Verhaltenssüchte unter Abhängigkeitserkrankungen teilweise umgesetzt.

Wie Verhaltenssüchte klassifiziert werden, wird auch maßgeblich die Entwicklung von Präventions- und Therapiemaßnahmen beeinflussen: Die Klassifikation als Zwangsspektrumsstörungen wird Serotoninwiederaufnahmehemmer und kognitive Verhaltenstherapie nahelegen, die Klassifikation als Abhängigkeitserkrankungen dagegen Selbsthilfegruppen, stützende und kognitive Therapien sowie Medikamente, die das Dopaminsystem und seine glutamatergen, GABAergen und endorphinergen Afferenzen beeinflussen, beispielsweise Anti-Craving-Substanzen wie Naltroxen.

Die Ausweitung des Suchtbegriffs auf eine Vielzahl sozial unerwünschter Verhaltensweisen kann allerdings gesellschaftlich problematische Folgen zeitigen: Einerseits bewirkt sie eine Trivialisierung des Suchtbegriffs, sodass er seinen Schutzcharakter für Betroffene verliert, andererseits könnte sie einem gesellschaftlichen Normierungsbestreben dienen, etwa wenn in einem puritanischen Land mit dem Begriff »Sexsucht« alle nonkonformen sexuellen Verhaltensweisen pathologisiert werden. Da die Klassifizierung der sog. Verhaltenssüchte als Abhängigkeitserkrankungen weitreichende Implikationen für die Entwicklung von Therapien, die Finanzierung von Therapieangeboten sowie für forensische Fragen hätte, ist sie nicht nur von medizintheoretischem Interesse, sondern auch von ethischer Relevanz.

15.3   Aktuelle Forschung zu Abhängigkeitserkrankungen

Die Klassifikationssysteme DSM und ICD beschreiben Erkrankungen phänomenologisch anhand von Symptomen; eine ätiologische Grundlage besitzen sie bekanntlich nicht. Die aktuelle Forschung zu Abhängigkeitserkrankungen basiert dagegen auf einem biopsychosozialen Modell, und ein Hauptziel ist die Aufklärung der entscheidenden Faktoren der Suchtentstehung, weil man sich von einem Verständnis der Pathogenese auch effektivere Therapien verspricht.

Stoffgebundene Abhängigkeitserkrankungen werden durch mehrere Merkmale charakterisiert: erstens das starke Verlangen, die Droge zu beschaffen und zu konsumieren, zweitens einen Kontroll-verlust beim Konsum der Droge, drittens die Toleranzentwicklung gegenüber der Drogenwirkung und viertens das Auftreten von Entzugssymptomen und negativen Gefühlszuständen, wenn die Droge nicht konsumiert werden kann (Entzugssyndrom).

Neurowissenschaftlich lässt sich die Wirkung der meisten Drogen auf ihre anfangs verhaltensverstärkenden Wirkungen durch einen starken und schnellen Anstieg des Dopaminspiegels im Nucleus accumbens zurückführen, wodurch wiederum andere Neurotransmittersysteme beeinflusst und schließlich charakteristische neuroplastische Veränderungen bewirkt werden. Beim allmählichen Übergang vom genussbetonten Konsum von Drogen zur Sucht verändert sich die Motivation der Genussorientierung zu einem intensiven Verlangen nach der Droge (Craving) und zum Streben nach Erleichterung der negativen Symptome beim Entzug. Während drogenassoziierte Erfahrungen an Bedeutung gewinnen, steigt die Schwelle für natürliche belohnende Reize. Dies lässt sich so erklären, dass durch die drogeninduzierten Peaks des Dopaminspiegels die Sensitivität und Verfügbarkeit der Dopaminrezeptoren verringert werden [4], [16], [29]. Für die dopaminerge Neurotransmission wurde postuliert, dass deren neuroadaptive Reduktion dazu führt, dass »natürliche« Verstärker wie Nahrungsaufnahme oder soziale Kontakte, die ebenfalls Dopamin freisetzen und damit zur Aufrechterhaltung des entsprechenden Verhaltens motivieren, angesichts der zunehmenden neuroadaptiven Down-Regulation der Dopaminrezeptoren und weiterer Veränderungen im interagierenden Neurotransmittersystem immer weniger wirken können. Drogen stimulieren demgegenüber weiterhin das dopaminerge System allein schon aufgrund ihrer unphysiologisch starken, pharmakologischen Wirkungen. Damit entstehe ein Bias zu Gunsten der Drogen, was auch als »highjacking of the reward system« beschrieben wurde [32], [42]. Soweit die gegenregulatorischen, neuroadaptiven Mechanismen den sedierenden Wirkungen von Substanzen wie Alkohol, Benzodiazepinen, Barbituraten aber auch Opiaten entgegengesetzt sind, führt die plötzliche Unterbrechung des Suchtmittelkonsums zur Übererregung, da die hemmende Wirkung der Drogen kurzfristig entfällt; dies kann sich als Entzugserscheinung manifestieren.

Die neuronalen Netzwerke, die durch den Drogenkonsum unterbrochen werden, haben enge Beziehungen zu den neuronalen Netzwerken, die mit **Selbstkontrolle** assoziiert sind. Durch Drogen verändert werden insbesondere die Netzwerke, die mit der Motivation bzw. dem Antrieb, der Salienzzuschreibung, der inhibitorischen Kontrolle und der Gedächtniskonsolidierung verbunden sind. Drogen beeinflussen so die physiologischen Grundlagen des Lernens, der Entscheidungsfindung und der Kontrolle von Gefühlen und Verhalten, unter Umständen langfristig oder sogar irreversibel [4].

Von einigen Autoren wurde postuliert, dass die neuroadaptiven Vorgänge im sogenannten **Belohnungssystem** dazu führen, dass das Verhalten im Sinne einer Gewohnheit (Habit) zunehmend von der operanten Verstärkung unabhängig wird und sich allein aufgrund einer zunehmenden Verankerung in Hirnregionen aufrechterhält, die (wie das dorsale Striatum) gewohnheitsmäßiges Verhalten fördern. Diese gewohnheitsmäßige Suchtmitteleinnahme wurde auch als »Zwang« bezeichnet, obwohl hier phänomenologisch wie neurobiologisch eine unseres Erachtens unzulässige Übertragung allenfalls oberflächlicher Ähnlichkeiten zwischen Sucht- und Zwangserkrankungen stattfindet [67]. Entscheidend für die Aufrechterhaltung von Suchterkrankungen sind neben den oft quälenden Entzugserscheinungen, die direkt zum Rückfall führen können, die Auswirkungen der Drogen auf Lernmechanismen, die einerseits von der Menge des Suchtmittelkonsums abhängen, andererseits offenbar mit interindividueller Vulnerabilität zusammenhängen. Infolge von Konditionierungsprozessen können drogenbezogene Reize Craving sowie Rückfälle in den Drogenkonsum als konditionierte Reaktionen auslösen [9]. Mit dem Craving nach Alkohol korrelieren nach verschiedenen Neuroimaging-Studien Dysfunktionen der dopaminergen, glutamatergen und opioiden Neurotransmission im Belohnungssystem (ventrales Striatum inklusive Nucleus accumbens) [30].

Die Erkenntnisse aus der genetischen Forschung zu den Abhängigkeitserkrankungen können auch dazu genutzt werden, »Risikoträger« zu identifizieren. Tatsächlich ist bereits mindestens ein Gentest entwickelt worden, der eine Disposition zu Abhängigkeitserkrankungen nachweisen soll und direkt vermarktet wird [64].

Die Kenntnis der neuronalen Regelkreise, die in die Entwicklung von Abhängigkeitserkrankungen involviert sind, ist die heuristische Basis der Forschung nach molekularen, genetischen und neuropharmakologischen Neuroadaptationen, die der Entwicklung und Aufrechterhaltung von Sucht zugrunde liegen [42].

Die neurobiologische Forschung kann auch dazu beitragen, die sog. Verhaltenssüchte angemessen einzuordnen: Neurobiologisch wäre eine Verhaltenssucht dann als Suchterkrankung zu klassifizieren, wenn sie zu ähnlichen Veränderungen im Bereich motivationaler und aufmerksamkeitssteuernder Gehirnsysteme führt wie stoffgebundene Suchterkrankungen, auch wenn Toleranzentwicklung und somatische Entzugssymptome nicht auftreten müssen. Tatsächlich legen neuere physiologische Befunde und Neuroimaging-Studien ([8], [17], [35], [36], [59], [68]) eine Parallelität zwischen den Mechanismen der Substanzabhängigkeit und dem pathologischen Glücksspiel nahe ([27], [48]): Bei pathologischen Spielern wurden, ähnlich wie bei substanzabhängigen Personen, Veränderungen mesolimbisch-präfrontaler Netzwerke gefunden, die sich in einer verminderten Belohnungssensitivität und einer erhöhten Empfänglichkeit für konditionierte glücksspielassoziierte Reize (**Cue-Reaktivität**) äußern können.

15.4 Neuartige Therapieansätze auf Basis der biologischen Abhängigkeitsforschung

Die biologische Forschung zu Abhängigkeitserkrankungen ist nicht zuletzt durch die Hoffnung motiviert, bessere Therapien zu entwickeln. Die bisherigen Ergebnisse legen nahe, dass Behandlungen erstens die selektiv verhaltensverstärkenden (i. S. des Drogenkonsums) Wirkungen der Drogen reduzieren, zweitens diejenigen von anderen belohnenden Verstärkern vergrößern, drittens die durch den Drogenkonsum konditionierten Gedächtnisinhalte inhibieren und viertens die kognitive Kontrolle stärken sollten [4]. Um diese Ziele anzugehen, könnten die kognitive Verhaltenstherapie, insbesondere die Expositionstherapie sowie Genusstraining und Achtsamkeitsübungen geeignet sein [9].

Auf Grundlage der neurowissenschaftlichen Erkenntnisse zu Abhängigkeitserkrankungen werden verschiedene medikamentöse Therapien entwickelt: Substitutionstherapien (z. B. Methadon, Buprenorphin), Dopamintransporterblocker (z. B. Bupropion gegen Nikotinsucht), Substanzen, die den Glutamat- oder GABA-Stoffwechsel beeinflussen, Cannabinoid-, Adenosin- oder CBF-Rezeptorantagonisten sowie Medikamente, die das Gedächtnis entweder hemmen (um konditionierte Reaktionen auf Drogen zu löschen) oder verbessern (um die Wirkung von Psychotherapie zu stärken) [4].

Auch Erkenntnisse aus Neuroimaging-Studien könnten sich therapeutisch nutzen lassen: Bei alkoholabhängigen Patienten wurde ein Zusammenhang zwischen der erhöhten Aktivierung bestimmter Areale (ACC, medialer PFC, OFC) durch alkoholassoziierte Reize (Cues) und einem erhöhten Rückfallrisiko nachgewiesen. Mit Hilfe von Neuroimaging-Untersuchungen oder auch preiswerterer Techniken, die physiologische Reaktionen auf alkoholassoziierte Reize messen, könnten vielleicht künftig diejenigen Patienten ermittelt werden, die besonders auf alkoholassoziierte Reize reagieren und daher ein besonders hohes Rückfallrisiko haben. Für diese Gruppe könnten spezielle psychotherapeutische Methoden entwickelt werden, insbesondere Expositionstherapien. Aufgrund der neurowissenschaftlichen Erkenntnisse sollte auch untersucht werden, wie sich bestimmte Medikamente (z. B. das atypische Neuroleptikum Amisulprid) auf die cue-induzierte neuronale Aktivierung auswirken [30].

Seit Kurzem wird auch die Tiefe Hirnstimulation (THS) zur Behandlung von stoffgebundenen Abhängigkeitserkrankungen erprobt (Reviews: [6], [44]), ► Kap. 10. Dieser Ansatz beruht auf der Beobachtung, dass bei einigen Parkinson-Patienten, die mit THS des Nucleus subthalamicus (STN) behandelt wurden, der Missbrauch von Dopaminersatzstoffen oder die Spielsucht zurückgegangen ist. Als Ursache des Rückgangs des pathologischen Spielens nach THS wird allerdings nicht die Stimulation selbst, sondern die dadurch ermöglichte Dosisreduktion der dopaminergen Medikation

angenommen [13]. Dagegen ist bei Patienten, die von Dopaminersatzstoffen abhängig waren und erst unter THS des STN die Dosis erfolgreich reduzieren konnten, eine unmittelbare diesbezügliche Wirkung der THS anzunehmen. Da die THS des STN suchtartiges Verhalten sowohl therapieren als auch induzieren kann, lässt sich die Stimulation dieses Zielgebiets aber nicht empfehlen [44]. Stattdessen wird aufgrund der neurowissenschaftlichen Forschung zu Abhängigkeitserkrankungen der Nucleus accumbens (NAc) als Zielgebiet für eine Beeinflussung von Sucht als vielversprechend angesehen [6], [44]. Dieser Kern wird bereits als eines von mehreren THS-Zielgebieten zur Behandlung von Patienten mit schweren therapieresistenten Depressionen, Angst- und Zwangsstörungen erprobt (Review: [38]). Tatsächlich wurde bei einem Teil der Patienten, die wegen Angst- oder Zwangsstörungen oder Tourette-Syndrom mit THS des Nucleus accumbens behandelt wurden und die eine komorbide Alkohol- oder Nikotinsucht hatten, eine Remission der Substanzabhängigkeit festgestellt. Einige Patienten wurden inzwischen direkt wegen ihrer Alkoholsucht erfolgreich mit THS des NAc behandelt; das Craving hörte bei allen Patienten nach der Stimulation auf [50], [72]. Zwei Fallberichte über die erfolgreiche Behandlung von Heroinabhängigkeit mit THS des NAc wurden bis Mitte 2012 in Fachzeitschriften publiziert [70], [81]. In einem dieser Fälle nahm der Patient auch 2,5 Jahre nach Ausbau des Stimulators keine Drogen mehr [81]. Wie hoch der Anteil erfolgreicher THS-Behandlungen bei Suchterkrankungen ist, lässt sich allerdings aufgrund der publizierten Studien nicht abschätzen, da im Bereich der psychiatrischen THS und gerade bei Fallberichten von einem Publikationsbias auszugehen ist [44], [65].

15.5   Stigmatisierung durch Biologisierung?

Ethisch brisant ist vor allem die Frage, ob biologische Erklärungen von Abhängigkeitserkrankungen die mit diesen verbundene Stigmatisierung verstärken oder verringern.

Psychische Krankheiten sind mit erheblicher Stigmatisierung verbunden (internationale Übersichtsstudie: [3]). Stigmatisierung bezeichnet das Zusammentreffen von Etikettierung, Stereotypisierung, Absonderung, Statusverlust und Diskriminierung in einer Situation der Machtausübung [43]. Stigmatisierte Personen werden primär über ein ihnen zugeschriebenes negativ konnotiertes Merkmal wahrgenommen, stereotypisiert, in sozialen Hierarchien abgewertet und in wichtigen Kontexten diskriminiert (Fremdstigmatisierung). Die meisten Betroffenen verinnerlichen die ihnen zugeschriebene negative Bewertung, was oft zu sozialem Rückzug und verringertem Selbstwertgefühl führt (Selbststigmatisierung). Häufig ist auch das nähere soziale Umfeld, insbesondere die Familien der Betroffenen von der Stigmatisierung betroffen (»courtesy stigma«).

Viele Wissenschaftler erhoffen sich von der neurobiologischen Forschung zu psychischen Erkrankungen, dass sie der Stigmatisierung entgegenwirkt [10], [30], [33], [40]. Auch die US-amerikanische Vereinigung von Patienten und Angehörigen National Alliance for the Mentally Ill (www.nami.org) hofft auf eine Entstigmatisierung durch die Genetisierung psychischer Erkrankungen. Auf der anderen Seite befürchten sozialwissenschaftlich orientierte Forscher, dass biologische Erklärungen psychischer Krankheiten bei den Gesunden das Gefühl von Fremdheit und Furcht verstärken und somit die Stigmatisierung und Diskriminierung erhöhen [61]. Die unterschiedlichen Erwartungen lassen sich auf zwei unterschiedliche Theorien zurückführen [53]:

15.5.1 Attributionstheorie versus genetischer Essentialismus

Die **optimistische Haltung** basiert auf der Attributionstheorie [18], [76]. Danach sollten genetische und andere biologische Erklärungen eines sozial unerwünschten bzw. »devianten« Verhaltens die Schuldzuschreibung dafür reduzieren und somit die Stigmatisierung verringern. Insbesondere sollten dann geringere Strafen für Fehlverhalten gefordert und Mitleid und Hilfsbereitschaft gesteigert werden [53].

Die **pessimistische Haltung** basiert auf dem Konzept des »genetischen Essentialismus« [51],

nach dem Gene die Essenz der Identität einer Person sind; danach sind psychische Erkrankungen ein wesentlicher, die Person definierender Teil. Kurz gesagt: Die betroffene Person hat dann nicht ein Problem, sondern die Person ist ein Problem [53]. Die Genetisierung bewirkt demnach eine zunehmende Wahrnehmung der Differenz sowie der Persistenz, Ernsthaftigkeit und Erblichkeit psychischer Krankheiten; dies kann wiederum die soziale Distanz vergrößern [53] und dazu führen, dass den Betroffenen Autonomie und Urteilsfähigkeit abgesprochen werden [57]. Mit genetischem Essentialismus korrelieren nachweislich stereotypisierende Einstellungen und Vorurteile [41]. Auch die Selbststigmatisierung könnte dadurch zunehmen: Indem Betroffene ihre psychische Erkrankung als genetisch bedingt und damit als unveränderlichen Teil ihrer Identität auffassen, können sie ein irrationales Gefühl einer impliziten Schuld entwickeln [62]. Zusätzlich ist eine starke Stigmatisierung der Familie (»courtesy stigma«) zu erwarten, insbesondere eine verstärkte Zurückhaltung in Bezug auf intime Beziehungen und Familiengründung mit biologischen Verwandten von psychisch kranken Menschen [53].

Tatsächlich schließen sich diese beiden Theorien nicht gegenseitig aus; möglicherweise betreffen sie unterschiedliche Aspekte der Stigmatisierung (Schuldzuschreibung, Furcht, soziale Distanz), deren relative Bedeutung von der Art der psychischen Erkrankung abhängt. Wir nehmen an, dass vor allem 3 Aspekte einer psychischen Krankheit eine Rolle spielen:
1. ihre Therapierbarkeit (für gut therapierbare Krankheiten ist eine Entstigmatisierung zu erwarten [69]),
2. die Zuschreibung von Verantwortlichkeit dafür,
3. die damit verbundene Gefährlichkeit bzw. Unberechenbarkeit.

15.5.2 Stigmatisierung und Verantwortlichkeit

Für die Relevanz der genannten Aspekte gibt es erste empirische Evidenzen:

■ Essstörungen

Bei Essstörungen scheinen biologische Erklärungsmodelle das Stigma zu verringern [19], [80]. Der Grund dafür ist vermutlich, dass Essstörungen vor allem dem »volitionalen Stigma« unterliegen, also der Stigmatisierung der Krankheit wegen eines anscheinend selbstgewählten, tadelnswerten Verhaltens (aufgrund von Eitelkeit, Aufmerksamkeitsstreben oder Konformismus). Dieses volitionale Stigma und die damit verbundene Trivialisierung der Krankheit können durch eine biologische Krankheitserklärung reduziert werden. Der Preis dafür ist aber eine Zunahme des Stigmas, das mit der Zuschreibung einer psychischen Erkrankung und mit dem genetischen Essentialismus verknüpft ist [22].

■ Schizophrenie

Dagegen zeichnet sich für Schizophrenie klar ab, dass biologische Erklärungsmodelle die Stigmatisierung verstärken, indem sie die Zuschreibung von »Gefährlichkeit« und »Unberechenbarkeit« fördern; dies ist in unterschiedlichen Ländern und für unterschiedliche Gruppen (Allgemeinbevölkerung, Patienten, Mediziner) nachgewiesen worden (Reviews: [2], [57]).

■ Depression

Zur Depression gibt es inkonsistente Ergebnisse (Review: [2]), vermutlich weil bei Depression sowohl die Zuschreibung von Verantwortlichkeit für die Krankheit als auch die Annahme einer Gefährlichkeit eine Rolle spielen [5].

■ Abhängigkeitserkrankungen

Für Abhängigkeitserkrankungen ist die Datenlage schlecht. Speziell für Alkoholabhängigkeit wurde kein signifikanter Zusammenhang zwischen der Akzeptanz biologischer Erklärungsmodelle und Stigmatisierung gefunden [2]. Aufgrund der empirischen Erkenntnisse zu anderen psychischen Erkrankungen lässt sich vermuten, dass biologische Krankheitserklärungen für Abhängigkeitserkrankungen zwei entgegengesetzte Wirkungen haben werden: Denn Abhängigkeitserkrankungen teilen mit Essstörungen, dass am Anfang ein selbstgewähltes, allerdings keineswegs unübliches Verhalten steht (z. B. Diät, Alkoholkonsum in Gesell-

schaft). Bei Drogenabhängigkeit bezieht sich der Vorwurf allerdings auf Hedonismus, Hemmungslosigkeit und ggf. die Zugehörigkeit zu subkulturellen Milieus. Gemeinsam ist aber Abhängigkeitserkrankungen und Essstörungen, dass sie in der Öffentlichkeit trivialisiert werden, da fälschlicherweise geglaubt wird, die Erkrankung lasse sich durch bloße Willensanstrengung überwinden. Andererseits haben Abhängigkeitserkrankungen in der öffentlichen Wahrnehmung gemeinsame Merkmale mit Erkrankungen wie den Schizophrenien, so die befürchtete Gefährlichkeit, Unberechenbarkeit und Delinquenz. Daher lässt sich von der Akzeptanz biologischer Modelle einerseits eine verringerte Schuldzuschreibung und eine Verringerung des volitionalen Stigmas erwarten, andererseits eine Zunahme des sozialen Stigmas (Wunsch nach sozialer Distanz, Gefühl der Fremdheit, Furcht). Da im Allgemeinen Zuschreibungen von »Gefährlichkeit« und »Unberechenbarkeit« entscheidender für die Stigmatisierung und die soziale Distanzierung sind als Zuschreibungen von Verantwortlichkeit [2], wird die Akzeptanz biologischer Erklärungen von Abhängigkeitserkrankungen die Stigmatisierung voraussichtlich eher verstärken.

Neben der Art der psychischen Erkrankung scheint auch die Art der biologischen Erklärung sich auf die Stigmatisierung auszuwirken: Während genetische Konzepte die Erblichkeit psychischer Erkrankungen betonen und Unveränderbarkeit nahelegen, konzeptionalisieren neurobiologische (nichtgenetische) Modelle psychische Erkrankungen als (erworbene) Gehirnerkrankungen analog zu somatischen Erkrankungen. Offenbar erhöht die Akzeptanz des genetischen Modells in der Allgemeinbevölkerung die Stigmatisierung und Diskriminierung von psychischen Erkrankungen, während dies für neurobiologische Modelle nicht zutrifft [62]. Wie ein aktueller systematischer Review der Literatur über die Stigmatisierung psychischer Erkrankungen gezeigt hat, hat zwar in den letzten Jahrzehnten das Wissen über psychische Erkrankungen und deren biologische Ursachen allgemein zugenommen, aber die Stigmatisierung hat nicht abgenommen, sondern stieg bei bestimmten Erkrankungen wie der Schizophrenie sogar an [66].

15.6 Voraussichtliche Folgen der biologischen Ausrichtung der Forschung zu Abhängigkeitserkrankungen

Der Hauptvorteil einer verstärkt neurobiologisch orientierten Auffassung der Suchterkrankungen dürfte für die Betroffenen darin liegen, dass sie dann stärker vom medizinischen Hilfesystem und den Sozialversicherungen profitieren könnten, da diese im Allgemeinen bessere Leistungen für somatische als für psychische Erkrankungen bieten und Suchtkranken gegenüber besonders restriktiv sind. So verweigern immer noch die meisten privaten Krankenkassen die Kostenübernahme für Behandlungen von Abhängigkeitserkrankungen, sofern diese über lebensrettende Maßnahmen zur Therapie der Entzugssymptomatik oder des Delirs hinausgehen [32], S. 9.

Die Akzeptanz biologischer Krankheitsmodelle für psychische Erkrankungen ist positiv mit der Wertschätzung medizinischer Hilfsangebote korreliert [2], und insgesamt ist parallel zur zunehmenden Kenntnis biologischer Erklärungsmodelle eine größere Akzeptanz psychiatrischer, insbesondere medikamentöser Angebote zu beobachten [66]. Auch für Abhängigkeitserkrankungen ist dieser Effekt zu erwarten, wodurch mehr Betroffene frühzeitiger mit einer Therapie beginnen und damit bessere Heilungschancen haben könnten. Ein biologisches Verständnis von Abhängigkeitserkrankungen sollte überdies das medizinische Personal dazu veranlassen, Patienten mit Suchterkrankungen genauso respektvoll zu behandeln wie andere Patienten [9], [30].

Für Menschen, die von illegalen Drogen abhängig sind, könnte die Betrachtung der Sucht als chronische Gehirnerkrankung dazu führen, dass bestimmte suchtspezifische Verhaltensweisen entkriminalisiert werden und statt Gefängnis Therapie angeboten wird [14].

Auf der anderen Seite stehen wahrscheinlich negative soziale Folgen: Aufgrund theoretischer Überlegungen und der bisher vorliegenden empirischen Studien ist zu befürchten, dass die soziale Distanzierung und damit die Diskriminierung, beispielsweise bei der Partner-, Freundes-, Arbeits- und Wohnungssuche, durch genetische Erklärungsmodelle zunehmen.

Die Biologisierung des Verständnisses von Abhängigkeitserkrankungen kann auch Folgen für Angehörige von Suchtpatienten haben, denn Stigmatisierung wird vor allem durch die öffentliche vereinfachende Interpretation genetischer Befunde (»folks genetics«) getragen, die eine genetische Disposition im Sinne von »Determinismus« und »Untherapierbarkeit« missversteht [69]. Vermutlich führt die Genetisierung von Abhängigkeitserkrankungen – wie für Schizophrenie und Majore Depression nachgewiesen [53] – dazu, dass die Eltern der Erkrankten von »Schuld« freigesprochen werden. Zugleich geraten die biologisch Verwandten generell unter den Verdacht einer »genetischen Kontamination« (sic!) [53], was vor allem jüngeren Menschen, die Partnersuche, Familiengründung und berufliche Etablierung noch nicht abgeschlossen haben, schaden könnte.

Eine zunehmende Verbreitung von Gentests für psychische Erkrankungen inklusive Abhängigkeitserkrankungen kann die Zahl der Menschen, die als psychisch krank stigmatisiert und diskriminiert werden, erheblich steigen lassen, denn durch entsprechende Tests werden viele gesunde Menschen als »disponiert« bzw. als »Risikoträger« klassifiziert. In vielen Staaten könnten Versicherungen und Arbeitgeber in Zukunft genetische Tests verlangen; dies kann zu einer massiven Diskriminierung auch gesunder Menschen ohne Abhängigkeitserkrankung führen.

Für die Zukunft ist auch zu erwarten, dass die Direktvermarktung von Gentests für psychische Erkrankungen inklusive Abhängigkeitserkrankungen in die Reproduktionsentscheidungen vieler Menschen eingreift, die entweder selbst betroffen sind oder betroffene Familienangehörige haben. Eine zunehmende, ungeregelte (Selbst-)Anwendung derartiger Gentests ist zu erwarten, obwohl die Tests voraussichtlich allenfalls Hinweise auf ein gering bis moderat erhöhtes Risiko geben werden. Dennoch könnten ungünstige Gentestergebnisse zum Beenden von Intimbeziehungen, zum Verzicht auf eigene Kinder oder zu künstlicher Reproduktion mit Embryonenselektion führen. Denn in Zukunft werden Gentests für die Disposition für psychische Erkrankungen inklusive Abhängigkeitserkrankungen vermutlich Teil der Präimplantations- und Pränataldiagnostik werden, durch die eugenische Implantationsentscheidungen bzw. Schwangerschaftsabbrüche vorbereitet werden. Dabei wird es allerdings große internationale Unterschiede in den rechtlichen Regelungen geben.

Biologische Erklärungen von Abhängigkeitserkrankungen könnten auch tiefgehende Auswirkungen auf betroffene Partnerschaften und Familien haben: Je eher drogensüchtige Familienmitglieder als Kranke betrachtet werden, die für ihr Verhalten nicht verantwortlich gemacht werden können, desto mehr könnten deren Partner in die Helferrolle gedrängt werden, während die Erkrankten zu unmündigen Patienten degradiert werden könnten, denen therapeutisch zu begegnen ist. Ähnliche Verzerrungen der Beziehungen sind für abhängigkeitskranke erwachsene Kinder und deren Eltern oder umgekehrt zu erwarten.

Problematisch kann auch sein, dass Patienten mit Bezug auf eine genetische Disposition die Selbstverantwortung für die Entstehung, aber auch für die Überwindung der Sucht negieren, fatalistisch werden und sich ganz auf fremde Hilfe, vor allem Medikamente, verlassen könnten, statt die notwendigen Anstrengungen zur Überwindung der Suchterkrankung zu leisten.

15.7 Empfehlungen für die Forschung und den Umgang mit den Forschungsergebnissen

15.7.1 Evidenzbasierung der Therapiemethoden

Angesichts der noch relativ niedrigen Erfolgsraten der Therapien der Abhängigkeitserkrankungen und der hohen Morbidität und Mortalität ist die methodische Fortentwicklung effektiver und effizienter Behandlungsmethoden ethisch geboten.

Für alle neuen Therapiemethoden sind Chancen und Risiken umfassend gegeneinander abzuwägen; die Evidenzbasierung von Therapiemethoden (▶ Kap. 1, ▶ Abschn. 2.1) ist in der Psychiatrie genauso zu fordern wie in allen anderen Bereichen

der Medizin. Dazu ist es notwendig, Kriterien zu definieren, nach denen Erfolg und Misserfolg einer Behandlung festzustellen sind, also Besserung bzw. Verschlechterung der Symptomatik oder der Lebensqualität des Patienten. Für psychische Krankheiten ist das zweifellos schwieriger als für die meisten somatischen Krankheiten, doch auch dafür gibt es etablierte Verfahren, um den Schweregrad psychischer Krankheiten und die gesundheitsbezogene Lebensqualität zu messen. Mit den Prinzipien der evidenzbasierten Medizin lassen sich Methoden ausschließen, die im Allgemeinen wirkungslos oder sogar schädlich für Patienten sind. Ein Verzicht auf evidenzbasierte Medizin ist bei der Behandlung psychischer Krankheiten genauso wenig ethisch zu rechtfertigen wie bei Herzerkrankungen, weil auch psychische Krankheiten eine große Morbidität und ein hohes Mortalitätsrisiko haben. Darüber hinaus ist die konsequente Umsetzung evidenzbasierter Medizin auch aufgrund begrenzter Ressourcen im Gesundheitssystem zu fordern [74].

Eine Evidenzbasierung von Therapien ist zwar nicht automatisch durch eine biologische Ausrichtung der Forschung gewährleistet, doch die naturwissenschaftliche Orientierung mit ihrer Ausrichtung an Objektivität statt am Autoritäts- oder am Marktprinzip kann maßgeblich dazu beitragen. Bei psychologischen wie pharmakologischen Studien ist dies in der Regel gewährleistet. Hinsichtlich der Evidenzbasierung waren Studien zur vergleichenden Psychotherapie für Suchterkrankungen sogar vorbildlich [55].

Gerade bei Verfahren wie der Tiefen Hirnstimulation, die durch spektakuläre Erfolge die Aufmerksamkeit der Massenmedien erregen, ist die Gefahr vorzeitiger Anwendung gegeben, weil zum einen Patienten und Ärzte auf deren schnelle Einführung drängen, zum anderen kommerzielle Interessen die rasche Umsetzung von Forschungsergebnissen in kommerzielle Anwendungen forcieren. Trotz der vielversprechenden Anfangserfolge der Tiefen Hirnstimulation in der Behandlung von Alkohol-, Nikotin- und Heroinsucht sind Studien mit methodisch hochwertigem Design erforderlich, gut begründete Hypothesen zum Zielgebiet der Stimulation, eine transparente und vollständige

Veröffentlichung positiver und negativer Ergebnisse ([65], ▶ Kap. 10), eine umfassende Nutzen-Risiken-Bilanzierung, eine gewissenhafte Aufklärung, Beratung und Nachsorge für die Patienten sowie eine medizinethische Begleitung der Studien.

15.7.2 Ökologische Validität der Forschung – Berücksichtigung sozialer Faktoren

Trotz der wichtigen Erkenntnisse, die die biologische Forschung zu Abhängigkeitserkrankungen in den letzten Jahren geliefert hat, sollte die Forschung zu Abhängigkeitserkrankungen nicht einseitig biologisch ausgerichtet werden, da dann soziokulturelle Risikofaktoren – wie soziale Milieus, gesellschaftliche Trends, Lebensrealität von Kindern und Jugendlichen u. v. m. – vernachlässigt werden könnten, obwohl sie zum Teil viel relevanter sind als genetische Risikofaktoren. Zudem hängt die Realisierung genetischer Risikofaktoren auch von soziokulturellen Einflussfaktoren ab, was der Vorstellung eines genetischen Determinismus widerspricht und auf die Bedeutung der Epigenetik verweist [31]. Eine derartige methodologische Verengung könnte wiederum eine falsche Richtung der Therapieentwicklung begünstigen, indem Behandlungen, die zwar im Modell effektiv sind, sich aber nicht im realen Leben der Patienten bewähren, gefördert werden. Beispielsweise mag ein Medikament effektiv das Alkohol-Craving reduzieren, aber dennoch bei einem Teil der Patienten nicht zu einem unproblematischen Alkoholkonsum führen, weil in ihrem sozialen Umfeld ein Gruppendruck zum übermäßigen Alkoholkonsum besteht. Vor allem würde sie ineffektive oder kontraproduktive gesellschaftspolitische Entwicklungen unterstützen, beispielsweise indem ein genetischer Determinismus propagiert wird, der Aufklärungs- und Präventionsprogramme obsolet erscheinen lässt. Daher sollte die Forschung die sozialen Einflussfaktoren angemessen erfassen, auch wenn sie schwerer messbar sind und dies zweifellos die Komplexität und den erforderlichen Umfang von Studien erhöhen wird. Dies sollte dann auch in angemessener Weise an die Öffentlichkeit kommuniziert werden.

15.7.3 Forschung zu genetischen Mechanismen von Abhängigkeitserkrankungen

Einerseits ist die genetische Forschung zu Abhängigkeitserkrankungen ein wichtiger Baustein in der Erforschung ihrer Pathogenese, da sie maßgeblich dazu beiträgt, die darin involvierten neuronalen Regelkreise zu ermitteln, was wiederum für die Entwicklung effektiverer Therapien bedeutsam ist.

Andererseits nehmen mit zunehmendem genetischem Wissen auch die Missbrauchsmöglichkeiten zu: Je detailliertere und aussagekräftigere Daten über Dispositionen zu Abhängigkeitserkrankungen aus Neuroimaging- und genetischen Studien gewonnen werden können, desto größer sind zum einen das Risiko des Missbrauchs derartiger Daten, zum anderen der mögliche Schaden im Fall eines Missbrauchs. Wenn Arbeitgeber und Versicherungen Informationen über die Disposition zu Abhängigkeitserkrankungen von Stellenbewerbern, Mitarbeitern oder Versicherungsnehmern erhalten könnten, könnten diese unverschuldet am Arbeitsmarkt diskriminiert werden – bis hin zum völligen Ausschluss – und von privaten Kranken-, Renten- und Berufsunfähigkeitsversicherungen ausgeschlossen werden [74]. Studienteilnehmer sollten ggf. über dieses Risiko informiert werden (ebenso wie über die versicherungs- und arbeitsrechtlichen Folgen durch Zufallsfunde bei Neuroimaging-Studien).

Angesichts der Ergebnisse der Stigmatisierungsforschung stellt sich die Frage, ob es ethisch vertretbar ist, genetische Forschung zu Abhängigkeitserkrankungen überhaupt durchzuführen. Ethisch vertretbar ist sie u. E. nur dann, wenn erstens den Risiken ein diese deutlich überwiegender wissenschaftlicher oder medizinischer Nutzen gegenübersteht und zweitens die Rechte aller Betroffenen gewahrt bleiben. Da beim derzeitigen Forschungsstand Erklärungen der Ätiologie und diagnostische Angebote der Entwicklung wirksamer Therapien vorangehen, sollte der erwartbare Nutzen von entsprechenden Forschungsprojekten genau nachgewiesen und gegen deren Risiken – inklusive langfristiger sozialer Risiken – abgewogen werden. Wir begrüßen es, wenn Ethikkommissionen auch soziale Risiken bei der Begutachtung von Forschungsprojekten berücksichtigen, wobei allerdings sicherzustellen ist, dass Projekte nicht aus weltanschaulichen Gründen oder wegen nur vermuteter Risiken abgelehnt werden.

Forschung zur Entwicklung von Tests auf »Risikogene« für Abhängigkeitserkrankungen sollte u. E. aufgrund ihres hohen Stigmatisierungs- und Diskriminierungspotenzials und geringen medizinischen Nutzens nicht öffentlich gefördert werden, ähnlich wie Forschung zu möglicherweise genetisch bedingten IQ-Unterschieden verschiedener ethnischer Gruppen.

1. Beispiel

In einem Forschungsprojekt wurden die neuronalen Effekte eines **Aufmerksamkeitsbiastrainings** auf Patienten mit Alkoholabhängigkeit mittels EEG und fMRT untersucht. Der Hintergrund ist die Beobachtung, dass alkoholabhängige Menschen einen visuellen Aufmerksamkeitsbias für Bilder mit alkoholischen Getränken haben sowie die automatische Tendenz, sich diesen Bildern anzunähern, statt sie zu vermeiden. Ein sich schnell entwickelndes Forschungsfeld arbeitet an Therapien, mit denen dieser Aufmerksamkeitsbias durch computerisierte Aufgaben abtrainiert werden soll [78], da – wie oben ausgeführt – bei alkoholabhängigen Patienten ein Zusammenhang zwischen der erhöhten Aktivierung bestimmter Areale (ACC, medialer PFC, OFC) durch alkoholassoziierte Reize (Cues) und einem erhöhten Rückfallrisiko nachgewiesen worden ist. Tatsächlich hat ein Aufmerksamkeitsbiastraining gute klinische Effekte auf die Rückfallraten alkoholabhängiger Patienten gezeigt [79]. Zusätzlich werden die Probanden für die mutmaßlich mit Abhängigkeitserkrankungen in Verbindung stehenden Gene typisiert (COMT, OPRM1, DRD2, DRD4, 5HTT, DAT, BDNF und POMC) und ein bis zwei ausgewählte Marker (SNPs) jedes dieser Gene werden untersucht. Das Ziel ist, den Einfluss der o. g. Gene auf die Hirnmorphologie (MRT), die Hirnaktivierungsmuster (fMRT) und bestimmte Verhaltensvariablen zu erforschen. Ethisch zu bedenken sind bei diesem Projekt zum einen die möglichen Risiken durch die Exposition (Präsentation alkoholbezogener Bilder), zum an-

deren die mögliche Gefahr von Diskriminierung und Stigmatisierung durch die genetische Typisierung. Im Antrag an die Ethikkommission wurden Nutzen und Risiken der Studie gegeneinander abgewogen. Der zu erwartende Nutzen besteht in wichtigen Erkenntnissen über die neuronalen Grundlagen kognitiver Funktionen bei Menschen mit problematischem Alkoholkonsum, woraus therapeutisch relevante Ansätze – insbesondere zum Aufmerksamkeitsbiastraining – abgeleitet werden können. Die physiologischen Risiken für die Probanden durch die Untersuchung sind minimal (etablierte Untersuchungen mit EEG und MRT ohne Kontrastmittel sowie Blutentnahmen unter Beachtung aller Sicherheitsstandards); das informierte Einverständnis, die Trennung von Therapie und Forschung sowie der Datenschutz sind gewährleistet, sodass den Probanden weder durch die Teilnahme noch durch die Nichtteilnahme oder den Abbruch der Teilnahme Nachteile entstehen können. Das Risiko der Stigmatisierung und Diskriminierung durch die Studienteilnahme besteht aufgrund der Datenschutzmaßnahmen nicht. Die teilnehmenden Patienten der Trainingsgruppe können einen persönlichen Nutzen von der Studie erwarten, da das Training voraussichtlich ihren Aufmerksamkeitsbias für Alkohol reduziert; dies gilt nicht für die Patienten der Sham-Gruppe. Andererseits besteht ein gewisses Risiko, dass durch die Präsentation von alkoholbezogenen Bildern vorübergehend das Craving verstärkt wird. Da vor und nach den Testungen die Stärke des Cravings durch Fragebögen erfasst und im Fall einer deutlichen Zunahme geeignete Gegenmaßnahmen ergriffen werden, wird auf Grundlage der Erfahrung früherer Studien dieses Risiko allerdings als gering eingeschätzt. Insgesamt überwiegt der Nutzen der Studie ihre Risiken. Eine Abschätzung langfristiger sozialer Folgen durch die genetische Forschung zu Abhängigkeitserkrankungen, zu denen auch dieses Forschungsprojekt beiträgt, geht über den Rahmen von Anträgen an eine Ethikkommission hinaus und ist nicht Gegenstand der Begutachtung durch Ethikkommissionen. Diese weitergehenden Fragestellungen sollten u. E. aber sowohl von Medizinethikern als auch von Sozialwissenschaftlern grundsätzlich untersucht werden.

15.7.4 Substitutionstherapien

Auch wenn das Ziel der Behandlung von heroin-abhängigen Patienten die Abstinenz ist, ist bei einem Teil der Patienten dieses Ziel nicht erreichbar, sodass Bedarf nach alternativen Ansätzen besteht. Deren Hauptziele sind die Verringerung der Mortalität und Morbidität und die Verbesserung der gesundheitsbezogenen und sozialen Lebensqualität. Das bekannteste Beispiel für eine Substitutionstherapie ist die **Methadontherapie** zur Behandlung von Heroinsucht. In Deutschland sind Substitutionstherapien durch das Betäubungsmittelgesetz und die BtM-Verschreibungsverordnung geregelt. Die Leitlinien der Bundesärztekammer zur Substitutionstherapie Opiatabhängiger regeln die konkrete Durchführung. Grundsätzlich soll die Substitution die Ausnahme sein, nicht die Standardtherapie. Substitutionstherapien gelten insbesondere als indiziert für Heroinabhängige mit mehreren erfolglosen Entwöhnungsbehandlungen, für Schwangere und für an Krebs, chronischer Hepatitis oder Aids leidende Patienten. Zu unterscheiden ist zwischen einer Methadonreduktionstherapie, die im Rahmen eines Entzugs eingesetzt werden kann, und einer Dauersubstitution, die im Sinne einer Erhaltungstherapie angewandt wird. Da inzwischen die Wirksamkeit von Substitutionstherapien zur Behandlung der Heroinsucht gut belegt ist und positive Auswirkungen bezüglich Kriminalität und HIV-Verbreitung wahrscheinlich sind [46], ist die in seit den 1950er Jahren geführte Debatte darüber inzwischen weitgehend verstummt. Der Hauptkritikpunkt gegen die Dauersubstitution mit Methadon, nämlich dass dabei nur eine Droge durch eine andere ersetzt werde, ohne dass dies für die Betroffenen hilfreich ist, ist nicht überzeugend: Methadon besitzt im Gegensatz zu Heroin keine euphorisierenden Drogenwirkungen, sondern blockiert diese und ist geeignet, die durch langjährigen Heroinkonsum verursachten chronischen Hirnstoffwechselstörungen zu kompensieren [46]. Gemäß medizinethischer Kriterien [7] kann die Langzeitsubstitution mit Methadon bei Heroinabhängigen, bei denen andere Therapien gescheitert sind, und die unter schwerwiegenden medizinischen und sozialen Problemen aufgrund ihrer Heroinsucht leiden, als legitim betrachtet werden, da sowohl die Nutzen-Schaden-Bilanz für die Patienten [46] als auch die gesamtgesellschaftliche Kosten-Nutzen-Bilanz sehr gut sind [25]. Voraussetzung für die ethische Vertretbarkeit einer Dauersubstitution mit Methadon ist, dass die Patientenautonomie bei der Therapie geachtet wird. Insbesondere sollten Methadontherapien nicht zu vorwiegend fremdnützigen Zwecken wie der Verbrechensprävention durchgeführt werden, es sollte kein Druck auf die Patienten ausgeübt werden und deren Einwilligungsfähigkeit ist sicherzustellen (► Abschn. 15.7.5).

15.7.5 Klärung der Einwilligungsfähigkeit von Patienten mit Abhängigkeitserkrankungen

Da Abhängigkeitserkrankungen die Fähigkeit, sich rational zu entscheiden, reduzieren können, zumindest in Hinblick auf die Beschaffung und den Konsum des Suchtmittels, muss die Einwilligungsfähigkeit von Patienten mit Abhängigkeitserkrankungen gründlich untersucht werden, bevor sie an Studien oder Therapieversuchen teilnehmen können. Obwohl es mit dem MacArthur Competence Assessment Tool Treatment (MacCAT-T) ein Werkzeug gibt, um die Einwilligungsfähigkeit zu beurteilen [26], erfasst dieses nur deren kognitive, aber nicht deren affektive und volitionale Komponenten [49], [73]. Abhängigkeitserkrankungen betreffen aber gerade diese Komponenten, indem sie sowohl die Fähigkeit zur kognitiven und exekutiven Kontrolle des Verhaltens beeinträchtigen, als auch die affektive Bewertung verzerren können. Bei der Kontrollminderung im Umgang mit der Suchtsubstanz handelt es sich allerdings um graduelle Abweichungen in kognitiven, affektiven oder motivationalen Funktionen [32], S. 19. Wir sind der Auffassung, dass noch ein erheblicher konzeptioneller und empirischer Forschungsbedarf zur Bestimmung der Einwilligungsfähigkeit von psychisch kranken, insbesondere von substanzabhängigen Patienten besteht. Dabei ist darauf zu achten, dass Menschen mit Abhängigkeitserkrankungen nicht durch die ethische Forschung zusätzlich stigmatisiert und diskriminiert werden, indem ihre Einwilligungsfähigkeit grundsätzlich infrage gestellt wird [60]. Gerade aus ethischen Gründen ist die Einwilligungsfähigkeit von Patienten mit Abhängigkeitserkrankungen wie bei allen anderen Patienten individuell in Bezug auf eine bestimmte Untersuchung oder Behandlung zu prüfen. Dies sei an den folgenden konkreten Beispielen verdeutlicht.

2. Beispiel

Obwohl die Tiefe Hirnstimulation eine etablierte Therapie bei Bewegungsstörungen ist, ist ihr Einsatz zur Behandlung von psychischen Erkrankungen, insbesondere von Abhängigkeitserkrankungen, noch experimentell. Da die psychiatrische THS bei oberflächlicher Betrachtung fälschlicherweise als direkte Fortsetzung der historischen Psychochirurgie angesehen werden könnte [39], wird ihre Entwicklung von Anfang an von Medizinethikern intensiv begleitet [23], [56]. In der ethischen Diskussion spielt die Frage der Einwilligungsfähigkeit eine bedeutende Rolle. Angesichts der häufig großen Verzweiflung der Patienten und deren mehr oder weniger ausgeprägten affektiven oder kognitiven Störungen wird kritisch diskutiert, ob sie in der Lage sind, Nutzen und Risiken dieses experimentellen neurochirurgischen Eingriffs angemessen zu verstehen und zu bewerten. Andererseits wäre es ungerecht, eine vielversprechende Therapieoption gerade psychisch schwerkranken Patienten vorzuenthalten, zumal die kognitiven, affektiven und volitionalen Komponenten ihrer Einwilligungsfähigkeit in Bezug auf diese Therapie nicht notwendigerweise verändert sein müssen. Inzwischen hat sich als Konsens herauskristallisiert, dass die Einwilligungsfähigkeit von Patienten mit schweren, therapierefraktären Depressionen, Angst- oder Zwangsstörungen, Tourette-Syndrom oder Drogenabhängigkeit nicht generell infrage zu stellen, sondern sorgfältig von unabhängigen Ärzten zu prüfen und zu dokumentieren ist. Empfehlenswert ist dazu ein interdisziplinäres Team, das neben Psychiatern auch Psychologen und Medizinethiker umfasst. Zu fordern ist außerdem eine präzise Aufklärung über den experimentellen Charakter des Eingriffs, sämtliche Nebenwirkungen sowie mögliche Interessenkonflikte der beteiligten Ärzte [23].

3. Beispiel

Für schwer heroinabhängige Patienten, bei denen Entzugs- und Substitutionstherapien gescheitert sind, wird im Rahmen eines Forschungsprojekts Heroin verabreicht. Die Idee dahinter ist, die medizinische und soziale Gesamtsituation dieser Menschen zu verbessern, indem sie vor verunreinigtem Heroin und Beschaffungskriminalität geschützt werden. Problematisch ist demgegenüber die Frage der Einwilligungsfähigkeit von drogenabhängigen Patienten zu Studien, in denen die Droge, nach der sie süchtig sind und deren Erwerb sonst unter Strafe steht, angeboten wird. Auch wenn die Patienten die kognitiven Voraussetzungen der Einwilligungsfähigkeit zu derartigen Studien haben, ist i. d. R. anzunehmen, dass ihnen aufgrund ihrer Suchterkrankung die Fähigkeit fehlt, die Droge nach reiflicher Überlegung abzulehnen. Die Drogensucht besteht ja gerade darin, dass die Entscheidungsfreiheit zum Drogenkonsum eingeschränkt oder sogar aufgehoben ist, wie die psychopathologische und neurobiologische Forschung zu Abhängigkeitserkrankungen gezeigt hat. Daher sind Personen, die von illegalen Drogen abhängig sind, i. d. R. nicht einwilligungsfähig in Bezug auf Studien, in denen ihnen ihr Suchtmittel offeriert wird. Dies bedeutet aber nicht, dass Studien zur Verschreibung von Heroin an schwerst Heroinabhängige deswegen zu unterlassen seien; ggf. können die Zustimmung (»assent«) des Patienten und eine stellvertretende Einwilligung an die Stelle der Einwilligung treten, wenn die Studie ein geringes (zusätzliches) Risiko und/oder einen hohen Nutzen verspricht [15], wie er für die Heroinsubstitution bei Schwerabhängigen gezeigt wurde [58].

15.7.6 Öffentlicher Umgang mit den Forschungsergebnissen

Biologistische Kurzschlüsse sollten unbedingt vermieden werden – nicht nur in wissenschaftlichen Medien, sondern auch in der populärwissenschaftlichen Presse und den Massenmedien – da sie weitreichende negative Folgen vor allem für vulnerable Minderheiten haben können [74]. Es ist nicht empfehlenswert, in Pressemitteilungen, Beiträgen zu Massenmedien und Antistigmatisierungskam pagnen Erkenntnisse über genetische Risikofaktoren in einer Weise hervorzuheben, die Laien den falschen Eindruck vermittelt, dass eine eindeutige genetische Ursache für Abhängigkeitserkrankungen gefunden worden sei. Dies sollte schon um der wissenschaftlichen Redlichkeit willen unterlassen werden, da bei Abhängigkeitserkrankungen einzelne Gene nur einen sehr geringen Anteil zur Krankheitsgenese beitragen. Forscher sollten die möglichen genetischen Risikofaktoren auch deswegen nicht überbetonen, weil dadurch die Bedeutung der zwar altbekannten, aber dennoch einflussreichen sozialen Faktoren aus dem Blick gerät. Schließlich sprechen auch ethische Gründe gegen die Überbetonung genetischer Risikofaktoren, da diese voraussichtlich erstens die Stigmatisierung der Betroffenen und ihrer Familien noch verstärken und zweitens im Sinne von selbsterfüllender Prophezeiung ein fatalistisches Verhalten der Betroffenen und ihrer Angehörigen begünstigen kann.

Literatur

1 American Psychiatric Association (2012) DSM-5 Development. Substance use and addictive disorders. www.dsm5.org/proposedrevision/pages/substanceuseandaddictivedisorders.aspx. Zugegriffen: 29.08.12

2 Angermeyer MC, Holzinger A, Carta MG et al. (2011) Biogenetic explanations and public acceptance of mental illness: systematic review of population studies. Br J Psychiatry 199: 367–372

3 Angermeyer MC, Dietrich S (2006) Public beliefs about and attitudes towards people with mental illness: a review of population studies. Acta Psychiatr Scand 113: 163–179

4 Baler RD, Volkow ND (2006) Drug addiction: the neurobiology of disrupted self-control. Trends Mol Med. 12 (12): 595–566

5 Barney LJ, Griffiths KM, Christensen H et al. (2009) Exploring the nature of stigmatising beliefs about depression and help-seeking: implications for reducing stigma. BMC Public Health 9: 61. doi:10.1186/1471-2458-9-61

6 Bauer R, Pohl S, Klosterkötter J et al. (2008) Abhängigkeitserkrankungen im Kontext der Tiefen Hirnstimulation – eine literaturgestützte systematische Auswertung. Fortschr Neurol Psychiatr 76: 396–401

7 Beauchamp TL, Childress JF (2009) Principles of biomedical ethics. Oxford University Press, Oxford

8 Bechara A (2003) Risky business: emotion, decision-making and addiction. J Gam Stud 19: 23–51

9 Beck A (2009) Sucht und Neurowissenschaft. Wiener Zeitschrift für Suchtforschung 32 (3/4): 47–59

10 Beck A, Grace AA, Heinz A (2011) Reward processing. In: Adinoff B, Stein E (Hrsg) Neuroimaging in addiction, 1st edition. Wiley, New York, S 107–129

11 Black DW, Shaw M, Blum N (2010) Pathological gambling and compulsive buying: do they fall within an obsessive-compulsive spectrum? Dialogues Clin Neurosci 12: 175–185

12 Blanco C, Moreyra P, Nunes EV et al. (2001) Pathological gambling: addiction or compulsion? Semin Clin Neuropsychiatry 6: 167–176

13 Broen M, Duits A, Visser-Vandevalle V et al. (2011) Impulse control and related disorders in Parkinson's disease patients treated with bilateral subthalamic nucleus stimulation: a review. Parkinsonism Relat Disord 17: 413–417

14 Carter A, Hall W (2007) The social implications of neurobiological explanations of resistible compulsions. Am J Bioeth 7 (1): 15–17

15 Charland LC (2002) Cynthia's dilemma: consenting to heroin prescription. Am J Bioeth 2 (2): 37–47

16 Charlet K, Beck A, Heinz A (2013) The dopamine system in mediating alcohol effects in humans. Curr Top Behav Neurosci 13: 461–488

17 Comings DE, Blum K (2000) Reward deficiency syndrome: genetic aspects of behavioral disorders. Prog Brain Res 126: 325–341

18 Corrigan PW (2000) Mental health stigma as social attribution: implications for research methods and attitude change. Clinical Psychology: Science and Practice 7: 48–67

19 Crisafulli MA, Von Holle A, Bulik CM (2008) Attitudes towards anorexia nervosa: the impact of framing on blame and stigma. Int J Eat Disord 41: 333–339

20 Dell'Osso B, Altamura AC, Allen A et al. (2006) Epidemiologic and clinical updates on impulse control disorders. A critical review. Eur Arch Psychiatry Clin Neurosci 256: 464–475

21 Durdle H, Gorey KM, Stewart SH (2008) A meta-analysis examining the relations among pathological gambling, obsessive-compulsive disorder, and obsessive-compulsive traits. Psychol Rep 103: 485–498

22 Easter MM (2012) »Not all my fault«: Genetics, stigma, and personal responsibility for women with eating disorders. Soc Sci Med 5 (8): 1408–1416

23 Fins JJ, Rezai AR, Greenberg BD (2006) Psychosurgery: avoiding an ethical redux while advancing a therapeutic future. Neurosurg 59: 713–716

24 Foddy B, Savulescu J (2007) Addiction is not an affliction: addictive desires are merely pleasure-orientated desires. Am J Bioeth 7 (1): 29–32

25 Godfrey C, Stewart D, Gossop M (2004) Economic analysis of costs and consequences of the treatment of drug misuse: 2-year outcome data from the National Treatment Outcome Research Study (NTORS) 99 (6): 697–707

26 Grisso T, Appelbaum PS (1989) Assessing competence to consent in treatment. A guide for physicians and other health professionals. Oxford University Press, New York

27 Grüsser SM, Poppelreuter S, Heinz A et al. (2007) Verhaltenssucht. Eine eigenständige diagnostische Einheit? Nervenarzt 9: 997–1002

28 Grüsser SM, Thalemann CN (2006) Verhaltenssucht – Diagnostik, Therapie, Forschung. Huber, Bern

29 Heinz A, Batra A (2003) Neurobiologie der Alkohol- und Nikotinabhängigkeit. Kohlhammer, Stuttgart

30 Heinz A, Beck A, Grüsser SM et al. (2009) Identifying the neural circuitry of alcohol craving and relapse vulnerability. Addict Biol 14 (1): 108–118

31 Heinz AJ, Beck A, Meyer-Lindenberg A et al. (2011) Cognitive and neurobiological mechanisms of alcohol-related aggression. Nat Rev Neurosci 12 (7): 400–413

32 Heinz A, Batra A, Scherbaum N et al. (2012) Neurobiologie der Abhängigkeit. Grundlagen und Konsequenzen für Diagnose und Therapie von Suchterkrankungen. Kohlhammer, Stuttgart

33 Herpertz-Dahlmann B, Seitz J, Konrad K (2011) Aetiology of anorexia nervosa: from a «psychosomatic family model« to a neuropsychiatric disorder? Eur Arch Psychiatry Clin Neurosci 261 (Suppl. 2): S177–181

34 Hinckers AS, Laucht M, Schmidt MH et al. (2006) Low level of response to alcohol as associated with serotonin transporter genotype and high alcohol intake in adolescents. Biol Psychiatry 60 (3): 282–287

35 Holden C (2001) »Behavioral« addictions: Do they exist? Science 294: 980–982

36 Holden C (2010) Behavioral addictions debut in proposed DSM-V. Science 327: 935

37 Hollander, Kim S, Zohar J (2007) OCSDs in the forthcoming DSM-V. CNS Spectr 12 (5): 320–323

38 Holtzheimer PE, Mayberg HS (2011) Deep brain stimulation for psychiatric disorders. Annu Rev Neurosci 34: 289–307

39 Huys C, Müller S (2013) Historische Entwicklung der Tiefen Hirnstimulation. In: Kuhn J, Gaebel W (Hrsg) Therapeutische Stimulationsverfahren für psychiatrische Erkrankungen. Kohlhammer, Stuttgart (im Druck)

40 Illes J, Lombera S, Rosenberg J et al. (2008) In the mind's eye: provider and patient attitudes on functional brain imaging. J Psychiatr Res 43: 107–114

41 Keller J (2005) In genes we trust: the biological component of psychological essentialism and its relationship to mechanisms of motivated social cognition. J Pers Soc Psychol 88: 686–702

42 Koob GF, Volkow ND (2010) Neurocircuitry of addiction. Neuropsychopharmacology Reviews 35: 217–238

43 Link BG, Phelan JC (2001) Conceptualizing stigma. Annu Rev Sociol 27: 363–385

44 Luigjes J, van den Brink W, Feenstra M et al. (2012) Deep brain stimulation in addiction: a review of potential brain targets. Mol Psychiatry 17 (6): 572–583

45 Marks I (1990) Behavioural (non-chemical) addictions. Brit J Addict 85: 1389

46 Mattick RP, Breen C, Kimber J et al. (2009) Methadone maintenance therapy versus no opioid replacement therapy for opioid dependence. Edited by the Cochrane Drugs and Alcohol Group. Wiley, New York

47 Meyer G, Bachmann M (2000) Spielsucht – Ursachen und Therapie. Springer, Heidelberg

48 Mörsen CP, Heinz A, Bühler M et al. (2011) Glücksspiel im Gehirn: Neurobiologische Grundlagen pathologischen Glücksspielens. Sucht 57 (4): 259–273

49 Müller S, Walter H (2010) Reviewing autonomy. Implications of the neurosciences and the free will debate for the principle of respect for the patient's autonomy. Camb Q Healthc Ethics 2: 205–217

50 Müller UJ, Sturm V, Voges J et al. (2009) Successful treatment of chronic resistant alcoholism by deep brain stimulation of nucleus accumbens: first experience with three cases. Pharmacopsychiatry 42: 288–291

51 Nelkin D, Lindee MS (1995) The DNA mystique: the gene as a cultural icon. Freeman, New York

52 Petry J (2003) Glücksspielsucht: Entstehung, Diagnostik und Behandlung. Hogrefe, Göttingen

53 Phelan JC (2005) Geneticization of deviant behavior and consequences for stigma: the case of mental illness. J Health Soc Behav 46: 307–322

54 Poppelreuter S, Gross W (2000) Nicht nur Drogen machen süchtig. Belz, Weinheim

55 Project MATCH Research Group (1998) Matching alcoholism treatments to client heterogeneity: treatment main effects and matching effects on drinking during treatment. J Stud Alcohol 59 (6): 631–639

56 Rabins P, Appleby BS, Brandt J et al. (2009) Scientific and ethical issues related to deep brain stimulation for disorders of mood, behavior, and thought. Arch Gen Psychol 66: 931–937

57 Read J, Haslam N, Sayce L et al. (2006) Prejudice and schizophrenia: a review of the 'mental illness is an illness like any other' approach. Acta Psychiatr Scand 114 (5): 303–318

58 Rehm J, Gschwend P, Steffen T et al. (2001) Feasibility, safety, and efficacy of injectable heroin prescription for refractory opioid addicts. Lancet 358: 1417–1420

59 Reuter J, Raedler T, Rose MH et al. (2005) Pathological gambling is linked to reduced activation of the mesolimbic reward system. Nat Neurosci 8: 147–148

60 Roberts LW (2002) Addiction and consent. Am J Bioeth 2 (2): 58–60

61 Rüsch N, Angermeyer MC, Corrigan PW (2005) Concepts, consequences, and initiatives to reduce stigma. Eur Psychiatry 20: 529–539

62 Rüsch N, Todd AR, Bodenhausen GV et al. (2010) Biogenetic models of psychopathology, implicit guilt, and mental illness stigma. Psychiatry Research 179: 328–332

63 Rumpf HJ, Kiefer F (2011) DSM-5: Die Aufhebung der Unterscheidung von Abhängigkeit und Missbrauch und die Öffnung für Verhaltenssüchte. Sucht 57 (1): 45–48

64 Sherman W (2006) Test targets addiction gene. New York Daily News, 11.02.2006

65 Schlaepfer TE, Fins JJ (2010) Deep brain stimulation and the neuroethics of responsible publishing: when one is not enough. J Am Med Assoc 303: 775–776

66 Schomerus G, Schwahn C, Holzinger A (2012) Evolution of public attitudes about mental illness: a systematic

review and meta-analysis. Acta Psychatr Scand 125: 440–452

67 Schoofs N, Heinz A (2012) Pathologisches Spielen – Impulskontrollstörung, Sucht oder Zwang? Nervenarzt. doi: 10.1007/s00115-012-3581-y

68 Shah KR, Potenza M, Eisen SA (2004) Biological basis for pathological gambling. In: Grant JE, Potenza MN (Hrsg) Pathological gambling: a clinical guide to treatment. Am Psychiatr Publ: 127–142

69 Spriggs M, Olsson CA, Hall W (2008) How will information about the genetic risk of mental disorders impact on stigma? Aust N Z J Psychiatry 42 (3): 214–220

70 Valencia-Alfonso CE, Luigjes J, Smolders R et al. (2012) Effective deep brain stimulation in heroin addiction: a case report with complementary intracranial electroencephalogram. Biol Psychiatry 71 (8): e35–37

71 Vandereycken W (1995) The place of the family therapy in the treatment of eating disorders. In: Steinhausen H (Hrsg). Eating disorders in adolescence. De Gruyter, Berlin, S 287–300

72 Voges J, Müller U, Bogerts B (2012) DBS surgery for alcohol addiction. World Neurosurg 2012, July 20 (Epub ahead of print)

73 Vollmann J (2008) Patientenselbstbestimmung und Selbstbestimmungsfähigkeit. Kohlhammer, Stuttgart, S 73–83

74 Walter H, Müller S (2011) Neuroethik und Psychotherapie. In: Schiepek G (Hrsg) Neurobiologie der Psychotherapie, 2. erweiterte Aufl., Schattauer, Stuttgart, S 646–655

75 Weiner B (1986) An attributional theory of motivation and emotion. Springer, New York

76 Weiner B, Perry RP, Magnusson J (1988) An attributional analysis of reactions to stigmas. J Pers Soc Psychol 55: 738–748

77 Weiss MG, Ramakrishna J, Somma D (2006) Health-related stigma: rethinking concepts and interventions. Psychol Health Med 3: 277–287

78 Wiers RW, Rinck M, Kordts R et al. (2010) Retraining automatic action-tendencies to approach alcohol in hazardous drinkers. Addiction 105 (2): 279–287

79 Wiers RW, Eberl C, Rinck M et al. (2011) Retraining automatic action tendencies changes alcoholic patients' approach bias for alcohol and improves treatment outcome. Psychol Sci 22 (4): 490–497

80 Wingfield N, Kelly N, Serdar K et al. (2011) College student's perceptions of individuals with anorexia and bulimia nervosa. Int J Eat Disord 44 (4): 369–375

81 Zhou H, Xu J, Jiang J (2011) Deep brain stimulation of nucleus accumbens on heroin-seeking behaviors: a case report. Biol Psychiatry 69 (11): e41–42

Anhang

Gesetzestexte

- **Bundesärztekammer (2011)**
- ■■ **(Muster-)Berufsordnung der Ärzte**
http://www.bundesaerztekammer.de/page.asp?his=1.100.1143

§ 15 (1)

Ärztinnen und Ärzte, die sich an einem Forschungsvorhaben beteiligen, bei dem in die psychische oder körperliche Integrität eines Menschen eingegriffen oder Körpermaterialien oder Daten verwendet werden, die sich einem bestimmten Menschen zuordnen lassen, müssen sicherstellen, dass vor der Durchführung des Forschungsvorhabens eine Beratung erfolgt, die auf die mit ihm verbundenen berufsethischen und berufsrechtlichen Fragen zielt und die von einer bei der zuständigen Ärztekammer gebildeten Ethik-Kommission oder von einer anderen, nach Landesrecht gebildeten unabhängigen und interdisziplinär besetzten Ethik-Kommission durchgeführt wird.

- **Charité (2004)**
- ■■ **Satzung der Ethikkommission der Medizinischen Fakultät der Charité – Universitätsmedizin Berlin (EKCHAR-04)**
http://www.charite.de/ethikkommission/docs/Satzung310804.pdf

§ 2 Aufgaben der EK

(1) Die Ethikkommission hat die Aufgabe, ... Mitglieder der Charité ... über die ethischen und rechtlichen Aspekte bei der Forschung am Menschen und entnommenem menschlichen Material, sowie epidemiologischer Forschung mit personenbezogenen Daten zu beraten, sowie zustimmend oder ablehnend zu bewerten.

- **CIOMS (2002)**
- ■■ **International Ethical Guidelines for Biomedical Research Involving Human Subjects**
http://www.cioms.ch/publications/layout_guide2002.pdf

Guideline 2: Ethical review committees

All proposals to conduct research involving human subjects must be submitted for review of their scientific merit and ethical acceptability to one or more scientific review and ethical review committees. The review committees must be independent of the research team, and any direct financial or other material benefit they may derive from the research should not be contingent on the outcome of their review. The investigator must obtain their approval or clearance before undertaking the research. The ethical review committee should conduct further reviews as necessary in the course of the research, including monitoring of its progress.

Guideline 12: Equitable distribution of burdens and benefits

Equitable distribution of burdens and benefits in the selection of groups of subjects in research groups or communities to be invited to be subjects of research should be selected in such a way that the burdens and benefits of the research will be equitably distributed. The exclusion of groups or communities that might benefit from study participation must be justified.

Commentary on Guideline 12

General considerations: Equity requires that no group or class of persons should bear more than its fair share of the burdens of participation in research. Similarly, no group should be deprived of its fair share of the benefits of research, short-term or long-term; such benefits include the direct benefits of participation as well as the benefits of the new knowledge that the research is designed to yield. When burdens or benefits of research are to be apportioned unequally among individuals or groups of persons, the criteria for unequal distribution should be morally justifiable and not arbitrary. In other words, unequal allocation must not be inequitable. Subjects should be drawn from the qualifying population in the general geographic area of the trial without regard to race, ethnicity, economic status, or gender unless there is a sound scientific reason to do otherwise.

In the past, groups of persons were excluded from participation in research for what were then considered good reasons. As a consequence of such exclusions, information about the diagnosis, prevention, and treatment of diseases in such groups of persons is limited. This has resulted in a serious class injustice. If information about the management of diseases is considered a benefit that is distributed within a society, it is unjust to deprive groups of persons of that benefit. Such documents as the Declaration of Helsinki and the UNAIDS Guidance Document Ethical Considerations in HIV Preventive Vaccine Research, and the policies of many national governments and professional societies, recognize the need to redress these injustices by encouraging the participation of previously excluded groups in basic and applied biomedical research.

Members of vulnerable groups also have the same entitlement to access the benefits of investigational interventions that show promise of therapeutic benefit as persons not considered vulnerable have, particularly when no superior or equivalent approaches to therapy are available.

There has been a perception, sometimes correct and sometimes incorrect, that certain groups of persons have been overused as research subjects. In some cases such overuse has been based on the administrative availability of the populations. Research hospitals are often located in places where members of the lowest socioeconomic classes reside, and this has resulted in an apparent overuse of such persons. Other groups that may have been overused because they were conveniently available to researchers include students in investigators' classes, residents of long-term care facilities, and subordinate members of hierarchical institutions. Impoverished groups have been overused because of their willingness to serve as subjects in exchange for relatively small stipends. Prisoners have been considered ideal subjects for Phase I drug studies because of their highly regimented lives and, in many cases, their conditions of economic deprivation.

Overuse of certain groups, such as the poor or the administratively available, is unjust for several reasons. It is unjust to selectively recruit impoverished people to serve as research subjects simply because they can be more easily induced to participate in exchange for small payments. In most cases, these people would be called upon to bear the burdens of research so that others who are better off could enjoy the benefits. However, although the burdens of research should not fall disproportionately on socioeconomically disadvantaged groups, neither should such groups be categorically excluded from research protocols. It would not be unjust to selectively recruit poor people to serve as subjects in research designed to address problems that are prevalent in their group – malnutrition, for example. Similar considerations apply to institutionalized groups or those whose availability to the investigators is for other reasons administratively convenient.

Guideline 13
Vulnerable persons are those who are relatively (or absolutely) incapable of protecting their own interests. More formally, they may have insufficient power, intelligence, education, resources, strength, or other needed attributes to protect their own interests... Classes of individuals conventionally considered vulnerable are those with limited capacity or freedom to consent to or to decline consent.

Guideline 15
Before undertaking research involving individuals who by reason of mental or behavioral disorders are not capable of giving adequately informed consent, the investigator must ensure that:
- such persons will not be subjects of research that might equally well be carried out on persons whose capacity to give adequately informed consent is not impaired;
- the purpose of the research is to obtain knowledge relevant to the particular health needs of persons with mental or behavioral disorders;
- the consent of each subject has been obtained to the extent of that person's capabilities, and a prospective subject's refusal to participate in research is always respected, unless, in exceptional circumstances, there is no reasonable medical alternative and local law permits overriding the objection; and,
- in cases where prospective subjects lack capacity to consent, permission is obtained from a responsible family member or a legally authorized representative in accordance with applicable law.

- **Deutscher Bundestag (1975–2010)**
- ■ **Arzneimittelgesetz (AMG)**
http://www.gesetze-im-internetde/amg_1976/ BJNR024480976.html

§ 40 Allgemeine Voraussetzungen der klinischen Prüfung

(1) ... Die klinische Prüfung eines Arzneimittels bei Menschen darf ... nur begonnen werden, wenn die zuständige Ethik-Kommission diese nach Maßgabe des § 42 Abs. 1 zustimmend bewertet und die zuständige Bundesoberbehörde diese nach Maßgabe des § 42 Abs. 2 genehmigt hat. Die klinische Prüfung eines Arzneimittels darf bei Menschen nur durchgeführt werden, wenn und solange...

2. die vorhersehbaren Risiken und Nachteile gegenüber dem Nutzen für die Person, bei der sie durchgeführt werden soll (betroffene Person), und der voraussichtlichen Bedeutung des Arzneimittels für die Heilkunde ärztlich vertretbar sind.

§ 41 Besondere Voraussetzungen der klinischen Prüfung

§ 41 (1)
2. ... Kann die Einwilligung wegen einer Notfallsituation nicht eingeholt werden, so darf eine Behandlung, die ohne Aufschub erforderlich ist, um das Leben der betroffenen Person zu retten, ihre Gesundheit wiederherzustellen oder ihr Leiden zu erleichtern, umgehend erfolgen. Die Einwilligung zur weiteren Teilnahme ist einzuholen, sobald dies möglich und zumutbar ist.

§ 41 (2), 2.d
Die Forschung weist nur ein minimales Risiko auf, wenn nach Art und Umfang der Intervention zu erwarten ist, dass sie allenfalls zu einer sehr geringfügigen und vorübergehenden Beeinträchtigung der Gesundheit der betroffenen Person führen wird; sie weist eine minimale Belastung auf, wenn zu erwarten ist, dass die Unannehmlichkeiten für die betroffene Person allenfalls vorübergehend auftreten und sehr geringfügig sein werden.

§ 41 (3)
Auf eine klinische Prüfung bei einer volljährigen Person, die nicht in der Lage ist, Wesen, Bedeutung und Tragweite der klinischen Prüfung zu erkennen und ihren Willen hiernach auszurichten und die an einer Krankheit leidet, zu deren Behandlung das zu prü-

fende Arzneimittel angewendet werden soll, findet § 40 Abs. 1 bis 3 mit folgender Maßgabe Anwendung:
1. Die Anwendung des zu prüfenden Arzneimittels muss nach den Erkenntnissen der medizinischen Wissenschaft angezeigt sein, um das Leben der betroffenen Person zu retten, ihre Gesundheit wiederherzustellen oder ihr Leiden zu erleichtern; außerdem müssen sich derartige Forschungen unmittelbar auf einen lebensbedrohlichen oder sehr geschwächten klinischen Zustand beziehen, in dem sich die betroffene Person befindet, und die klinische Prüfung muss für die betroffene Person mit möglichst wenig Belastungen und anderen vorhersehbaren Risiken verbunden sein; sowohl der Belastungsgrad als auch die Risikoschwelle müssen im Prüfplan eigens definiert und vom Prüfer ständig überprüft werden. Die klinische Prüfung darf nur durchgeführt werden, wenn die begründete Erwartung besteht, dass der Nutzen der Anwendung des Prüfpräparates für die betroffene Person die Risiken überwiegt oder keine Risiken mit sich bringt.

- **Deutscher Bundestag (1990/2009)**
- - **Bundesdatenschutzgesetz (BDSG)**
http://www.gesetze-im-internetde/bdsg_1990/

§ 28 Abs. 6

(6) Das Erheben, Verarbeiten und Nutzen von besonderen Arten personenbezogener Daten (§ 3 Abs. 9) für eigene Geschäftszwecke ist zulässig, soweit nicht der Betroffene nach Maßgabe des § 4a Abs. 3 eingewilligt hat, wenn

1. dies zur Durchführung wissenschaftlicher Forschung erforderlich ist, das wissenschaftliche Interesse an der Durchführung des Forschungsvorhabens das Interesse des Betroffenen an dem Ausschluss der Erhebung, Verarbeitung und Nutzung erheblich überwiegt und der Zweck der Forschung auf andere Weise nicht oder nur mit unverhältnismäßigem Aufwand erreicht werden kann.

- **Deutscher Bundestag (1948–2010)**
- - **Grundgesetz (GG)**
http://www.jurisde/purl/gesetze/ges/GG_Art_18

Art. 1

(1) Die Würde des Menschen ist unantastbar. Sie zu achten und zu schützen ist Verpflichtung aller staatlichen Gewalt.

(2) Das Deutsche Volk bekennt sich darum zu unverletzlichen und unveräußerlichen Menschenrechten als Grundlage jeder menschlichen Gemeinschaft, des Friedens und der Gerechtigkeit in der Welt.

(3) Die nachfolgenden Grundrechte binden Gesetzgebung, vollziehende Gewalt und Rechtsprechung als unmittelbar geltendes Recht.

Art. 2

(2) Jeder hat das Recht auf Leben und körperliche Unversehrtheit.

Art. 5

(3) Kunst und Wissenschaft, Forschung und Lehre sind frei. Die Freiheit der Lehre entbindet nicht von der Treue zur Verfassung.

- **Deutscher Bundestag (1883–2010)**
- ■ ■ **Sozialgesetzbuch V (SGB V)**

http://www.sozialgesetzbuchde/gesetze/05/index.php

§ 2 Leistungen

(4) Krankenkassen, Leistungserbringer und Versicherte haben darauf zu achten, daß die Leistungen wirksam und wirtschaftlich erbracht und nur im notwendigen Umfang in Anspruch genommen werden.

§ 12 Wirtschaftlichkeitsgebot

(1) Die Leistungen müssen ausreichend, zweckmäßig und wirtschaftlich sein.

§ 135

(1) Neue Untersuchungs- und Behandlungsmethoden dürfen … nur erbracht werden, wenn … 1.die Anerkennung des diagnostischen und therapeutischen Nutzens der neuen Methode sowie deren medizinische Notwendigkeit und Wirtschaftlichkeit … nach dem jeweiligen Stand der wissenschaftlichen Erkenntnisse in der jeweiligen Therapierichtung vorhanden ist.

- **Europäische Union (2000)**
- ■ ■ **Charter of Fundamental Rights of the European Union (2000/C 364/01)**

http://www.europarleuropaeu/charter/pdf/text_de.pdf

Artikel 8 Schutz personenbezogener Daten

(1) Jede Person hat das Recht auf Schutz der sie betreffenden personenbezogenen Daten.

(2) Diese Daten dürfen nur nach Treu und Glauben für festgelegte Zwecke und mit Einwilligung der betroffenen Person oder auf einer sonstigen gesetzlich geregelten legitimen Grundlage verarbeitet werden. Jede Person hat das Recht, Auskunft über die sie betreffenden erhobenen Daten zu erhalten und die Berichtigung der Daten zu erwirken.

(3) Die Einhaltung dieser Vorschriften wird von einer unabhängigen Stelle überwacht.

- **Europäische Union (1995)**
- ■ ■ **EU-Richtlinie 95/46/EG »Zum Schutz natürlicher Personen bei der Verarbeitung personenbezogener Daten und zum freien Datenverkehr«**

http://www.eur.lexeuropaeu/LexUriServ/LexUriServdo?uri=CELEX:31995L0046:EN

Artikel 8
Verarbeitung besonderer Kategorien personenbezogener Daten

(1) Die Mitgliedstaaten untersagen die Verarbeitung personenbezogener Daten, aus denen die rassische und ethnische Herkunft, politische Meinungen, religiöse oder philosophische Überzeugungen oder die Gewerkschaftszugehörigkeit hervorgehen, sowie von Daten über Gesundheit oder Sexualleben.

(2) Absatz 1 findet in folgenden Fällen keine Anwendung:

   a) Die betroffene Person hat ausdrücklich in die Verarbeitung der genannten Daten eingewilligt, es sei denn, nach den Rechtsvorschriften des Mitgliedstaats kann das Verbot nach Absatz 1 durch die Einwilligung der betroffenen Person nicht aufgehoben werden;

   oder …

(3) Absatz 1 gilt nicht, wenn die Verarbeitung der Daten zum Zweck der Gesundheitsvorsorge, der medizinischen Diagnostik, der Gesundheitsversorgung oder Behandlung oder für die Verwaltung von Gesundheitsdiensten erforderlich ist und die Verarbeitung dieser Daten durch ärztliches Personal erfolgt, das nach dem einzelstaatlichen Recht, einschließlich der von den zuständigen einzelstaatlichen Stellen erlassenen Regelungen, dem Berufsgeheimnis unterliegt, oder durch sonstige Personen, die einer entsprechenden Geheimhaltungspflicht unterliegen.

(4) Die Mitgliedstaaten können vorbehaltlich angemessener Garantien aus Gründen eines wichtigen öffentlichen Interesses entweder im Wege einer nationalen Rechtsvorschrift oder im Wege einer Entscheidung der Kontrollstelle andere als die in Absatz 2 genannten Ausnahmen vorsehen.

- **Europarat (1981)**
- ■ **Convention for the Protection of Individuals with regard to automatic processing of personal data (No. 108)**
http://www.conventions.coe.int/Treaty/Commun/QueVoulezVous.asp?NT=108&CL=ENG

Article 7 – Data security
Appropriate security measures shall be taken for the protection of personal data stored in automated data files against accidental or unauthorized destruction or accidental loss as well as against unauthorized access, alteration, or dissemination.

Article 8 – Additional safeguards for the data subject
Any person shall be enabled:

a. to establish the existence of an automated personal data file, its main purposes, as well as the identity and habitual residence or principal place of business of the controller of the file;

b. to obtain, at reasonable intervals and without excessive delay or expense, confirmation of whether personal data relating to him or her are stored in the automated data file as well as communication to him or her of such data in an intelligible form;

c. to obtain, as the case may be, rectification or erasure of such data if these have been processed contrary to the provisions of domestic law giving effect to the basic principles set out in Articles 5 and 6 of this convention;

d. to have a remedy if a request for confirmation or, as the case may be, communication, rectification, or erasure as referred to in paragraphs b and c of this article is not complied with.

- **Europarat (1997)**
- ■ **Convention for the Protection of Human Rights and Dignity of the Human Being with Regard to the Application of Biology and Medicine: Convention on Human Rights and Biomedicine (No. 164) (CHRB-97)**
http://www.coeint/t/dg3/healthbioethic/Activities/02_Biomedical_research_en/195 % 20Protocole%20recherche%20biomedicale%20e

Artikel 10 – Privatsphäre und Recht auf Auskunft
1. Jeder hat das Recht auf Wahrung der Privatsphäre in bezug auf Angaben über seine Gesundheit.

2. Jeder hat das Recht auf Auskunft in bezug auf alle über seine Gesundheit gesammelten Angaben. Will jemand jedoch keine Kenntnis erhalten, so ist dieser Wunsch zu respektieren.

3. Die Rechtsordnung kann vorsehen, daß in Ausnahmefällen die Rechte nach Absatz 2 im Interesse des Patienten eingeschränkt werden können.

Article 16 – Protection of persons undergoing research
Research on a person may only be undertaken if all the following conditions are met:

1. there is no alternative of comparable effectiveness to research on humans;

2. the risks which may be incurred by that person are not disproportionate to the potential benefits of the research;

3. the research project has been approved by the competent body after independent examination of its scientific merit, including assessment of the importance of the aim of the research, and multidisciplinary review of its ethical acceptability;

4. the persons undergoing research have been informed of their rights and the safeguards prescribed by law for their protection;
5. the necessary consent as provided for under Article 5 has been given expressly, specifically, and is documented. Such consent may be freely withdrawn at any time.

Article 17 – Protection of persons not able to consent to research

1. Research on a person without the capacity to consent as stipulated in Article 5 may be undertaken only if all the following conditions are met:
    i. the conditions laid down in Article 16, subparagraphs i to iv, are fulfilled;
    ii. the results of the research have the potential to produce real and direct benefit to his or her health;
    iii. research of comparable effectiveness cannot be carried out on individuals capable of giving consent;
    iv. the necessary authorization provided for under Article 6 has been given specifically and in writing; and
    v. the person concerned does not object.
2. Exceptionally and under the protective conditions prescribed by law, where the research has not the potential to produce results of direct benefit to the health of the person concerned, such research may be authorized subject to the conditions laid down in paragraph 1, subparagraphs i, iii, iv, and v above, and to the following additional conditions:
    i. the research has the aim of contributing, through significant improvement in the scientific understanding of the individual's condition, disease, or disorder, to the ultimate attainment of results capable of conferring benefit to the person concerned or to other persons in the same age category or afflicted with the same disease or disorder or having the same condition;
    ii. the research entails only minimal risk and minimal burden for the individual concerned.

Article 19 – Research on persons in emergency clinical situations

1. The law shall determine whether, and under which protective additional conditions, research in emergency situations may take place when:
    i. a person is not in a state to give consent, and
    ii. because of the urgency of the situation, it is impossible to obtain, in a sufficiently timely manner, authorization from his or her representative or an authority or a person or body which would in the absence of an emergency situation be called upon to give authorization.
2. The law shall include the following specific conditions:
    i. research of comparable effectiveness cannot be carried out on persons in non-emergency situations;
    ii. the research project may only be undertaken if it has been approved specifically for emergency situations by the competent body;
    iii. any relevant previously expressed objections of the person known to the researcher shall be respected;
    iv. where the research has not the potential to produce results of direct benefit to the health of the person concerned, it has the aim of contributing, through significant improvement in the scientific understanding of the individual's condition, disease, or disorder, to the ultimate attainment of results capable of conferring benefit to the person concerned or to other persons in the same category or afflicted with the same disease or disorder or having the same condition, and entails only minimal risk and minimal burden.
3. Persons participating in the emergency research project or, if applicable, their representatives shall be provided with all the relevant information concerning their participation in the research project as soon as possible. Consent or authorization for continued participation shall be requested as soon as reasonably possible.

Artikel 26 – Einschränkung der Ausübung der Rechte

Die Ausübung der in diesem Übereinkommen vorgesehenen Rechte und Schutzbestimmungen darf nur insoweit eingeschränkt werden, als diese Einschränkung durch die Rechtsordnung vorgesehen ist und eine Maßnahme darstellt, die in einer demokratischen Gesellschaft für die öffentliche Sicherheit, zur Verhinderung von strafbaren Handlungen, zum Schutz der öffentlichen Gesundheit und zum Schutz der Rechte und Freiheiten anderer notwendig ist.

Article 27 – Wider protection

None of the provisions of this Convention shall be interpreted as limiting or otherwise affecting the possibility for a Party to grant a wider measure of protection with regard to the application of biology and medicine than is stipulated in this Convention.

- **Europarat (2001)**
- ■ **European Guideline for Good Clinical Practice (ICH-GCP-Guideline E6) in 1996/Directive 2001/20/EC**

http://wwweortcbe/Services/Doc/clinical-EU-directive-04-April-01.pdf

Article 6 (3) (b)

… whether the evaluation of the anticipated benefits and risks as required under Article 3(2)(a) is satisfactory and whether the conclusions are justified.« Article 3(2)(a) »A clinical trial may be initiated only if the Ethics Committee and/or the competent authority comes to the conclusion that the anticipated therapeutic and public health benefits justify the risks and may be continued only if compliance with this requirement is permanently monitored.

- **Europarat (2005)**
- ■ **Additional Protocol to the Convention on Human Rights and Biomedicine, concerning Biomedical Research (No. 195) (AD-05)**

http://conventions.coe.int/Treaty/en/Treaties/Html/195.htm

Article 6 – Risks and benefits

1. Research shall not involve risks and burdens to the human being disproportionate to its potential benefits.
2. In addition, where the research does not have the potential to produce results of direct benefit to the health of the research participant, such research may only be undertaken if the research entails no more than acceptable risk and acceptable burden for the research participant. This shall be without prejudice to the provision contained in Article 15 paragraph 2, subparagraph ii for the protection of persons not able to consent to research.

Article 7 – Approval

Research may only be undertaken if the research project has been approved by the competent body after independent examination of its scientific merit, including assessment of the importance of the aim of research, and multidisciplinary review of its ethical acceptability.

Article 8 – Scientific quality

Any research must be scientifically justified, meet generally accepted criteria of scientific quality, and be carried out in accordance with relevant professional obligations and standards under the supervision of an appropriately qualified researcher.

Article 15 – Protection of persons not able to consent to research

1. Research on a person without the capacity to consent to research may be undertaken only if all the following specific conditions are met:
   i. the results of the research have the potential to produce real and direct benefit to his or her health;
   ii. research of comparable effectiveness cannot be carried out on individuals capable of giving consent;
   iii. the person undergoing research has been informed of his or her rights and the safeguards prescribed by law for his or her protection, unless this person is not in a state to receive the information;
   iv. the necessary authorization has been given specifically and in writing by the legal

representative or an authority, person, or body provided for by law, and after having received the information required by Article 16, taking into account the person's previously expressed wishes or objections. An adult not able to consent shall as far as possible take part in the authorization procedure. The opinion of a minor shall be taken into consideration as an increasingly determining factor in proportion to age and degree of maturity;

v. the person concerned does not object.

2. Exceptionally and under the protective conditions prescribed by law, where the research has not the potential to produce results of direct benefit to the health of the person concerned, such research may be authorized subject to the conditions laid down in paragraph 1, subparagraphs ii, iii, iv, and v above, and to the following additional conditions:

i. the research has the aim of contributing, through significant improvement in the scientific understanding of the individual's condition, disease, or disorder, to the ultimate attainment of results capable of conferring benefit to the person concerned or to other persons in the same age category or afflicted with the same disease or disorder or having the same condition;

ii. the research entails only minimal risk and minimal burden for the individual concerned; and any consideration of additional potential benefits of the research shall not be used to justify an increased level of risk or burden.

3. Objection to participation, refusal to give authorization, or the withdrawal of authorization to participate in research shall not lead to any form of discrimination against the person concerned, in particular regarding the right to medical care.

Article 19 – Research on persons in emergency clinical situations

1. The law shall determine whether, and under which protective additional conditions, research in emergency situations may take place when:

i. a person is not in a state to give consent, and

ii. because of the urgency of the situation, it is impossible to obtain in a sufficiently timely manner, authorization from his or her representative or an authority or a person or body which would in the absence of an emergency situation be called upon to give authorization.

2. The law shall include the following specific conditions:

i. research of comparable effectiveness cannot be carried out on persons in non-emergency situations;

ii. the research project may only be undertaken if it has been approved specifically for emergency situations by the competent body;

iii. any relevant previously expressed objections of the person known to the researcher shall be respected;

iv. where the research has not the potential to produce results of direct benefit to the health of the person concerned, it has the aim of contributing, through significant improvement in the scientific understanding of the individual's condition, disease, or disorder, to the ultimate attainment of results capable of conferring benefit to the person concerned or to other persons in the same category or afflicted with the same disease or disorder or having the same condition, and entails only minimal risk and minimal burden.

3. Persons participating in the emergency research project or, if applicable, their representatives shall be provided with all the relevant information concerning their participation in the research project as soon as possible. Consent or authorization for continued participation shall be requested as soon as reasonably possible.

Article 25 – Confidentiality

1. Any information of a personal nature collected during biomedical research shall be considered as confidential and treated according to the rules relating to the protection of private life.

2. The Law shall protect against inappropriate disclosure of any other information related to a research project that has been submitted to an ethics committee in compliance with this protocol.

Article 26 – Right to information

1. Research participants shall be entitled to know any information collected on their health in conformity with the provisions of article 10 of the Convention.
2. Other personal information collected for a research project will be accessible to them in conformity with the law on the protection of individuals with regard to processing of personal data.

Article 34 – Wider protection

None of the provisions of this Protocol shall be interpreted as limiting or otherwise affecting the possibility for a Party to grant research participants a wider measure of protection than is stipulated in this Protocol.

- Europarat (2011)
- ■ Guide for Research Ethics Committee Members 2011

http://www.coeint/t/dg3/healthbioethic/source/INF%282011%29_en.pdf

§ 5.A.6 Accountability of RECs

RECs should be accountable to their appointing body or authority … The appointing authority should satisfy itself that the REC functions according to the applicable rules. RECs should provide sufficient information about their work … by means of well-structured regular reports, which should not reveal confidential details of the research or its participants. Such reports … should also be made available publicly…

- Landesamt für Gesundheit und Soziales (LaGeSo) (2005)
- ■ Errichtungsgesetz zur Ethikkommission des Landes Berlin (Beispiel: Zusammensetzung der EK)

http://www.berlin.de/lageso/gesundheit/ethik/aufgaben.html

§ 2

(2a) Jedem Ausschuss zur Bewertung klinischer Prüfungen von Arzneimitteln bei Menschen müssen folgende Personen als ständige Mitglieder angehören:

1. zwei Ärztinnen oder Ärzte mit mehrjähriger Berufserfahrung als Fachärztin oder Facharzt,
2. eine auf dem Gebiet der Arzneimittelwirkungen sachkundige Ärztin oder Wissenschaftlerin oder ein auf dem Gebiet der Arzneimittelwirkungen sachkundiger Arzt oder Wissenschaftler,
3. eine auf dem Gebiet der medizinischen Biostatistik und Biometrie sachkundige Ärztin oder Wissenschaftlerin oder ein auf dem Gebiet der medizinischen Biostatistik und Biometrie sachkundiger Arzt oder Wissenschaftler,
4. eine Juristin oder ein Jurist mit Befähigung zum Richteramt,
5. eine Apothekerin oder ein Apotheker sowie
6. zwei Laien.

Vorrangiges Ziel ist der Schutz der Studienteilnehmer und Patienten, die von den Forschungsvorhaben und Behandlungsverfahren betroffen sind. Eine Beratung durch die Ethik-Kommission beinhaltet eine Prüfung des Forschungsansatzes (Ist dieser plausibel?) und des Risikos für den Studienteilnehmer und dessen Aufklärung. Jeder, der an einer Arzneimittelstudie teilnimmt, muss dafür seine »informierte Zustimmung« geben. Das heißt, er muss verständlich und detailliert über mögliche Risiken aufgeklärt werden, bevor er rechtswirksam in die Studienteilnahme einwilligen kann. Damit kommt der schriftlichen Patienteninformation herausragende Bedeutung zu, so dass diese besonders kritisch geprüft wird. Das Laienmitglied hat vor allem die Verantwortung, die Verständlichkeit des Textes zu beurteilen.

- UN (1948)
- ■ Universal Declaration of Human Rights

http://www.unorg/en/documents/udhr/indexshtml

Artikel 12

Niemand darf willkürlichen Eingriffen in sein Privatleben, seine Familie, seine Wohnung und seinen

Schriftverkehr oder Beeinträchtigungen seiner Ehre und seines Rufes ausgesetzt werden. Jeder hat Anspruch auf rechtlichen Schutz gegen solche Eingriffe oder Beeinträchtigungen.

- **UN (1966)**
- ▪▪ **International Covenant on Civil and Political Rights (ICCPR-66)**
http://www.2ohchrorg/english/law/ccpr.htm

Artikel 7
Niemand darf der Folter oder grausamer, unmenschlicher oder erniedrigender Behandlung oder Strafe unterworfen werden. Insbesondere darf niemand ohne seine freiwillige Zustimmung medizinischen oder wissenschaftlichen Versuchen unterworfen werden.[1]

Artikel 17
(1) Niemand darf willkürlichen oder rechtswidrigen Eingriffen in sein Privatleben, seine Familie, seine Wohnung und seinen Schriftverkehr oder rechtswidrigen Beeinträchtigungen seiner Ehre und seines Rufes ausgesetzt werden.
(2) Jedermann hat Anspruch auf rechtlichen Schutz gegen solche Eingriffe oder Beeinträchtigungen.

- **UN (2006)**
- ▪▪ **Behindertenrechtskonvention (CRPD-06)**
http://www.2ohchrorg/english/law/disabilities-convention.htm

Artikel 15
Freiheit von Folter oder grausamer, unmenschlicher oder erniedrigender Behandlung oder Strafe
(1) Niemand darf der Folter oder grausamer, unmenschlicher oder erniedrigender Behandlung oder Strafe unterworfen werden. Insbesondere darf niemand ohne seine freiwillige Zustimmung medizinischen oder wissenschaftlichen Versuchen unterworfen werden.[1]

- **UNESCO (2005)**
- ▪▪ **Universal Declaration on Bioethics and Human Rights**
http://portalunescoorg/shs/en/evphp-

Article 9 – Privacy and confidentiality
The privacy of the persons concerned and the confidentiality of their personal information should be respected. To the greatest extent possible, such information should not be used or disclosed for purposes other than those for which it was collected or consented to, consistent with international law, in particular international human rights law.

- **Wikipedia (2012)**
- ▪▪ **Sozio-Oekonomisches Panel (SOEP)**
http://dewikipediaorg/wiki/Sozio-oekonomisches_Panel
Das Sozio-Oekonomische Panel (SOEP) ist eine repräsentative Wiederholungsbefragung, die bereits seit 25 Jahren läuft. Im Auftrag des DIW Berlin werden jedes Jahr in Deutschland über 20.000 Personen aus rund 11.000 Haushalten von TNS Infratest Sozialforschung befragt. Die Daten geben Auskunft zu Fragen über Einkommen, Erwerbstätigkeit, Bildung oder Gesundheit. Weil jedes Jahr die gleichen Personen befragt werden, können langfristige soziale und gesellschaftliche Trends besonders gut verfolgt werden.

- **World Medical Association (WMA) (1964–2008)**
- ▪▪ **Declaration of Helsinki**
http://www.manet/en/30publications/10policies/b3/17c.pdf

§ 5
Medical progress is based on research that ultimately must include studies involving human subjects. Populations that are underrepresented in medical research should be provided with appropriate access to participation in research.

---

[1] Da hiermit medizinische Versuche wie die im Nürnberger Ärzteprozess 1948 abgeurteilten verbrecherischen Experimente mit KZ-Häftlingen gemeint waren ([1] S. 24ff.), ist die Kombination von Folter und medizinischer Forschung in einem Absatz für heutige Leser irreführend und für die öffentliche Akzeptanz von Forschung nicht förderlich.
[1] Nowak M (1989) UNO-Pakt über bürgerliche und politische Rechte und Fakultativprotokoll. CCPR-Kommentar, Art. 7 Rn. Engel, Kehl

§ 6

In medical research involving human subjects, the well-being of the individual research subject must take precedence over all other interests.

§ 15

The research protocol must be submitted for consideration, comment, guidance, and approval to a research ethics committee before the study begins. This committee must be independent of the researcher, the sponsor, and any other undue influence. It must take into consideration the laws and regulations of the country or countries in which the research is to be performed as well as applicable international norms and standards but these must not be allowed to reduce or eliminate any of the protections for research subjects set forth in this Declaration. The committee must have the right to monitor ongoing studies. The researcher must provide monitoring information to the committee, especially information about any serious adverse events. No change to the protocol may be made without consideration and approval by the committee.

§ 17

Medical research involving a disadvantaged or vulnerable population or community is only justified if the research is responsive to the health needs and priorities of this population or community and if there is a reasonable likelihood that this population or community stands to benefit from the results of the research.

§ 20

Physicians may not participate in a research study involving human subjects unless they are confident that the risks involved have been adequately assessed and can be satisfactorily managed. Physicians must immediately stop a study when the risks are found to outweigh the potential benefits or when there is conclusive proof of positive and beneficial results.

§ 21

Medical research involving human subjects may only be conducted if the importance of the objective outweighs the inherent risks and burdens to the research subjects.

§ 27

For a potential research subject who is incompetent, the physician must seek informed consent from the legally authorized representative. These individuals must not be included in a research study that has no likelihood of benefit for them unless it is intended to promote the health of the population represented by the potential subject, the research cannot instead be performed with competent persons, and the research entails only minimal risk and minimal burden.

§ 29

Research involving subjects who are physically or mentally incapable of giving consent, for example, unconscious patients, may be done only if the physical or mental condition that prevents giving informed consent is a necessary characteristic of the research population. In such circumstances the physician should seek informed consent from the legally authorized representative. If no such representative is available and if the research cannot be delayed, the study may proceed without informed consent provided that the specific reasons for involving subjects with a condition that renders them unable to give informed consent have been stated in the research protocol and the study has been approved by a research ethics committee. Consent to remain in the research should be obtained as soon as possible from the subject or a legally authorized representative.

§ 30

Authors, editors, and publishers all have ethical obligations with regard to the publication of the results of research. Authors have a duty to make publicly available the results of their research on human subjects and are accountable for the completeness and accuracy of their reports. They should adhere to accepted guidelines for ethical reporting. Negative and inconclusive as well as positive results should be published or otherwise made publicly available. Sources of funding, institutional affiliations, and conflicts of interest should be declared in the publication. Reports of research not in accordance with the principles of this Declaration should not be accepted for publication.

- **World Psychiatric Association (WPA) (1996–2002)**
- ■ **Declaration of Madrid on Ethical Standards for Psychiatric Practice**

http://www.panetorg/detailphp?section_id
=5&content_id=48

§ 7

Research that is not conducted in accordance with the canons of science and that is not scientifically valid is unethical. Research activities should be approved by an appropriately constituted ethics committee. Psychiatrists should follow national and international rules for the conduct of research. Only individuals properly trained for research should undertake or direct it. Because psychiatric patients constitute a particularly vulnerable research population, extra caution should be taken to assess their competence to participate as research subjects and to safeguard their autonomy and their mental and physical integrity. Ethical standards should also be applied in the selection of population groups, in all types of research including epidemiological and sociological studies and in collaborative research involving other disciplines or several investigating centers.

Namensregister

Stichwortverzeichnis

A

Abhängigkeitserkrankungen 194, 196
- Ausschluss Versicherungen 203
- Auswirkungen Partner/Familie 202
- biologische Erklärungsmodelle 201
- Biologisierung 201
- Datenmissbrauch 203
- Delinquenz 200
- Diskriminierung am Arbeitsmarkt 203
- Disposition 197
- Einwilligungsfähigkeit 205
- Fremdgefährdungspotenzial 194
- genetische Risikofaktoren 207
- genetische Tests 201
- Gentypisierung 204
- Morbidität und Mortalität 202
- Risikoträger 197, 201
- soziale Faktoren 207
- Stigmatisierung 201
- stoffgebundene 198
- Therapien 198
»active control orthodoxy« 65
ADAMS-Studie 160, 161
Additional Protocol 22, 26
Add-on-Verfahren 63, 70
Administration
- formale 131
Alkoholabhängigkeit 204
Alternativmedizin 12
Alzheimer Demenz 156
Alzheimer Krankheit 49, 53
Ankerbeispiel 53, 97
Anonymisierung 111, 129, 158
Anonymität 121
Anti-Craving-Substanz 196
Antidepressivum 68, 187–190
Antike 16
Antikorruptionsgesetz 87
Antikorruptionsvorschrift 91
Antipsychotikum 69, 70
Anwendungsbeobachtung 72, 73, 88, 98, 120, 121

Äquivalenz
- Leistung-Gegenleistung 98
Arbeit
- interdisziplinäre 9
Arbeitsfähigkeit 120
Arbeitsunfähigkeit 119
Arzneimittel
- Wirksamkeit 66
- Zulassung 70, 73
Arzneimittelforschung 122
Arzneimittelgesetz 5, 12, 13, 19, 22, 26, 32, 96
Arzneimittelprüfung 19, 25
Arzneimittelstudie 159
Arzneimittelzulassungsbehörde 60
Ärztliches Zentrum für Qualität in der Medizin 118
Arzt-Patienten-Verhältnis 50, 88, 174
»assent« 50
Aufklärung 16, 24, 33, 51, 74, 97, 98, 111
- Pseudoaufklärung 126
Aufklärungsbogen 120, 122
Aufklärungsgespräch 50
Aufmerksamkeitsbiastraining 204
AU-Management 119
Ausfallrate 70
Ausschlusskriterien 5
Ausschlusskriterium 72
Autonomie 105

B

bed to bench 9
Beeinträchtigungsadjustierte Lebensjahre (DALYs) 108
Begriff
- unbestimmter 53, 97
Begriffsklärung
- Sucht und Abhängigkeit 194
Behandlungsempfehlung 106
Behandlungsvereinbarung 32
Belastungen und Unannehmlichkeiten
- subjective 45

Belmont Report 18
Belohnungssystem 197
bench to bed 9
beneficence 134
Beobachtungsstudie 120
Beratung
- genetische 156
Berufsordnung für Ärztinnen und Ärzte 26
Beschaffungskriminalität 206
»bestes Interesse« 42
Best-practice-Guidelines 162
Betreuer 22
Betrug 84
Beurteiler 41
Beurteiler-Beurteilter-Beziehung 121
Beurteilung 120
Bewertungsprozess
- Strukturierung 97
Bewusstsein
- ethisches 17
Beziehung
- therapeutische 112
Biobank 77, 98, 157, 160
Biobankgeheimnis 77
Bioethik 4
Biomedizinkonvention 19, 21, 22, 25, 26, 45, 47, 53, 62, 65
Blindbedingung 62, 68
Blindtechnik 60, 62
Blindversuch 60
- doppelter 60
brain drain 7
Bundesärztekammer 21
Bundesdatenschutzgesetz 77
Bundesinstitut für Arzneimittel und Medizinprodukte (BfArM) 14, 73
Bundesministerium für Bildung und Forschung 104, 110

C

Calmette-Prozess 18
Cochrane Collaboration 107
Code of Editors 85